常见老年综合征的预防与照护

主　编　来纯云　勇琴歌

科学出版社

北京

内 容 简 介

本书共分 3 篇。第一篇介绍了老年综合征的概念以及老年综合征评估；第二篇介绍了 18 种常见的老年综合征，包括跌倒、尿失禁、肌少症、认知障碍、便秘、晕厥、谵妄、焦虑抑郁、慢性疼痛、衰弱、帕金森病等，全面阐述了每一种老年综合征的风险评估、预防、标准、照护等专业内容；第三篇为典型照护案例的专业解析。本书图文并茂，通俗易懂，实操性较强，适合各级医院护理人员、养老机构护理员参考。

图书在版编目 (CIP) 数据

常见老年综合征的预防与照护 / 来纯云，勇琴歌主编 . —北京：科学出版社，2024.6
ISBN 978-7-03-078441-4

Ⅰ . ①常… Ⅱ . ①来… ②勇… Ⅲ . ①老年病－综合征－防治 ②老年病－综合征－护理 Ⅳ . ① R592 ② R473.59

中国国家版本馆 CIP 数据核字（2024）第 083885 号

责任编辑：郝文娜 / 责任校对：张 娟
责任印制：师艳茹 / 封面设计：吴朝洪

科 学 出 版 社 出版
北京东黄城根北街 16 号
邮政编码：100717
http://www.sciencep.com

北京画中画印刷有限公司印刷
科学出版社发行 各地新华书店经销
*

2024 年 6 月第 一 版 开本：787×1092 1/16
2024 年 6 月第一次印刷 印张：25 1/4
字数：659 000
定价：139.00 元
（如有印装质量问题，我社负责调换）

编著者名单

主　编　来纯云　勇琴歌

副主编　涂国红　于江丽　赵　静　聂　丹

主　审　侯惠如

编著者　（以姓氏汉语拼音为序）

鲍云霞　蔡伟萍　迟　麟　杜晓宁　郭真真
康丰娟　李　雪　李冬梅　李若潮　李小玲
廖玉洁　刘辛珊　刘雨彤　卢丽梅　毛亚詹
沙薇薇　陕海丽　王　彬　王　敏　吴　贞
俞今晶　张海丽　张雅茜

插　图　李嘉楠　张媛媛　白海箐

前　言

人口老龄化是全世界所面临的问题。我国老龄化呈现"高龄化、空巢化、慢病化"状态，失能、失智和共病老年人逐渐增加，家庭小型化，家庭的养老、护老功能正在弱化，而老年人通常合并躯体功能障碍、精神心理异常、认知功能障碍、营养状况较差及缺少社会支持等老年综合征的问题。近年来，老年综合征这一概念逐渐得到业内人士的认识和关注，明确了老年综合征对老年人身心健康的严重影响。老年综合征会给社会、家庭带来巨大负担，消耗大量医疗资源，是影响老年人日常生活质量和健康老龄化的主要医学问题。实施老年综合征管理可以使老年人和社会各界逐步认识老年病的重要性和老年综合征的危害，从而有效地预防和控制老年疾病的发生与发展，同时老年综合征管理也是现代老年医学最具研究价值的老年医学课题之一。

《"十四五"健康老龄化规划》强调"以连续性服务为重复，提升老年医疗服务水平。例如，在医疗机构推广多学科诊疗模式，加强老年综合征管理；在健全居家社区机构相协调的失能老年人照护服务体系"。

《常见老年综合征的预防与照护》正是在这样的背景下编写的。本书编写中参考了与现代老年医学和老年护理学相关的书籍、前沿的研究和指南，力求涵盖老年综合征预防及照护领域的新成果和新进展，充分体现本书的科学性、实用性和引领性。

本书聚焦常见的18种老年综合征，如跌倒、便秘、尿失禁、营养不良、肌少症、认知障碍、晕厥、睡眠障碍、谵妄、焦虑抑郁、慢性疼痛、衰弱、帕金森病等，分别从如何识别各种老年综合征、综合征照护需求评估、健康与运动、风险预防处置等方面具体介绍相关内容，将经典案例、专业解析、护理要点进行有机融合，图文并茂。本书可供医疗机构、养老机构、护理院、社区的护理人员等使用，也可为老年人、照护者及养老服务从业人员提供老年综合征预防和照护的依据，从而指导综合医院和社区中心的医护人员有效地进行老年综合征的管理。

老年综合征管理是老年医疗照护事业较新的一页，鉴于目前国内相关研究刚刚起步，积累的经验有限，加之老年医学在不断发展，书中难免有疏漏之处，恳请各位读者不吝赐教。

解放军总医院第二医学中心

来纯云

2023年12月

目 录

第三篇　典型照护案例分享

第一篇

绪　论

受全球老龄化的影响，老龄人口的比例不断升高，随之而来的与老龄化相关的老年问题逐步凸显，主要表现在随着年龄增长，老年人各器官或系统退化，慢性病发病增多，多病共患，多重用药。同时，多种疾病或多种原因可造成同一种临床表现或问题的症候群，这些症候群通常会引起躯体功能障碍、精神心理异常、认知功能障碍、营养状况较差和缺少社会支持等严重问题，加重老年人基础疾病，增加死亡率，并且会产生巨大的医疗费用，严重影响老年人的身心健康，为便于对这些症候群进行综合全面的管理，现代老年医学将这些症候群统称为老年综合征（geriatric syndrome，GS）。正确认识、预防和照护老年综合征患者，满足老年人的健康需求尤为重要，这也是现代老年医学最具有研究价值的课题之一。

第一章

老年综合征

第一节　老年综合征概述

一、老年综合征的概念

老年综合征这一概念是国外学者针对老年人的综合全面管理率先提出并深入研究的，此概念被提出后迅速发展成为现代老年医学的核心概念，它是老年现代医学三大核心内容之一，但国内外对老年综合征的概念界定并不一致。

传统医学的概念常侧重于疾病，关注的是疾病本身，而老年综合征关注的是症状，强调引起临床症状的原因，涉及可识别的特定情况下的压力源和潜在的与年龄相关的危险因素之间的相互作用，因此，它不是特指一种疾病，而是一组老年人特有的临床症候群的统称。老年综合征是由于衰老、疾病、心理及社会环境等多种因素造成的一系列具有非特异性症状和体征的临床问题症候群。

二、常见的老年综合征

老年综合征是人体衰老过程中常伴随的一系列问题症候群，目前国内外对于老年综合征包含的症候尚不统一，国际上关于老年综合征应包含的种类尚无统一标准，仍在不断研究和探索中。

综合不同学者的观点，老年综合征主要包括跌倒、压疮、衰弱、肌少症、营养不良、认知障碍、睡眠障碍、吞咽障碍、便秘、尿失禁、慢性疼痛、焦虑抑郁、晕厥、谵妄、骨质疏松、多重用药等。

三、老年综合征的流行病学

目前，国内外均未针对老年综合征的发病情况开展大规模的流行病学调查，但在国内老年人群中老年综合征的发生情况不容乐观，尤其在共病老年人中，发生率更是达到100%。我国中西部地区的7个城市老年综合征发生率为66.54%，65岁以上老年人的发病率和患病率随年龄增长而升高。常见老年综合征发生率见表1-1-1。

表1-1-1 常见老年综合征的发生率

常见老年综合征	发生率
老年疼痛	80%～85%
老年衰弱	75.6%
老年睡眠障碍	50%
老年跌倒	28%～35%
老年尿失禁	18.9%～37.7%
老年抑郁	15%～25%
老年营养不良	9%～20%
老年认知功能障碍	5%～7.2%
老年谵妄	30%
老年便秘	33.3%

第二节　老年综合征管理的目的与意义

一、老年综合征的危害

老年综合征表现形式多样，但大多有着共同的病理生理基础，偶尔只表现出一种症状，可能涉及多个系统和器官且相互关联，直接影响老年人的躯体功能，甚至还会导致老年人产生消极心理和负性情绪。研究已证实，老年综合征是导致老年人患病和死亡风险增加的易感因素，预示着住院的可能性增加、残疾加重、预后差和寿命缩短，会导致护理负担加重、巨额医疗费用支出，给社会和家庭带来了巨大的负担。

二、老年综合征管理的目的与意义

老年综合征不仅影响老年人的生理功能，还会影响老年人的心理状态，导致其逐渐失能。老年综合征通常是老年人失能的开始，会给家人及社会造成沉重的负担。因此，预防、筛查和管理老年综合征尤为重要，这是老年医学的核心任务之一。

实施老年综合征管理，运用筛查工具对老年综合征进行早期筛查并积极干预，提高老年人生活质量，增加老年人生活的信心和尊严，对维持老年健康、改善疾病预后意义重大。同时，实施老年综合征管理，指导各级老年医疗服务机构的医护人员正确诊治老年综合征，指导老年人照护者、综合医院和社区中心的医护人员有效地进行老年病的管理，逐步建立规范的老年健康服务保健体系，可以使中老年人和社会各界逐步认识老年病的重要性和老年综合征的危害，从而有效地预防和控制老年疾病的发生与发展，满足老年人日益增长的健康需求。

第三节　老年综合征管理现状

一、老年综合征的干预策略

老年综合征会对老年人的生命质量造成严重影响，并且由于老年综合征的复杂性和多样性，单一干预措施通常难以满足临床实际需求。目前，临床上多采用"生物-心理-社会-环境-工程"的医学模式，由全科医师、老年病医师、康复师、护士、心理治疗师、营养师、临床药师、综合评估师、社会工作者、护工、宗教工作者、老年人本人及其家属等构成的多学科团队对患有老年综合征的老年人实施评估及干预。

1.老年综合征的综合评估　老年综合评估（comprehensive geriatric assessment，CGA）是老年医学核心技术之一，采用多学科方法评估老年人的躯体健康、功能状态、心理健康和社会环境状况，能够在早期发现潜在风险和存在问题，以便为老年人制订完善的预防、治疗、康复、护理和长期随访计划，最大限度地提高老年人的功能水平和生活质量，从而有效预防和控制老年疾病，达到老而不病、病而不残、残而不废的老年医学目标。老年综合评估是筛查老年综合征的有效手段，是管理老年综合征的法宝。

2.老年综合征的多学科干预　侧重干预措施及方案的制订、结局评估等，对于多学科团队成员具有较高要求。多学科团队成员共同商讨制订老年综合征的干预措施并进行干预前后的评估（图1-3-1）。

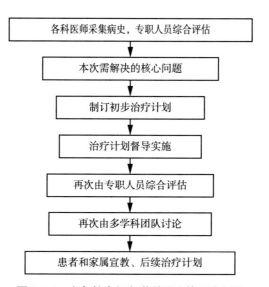

图1-3-1　老年综合征多学科团队管理流程图

3.老年综合征管理模式（图1-3-2）

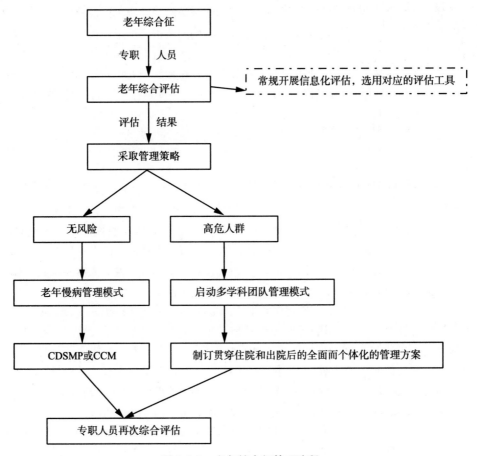

图 1-3-2　老年综合征管理流程

二、老年综合征管理的局限性和不足

整体来看，国内外对于老年综合征的研究尚存在较多不足。虽然国外对于老年综合征的研究较早，但仍存在老年综合征概念界定不一致的问题，需要进一步研究和探讨。国内对老年综合征相关因素的研究日益成熟，但缺乏相应的评估体系及风险预测模型，无法对老年综合征开展科学预测，因此建议国内研究人员借鉴国外相关研究成果，引进并开发适合我国本土的老年综合征测量工具，开发有针对性的干预措施，提高老年综合征的预防和护理水平。

参 考 文 献

陈峥，2010. 老年综合征管理指南［M］. 北京：中国协和医科大学出版社.
琚慧，唐玲，2020. 老年综合征研究进展［J］. 护理研究，34（12）：2160-2165.
宋岳涛，2012. 老年病的多学科整合管理［J］. 中国现代医生，50（22）：118-120.
宋岳涛，2012. 老年医学的核心技术——老年综合评估［J］. 中国现代医生，50（23）：9-11.

田媛，林婷，宋文君，2013. 应用鱼骨图法分析社区老年人跌倒因素及干预对策［J］. 护理实践与研究，10（19）：25-27.

童玉芬，2021. 中国人口的最新动态与趋势——结合第七次全国人口普查数据的分析［J］. 中国劳动关系学院学报，35（4）：15-25.

姚尧，何耀，赵亚力，等，2017. 老年综合评估的定义、应用及在我国的发展趋势［J］. 中华保健医学杂志，19（5）：452-454.

Hassan EB, Duque G, 2017. Osteosarcopenia: a new geriatric syndrome［J］. Aust Fam Physician, 46(11)：849-853.

Martín A, Ortega O, Clavé P, 2018. Oropharyngeal dysphagia, a new geriatric syndrome［J］. Rev Esp Geriatr Gerontol, 53（1）：3-5.

McRae PJ, Peel NM, Walker PJ, et al, 2014. Geriatric syndromes in individuals admitted to vascular and urology surgical units［J］. J Am Geriatr Soc, 62（6）：1105-1109.

Pavlou MP, Lachs MS, 2006. Could self-neglect in older adults be a geriatric syndrome?［J］. J Am Geriatr Soc, 54（5）：831-842.

Röhrig G, Gütgemann I, Leischker A, et al, 2018. Anemia in the aged-ageriatric syndrome?：Second position paper on anemia in the aged by the working group anemia of the German Geriatric Society［J］. Z Gerontol Geriatr, 51（8）：921-923.

Seino S, Yabushita N, Kim MJ, et al, 2013. Physical performance measures as a useful indicator of multiple geriatric syndromes in women aged 75 years and older［J］. Geriatr Gerontol Int, 13（4）：901-910.

Thapa S, Shmerling RH, Bean JF, et al, 2019. Chronic multisite pain: evaluation of a new geriatric syndrome［J］. Aging Clin Exp Res, 31（8）：1129-1137.

Tinetti ME, Inouye SK, Gill TM, 1995, et al. Shared risk factors for falls, incontinence, and functional dependence. Unifying the approach to geriatric syndromes［J］. JAMA, 273（17）：1348-1353.

Wayne PM, Walsh JN, Taylor-Piliae RE, et al, 2014. Effect of Tai Chi on cognitive performance in older adults: systematic review and meta-analysis［J］. J Am Geriatr Soc, 62（1）：25-39.

Woo J, Tong C, Yu R, 2018. Chewing difficulty should be included as a geriatric syndrome［J］. Nutrients, 10（12）：1997.

第二章

老年综合评估

第一节　老年综合评估概述

老年综合评估于20世纪40年代由Marjory Warrant首次提出，随着临床对老年综合评估工具的逐步了解和各项研究工作的开展，老年综合评估已作为现代老年医学中的一项核心技术，被广泛应用于住院老年人、社区老年人疾病控制和生活质量提高等领域，是老年医学科发展的重要内容，也是老年群体健康管理的重要手段。

一、老年综合评估定义

老年综合评估是指采用多种评估工具多维度地对老年人的身体健康、心理健康、社会支持和环境状况进行综合评估，确定老年人健康和功能状态相关的所有问题并采取多学科协作的方式制订相应诊疗方案和干预措施，以最大限度地提高老年人的生活质量。

二、老年综合评估的意义

通过老年综合评估，一方面可以全面、系统地了解老年人的躯体疾病、心理、社会等综合状况，及早发现潜在的功能缺陷，以便早期干预，达到有效预防的目的；另一方面，通过专业评估，可以尽早明确老年人的医疗和护理需求，为其制订相应的个体化干预策略并定期随访、评估干预效果，调整治疗计划和策略。因此，老年综合评估既是医护人员对老年综合征的筛查诊断过程，更是对患有老年综合征的老年人进行健康管理的过程，对促进老年人健康状况改善，最大限度地提高老年人的生活质量和健康期望寿命具有重要意义。概括起来老年综合评估有以下5点意义：

（1）多维度全面评估，提高诊断准确率，及时干预，延缓疾病进展。

（2）全方位系统诊疗，一站式解决老年人就诊需求，有助于共病管理。

（3）最大限度地改善老年人的功能状态，提高生活质量。

（4）明确老年人的医疗和护理需求，为其制订相应的个体化干预策略。

（5）促进分级诊疗与连续性健康管理，推进建设新型老年医疗服务体系。

第二节　老年综合评估内容和工具

一、老年综合评估内容

老年综合评估的内容比较广泛，主要包括一般医学评估、躯体功能评估、精神心理评估、社会评估、环境评估、生活质量评估和常见老年综合征或问题的评估等。

1.一般医学评估 即传统意义上的医学诊断，它是一种以疾病为中心的诊疗模式，评估的目的是确定老年人患的是什么疾病及疾病的严重程度。

2.躯体功能评估 包括日常生活活动能力（activities of daily living，ADL）、平衡与步态、关节活动度、营养状况、视力和听力、吞咽功能和失能等的评估。

3.精神心理评估 主要包括认知功能评估、谵妄评估、情绪和情感等的评估。

4.社会评估 主要是对老年人社会适应能力、社会关系网或社会支持、社会服务的利用、经济状况、特殊需要、角色和文化背景等方面的评估。

5.环境评估 对老年人生存的物理环境、社会环境、精神环境和文化环境等方面的评估。

6.生活质量评估 对老年人生活质量的综合评估，对衡量老年人的幸福度具有一定的意义。

7.常见老年综合征或问题的评估 常见的老年综合征有跌倒、痴呆、营养不良、肌少症、衰弱、尿失禁、晕厥、谵妄、帕金森综合征、失眠、抑郁、慢性疼痛等；常见的老年问题有压疮、便秘、肺栓塞、吸入性肺炎、深静脉血栓、肢体残疾，以及需临终关怀等。

二、老年综合评估的工具

不同的筛查工具可以多方面、多维度地帮助医务人员评估老年人是否合并有老年综合征，并且在老年综合征的综合管理中可作为疗效观察指标之一。在临床护理工作中，通过应用老年综合评估工具，医务人员可以发现和明确老年综合征问题及严重程度，从而对老年人实施针对性的护理措施。下面介绍国内外常用的一些老年综合评估工具，为临床护理人员更好地开展老年综合评估工作提供参考。

（一）一般医学评估

一般医学评估的工具有病史采集、查体、医学影像学检查、电生理学检查、实验室检查和其他特殊检查。

（二）老年躯体功能评估

老年躯体功能评估是老年综合评估的重点。医务人员可以通过该项评估结果制订完善的老年病诊治措施、中期照护计划和长期随访方案。在躯体功能评估中，最重要的是日常生活活动能力评估，其可分为基本日常生活活动能力评估、工具性日常生活活动能力评估和高级日常生活能力评估3个层次。

1.基本日常生活活动能力（basic physical activities of daily living，BADL）评估 应用BADL评估量表，可通过直接观察或间接询问的方式进行评估。

2.工具性日常生活活动能力（instrumental activities of daily living，IADL）评估 应用IADL评估量表，评估应主要集中在老年人的活动能力上。

3.高级日常生活能力（advanced activities of daily living，AADL）评估 是指对与生活质量有关的一些活动的评估，包括主动性参与社交、娱乐性活动、职业工作等，AADL主要反映的是老年人的智能能动性及社会角色功能。老年人AADL受损早于BADL和IADL，一旦出现AADL下降，即需要BADL和IADL评估。评估人员可通过老年人一天的生活安排得知情况。

（三）老年精神心理评估

老年精神心理评估主要包括认知、精神和心理状态评估，认知功能尤其是痴呆、谵妄、抑郁评估是老年精神心理评估的重点。

1. 有效筛查认知功能障碍常用的评估工具

（1）画钟试验（clock drawing test，CDT）。

（2）简易精神状态检查量表（mini mental status examination，MMSE）。

（3）简易操作智能问卷（short portable mental statusquestionnaire，SPMSQ）。

（4）蒙特利尔认知评估量表（Montreal cognitive assessment，MoCA）。

2. 情绪和情感常用的评估工具

（1）抑郁自评量表（self-rating depression scale，SDS）。

（2）焦虑自评量表（self-rating anxiety scale，SAS）。

（3）汉密尔顿抑郁量表（Hamilton depression scale，HAMD）。

（4）汉密尔顿焦虑量表（Hamilton anxiety scale，HAMA）。

（5）老年抑郁量表（geriatric depression scale，GDS）。

（6）简短老年抑郁量表（SGDS），是老年抑郁量表的简化版。

3. 用于评估痴呆老年人行为和精神症状常用的量表

（1）阿尔茨海默病行为病理评定量表（rating scale of the behavioral pathology in Alzheimer disease，BEHAVE-AD）。

（2）Cohen-Mansfield激越问卷（Cohen-Mansfield agitation inventory，CMAI）：主要用于评价老年人的激越行为。

（3）Sandoz老年临床评定量表（Sandoz clinical assessment geriatric，SCAG）。

4. 谵妄评估工具

（1）谵妄评定方法（the confusion assessment method，CAM）：是由美国Inouye教授编制的谵妄诊断用量表。CAM根据DSM-Ⅲ-R谵妄的诊断标准建立，用于老年谵妄的临床辅助诊断，具有比较好的信度和效度，其研究成果被广泛引用。

（2）意识模糊严重程度评估量表（CAM-S）：适用于对谵妄进行定性评估，术前对老年人使用CAM-S量表进行评估干预能有效降低术后谵妄的发生率。

（四）老年社会评估

老年社会评估主要是对老年人社会适应能力、社会支持、社会服务的利用、经济状况、特殊需要、角色和文化背景等方面的评估，还包括老年受虐等的评估，所有这些评估都将有益于管理计划的制订。

1. 社会参与功能的评估　常用社会参与功能的评估问卷和社会参与评估量表。

2. 社会支持系统评估　常用社会支持问卷（social support questionnaire，SSD）和社会支持评定量表（social support rating scale，SSRS）。

3. 老年角色适应评估　常用角色功能评估量表和人际关系自我评定量表。

4. 老年经济状况和医疗保险评估　应从以下5个方面进行评估：享受何种医疗保险、经济收入和经济状况、家庭经济支持能力、亲属及其社会支持情况、基本医疗服务需求。

5. 照顾者评估　主要包括照护能力、本身负担和需求及生活质量评估。

（五）环境评估

1. 物理环境的评估　常用家庭危险因素评估工具（home fall hazards assessment，HFHA）进行室内环境评估；对于室外生活环境的评估主要是使用坐轮椅返家环境自评表和公共建筑物无障碍设施评估表。

2. 社会、精神和文化评估　常用APGAR家庭功能评估量表和社会关系评估量表（Lubben social network scale，LSNS）。

（六）生活质量评估

生活质量评估最常用的工具："36项健康调查简表"（short form-36 health survey，SF-36）；生活满意度指数量表（LSI）、老年幸福度量表（MUNSH）、诺丁汉健康量表、世界卫生组织生存质量测定量表（WHOQOL-100）和欧洲五维健康量表（EQ-5D）等进行老年生活质量评估。

（七）常见老年综合征的评估

常见老年综合征评估工具见"第二篇常见老年综合征"。

三、老年综合评估的类型

目前对老年综合评估进行分类有多种方法，可根据评估的目的、场所和时间等进行分类。

1.按评估目的分类　可分为诊疗评估、康复评估、护理评估和临床用药评估等。

2.按评估场所分类　可分为医院评估、社区评估和家庭评估等。

3.按评估时间分类　可分为院前评估、入院评估、院中评估、出院评估和院后追踪评估等。

第三节　老年综合评估规范和流程

一、老年综合评估的对象

老年综合评估适用于60岁以上，已出现生活或活动功能障碍（尤其是近期恶化者）、已伴有老年综合征、老年共病、多重用药、合并有精神方面问题、合并有社会支持问题（如独居、缺乏社会支持、疏于照顾等）及多次住院者。对于合并有严重疾病（如疾病终末期、重症等）、严重痴呆、完全失能的老年人及健康老年人可酌情开展部分评估工作。

二、老年综合评估的人员资质

老年综合评估的实施，建议由具备老年综合评估技术开展资质的专职人员或由老年科特有的多学科团队成员如老年科医师、临床营养师、康复治疗师、临床药师、护师、精神卫生科医师等分别进行。根据评估者的资质不同、完成评估所需的时间不同、被评估对象所处的环境不同、被评估者疾病等的基础状态不同及评估的目的不同，老年综合评估的侧重点可有不同。

三、老年综合评估的时机

评估者采用标准的老年综合评估工具在适宜时机进行准确的评估，有利于制订并实施干预计划。

1.医院老年医学科或专科养老机构　专家建议老年综合评估作为老年科必备的核心技术之一，应该在老年人入院后、住院诊疗过程中、出院随访工作中常规开展。

2.社区服务中心　应该常规开展老年综合评估初筛工作。

3.中长期照护机构和居家养老的老年人　可将开展老年综合评估作为医养护一体化管理模式中的重要组成部分。

4.当发生以下问题时随时评估　当老年人健康状况急骤恶化、功能衰退、居住环境改变、哀伤或其他不寻常应急事件发生时随时评估。

四、老年综合评估操作流程（图2-3-1）

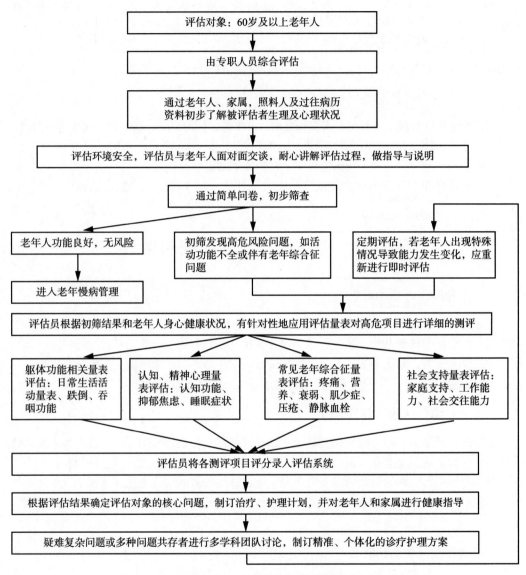

图 2-3-1　老年综合评估流程图

参 考 文 献

杜小亮，陈冬利，王为忠，2010. 常用的营养风险筛查方法［J］. 肠外与肠内营养，17（5）：309-312.

姜丽萍，张龙，陈丽莉，等，2014. 应用 Braden 量表联合近红外光谱仪评估 ICU 患者压疮发生的研究［J］. 中华护理杂志，49（8）：901-904.

蒋朱明，2006. 肠外肠内营养循证应用和研究进展［M］. 北京：中华医学电子音像出版社.

蒋朱明，陈伟，江华，等，2007. 住院患者营养风险筛查指南［J］. 中国临床营养杂志，15（1）：13-15.

汪向东，王希林，马弘，1999. 心理卫生评定量表手册（增订版）［M］. 北京：中国心理卫生杂志社.

王秋梅，陈亮恭，2015. 肌少症的亚洲诊断共识：未来的发展与挑战［J］. 中华老年医学杂志，34（5）：461-462.

于恩彦，朱俊鹏，吴万振，等，2015. 高龄老年住院患者睡眠质量、生活质量及心理状态的相关性［J］. 中华老年病研究电子杂志，2（1）：20-23.

赵俊，1999. 疼痛诊断治疗学［M］. 郑州：河南医科大学出版社.

周君桂，范建中，庞战军，2011. 3种量表应用于老年患者跌倒风险评估的区分效度及相关性研究［J］. 中华物理医学与康复杂志，33（6）：422-424.

陈旭娇，严静，王建业，等，2017. 中国老年综合评估技术应用专家共识［J］. 中华老年病研究电子杂志，4（2）：1-6.

Andruszkiewicz A, Basińska MA, Felsmann M, et al, 2017. The determinants of coping with pain in chronically ill geriatric patients-the role of a sense of coherence［J］. Clin Interv Aging, 12：315-323.

Chu JJ, Chen XJ, Shen SS, et al, 2015. A poor performance in comprehensive geriatric assessment is associated with increased fall risk in elders with hypertension：a cross-sectional study［J］. J Geriatr Cardiol, 12（2）：113-118.

de Craen AJ, Heeren TJ, Gussekloo J, 2003, Accuracy of the 15-item geriatric depression scale（GDS-15）in a community sample of the oldest old［J］. Int J Geriatr Psychiatry, 18（1）：63-66.

Forrest GP, Chen E, Huss S, et al, 2013. A comparison of the functional independence measure and morse fall scale as tools to assess risk of fall on an inpatient rehabilitation［J］. Rehabil Nurs, 38（4）：186-192.

Fried LP, Tangen CM, Walston J, et al, 2001. Frailty in older adults：evidence for a phenotype［J］. J Gerontol A Biol Sci Med Sci, 56（3）：M146-M156.

Kim KW, Kang SH, Yoon IY, et al, 2017. Prevalence and clinical characteristics of insomnia and its subtypes in the Korean elderly［J］. Arch Gerontol Geriatr, 68：68-75.

Lawton MP, Brody EM, 1969. Assessment of older people：self-maintaining and instrumental activities of daily living［J］. Gerontologist, 9（3 Part 1）：179-186.

Leung SO, Chan CC, Shah S, 2007. Development of a Chinese version of the Modified Barthel Index-validity and reliability［J］. Clin Rehabil, 21（10）：912-922.

Mahoney FI, Barthel DW, 1965. Functional evaluation：the Barthel Index［J］. Md State Med J, 14：61-65.

Olivares J, Ayala L, Salas-Salvadó J, et al, 2014. Assessment of risk factors and test performance on malnutrition prevalence at admission using four different screening tools［J］. Nutr Hosp, 29（3）：674-680.

Rapo-Pylkkö S, Haanpää M, Liira H, 2016. Subjective easiness of pain assessment measures in older people［J］. Arch Gerontol Geriatr, 65：25-28.

Shen S, He T, Chu J, et al, 2015. Uncontrolled hypertension and orthostatic hypotension in relation to standing balance in elderly hypertensive patients［J］. Clin Interv Aging, 28（5）：897-906.

Tinetti ME, Baker DI, McAvay G, et al, 1994. A multifactorial intervention to reduce the risk of falling among elderly people living in the community［J］. N Engl J Med, 331（13）：821-827.

第二篇

常见老年综合征

第三章

跌　倒

第一节　概　述

跌倒是指人体突发的、不自主的、非故意的体位改变，致使人体摔倒在地面或更低的平面上，而并非急性事件（如癫痫发作、晕厥、脑卒中等）或压倒性外力所致。按照国际疾病分类法（ICD-10）可以把跌倒分为两类：一类是从一个平面至另一个（更低）平面的跌倒；另一类是同一平面的跌倒。跌倒是最常见的老年综合征之一。

一、流行状况

在我国，随着社会老龄化程度的进一步加深，老龄人口已达2.64亿，随着老龄人口比例的上升，跌倒的发生率也呈现出急剧上升趋势，全国疾病监测系统的数据显示，65岁以上的人群中，每年约有30%的老年人发生跌倒，并且跌倒的发生比例随着年龄的增长而增加，80岁以上的老年人跌倒的年发生率可高达50%。养老院或医院的老年人跌倒发生率是社区老年人的3倍甚至更高。1年前曾经发生过跌倒的老年人，再次跌倒的发生率高达60%。

二、跌倒的危害

我国65岁及以上老年人发生跌倒后的死亡率为58.03/10万；跌倒导致的死亡占该年龄段人群全部伤害致死原因的34.83%，是老年人首要伤害死因。不仅如此，跌倒还会对老年人产生严重的不良后果，如软组织损伤、骨折、心理创伤及损伤后长期卧床导致的一系列并发症等，还会给家庭和社会带来巨大的经济负担。此外，跌倒也是造成老年人残疾、生活质量下降、抑郁、住院和死亡的最主要原因。

三、跌倒的危险因素

跌倒的危险因素见表3-1-1。

表3-1-1 跌倒的危险因素

分类	因素
内在因素	年龄因素：跌倒的发生率随年龄增长而增加
	生理、心理因素：视、听功能下降，认知水平下降；沮丧、抑郁、焦虑、情绪不佳及其所引起的与社会的隔离均会增加跌倒的风险
	疾病、行为因素：慢性疾病增多，功能受限（ADL、IADL缺损），体质衰弱，肌肉力量下降造成平衡障碍或关节活动障碍引起的步态异常等
	药物因素：降压与利尿药、扩血管药、镇静催眠药、抗焦虑抑郁药等
外在因素	居家环境风险：室内不适宜的灯光、家具及卫生设施等
	社会风险：室外环境的安全设计缺乏、老年人独居、照护者对跌倒相关知识了解的缺乏、老年人对护理的依从性差

第二节 跌倒风险评估

一、跌倒风险评估的目的

（1）评估老年人发生跌倒的风险级别，筛查跌倒高危老年人。

（2）根据评估结果为老年人拟订干预计划，预防跌倒发生。

（3）研发预防老年人跌倒的措施和工具，降低跌倒发生率，提高老年人生命质量。

二、跌倒风险评估的内容

（一）一般医学评估内容

1.年龄 跌倒的发生随年龄增长而增加。

2.生理功能 视、听、认知功能等，视觉障碍、听觉障碍、前庭功能紊乱、足部/踝部感知异常，都是易造成跌倒的因素。

3.慢性疾病 慢性疾病增多，功能受限（ADL、IADL缺损），体质衰弱，肌肉力量下降造成平衡障碍或关节活动障碍引起的步态异常等，都会引起跌倒。

4.精神心理评估 沮丧、抑郁、焦虑情绪不佳及其所引起的与社会的隔离会增加跌倒风险。

5.相关用药 精神神经系统用药、心血管系统用药、降糖药物等用药不规范，以及用药种类4类及以上，也提示有跌倒风险。

（二）老年人的躯体功能评估

老年人随着年龄增长，维持肌肉骨骼活动的运动系统的生理功能均有减退，造成老年人步态的协调性、平衡的稳定性和肌肉力量的下降，跌倒风险随之增大。因此，老年躯体功能评估是跌倒风险评估的重点。

（三）环境评估内容

不良的环境因素是诱发老年人跌倒的常见原因。评估人员要重视老年人居家环境的评估，建议使用居家危险因素评估工具（HFHA）进行评估。常见的环境风险因素有3类：一是地面因素；二是家具及设施因素；三是居家环境的改变。

（四）社会支持评估内容

缺乏有效的社会支持、经济水平低下和生活质量差的老年人也容易发生跌倒，因此，也应注意对老年人的社会功能和生活质量的评估。

三、跌倒风险评估工具及标准

（一）一般性评估及标准

1.符合下列情况之一的应确定为存在跌倒风险

（1）跌倒史：过去1年跌倒≥1次。

（2）步态平衡：自感走路不稳。

（3）跌倒恐惧心理：害怕跌倒。

2.常用评估工具及标准

（1）老年人跌倒风险自评量表（self-rated fall risk questionnaire，SFRQ）：由美国疾病预防与控制中心委托大洛杉矶地区老年病学研究教育临床中心于2011年开发，该量表被作为公共卫生宣传和教育的筛选工具。

该量表条目较少、内容简单易懂、测评方便省时，共含12个条目，未分维度，第1题和第2题选"是"，各得2分，第3题至第12题，选"是"，各得1分，选"否"均为0分，总分为14分。若总分≥4分，说明有跌倒的风险，得分越高，表明老年人跌倒的风险越大（表3-2-1）。

表3-2-1　老年人跌倒风险自评量表

内容	结果
1.我在过去一年里跌倒过	□是 □否
2.我使用或被建议使用拐杖/助行器行走，来保障安全	□是 □否
3.我有时候走路感到不稳	□是 □否
4.我在家中走路时，需要扶住家具来保持平稳	□是 □否
5.我担心跌倒	□是 □否
6.我需要用手撑扶才能从椅子上站起来	□是 □否
7.我迈过马路牙子时有些困难	□是 □否
8.我经常急着上厕所	□是 □否
9.我足部感觉有些减退	□是 □否
10.我服用的药物有时让我感到头晕或疲乏	□是 □否
11.我在服用催眠或调节情绪的药物	□是 □否
12.我经常感到难过或情绪低落	□是 □否

（2）Morse跌倒风险评估量表（Morse fall scale，MFS）：由美国宾夕法尼亚大学Morse等于1989年研制，适用于住院老年人的跌倒风险评估，用于预测跌倒的可能性。

该量表内容简明扼要、简便易行，为普适性量表，包含跌倒史、超过1个医学诊断、行走辅助、静脉输液/置管/使用特殊药物、步态和认知状态6个项目。新入院或新入科的老年人进行首次评估，高风险的老年人每周评估1次，根据老年人的状况进行动态再评估。评估人员在了解老年人病情的基础上，通过仔细询问、认真观察，结合主诉、现病史、治疗、既往史、化验结果等，进行整体评估。总分125分，得分越高表示跌倒风险越大。总分0～24分表示有低度跌倒危险，25～45分表示有中度跌倒危险，＞45分表示有高度跌倒危险（表3-2-2）。

表3-2-2 Morse跌倒风险评估量表

项目	评价标准	得分
1.跌倒史	近3个月内无跌倒史	0
	近3个月内有跌倒史	25
2.超过1个医学诊断	没有	0
	有	15
3.行走辅助	不需要/完全卧床/有专人扶持	0
	拐杖/手杖/助行器	15
	倚扶家具行走	30
4.静脉输液/置管/使用特殊药物	没有	0
	有	20
5.步态	正常/卧床休息/轮椅代步	0
	虚弱乏力	10
	平衡失调/不平衡	20
6.认知状态	了解自己能力，量力而行	0
	高估自己能力/忘记自己受限制/意识障碍/躁动不安/沟通障碍/睡眠障碍	15

（3）老年人跌倒评估表：是2011年《老年人跌倒干预技术指南》中的评估量表，适用于住院、长期居住在照护机构、居家等各类老年人的跌倒风险评估，由接受过培训的护理人员完成。此评估量表由运动、跌倒史、精神不稳定状态、自控能力、感觉障碍、睡眠情况、用药史、相关病史8个项目组成，使用方法同上。总分1～2分为低危，3～9分为中危，≥10分为高危。评估时需注意：跌倒史、骨折指6个月内发生的事件；自控能力中频率增加指小便＞8次/天，夜尿经常＞2次/晚；感觉障碍中视觉、听觉受损指佩戴矫治器仍有障碍者；失眠指入睡困难、早醒；新药指近3天新用的药物；缺氧症指临床动脉血氧分压＜83%（表3-2-3）。

表3-2-3 老年人跌倒评估表

权重	得分	权重	得分
1.运动		排便频率增加	1
步态异常/假肢	3	留置导尿	1
行走需要辅助设施	3	5.感觉障碍	
行走需要旁人帮助	3	视觉受损	1
2.跌倒史		听觉受损	1
有跌倒史	2	感觉性失语	1
因跌倒住院	3	其他情况	1
3.精神不稳定状态		6.睡眠情况	
谵妄	3	多眠	1
痴呆	3	失眠	1
兴奋/行为异常	2	夜游症	1
意识恍惚	3	7.用药史	
4.自控能力		新药	1
大便/小便失禁	1	心血管药物	1

权重	得分	权重	得分
降压药	1	8.相关病史	
镇静催眠药	1	精神科疾病	1
戒断治疗	1	骨质疏松症	1
糖尿病药物	1	骨折史	1
抗癫痫药	1	低血压	1
麻醉药	1	药物/乙醇戒断	1
其他	1	缺氧症	1
		年龄80岁及以上	3

（4）修订版社区老年人跌倒风险评估工具（falls risk for older people in the community screening tool，FROP-Com）：由澳大利亚国家老年医学研究所研制，主要应用于社区老年人的跌倒风险评估，一般由社区卫生服务人员完成评估，包括以下14个项目：跌倒史、患有影响自身平衡能力和灵活性的疾病种数、服用易致跌倒的药物种数、感觉异常、大小便的自控能力、有无影响步行的足部疾病、认知状况、对活动能力的自我评估、日常活动能力、平衡性、身体活动程度、能否安全行走和居家环境评估。共20个条目，每个条目0～3分，得分越高表示跌倒的危险性越高。社区老年人跌倒危险评估工具见表3-2-4。

表3-2-4　社区老年人跌倒危险评估工具

1.最近一年中跌倒次数
  A.无跌倒　　　B.1次跌倒　　　C.2次跌倒　　　D.3次或更多次跌倒
2.最近一年中跌倒后造成的损伤程度（以因跌倒造成的最严重的损伤评价）
  A.无损伤
  B.轻度损伤，不需要医疗处置，如小擦伤、碰伤
  C.轻度损伤，需要医疗处置，如大的擦伤、碰伤、扭伤、拉伤
  D.严重损伤，如骨折、脱臼、严重拉伤
3.影响自身平衡能力和灵活性的疾病种数或病理状态：糖尿病、高血压、直立性低血压、脑梗死、白内障、骨关节炎、骨质疏松症、下肢关节置换、痴呆、帕金森病、癫痫、重症肌无力、抑郁症、心脏病、前庭障碍（梅尼埃病、良性阵发性体位性眩晕、前庭功能减退）、头晕、眩晕（过去一年中站着、行走、转身、转头、在床上翻身时经常感到头晕）
  A.无　　　B.1～2种　　　C.3～4种　　　D.≥5种
4.视力异常：看物体不清楚，如看不清电视、小路上的裂缝；判断距离有困难，如无法判断下楼梯、距离汽车的距离；弱光线下视觉障碍，如黄昏时看大物体、台阶、楼梯不清楚；复视（即看物体有重影），有无上述问题
  A.视力无异常　　　B.视力有异常
5.听力异常：如传导性听力丧失、老年性耳聋等
  A.听力无异常　　　B.听力有异常
6.躯体感觉异常：大多数时间腿脚发麻，痛温觉、触觉下降（冻僵、间歇性麻木感除外）
  A.无异常　　　B.有异常
7.认知状况评估
（1）今天是几号？（年月日都对才视为正确）
（2）今天是星期几？
（3）这是什么地方？

（4）您家住在什么地方？（区、路、弄、号）

（5）您多大年纪了？

（6）您的出生年月日？

（7）您母亲叫什么名字？

（8）从10倒数。

（9）请按要求去做，如"闭上你的眼睛"

（10）认出在场的人（如问老人调查者是来做什么的）

    A.认知功能完整：答对9～10道题

    B.轻度认知功能障碍：答对7～8道题

    C.中度认知功能障碍：答对5～6道题

    D.重度认知功能障碍：答对≤4道题

8.评估老人有无影响正常步行的足部疾病：如鸡眼且有疼痛感、足趾囊肿、痛风、扁平足、踝关节或足肿胀、糖尿病足

    A.无   B.有

9.大小便能否控制：经历过小便或大便失禁；经常需要冲进卫生间以避免尿失禁

    A.能   B.不能

10.大多数夜间需要如厕≥3次（使用导尿管或夜间用夜壶应判为否）

    A.否   B.是

11.评估者观察老人步行、转身时，是否有看上去不稳或失去平衡的危险，此不能基于老年人自述（如果只是偶尔使用助行器，则按照不使用助行器进行评分。评分有波动时，按最摇摆不稳时评分）

    A.没有观察到摇摆不稳

    B.做以上任何一项活动时看上去不稳或者通过调整、总是扶着家具等才能使其看上去平稳

    C.步行时看上去相当不稳，需要监督或做调整之后仍看上去不稳

    D.在步行或转身时总是或严重不稳，需要他人用手帮助

12.服用容易导致跌倒的药物种数：镇静药、抗抑郁药、抗癫痫药、中枢性镇痛药、地高辛、利尿药、Ia类抗心律失常药、前庭功能抑制药、抗焦虑药、降血糖药、催眠药、降压药、化疗药

    A.无   B.1～2种   C.3种   D.4种或更多

13.功能性行为评估

    A.总是知道自己目前的活动能力，如果需要会寻求适当帮助

    B.大体上知道自己目前的能力，但偶尔有冒险行为，如偶尔步行或活动时不用必需的助行器，偶尔做出超出自己能力的活动

    C.低估自己的能力，有不适当的害怕行为（因为害怕跌倒而限制自己活动，但能安全完成，如在社区内步行）

    D.过高估计自己的能力，有频繁的冒险行为（如拒绝适当的帮助，攀爬梯子或家具等）

14.在个人日常生活照护活动方面（如穿衣、洗澡、如厕），需要帮助情况

    A.能够完全独立完成

    B.需要有人在场照看监督，但是不需要他人用手帮忙

    C.需要有人用手帮忙完成一项或以上个人护理活动

    D.所有个人照护活动都需要他人照顾帮助

15.在工具性日常活动中（包括做家务、做饭、洗衣服、购物），需要帮助情况

    A.能够完全独立完成

    B.需要有人在场或陪伴，但不需要帮助，如与他人一起购物

    C.大多数情况下以上一项或更多活动需要帮助，如需要被他人开车送去购物，较粗重的家务活

D.做以上任何活动时都需要他人帮助，包括较轻的家务，如铺床、换床单、做饭等

16.身体活动的程度：询问老人身体活动的水平，根据其健康状况和所能承受的运动量进行评估。例如，对于健康老人来说一周逛3次超市并不算很活跃，但是对于患有某些疾病的老人来说，这足以保持健康

　　A.非常活跃（每周锻炼≥3次）

　　B.一般活跃（每周锻炼＜2次）

　　C.不太活跃（很少离开家）

　　D.不活跃（很少离开家里的某个房间）

17.能否在自己家中安全行走

　　A.不需助行器，可独立行走

　　B.在使用助行器的情况下可独立行走

　　C.在接受监督或他人帮助的情况下可安全行走

　　D.无法安全行走；使用助行器时可保证步行安全但老人总是不使用或者需要他人帮助/监督，但总是不接受

18.能否在社区内安全行走：评估者要观察老人在使用助行器时的步行和转身情况

　　A.不需助行器，可独立行走或者老人根本就不去社区

　　B.在使用助行器的情况下可在社区内独立行走

　　C.在接受监督或身体帮助的情况下可在社区内安全行走

　　D.使用助行器时可保证步行安全但老人总是不使用或者需要他人帮助/监督，但总是不接受；不能安全使用助行器

19.评估老年人居家环境危险因素

（1）照明光线适度，方便老年人看清屋内物品及家具、通道等设置。

（2）平时穿的鞋子大小合适，并且能防滑。

（3）家中老年人常使用的椅子及床高度合适，可使其容易起身及坐下并配有扶手以协助其移动。

（4）运用对比的颜色区分门口、楼梯高度的变化。

（5）浴室地板铺设防滑排水垫，浴缸内有防滑垫。

（6）马桶设有可抓握的固定扶手使用。

（7）使用坐式马桶且高度适当，可方便老人起身及坐下。

（8）楼梯有装设固定的扶手。

（9）日常用品摆放整齐，无松散的地毯、电线、铁丝，不会造成绊倒。

（10）居民楼内楼梯台阶高度适当，楼梯台阶坡度适当。

20.居家环境是否安全：需要评估者将老年人的功能和灵活性与环境危险结合起来考虑并进行评分

　　A.居家环境安全

　　B.轻度环境危害：环境危害存在，需要健康教育和改善，如不安全的地面覆盖物、东西摆放杂乱、走廊上有家具设备、夜间照明不足、相邻台阶之间缺乏明显区别、浴室间缺少防滑垫、足下有宠物乱跑

　　C.环境危害存在并需要职业治疗师正式评估和干预，如浴室间或楼梯需要安装栏杆、楼梯不安全需要一个缓坡、B选项中列举的某一个问题特别严重

　　D.存在许多（≥3个）环境危害，需要职业治疗师正式评估和干预

（5）居家环境危险因素评估表（HFHA）（表3-2-5）

表3-2-5 居家环境危险因素评估表

处所	评估内容	评估要素	（是/否）
一般居室	光线	光线是否充足	
	温度	是否适宜	
	地面	是否平整、干燥、无障碍物	
	地毯	是否平整、不滑动	
	家具	放置是否稳定、固定有序，有无妨碍通道	
	床	高度是否在老人膝下、与其小腿长度基本相同	
	电线	是否妥善安置，是否远离火源、热源	
	取暖设备	设置是否妥当	
	电话	紧急号码是否妥当	
厨房	地面	是否有防滑措施	
	燃气	"开""关"的按钮标志是否醒目	
浴室	浴室门	门锁是否内外均可开	
	地板	是否有防滑措施	
	便器	高低是否合适、是否有扶手	
	浴盆	高度是否合适、盆底是否有防滑胶垫	
楼梯	光线	光线是否充足	
	台阶	是否平整无破损、高度是否合适、台阶之间色彩差异是否明显	
	扶手	是否有扶手、扶手是否牢固	

说明：任一条目为"否"者，提示有跌倒风险

（二）躯体功能性测试评估及标准

1.符合下列情况之一的定为躯体功能测试提示有跌倒风险

（1）步态平衡：静态/动态失衡，步态异常。

（2）下肢肌力：下肢肌力减退。

2.测试评估方法

（1）静态平衡：推荐四阶段平衡测试（four stage balance test，FSBT）判断老年人是否存在静态失衡（表3-2-6）。

表3-2-6 四阶段平衡测试

测试图示	测试内容	记录时间
	阶段一：双足紧挨，并排站立	时间：_____秒
	阶段二：将一只足的足背挨着另一只足的踇趾站立	（左足前）时间：_____秒 （右足前）时间：_____秒
	阶段三：将一只足放在另一只足的跟前，足跟挨着足趾站立	（左足前）时间：_____秒 （右足前）时间：_____秒

测试图示	测试内容	记录时间
（图示）	阶段四：单足站立	（左足前）时间：_____秒 （右足前）时间：_____秒

指导语：接下来我将为您演示4种姿势。每种姿势请您重复并尽量保持10秒时间。您可以通过张开您的双臂或扭动您的身体来保持平衡，但请您不要移动您的双足。请保持这个姿势直至我喊停为止。

每一步：喊"准备，开始"，同时开始计时；10秒后，喊"停"。

注意事项：测试时，受试者保持双眼睁开，测试人员站在旁侧确保受试者安全。每一步可重复测2～3次，取最好成绩。如果受试者第一次可完成10秒，则直接进行下一步，如果受试者尝试3次均未完成10秒，停止测试。

评估标准：如不能完成该测试，说明静态平衡异常，提示有跌倒风险。

（2）步态平衡：推荐计时起立行走测试（time up and go test，TUG）判断老年人是否存在动态失衡和步态异常（表3-2-7）。

表3-2-7　计时起立行走测试

测试内容	记录时间	观察步态
（1）受试者穿着常规的鞋子（如果需要可以使用助行器） （2）测试开始前，让受试者坐在标准扶手椅上（座高约46cm，扶手高约21cm），身体靠在椅背上，在地板上确定好一条3m长的路线。每次测试，受试者双足均须过3m线 （3）计时开始后，受试者须以最快的速度走到3m线处，双足均过3m线后转身，再以最快的速度回到座椅处坐下，身体靠到椅背上，停止计时 （4）可重复2～3次，每次测试之间可休息1分钟，取最好成绩；时间精确到毫秒：00.00秒 评估标准：时间≥12.3秒，提示有跌倒风险	□1：_____秒 □2：_____秒 □3：_____秒 最短用时：_____秒	观察并记录受试者的姿势稳定性、步态、步幅和摆动情况： □缓慢而踌躇的步伐 □失去平衡 □短步幅 □很少或没有手臂摆动 □靠墙来稳定自己 □拖着足走 □整体转身 □错误使用辅助设备

（3）下肢肌力：推荐5次椅子站立测试（5 times chair stand test）或30秒坐立测试（thirty-second sit-to-stand test）判断老年人是否存在下肢肌力减退（表3-2-8）。

表3-2-8　5次椅子站立测试

测试内容	记录时间	测试图示
（1）准备一把靠背笔直无扶手的椅子（座高约46cm） （2）测试开始前，让受试者坐在椅子中间，双手手腕交叉搭到对侧肩膀上，保持双足平放在地板上，保持背部挺直并将手臂对着胸部 （3）计时开始后，受试者以最快的速度，完全站起来然后再坐下，重复"起立—坐下"这个动作5次，停止计时 （4）可测试两次，取最好成绩，两次测试之间休息1分钟；时间精确到毫秒：00.00 （5）如果受试者需要借助外力才能起立，则停止测试，成绩记为"0"	□1：____秒 □2：____秒 最短用时：____秒	（图示）

续表

测试内容	记录时间	测试图示
评估标准：用时≥16.7秒，表示下肢力量不足，提示有跌倒风险；用时13.7～16.6秒，表示下肢力量一般，提示有跌倒风险；用时11.2～13.6秒，表示下肢力量良好；用时≤11.1秒，表示下肢力量非常好		

（三）其他专业性评估内容及标准（表3-2-9）

表3-2-9 其他专业性评估内容及标准

分类	因素
感知功能异常	视觉障碍、听觉障碍、前庭功能紊乱、足部/踝部感知异常
认知障碍和（或）抑郁	简易智力状态评估量表（Mini-Cog）评估结果异常者
	简易精神状态检查量表（MMSE）评估结果异常者
	简版老年抑郁量表评估结果异常者
相关用药	精神神经系统用药：抗精神病、抗抑郁、抗癫痫药物或者镇静催眠药
	心血管系统用药：抗心律失常药、降压药、利尿药
	降糖药物：用药种类大于等于四类，也提示有跌倒风险
相关疾病	神经系统疾病：帕金森、痴呆、外周神经系统病变等
	心血管系统疾病：高血压、体位性或餐后低血压
	骨骼肌肉系统：骨质疏松风险或者诊断，骨密度、骨关节疾病
	脑血管疾病：脑卒中、小脑疾病等
	泌尿系统疾病：夜尿增多、尿失禁等
日常生活活动异常	巴塞尔指数量表（Barthel index，BI）评估得分大于20分但小于60分
	Katz日常生活功能指数评价量表（Katz index of independence in activities of daily living）评估结果为B～F级
其他风险因素	居住状态：独居/丧偶
	年龄：≥65岁（住院老人）或≥80岁（社区居家老人）

四、跌倒风险评估流程

对跌倒风险的评估一般从跌倒史开始，须根据老年人实际情况进行综合风险评估（图3-2-1）。

五、跌倒风险评估等级划分标准

（一）无风险

无风险是指一般性评估无跌倒风险。

（二）低风险

低风险是指一般性评估有跌倒风险，但躯体功能性测试无异常。

（三）中风险

中风险即躯体功能性测试有一项或多项异常，但其他专业性评估均正常。

（四）高风险

高风险是指躯体功能性测试异常且存在一项及以上其他专业性评估结果异常。

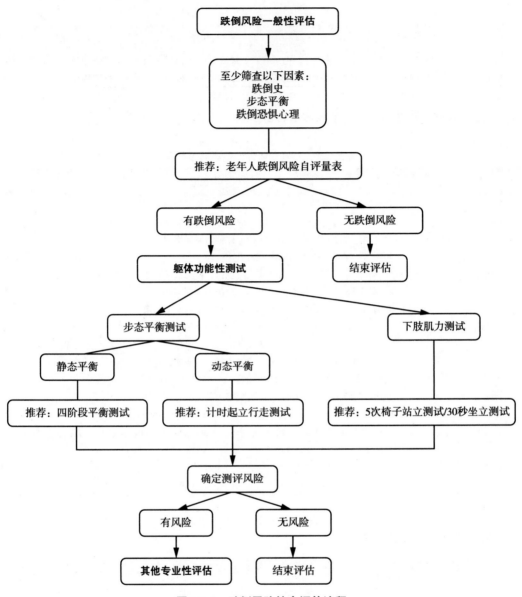

图3-2-1 跌倒风险综合评估流程

六、跌倒风险评估要求

（一）评估人员要求

除一般性评估可由老年人自己或照护者协助完成外，躯体功能性测试和其他专业性评估需要由具有3个月以上跌倒评估工作经验的专业测评人员完成。专业测评人员需通过老年跌倒评估相关培训并考核合格。

（二）评估场所要求

一般性评估可在老人家中、社区卫生机构或医院开展，经一般性评估后提示有跌倒风险的老年人可以前往具备开展躯体功能性测试和其他专业性评估条件的专业机构进行测评，如设有跌倒风险评估门诊的医院或设有跌倒风险评估工作站的社区卫生服务中心。

（三）评估时机要求

见表3-2-10。

表3-2-10 老年人跌倒风险评估的时机

不同场所	评估时机
医院老年人	入院2小时内评估一次 完成首次评估，按评估分值定时动态评估 病情变化时及时评估，如手术后、镇静和侵入性操作等
养老机构老年人	每年对环境风险因素进行不少于一次的评估 每年对入住老年人进行不少于一次的跌倒风险评估 老年人发生跌倒、病情发生变化、用药调整时，应进行一次跌倒风险评估
居家老年人	对65岁以上老年人每年至少进行一次跌倒风险评估 评估后有风险的老年人至少6个月后进行复测 老年人发生跌倒、病情发生变化、用药调整时，应进行一次跌倒风险评估

第三节　跌倒的预防

老年人跌倒是一个多因素综合影响的结果，因此预防跌倒也要多方位多角度入手，研究表明，对具有不同类别危险因素的老年人进行多元化的干预可以有效预防跌倒的发生。

一、跌倒预防的目标

（1）老年人和（或）照护者清楚跌倒的危险因素，能够积极主动地进行自我预防。

（2）老年人及照护者能够掌握跌倒的运动干预措施。

（3）家庭、社区和医院能够配置安全的适老环境设施。

（4）社区和医院管理者加强全面的安全管理。

（5）医护人员做好老年人的跌倒安全管理，提供全面的护理安全宣教。

二、预防跌倒的干预措施

（一）个人预防跌倒的干预措施

1.定期进行跌倒风险自我评估　根据评估结果管理自己的生活，跌倒风险自我评估可选择以下任何一种。

（1）符合下列情况之一的定为有跌倒风险，建议老年人到综合医院就诊，接受专业评估及指导。

1）跌倒史：过去一年跌倒≥1次。

2）步态平衡：自感走路不稳。

3）跌倒恐惧心理：害怕跌倒。

（2）评估表选用《老年人跌倒风险自评量表》（表3-2-1），当总分≥4分时，提示有跌倒风险，建议老年人到综合医院就诊，接受专业评估及指导。

2.及时治疗相关疾病

（1）相关慢性疾病：原发性高血压、糖尿病，应进行早期诊断、治疗；特别注意直立性低血压、低血糖，需尽量找到基本的病因并进行治疗，做好预防工作。

（2）神经系统及精神疾病：诊断和治疗潜在的病因；减少使用影响认知的药物；及时发现存在认知缺陷的老年人。

（3）听力、视力障碍：佩戴助听器、戴眼镜、白内障者手术进行感知补偿治疗。

（4）骨质疏松：容易发生摔倒，并且造成骨折，应积极诊断和科学治疗。

（5）尿失禁：明确基本的病因并进行治疗。

（6）骨关节、肌肉疾病和平衡功能障碍：在专业人员指导下，进行必要的功能锻炼，保持骨关节的灵活性，防止肌肉萎缩无力和骨质疏松，建议尽早进行步态、平衡和肌肉力量的训练。

3.正确规范应用口服药物

（1）明确易引起跌倒的药物：降压与利尿、降血糖、扩血管、镇静催眠药、抗焦虑抑郁这五类药物已明确可以引起跌倒。

（2）掌握药物的服用方法：清楚了解服药剂量、服药时间、服药方式，不正确的服药时间和服药剂量，可致意识、精神、视觉、步态、平衡等方面出现异常而导致跌倒。服用镇静、催眠类等作用于中枢神经系统的药物后，一般半小时内产生药效，这类药物会影响身体的平衡能力，如果此时老年人起身行走或起床等，可能会发生跌倒。建议每次使用镇静、催眠类药后立即卧床休息；服用药物后不要立即进行运动，特别是服药后要起床或如厕时，建议由家人搀扶，避免跌倒。

（3）了解服用药物的副作用：服用下列药物的老年人应注意如下副作用。

催眠药：头晕。

镇痛药：意识不清。

镇静药：头晕、视物模糊。

降压药：疲倦、低血压（药物过量）。

降糖药：低血糖（药物过量）。

抗感冒药：嗜睡。

（4）及时调整用药方案：老年人多重用药现象极为普遍，应注意避免多用共用导致的药物不良反应，增加跌倒发生的风险。定期到医院的专科和"慢病药物治疗管理门诊"就诊，及时调整用药方案。

4.适当应用辅助工具 选择适当的辅助工具（图3-3-1），使用合适长度、顶部面积较大的拐杖。将拐杖、助行器及经常使用的物件等放在触手可及的位置。

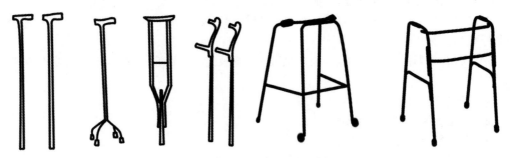

图3-3-1 行走辅助设备示意图

5.学习并掌握预防跌倒相关技巧

（1）牢记防跌倒的十大招数

1）不逞强：凡事按部就班，动作要慢，要牢记欲速则不达的道理；做自己能力所及的运动或日常活动。

2）不孤单：随时有家人或照顾者陪伴。

3）不潮湿：地面随时保持干燥，避免去人多及湿滑的地方。

4）不登高：避免登高取物、避免翻越攀爬浴缸、避免走过陡的楼梯或台阶。

5）不麻烦：不要怕麻烦，如有需要时，使用拐杖、助行器、尿壶及找人协助。

6）不滑动：勿放置会滑动的垫子；穿脱鞋袜要坐着；活动时不穿拖鞋，穿防滑鞋；走路平稳，足尖要抬高，足跟先着地。

7）不合适：衣服、鞋子大小合适、松紧适当。

8）不黑暗：楼梯转角或活动的动线保持光线充足。

9）不凌乱：行走的路线保持整洁，勿摆放不必要的物品。

10）不损坏：使用的物品随时保持正常可使用的状态，不因使用损坏物品造成跌倒的危险。

（2）正确应对"最容易跌倒的7个时刻"（表3-3-1）

表3-3-1 最容易跌倒的7个时刻

容易跌倒时刻	应对措施
着急接电话时	不要把座机或手机放得太高，建议放在客厅经常活动的地方 在卧室安装一部分机，电话响时，老年人不要着急接听，要慢起、慢站、慢走
洗澡时	老年人洗澡时间不宜超过15分钟，坐着洗澡为宜 浴室地面应防滑，安装扶手或固定物，便于保持平衡
起夜时	卧室装小夜灯，清除堆积杂物，卫生间放防滑垫和安装扶手 行动不便的老年人起夜时尽量叫醒家人 睁眼后3个30秒：床上坐30秒，床边坐30秒，站起30秒
老年人在服用某些药物后	服药后30分钟至1小时是跌倒的高风险期，老年人动作宜缓慢，不要外出；服用催眠药物后，即刻卧床
乘扶梯时	乘扶梯时抓紧扶手，双足左右分开站立，身体重心稳定 不要使用购物车，避免推车乘扶梯带来的风险 切勿争抢，可乘无障碍升降电梯或寻求工作人员的帮助
冬季外出时	走路不要太快，建议穿防滑鞋或运动鞋，切勿穿硬塑料底鞋 雨雪天切忌提重物，双手不要揣在兜里，可拄拐保持平衡 减少在雨雪天外出，高龄老年人要有家人陪护
等车时	等候时不要一直坐着或站着，可在原地多活动活动关节 公交车进站后，不要急于上车，避免和他人拥挤

6.积极科学运动干预 研究报道，跌倒风险因素中，平衡失衡、步态不稳、功能衰退、慢性病等问题可通过运动干预的方式来进行改善。因此，针对老年人预防跌倒的问题，在多学科、多因素干预中，除了加强教育、治疗相关疾病、提供环境支持之外，更重要的是进行运动干预。运动干预不仅可以减少跌倒的发生，还可减少跌倒发生之后给老年人带来的身心伤害。下面就运动干预的种类、方法做简单介绍，老年人可根据个体情况选择合适的运动干预方法。

（1）有氧运动：能在一段时间内极大地促进体内氧气循环速度加快，改善血液循环，提高心肺能力。有氧运动主要有游泳、步行、慢跑、骑自行车、八段锦等。文献报道，八段锦能够提高社区老年人的预防跌倒效能，已作为养生和运动干预手段，在国内外广泛应用，其安全性和有效性也得到了众多老年专家的认可。

（2）柔韧训练：是一种以下肢锻炼为主的中低强度运动，能够很好地改善老年人的柔韧性和灵活性。主要有压腿、弓步下压、坐位抓足趾和打太极拳等。文献报道，太极拳对增龄性肌肉减少症的干预效果明显。

（3）体医融合防跌倒健身毛巾操：是北京市疾病预防控制中心和西城区体育科学研究所体育科学专家针对老年人的身体特点研发出的一套体医融合的防跌倒健身操，适合60～80岁的老年人使用，经过配乐后集科学性和观赏性于一体，既能锻炼身体又能展示表演。

（4）下肢力量训练：下肢肌肉力量下降导致的平衡功能和步态障碍是老年人发生跌倒的主要原因，加强下肢肌肉力量训练可以有效降低跌倒风险。

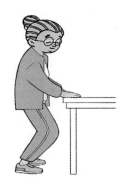

1）膝屈曲：利用桌子或椅子作为支撑，保持足尖朝前，双足打开与肩同宽，缓慢屈膝至半蹲位，如果膝超过足尖或足跟抬起，则返回站立位，重复10次，做两组后逐渐改为单手支撑或无支撑（图3-3-2）。

2）抬足尖：利用桌子或椅子作为支撑，保持足尖朝前，双足打开与肩同宽，抬起足前部再放下，如果膝超过足尖或足跟抬起，则返回站立位，重复10次，做两组后逐渐改为单手支撑或无支撑（图3-3-3）。

3）提足跟：利用桌子或椅子作为支撑，双足打开与肩同宽，抬起足跟，再放下，重复10次，做两组后逐渐改为单手支撑或无支撑（图3-3-4）。

图 3-3-2　膝屈曲

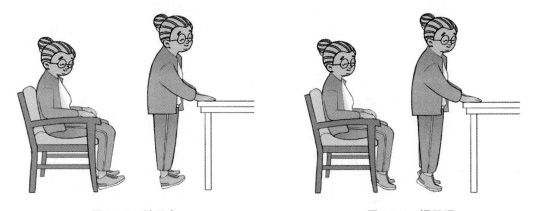

图3-3-3　抬足尖　　　　　　　　　　　　图3-3-4　提足跟

4）髋外侧力量训练：站立位，一侧手扶桌子或椅子作为支撑，另一侧下肢外展，保持5秒后缓慢恢复到初始位置，重复10次，再换对侧进行相同活动，逐渐改为无支撑（图3-3-5）。

5）坐立：椅子靠墙保持稳定坐位，可用手支撑站立后再坐下，连续进行10次，重复两组后逐渐改为单手支撑或无支撑（图3-3-6）。

（5）平衡训练

1）单腿站立：利用桌子或椅子作为支撑，保持足尖朝前单腿站立10秒，重复两次后逐

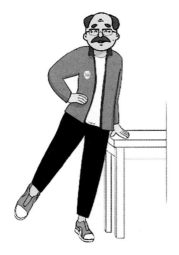

图 3-3-5 髋外侧力量训练

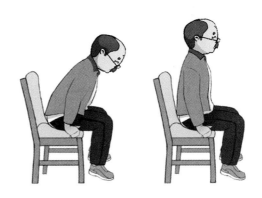

图 3-3-6 坐立

渐改为无支撑站立（图3-3-7）。

2）足跟足尖站立：站立于桌子或椅子旁，将其作为支撑平视前方，足跟与足尖相连呈一直线，保持10秒，快速回到正常站立，换另一足在前，重复上述动作逐渐改为无支撑（图3-3-8）。

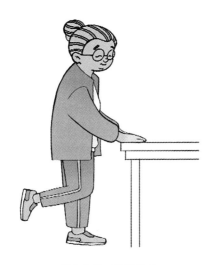

图 3-3-7 单腿站立

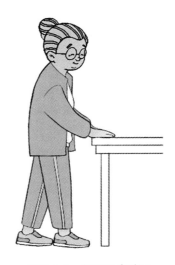

图 3-3-8 足跟足尖站立

（6）行走训练

1）足尖行走：利用墙或桌子作为支撑，保持足尖朝前、足跟提起，行走10步，停下并转身，换手支撑，足尖行走到起始位置，重复4次，逐渐改为无支撑（图3-3-9）。

2）侧步行走：背部朝墙或桌子，保持一定距离，向左侧步行走10步，然后再向右侧步行走10步，重复4次（图3-3-10）。

3）足跟足尖行走：利用墙或桌子作为支撑平视前方，足跟与足尖相连呈一直线，交替

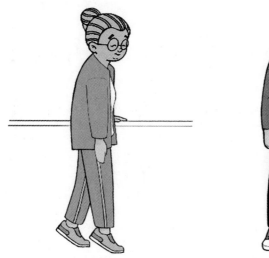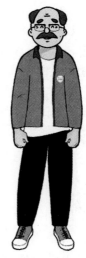

图3-3-9　足尖行走　　　　　　图3-3-10　侧步行走

行走10步后转身，再走10步，回到起始位置，重复2次后逐渐改为无支撑（图3-3-11）。

4）足跟行走：利用墙或桌子作为支撑，提起足尖，足跟着地，向前行走10步后转身，再走10步，回到起始位置，重复4次后逐渐改为无支撑（图3-3-12）。

7.老年人运动干预的基本原则

（1）要使运动干预成为每天生活的一部分。

（2）参加运动前应进行健康和体质评估，之后定期做医学检查和随访。

（3）运动干预可以体现在每日生活的各种体力活动中。有氧运动与耐力锻炼可以隔天交替进行或定时交替进行。

（4）运动量应以体能和健康状态为基础，量力而行，循序渐进。

（5）提倡有组织的集体运动锻炼。

（二）家庭预防跌倒的干预措施

1.老年人跌倒评估表　家庭环境的评估可用居家环境危险因素评估表（表3-2-5）。家庭

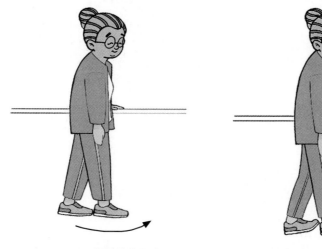

图3-3-11　足跟足尖行走　　　　　图3-3-12　足跟行走

成员或家庭陪护人员在老年人能力评估师指导下完成。

2. 居住环境的改善　居家环境造成跌倒的发生率高达40.1%，居住环境适老化改善，可有效预防跌倒发生。老年人居室设计的原则和总体要求：无障碍设计理念，主要是宽敞明亮、无跌倒安全隐患、便利舒适（表3-3-2）。

3. 合理营养搭配

（1）摄入足量的蛋白质，延缓肌肉衰减：对于65岁以上的老年人，《中国居民膳食指南》推荐，男性蛋白质摄入量为65g/d，女性为55g/d。相当于每日100～150g瘦肉、一个鸡蛋、一杯300ml的牛奶、100g白豆腐再加上其他食物中所含的蛋白质量并均衡分配至一日三餐摄入。

（2）补充适量维生素D，预防肌肉减少症：维生素D补充剂量为15～20μg/d（600～800U/d），适当增加海鱼、动物肝脏和蛋黄等维生素D含量较高食物的摄入。

表3-3-2　适老化环境改善

处所	适老化环境改善
一般居室	照明：房间/通道光线充足、均匀、柔和、避免闪烁；可设置夜灯或床头灯
	扶手：楼梯、过道等要安装扶手
	地面/地板：地面平坦、无障碍物、地板防滑等
	地毯/地垫：平整、不易滑动，尽量铺块毯
	床、沙发：高度适宜，与膝盖上线平齐，软硬度适中
	用物放置：常用的物品放在老年人方便取用的高度和地方
	卧室：布置简洁，不过多放置物品，房间应靠近卫生间
厨房	地面/地板：入口无门槛，地板防滑、无油渍等
	用物放置：高度适宜，不爬高、不弯腰取物
卫生间及浴室	地面/地板：地板防滑、门槛处加鲜明色彩标记或无门槛
	卫生间：便器旁安装扶手、呼叫器，高度适宜，与膝盖上线平齐
	沐浴：安装扶手、尽量坐位沐浴

4. 家庭及陪护成员掌握照护技巧（表3-3-3）

表3-3-3　照护者的照护技巧

照护时机	照护技巧
离开老年人	让老年人坐稳或躺好，再离开老人做其他事，取其他物，防止老年人因失去支撑跌倒
搀扶老年人	搀扶单侧或双侧腋下帮助老年人坐稳，以防坐下时动作过猛、幅度过大、双手放松导致跌倒
	搀扶老年人健侧，不要搀扶力弱一侧，防止老年人因失去平衡而跌倒
老年人如厕	帮助老年人如厕时，协助老年人抓紧扶手，防止老年人因未抓好扶手而跌倒
轮椅的使用	老年人从轮椅上站起时，固定好轮椅刹车，防止因没有拉好轮椅刹车而导致跌倒
床栏或身体约束	在长期护理机构不推荐使用床栏或身体约束来预防跌倒
老年人活动	不能由于老年人有跌倒风险而限制老年人活动、增加老年人卧床及坐椅子的时间
	跌倒骨折后，除了终末期老年人外，均应在多学科合作下尽快离床活动，减少静脉血栓、误吸等并发症的发生
髋关节保护器	高风险骨折的老年人，如果有多次跌倒史，可以考虑使用髋关节保护器

（三）社区（养老机构）预防跌倒的干预措施

1.社区老年人群评估　对社区65岁以上的老年人进行跌倒风险评估，可采用社区老年人跌倒风险评估工具（表3-2-4）。

2.建立跌倒风险人群基本信息档案　包括人群的分类、数量和比例。

3.定期在社区组织有针对性的健康宣教　宣教内容包括跌倒的危害和危险因素，正确服用药物方法，预防跌倒的运动干预方法，跌倒后相关照护技巧等。

4.督促社区政府适老化改造　关注社区公共环境安全，发现易导致老年人跌倒的环境设施的安全隐患，及时督促社区政府予以消除。

5.重点关注跌倒高风险人群

（1）对跌倒高风险人群进行特殊标记：对跌倒高风险人群，在信息档案中应有明显标记，按照评估风险级别定期进行相应的追踪管理。

（2）对家庭成员及陪护成员进行相关的防跌倒照护知识及技能培训。

（3）对跌倒危险因素进行排查，对老年人日常生活习惯进行专业的指导，协助老年人对居家环境进行适老化改造，对不明原因发生跌倒的老年人，建议在家属陪护下尽快到上级综合医院检查，寻找诱发因素，积极病因治疗并进行追踪管理。

（四）医院预防跌倒的干预措施

1.临床评估　推荐使用等级评定量表老年人跌倒评估表及躯体功能性测试评估工具，具体见表3-2-3及本章第二节相关内容；入院老年人须完成入院评估、院中动态评估和出院评估；入院后24小时内完成跌倒风险评估，随后根据评估风险级别按时进行评估，对于有风险老年人在床头挂"跌倒风险"标识。

2.干预　根据评估风险级别给予针对性的预防措施（表3-3-4）。

表3-3-4　跌倒分级干预表（高级别风险干预包括低级别干预措施）

跌倒风险级别	干预措施
低危	熟悉生活环境
	调整常用药物
	调整床的高度，便于起坐
	必要时配备紧急呼叫器并指导正确使用方法
	将手杖等辅助设施放在触手可及的位置
	穿具有防滑功能的鞋具，不穿袜子是推荐的
	改善环境因素，降低跌倒风险
	家属与照护者教育
中危	教育老年人及照护者，老年人任何活动都需要旁人帮助，不能独立活动
	老年人所有需要的物品必须在触手可及的地方
	对老年人的监护级别应该提高
高危	夜间辅助照明设施
	对老年人生活环境进行更高要求的改善
	必须使用助行设施
	在老年人活动时提供必要的帮助
	家庭成员/照护者必须就老人跌倒危险因素进行讨论
	不要让老年人单独坐在没有保护措施椅子上或是单独停留在浴室
	必须随时有人照看老年人
	必要时可给予行为限制/束缚

3.有效开展健康教育 对老年人、照护者及社区和机构进行健康教育，包括跌倒预防、救治及照护相关内容。

4.多学科团队整合干预措施 根据评估的风险因素，启动多学科团队管理模式，由呼吸、消化、神经内科、营养、药学、康复等相关专科参与，同时制订贯穿老年人住院和出院后全过程的全面、个体化的管理方案并落实。

5.提供全面完善的支持系统 建立医院-社区-家庭老年人跌倒防控三级联动模式，在成立多学科团队的基础上，通过医院、社区、家庭三方协作、沟通及信息共享等方式实现老年人全员、全程、全方位的连续性综合防治照护服务。将医院的医、药、护、康、信息共同组成的多学科团队和社区医护人员与老年人家庭相结合，通过技术帮扶、人才培训实现优质防跌倒资源向社区、家庭下沉，提升社区和家庭跌倒防控的科学性和系统性；社区发挥基层优势，进一步督促老年人落实跌倒防控管理，这有利于长期的追踪和随访，可以提高老年人跌倒防控自我管理能力，降低跌倒发生率。三级联动模式具体分工与上下互通的方式如图3-3-13所示。

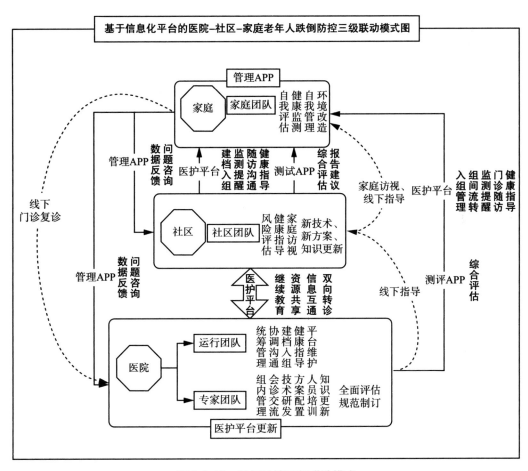

图3-3-13 跌倒防控三级联动模式

<h1 style="text-align:center">第四节　跌倒的救治</h1>

一、现场自救

（一）自救的三大原则

1.缓冲原则　降低身体重心，保持下蹲状，跌坐非跌倒。

2.顺应原则　顺应姿势，顺着惯性，逆势而为容易增加骨折风险，如用力去支持身体会增加四肢骨折风险。

3.保护原则　身体蜷缩，双手抱头，保护头部。

（二）"学会"摔倒

尽力做到跌而不倒，倒而少伤。

1.顺势而为之侧倒（图3-4-1）　双手十指交叉相扣，护住后脑和后颈部；两肘向前，护住双侧太阳穴。双膝尽量前屈，护住胸腔和腹腔的重要器官，侧倒在地。

2.顺势而为之前扑（图3-4-2）　左手握拳，右手握住左手腕，做到双肘与肩平行；稍微弯腰，双手在胸前形成"三角保护区"。

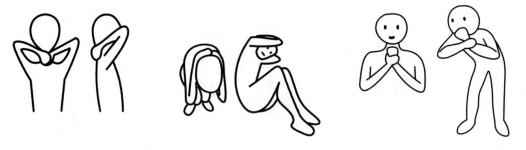

图3-4-1　"顺势而为之侧倒"示意图　　　　图3-4-2　"顺势而为之前扑"示意图

（三）学会自救

1.背部着地　如果是背部先着地，应弯曲双腿，挪动臀部到放有毯子或垫子的椅子或床铺旁，然后使自己较舒适地平躺，盖好毯子，保持体温，如可能要向他人寻求帮助（图3-4-3）。

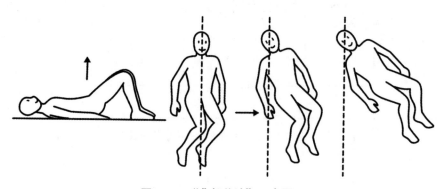

图3-4-3　"背部着地"示意图

2.俯卧位 休息片刻，等体力准备充分后，尽力使自己向椅子的方向翻转身体，使自己变成俯卧位（图3-4-4）。

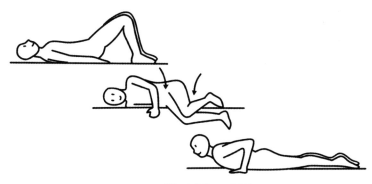

图3-4-4 "俯卧位"示意图

3.跪立 双手支撑地面，抬起臀部，弯曲膝关节，然后尽力使自己面向椅子跪立，双手扶住椅面（图3-4-5）。

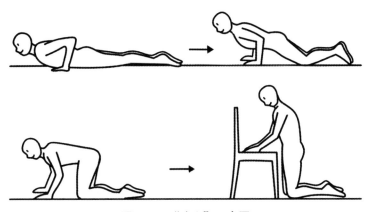

图3-4-5 "跪立"示意图

4.站起 以椅子为支撑，尽力站起来（图3-4-6）。

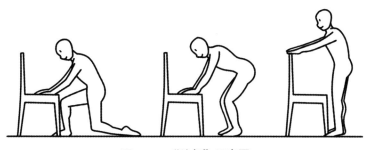

图3-4-6 "站起"示意图

5.报告　无论伤势轻重，都要报告跌倒，可采取向有人处高声呼喊、打电话、按报警器等方法求助，最重要的是报告自己已跌倒。

二、跌倒后的应急处理

老年人跌倒容易发生多种损伤，应该给予相应紧急处理（图3-4-7）。

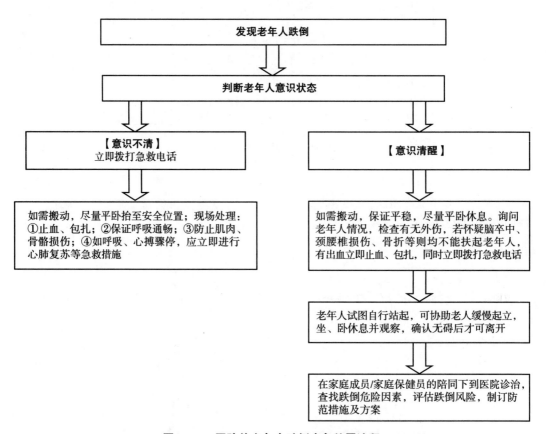

图3-4-7　医院外老年人跌倒应急处置流程

（一）医院外老年人跌倒的应急处理

当发现老年人跌倒时，不要急于将其扶起，须分情况进行处理。

1.意识不清　立即拨打急救电话。

（1）有外伤、出血　立即止血、包扎。

（2）有呕吐　将头偏向一侧并清理口腔、鼻腔呕吐物，保证呼吸通畅。

（3）有抽搐　移至平整软地面或身体下垫软物，防止碰伤、擦伤，必要时齿间垫较硬物，防止舌咬伤，不要硬掰抽搐肢体，防止肌肉、骨骼损伤。

（4）如呼吸、心搏骤停，应立即进行胸外心脏按压、口对口人工呼吸等急救措施。

（5）如需搬动，应保证平稳，尽量平卧。

2.意识清楚

（1）询问老年人跌倒情况及对跌倒过程是否有记忆，如不能记起跌倒过程，可能为晕厥或发生脑血管意外，应立即护送老年人到医院诊治或拨打急救电话。

（2）询问是否有剧烈头痛或口角歪斜、言语不利、手足无力等提示脑卒中的情况，若存在上述情况，勿立即扶起老年人，可能会加重脑出血或脑缺血，而应立即拨打急救电话。

（3）有外伤、出血时，立即止血、包扎，并护送老年人到医院进一步处理。

（4）查看有无肢体疼痛、畸形、关节异常、肢体位置异常等提示骨折的情形，如无相关专业知识，不要随意搬动，以免加重病情，应立即拨打急救电话。

（5）查询有无腰部、背部疼痛，双腿活动或感觉异常及大小便失禁等提示腰椎损伤的情形，如无相关专业知识，不要随意搬动，以免加重病情，应立即拨打急救电话。

（6）如老年人试图自行站起，可协助老年人缓慢起立，坐、卧休息并观察，确认无碍后才可离开。

（7）如需搬动，应保证平稳，尽量平卧休息。

（8）发生跌倒后应在家庭成员/家庭保健员陪同下到医院诊治，查找跌倒危险因素，评估跌倒风险，制订防范措施及方案。

（二）医院内老年人跌倒的应急处理

见图3-4-8。

（1）立即就地查看跌倒老年人，了解病情，必要时报告值班医生。

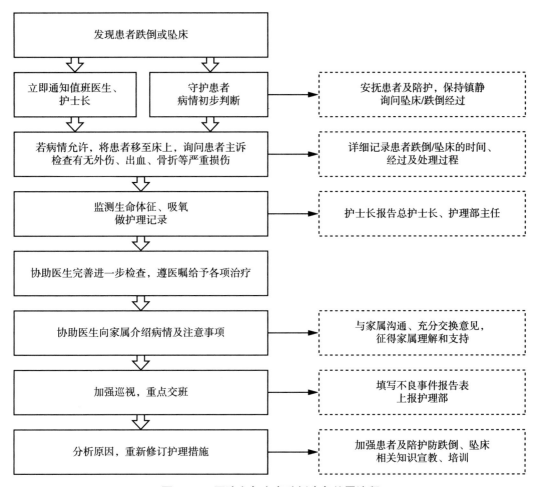

图3-4-8 医院老年患者跌倒应急处置流程

（2）就地检查伤势，重点检查着地部位、受伤部位，观察生命体征、意识状态、面容、姿势等，并对老年人进行全面细致的体格检查，安抚老年人及陪护人员，保持镇静，询问跌倒经过。不要盲目扶起老年人，如老年人呼吸心搏骤停，口鼻流血，不停呕吐，怀疑脑卒中、颈腰椎损伤、骨折等，则均不能扶起老年人，须就地进行救治后由专科处理。

（3）如病情允许，将老年人转移到安全舒适的地方，要询问老年人酒精摄入情况，个别老年人需要进行实验室检查。

（4）遵医嘱，必要时进行头部、胸部、腹部，以及听觉、视觉、神经功能等B超或CT辅助检查，确定是否有内脏损伤或出血。

（5）当出现意识、瞳孔、生命体征变化时，立即遵医嘱予以吸氧、输液、心肺复苏等处理。

（6）当出现软组织损伤、骨折、颅内出血等并发症时，应予以相应的观察及处理。

（7）做好老年人和家属的安抚工作，消除其恐惧、紧张心理。同时，不要忽视其他老年人的心理，并加强巡视，防止因注意力转移到跌倒老年人而忽略对其他老年人的观察巡视、医疗和护理。

（8）详细交接班，密切观察老年人的生命体征、病情及心理变化。

（9）及时将跌倒发生的经过报告护士长，组织讨论原因及改进措施。

第五节　跌倒后的照护

跌倒后根据跌倒伤害程度等级不同制订照护措施。伤害程度参考安全性事件分级（national patient safety agency，NPSA）评估（表3-5-1）。

表3-5-1　跌倒伤害程度分级评估

等级	临床表现
无	无损伤
轻度	任何需要额外观察或监护治疗的老年人安全事件，以及导致的轻度损伤的事件，如跌倒导致的擦伤、少量出血、肿胀和疼痛等
中度	任何导致适度增加治疗的老年人安全性事件，以及结果显著但没有造成永久性伤害的事件，如失血过多、需要缝合、意识丧失、中等头部创伤、裂伤、挫伤和血肿等
严重	任何出现持久性伤害的老年人安全性事件，如骨折、硬膜下血肿、严重头部创伤和心搏骤停等

一、跌倒后无损伤的照护

（一）照护目标

（1）相关人员做好老年人的跌倒安全管理。

（2）老年人对跌倒的恐惧感减弱或消除。

（3）老年人和（或）照护者清楚跌倒的危险因素，能够主动地进行自我预防。

（4）老年人掌握发生跌倒时的自救和护理方法。

（5）老年人和照护者掌握防跌倒辅助用具的使用方法。

（二）照护措施

（1）通过健康教育提高老年人对跌倒风险因素的预防意识。

（2）通过心理疏导减弱或消除老年人对跌倒的恐惧感。

（3）指导老年人及照护者对手杖和髋关节保护性装置等辅助用具的应用。

（4）对跌倒的因素再次评估，对存在的风险制订改进措施。

（三）照护技能

1.手杖使用

（1）手杖高度：放在身侧，上臂自然下垂，手柄与手腕部平齐（图3-5-1）。

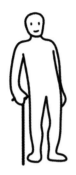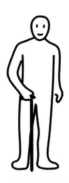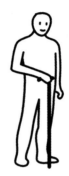

图3-5-1 手杖高度测量示意图

（2）使用方法：用身体较强健的一侧手持拐杖。

1）步行：拐杖放前约一步距离，下肢一侧（或患肢）跟上，另一侧再行（图3-5-2）；或者下肢一侧（患肢）和拐杖同行至前，另一侧（健肢）再行（图3-5-3）。

2）上楼梯：拐杖放前约一步距离，下肢一侧（或患肢）跟上，另一侧（健侧）再行（图3-5-4）。

3）下楼梯：拐杖先落，下肢一侧（患肢）落，另一侧（健侧）跟上（图3-5-5）。

2.髋保护性装置的使用 随着时代的发展，老年人跌倒问题逐渐成为焦点。为了更好地让老年人享受晚年生活，研究人员研发出了许多跌倒防护类产品，如髋部保护短裤的防撞垫，防撞垫在经历多次实验后，结合了美观与舒适等特点，经历了由厚变薄的过程。为了使防撞垫起到最佳作用，研究人员经过多次测量与研究，在短裤两侧定位，使垫子与短裤完美结合，为老年人提供最佳保护。髋保护性装置多由特殊的内衣里放入合适的塑料保护具或海

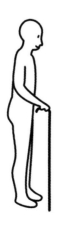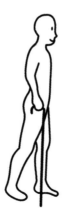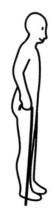

图3-5-2 使用手杖步行示意图（1）

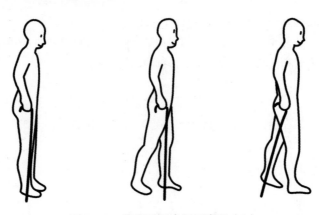

图3-5-3 使用手杖步行示意图（2）

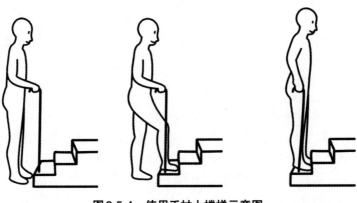

图3-5-4 使用手杖上楼梯示意图

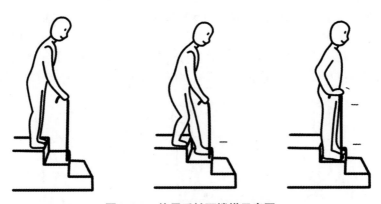

图3-5-5 使用手杖下楼梯示意图

棉垫制成，不能直接用于预防跌倒，而是避免跌倒后引起骨折，并且能够减少老年人对跌倒的恐惧心理。

3.运动疗法 包括平衡及柔韧训练、下肢及躯体力量训练，训练方法详见本章前述跌倒预防部分。

二、跌倒后轻度损伤的照护

轻度损伤是指老年人安全性事件导致的轻度损害，如跌倒导致的擦伤、少量出血、肿胀和疼痛等。

（一）照护目标

（1）局部伤口愈合。

（2）相关人员做好老年人跌倒的安全管理。

（3）老年人和（或）照护者清楚跌倒的危险因素，能够主动地进行自我预防。

（4）老年人对跌倒的恐惧感减弱或消除。

（5）老年人掌握跌倒的现场自救和摔倒"跌而不伤、跌而少伤"的技巧。

（6）照护者掌握跌倒的应急处置流程。

（二）照护措施

（1）遵医嘱处理擦伤、少量出血、肿胀和疼痛。

（2）通过健康教育，提高老年人对跌倒风险因素的认识。

（3）对跌倒的因素再次评估，对存在的风险制订改进措施。

（4）加强对并发症的观察。

（5）住院老年人在床头悬挂防跌倒警示牌。

（6）对跌倒的因素再次评估，对存在的风险制订改进措施。

（三）照护技能

1.助行器的使用　检查助行器，调整助行器高度，助行器的顶部与手腕向里的结合处齐平，肘关节弯曲的角度约30°。

（1）步骤

1）三步走：起步时足尖抬高，着地时先足跟再足尖，取得平衡后双足落于助行器后腿连线水平位置中间，再进行下一步（图3-5-6）。

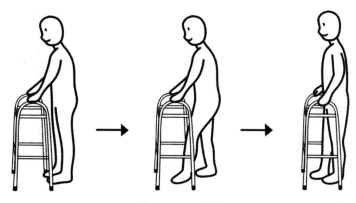

图3-5-6　三步走

2）坐下及站立：握紧扶手，健侧肢体后移，患侧肢体向前滑动，健侧屈曲，坐稳；健侧肢体屈曲，身体前倾，患侧肢体后移，健侧肢体伸直，站立（图3-5-7）。

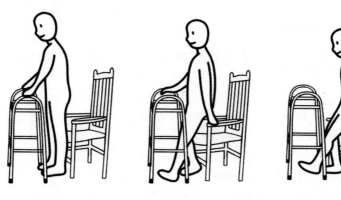

图3-5-7 坐下及站立

3）上楼梯及下楼梯

上楼梯：先健侧后患侧（图3-5-8）。

下楼梯：先患侧后健侧（图3-5-9）。

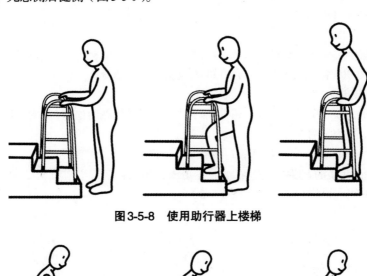

图3-5-8 使用助行器上楼梯

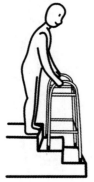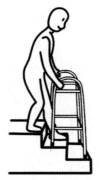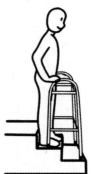

图3-5-9 使用助行器下楼梯

（2）注意事项：①迈步时不要过于靠近助行器，否则容易向后跌倒；②行走时不要把助行器放得离老年人太远，否则容易干扰平衡；③助行器高度调节过高，行走费力，容易摔倒；④坐下和起身时不要倚靠在助行器上，否则容易摔倒；⑤确保老年人体力充沛，衣着宽松，鞋子防滑舒适；⑥老年人主诉头晕、目眩时，立即休息。

2."跌而不伤、跌而少伤"的技巧 见本章第四节跌倒的救治。

3.老年人跌倒自救技能 见本章第四节跌倒的救治。

三、跌倒后中度损伤的照护

中度损伤是指老年人安全性事件造成身体伤害程度明显，但没有造成永久性伤害的事件，如失血过多、需要缝合、短时意识丧失、中等头部创伤、裂伤、挫伤和血肿等。

（一）照护目标

（1）局部伤口愈合。

（2）相关人员做好老年人跌倒的安全管理。

（3）不发生卧床相关并发症，如压疮。

（4）老年人生活自理能力最大化，老年人能正确使用辅助用具。

（5）能够保证老年人日常生活需求。

（二）照护措施

（1）遵医嘱配合处理失血、伤口缝合、头部创伤、裂伤、挫伤和血肿。

（2）预防相关并发症发生。

（3）密切观察老年人意识状态、血压、呼吸等生命体征。

（4）做好卧床老年人基础护理，如进食、排泄及防压疮的照护。

（5）指导并协助老年人或照护者学会辅助用具轮椅的使用。

（6）制订相关康复护理计划。

（三）照护技能

床、椅转移技术如下。

第一步：轮椅与右侧床尾成35°，拉起刹车闸，固定轮椅，翻起轮椅脚踏板。

第二步：操作者站于轮椅同侧，将被子撤至床尾，扶老年人坐起，协助其坐于床边，双腿自然下垂，做好3个1分钟。

第三步：老年人坐稳后协助其穿好外套和鞋子，扶老年人缓慢站起，操作者面向老年人，右足放在老年人双腿之间。

第四步：嘱老年人环抱操作者颈部，操作者双手拉住老年人腰带。

第五步：以操作者身体为转轴，顺势将老年人移到轮椅前，确认安全无误后，将老年人移到轮椅内。

第六步：翻下踏板，把老年人双足放在轮椅踏板上，协助老年人盖好毛毯或毛巾被，注意保暖。

第七步：检查老年人是否坐好，嘱老年人身体一定向后靠，不要向前倾斜，做好安全带等约束固定，必要时在老年人手臂下、颈部置垫枕，松开刹车闸。

四、跌倒重度损伤照护

重度损伤是指任何出现持久性伤害的老年人安全性事件，如骨折、硬膜下血肿、严重头部创伤和心搏骤停等。

（一）照护目标

（1）局部伤口愈合。

（2）病情变化能够及时被发现。

（3）避免卧床相关并发症发生，如压疮、泌尿系感染等。

（4）保持各种管路通畅，无脱管、感染等并发症发生。

（二）照护措施

（1）遵医嘱配合处理骨折、硬膜下血肿、严重头部创伤。

（2）密切观察，确保出现并发症能够及时发现。

（3）密切观察老年人意识状态、血压、呼吸和血氧饱和度的变化。

（4）做好胃管、尿管、静脉导管等各种管路的管理。

（5）做好卧床老年人基础护理，如翻身、口腔清洁、进食、排泄及预防压疮的照护。

（6）落实相关专科护理常规，如骨科、脑外科等。

（7）制订康复护理计划。

参 考 文 献

陈海莲，陈曦，华海平，等，2020. 老年住院患者跌倒伤害的危险因素研究［J］. 护理与康复，19（9）：15-18.

陈峥，2019. 老年综合征管理指南. 北京：中国协和医科大学出版社.

都文渊，苏书贞，赵玉斌，等，2018. 八段锦改善老年人平衡功能及步态的临床观察［J］. 河北中医，40（7）：987-990.

韩欣欣，孙京文，曹英娟，等，2018. 住院患者跌倒预防及成本效益分析［J］. 护理实践与研究，15（15）：103-106.

李芳，李伟，李莉，等，2015. 增龄性肌肉衰减症和骨质疏松的运动处方研究进展［J］. 中国康复理论与实践，21（1）：58-61.

刘泓，钱会杰，乔玉凤，等，2016. 家庭肺康复在老年COPD稳定期 衰弱患者中的应用效果研究［J］. 中华护理杂志，51（10）：1250-1255.

刘晓云，尹兵祥，2016. 八段锦运动疗法预防社区老年人跌倒的应用及效果［J］. 护理研究，30（4）：423-425.

刘燕，2020. 弹力带柔性抗阻训练对改善衰弱前期老年人平衡能力的作用［J］. 系统医学，5（19）：176-178.

刘志政，2020. 太极拳对增龄性肌肉减少症的干预效果研究［D］. 山东：曲阜师范大学.

石婧，姚慧卿，陶永康，等，2016. 北京市社区老年人跌倒的发生率及相关因素的随访研究［J］. 中华老年医学杂志，35（5）：551-555.

宋岳涛，2019. 老年综合评估（第2版）. 北京：中国协和医科大学出版社.

章碧琼，任达华，阮棉芳，等，2021. 抗阻运动与肌肉减少症的防治［J］. 浙江体育科学，43（1）：87-94＋107.

郑艺，2020. 运动干预支持在老年肌肉减少症病人中应用的研究进展［J］. 全科护理，18（30）：4100-4103.

中国疾病预防控制中心慢性非传染性疾病预防控制中心，国家卫生健康委员会统计信息中心，2014. 中国死因监测数据集（2014）［M］. 北京：科学普及出版社.

Center for Disease Control and Prevention. STEADI Materials for Healthcare Providers［EB/OL］.（2017-03-24）［2018-03-27］. https：//www. cdc. gov/steadi/materials. html.

Thaler-Kall K，Döring A，Peters A，et al，2014. Association between anemia and falls in community-dwelling older people：cross-sectional results from the KORA-Age study［J/OL］. BMC Geriatr，14：29.

第四章

便　秘

第一节　概　述

便秘（constipation）是临床中常见的症状，也是常见的老年综合征之一，表现为排便次数减少、粪便干硬和（或）排便困难。排便次数减少是指每周排便少于3次。排便困难包括排便费力、排出困难、排便不尽感、排便费时及需辅助排便等情况。病程6个月以上的便秘为慢性便秘。

一、便秘的流行状况

随着饮食结构改变、生活节奏加快和社会心理因素影响，慢性便秘的患病率呈上升趋势，我国成人慢性便秘的患病率为4.0% ~ 10.0%。慢性便秘的患病率随年龄的增长而升高，60岁以上的人群慢性便秘患病率可高达22%，接受长期照护的老年人慢性便秘发病率甚至高达80.0%。目前国内大部分相关研究结果显示，女性便秘患病率高于男性，男女患病率比为1 :（1.22 ~ 4.56），农村患病率高于城市。随着我国人口老龄化的加剧，老年便秘问题日益突出，需要我们进一步重视。

二、便秘的危害

便秘的危害很多，排便困难、粪便干燥，可直接引起或加重肛门直肠疾病，如痔、肛裂和直肠脱垂等。粪便潴留，可致使有害物质被吸收，引起胃肠神经功能紊乱，进而导致食欲缺乏、腹部胀满等表现，甚至增加老年人患结肠癌的风险。老年人长期便秘，可在乙状结肠、直肠壶腹部形成坚硬粪块或粪石，造成不完全性肠梗阻，坚硬的粪块或粪石长时间压迫肠壁，可导致肠壁缺血甚至坏死，在用力排便、肠内压力增高时可发生肠穿孔、粪汁性腹膜炎而危及生命。便秘时排便过度用力，腹压增加，可造成急性心肌梗死、脑血管意外等疾病的发作或加剧，甚至导致老年人死亡。同时，慢性便秘在肝性脑病、乳腺疾病、阿尔茨海默病等疾病的发生中可能起着重要作用。便秘对老年人心理的影响也不容忽视，慢性便秘本身可出现腹胀、腹痛等不适症状，易引发焦虑、抑郁等精神心理障碍，还会因粪便干结、排便费力而使老年人对排便产生恐惧，或者因排便间隔时间的不确定及对排便环境要求较高而产生焦虑和担忧。国内一项调查显示，便秘患者的生理功能、社会功能、一般状况等均有明显下降，便秘严重影响了患者的生活质量。

三、便秘的危险因素

导致便秘的因素很多，便秘的类型不同，其危险因素也不尽相同（表4-1-1）。

表4-1-1 便秘常见的危险因素

分类		危险因素
原发性便秘	功能性疾病	肠易激综合征、盆底肌松弛、功能性排便困难
	器质性疾病	肠道疾病：结肠肿瘤、憩室、肠腔狭窄或梗阻、直肠脱垂、痔、肛周脓肿、肛提肌综合征等
		内分泌和代谢性疾病：严重脱水、糖尿病、甲状腺功能异常、多发内分泌腺瘤、高钙血症、低钾血症、卟啉病、尿毒症等
		神经系统疾病：自主神经病变、认知障碍或阿尔茨海默病、帕金森病、脊髓损伤等
		肌肉疾病：淀粉样变性、系统性硬化病等
继发性便秘	生活方式及饮食习惯	脱水、食物纤维缺乏、习惯性久坐、人为抑制便秘
	经济状况及文化程度	与便秘的患病率呈负相关
	精神心理	焦虑、抑郁、进食障碍、精神紧张
	药物相关	抗胆碱能药、抗抑郁药、抗癫痫药、抗组胺药、抗震颤麻痹药、抗精神病药、钙通道阻滞药、利尿剂、阿片类药、拟交感神经药、含铝或钙的抗酸药、钙剂、铁剂、止泻药、非甾体消炎药

第二节 便秘风险评估

一、便秘风险评估的目的

（1）评估老年人发生便秘的风险级别，筛查便秘高危老年人。

（2）根据评估结果为老年人拟订干预计划，预防或减少便秘的发生。

（3）针对老年人的特点，制订预防老年人便秘的措施及便秘发生后的应对方案，降低便秘发生率，提高老年人的生活质量。

二、便秘风险评估的内容

（一）一般医学评估内容

1.年龄　便秘的发生率随年龄增长而增加。随着年龄的增长，老年人的膈肌、腹肌、肛提肌和结肠平滑肌的收缩能力普遍下降，导致排便动力不足；另外，老年人盆底结构的老化、直肠黏膜脱垂、直肠前突及老年女性会阴下降等局部结构的改变，也是老年人尤其是老年女性慢性便秘高发的原因。

2.慢性疾病　包括肠道疾病、神经系统疾病、代谢及内分泌疾病和肌肉疾病等。

3.精神心理评估　老年人常同时面临多病、独居或丧偶等问题，焦虑、抑郁等心理因素及不良的生活事件对老年人排便习惯的影响较大。

4.相关用药　评估老年人是否长期服用可诱发便秘的药物，如抗胆碱能药、阿片类药、抗抑郁药、抗癫痫药、抗组胺药、抗精神病药、非甾体抗炎药等。此外，要注意老年人是否滥用泻剂，不合理用药也会导致便秘的发生。

5.家族史　有便秘家族史的个体发生便秘的可能性更高，这可能与遗传易感性和生活环境相似有关。

（二）生活习惯评估

1.**液体摄入** 液体摄入量减少，会导致肠道内水分减少，造成粪便干结或粪便量的减少而发生便秘。老年人的口渴感觉功能下降，即便体内缺水时也不一定会感到口渴，因此，我们应关注老年人的水分摄入，可以根据其尿量、口唇黏膜干燥程度及皮肤弹性来判断液体摄入是否充足。

2.**饮食情况** 饮食习惯对便秘的发生有着很大的影响。膳食中的纤维素不仅可以增加粪便容积、保持水分，同时可促进肠道蠕动，但老年人由于牙齿的松动、缺损，以及咀嚼功能的减退，饮食通常过于精细，纤维素摄入不足（＜25g/d），从而影响了肠蠕动频率、结肠传输时间及粪便量，导致便秘的发生。

3.**活动量** 活动量减少会增加便秘的风险。坐轮椅、长期卧床或躯体移动障碍的老年人，由于长期缺乏运动，肠道蠕动功能减退，粪便在肠道内滞留时间延长，过多的水分被吸收，导致粪便干结，从而诱发或加重便秘。与活动量减少相关的便秘在衰弱及久病卧床的老年住院患者中最为常见。

4.**排便习惯** 不良的排便习惯，如不定时排便、人为抑制便意或长期憋便都会导致或加重便秘。

（三）临床评估

1.**便秘症状及粪便性状** 包括排便次数、排便习惯及排便困难的程度等，以及是否伴随着腹胀、腹部不适、腹痛及胸闷、胸痛、气急等症状。粪便性状可采用"Bristol粪便形态分型"进行评估（表4-2-1）。

表4-2-1 Bristol粪便形态分型

分型	性状	图片	描述	便秘类型
1型	坚果状		分离的硬块	严重便秘
2型	干硬状		块状或香肠状	中度便秘
3型	有褶皱		表面有裂痕的香肠形	正常
4型	香蕉状		平滑、质软的香肠形或蛇形	正常
5型	软软的		质软的团块，边缘清晰	缺乏纤维素
6型	略有形状		糊样便，边缘毛糙	中度腹泻
7型	水状		无固形物质的水样便	严重腹泻

2.便秘严重程度评估　可根据便秘症状轻重及对生活影响的程度将其分为轻度、中度、重度。轻度：症状较轻，不影响日常生活，可以通过整体调整、短时间用药等恢复正常排便；重度：便秘症状重且持续，严重影响工作、生活，需要药物治疗且不能停药或药物治疗无效；中度：介于轻度和重度之间。

3.报警征象　包括便血、粪便隐血试验阳性、贫血、消瘦、明显腹痛、腹部包块、食欲缺乏、体重变化、排便习惯改变等，同时，要了解老年人有无结直肠息肉和结直肠癌、炎性肠病等肠道疾病家族史。

（四）环境评估内容

不适宜的排便环境，如缺乏私密性、不能独立如厕、需要他人协助排便、卫生间设施不便利等，均可使老年人抑制便意，从而诱发或加重便秘。卧床或躯体障碍的老年人因为排便姿势及环境的改变，也容易导致便秘的发生。

（五）社会支持评估内容

老年人慢性便秘与社会支持关系密切，增加社会支持可以降低老年人便秘的发病率。慢性便秘老年人生活质量与社会支持及其对社会支持的利用度呈正相关，可以通过社会支持相关评定量表初步判断老年人是否缺乏社会支持。

三、便秘的评估工具及标准

（一）罗马Ⅳ标准

参考罗马Ⅳ标准，便秘需要同时满足如下3个条件。

（1）包括下列2项及以上：①25%以上的排便感到费力；②25%的排便为干球便或硬便；③25%以上的排便有不尽感；④25%以上的排便有肛门直肠梗阻感或堵塞感；⑤25%以上的排便需要手法辅助（如用手指协助排便、盆底支持等）；⑥每周自发排便（SBM）＜3次。

（2）不用泻剂时很少出现稀便。

（3）不符合肠易激综合征的诊断标准。

（二）便秘风险筛查与评估工具

1.便秘风险评估量表（constipation risk assessment scale，CRAS）（表4-2-2）　2004年Richmond和Wright系统地检索了便秘风险因素相关文献，在获取各独立危险因素相关的原始研究后，对数据进行分析、归类，最终形成该量表。该量表由4部分组成，第1部分由患者的肢体活动度、纤维素摄入、每日摄入粗粮和饮水量、个人排便习惯自我评价4个方面组成；第2部分为自理能力评估，仅由住院患者或需便椅/便盆的患者填写，用于测评患者是否有改变如厕设施后的排便困难；第3部分包括引起便秘的生理和心理因素；第4部分包括多种增加便秘风险的药物。该量表分为4个维度，共9个条目，每个条目赋予相应的分值，分数越高表明便秘风险越大，≤10分为低便秘风险，11～15分为中等便秘风险，≥16分为高便秘风险。CRAS经过全面检验，有良好的表面效度、内容效度、效标关联效度和结构效度，能够很好地区分发生便秘的高风险和低风险人群，是一个既适用于临床又适用于科研的最具潜力的量表。

表4-2-2 便秘风险评估量表

维度及条目		得分
循环功能	①肢体活动度	
	不受限	0
	助行器/他人帮助	1
	卧床/借助轮椅	2
	脊柱/脊髓损伤	3
	②纤维素摄入	
	每日摄入大于5份水果/蔬菜	0
	每日摄入大于3～4份水果/蔬菜	1
	每日摄入大于2份水果/蔬菜	2
	③每日摄入粗粮和饮水量	
	摄入粗粮	
	是	0
	否	2
	饮水量	
	每日摄入≥10杯水	0
	每日摄入6～9杯水	1
	每日摄入≤5杯水	2
	④个人排便习惯自我评价	
	习惯性便秘	
	是	2
	否	0
	缓泻剂应用	
	是	2
	否	0
自理能力	⑤在医院卫生间排便困难	
	是	0
	否	2
	⑥使用便盆不习惯	
	是	0
	否	2
生理心理状态	⑦生理因素	
	代谢紊乱	2
	盆腔疾病	3
	神经肌肉功能紊乱	3
	内分泌功能紊乱	3
	结直肠/腹部疾病	3
	⑧心理因素（精神疾病）	2
用药情况	⑨用药	
	止吐药	2
	钙通道阻滞药	2
	铁剂	2
	抗胆碱能药物	

续表

维度及条目	得分
抗惊厥药	2
抗抑郁药	2
抗帕金森药	2
解痉药	2
镇痛药	
靶向镇痛药	3
持续使用阿片类药物治疗	5
化疗药	
细胞毒性化疗药	3
长春花生物碱制剂	5

2. Norgine便秘风险评估工具（Norgine risk assessment tool for constipation，NRAT） 此量表为Kyle等于2005年在系统检索相关文献的基础上由Norgine制药有限公司支持编制，该量表可应用于成年患者，包括身体状况、用药情况、如厕设施、活动度、营养摄入、每日饮水量6个部分，每部分含多种情况描述并赋分，总分越高表明便秘风险越大，同时给出了便秘高危人群需采取的预防措施。多项研究显示该量表的信效度较高。

（三）便秘症状评估工具

1. 便秘评估量表（constipation assessment scale，CAS） 是一个包含8个条目的自评工具，包括与便秘相关的8种症状：腹部鼓胀或胀气、排气数量的变化、排便频率降低、稀便、直肠梗阻和压迫感、排便时伴直肠疼痛、粪量较少、排便失败。该量表采用Likert 3级评分法，0分表示无症状，1分表示轻度，2分表示重度，所有条目得分相加即为总分（0～16分），总分≥1分表示存在便秘。CAS有良好的结构效度和重测信度，可用于判断患者是否发生便秘。

2. 便秘评分系统（constipation scoring system，CSS） 该量表中外研究者通过对便秘患者的检查和评估，筛选出8个与便秘最为相关的条目，分别为排便频率、排便费力情况、排便不尽感、腹痛、每次如厕时间、排便辅助方法、每日去排便但没有排出来的次数及便秘病程。该量表总分为30分，得分越高表示便秘越严重（表4-2-3）。

表4-2-3　便秘评分系统

项目		分值
排便频率	1～2次/1～2天	0
	2次/周	1
	1次/周	2
	少于1次/周	3
	少于1次/月	4
排便费力	从不	0
	很少	1
	有时	2
	经常	3
	总是	4

续表

项目		分值
排便不尽感	从不	0
	很少	1
	有时	2
	经常	3
	总是	4
腹痛	从不	0
	很少	1
	有时	2
	经常	3
	总是	4
每次如厕时间	小于5分钟	0
	5～10分钟	1
	10～20分钟	2
	20～30分钟	3
	大于30分钟	4
排便辅助方法	无	0
	刺激性泻剂	1
	手助排便或灌肠	2
每日去排便但没有排出来的次数	没有	0
	1～3次	1
	4～6次	2
	7～9次	3
	大于9次	4
便秘病程	0年	0
	1～5年	1
	6～10年	2
	11～20年	3
	大于20年	4

3. 便秘症状自评量表（patient assessment of constipation symptoms，PAC-SYM）包括粪便性状（2个条目）、直肠症状（7个条目）及腹部症状（3个条目）3大项内容。单个条目采用5级评分法，其中，粪便性状评分范围为0～8分，直肠症状评分范围为0～32分，腹部症状评分范围为0～12分，评分越高表示便秘症状越严重，见表4-2-4。

表4-2-4 便秘症状自评量表

症状		严重程度				
		无	轻微	中等程度	严重	非常严重
		1分	2分	3分	4分	5分
粪便性状	粪质坚硬					
	粪量少					

续表

症状		严重程度				
		无	轻微	中等程度	严重	非常严重
		1分	2分	3分	4分	5分
直肠症状	排便次数减少					
	排便费力					
	排便疼痛					
	排便不尽感					
	有便意而难以排出					
	直肠出血或撕裂					
	直肠烧灼感					
腹部症状	胃痛					
	腹部痉挛疼痛					
	腹部胀满					
评分						

4.便秘患者生活质量量表（patient assessment of constipation quality of life，PAC-QOL）该量表反映过去两周内便秘对患者生活质量的影响，共包括4个维度28个条目，即躯体不适、心理社会不适、担心和焦虑、满意度。评分越高表示患者生活质量越差（表4-2-5）。

表4-2-5　便秘患者生活质量量表

PAC-QOL 是反映过去两周内便秘对您日常生活的影响。请按每个问题，选择回答。

下列问题与便秘的症状有关。在过去的两周中，下列症状的严重程度或强度	一点也不	有一点	一般	比较严重	非常严重
	0	1	2	3	4
1.感到腹胀					
2.感到身重					

下列问题关于便秘与日常生活。过去的两周里有多少时间	没有时间	偶尔	有时	多数时间	总是
	0	1	2	3	4
3.感到身体不舒服					
4.有便意但排便困难					
5.与他人在一起感到不自在					
6.因为便秘吃得越来越少					

下列问题关于便秘与日常生活，过去的两周里，下面问题的严重程度或强度	一点也不	有一点	一般	比较严重	非常严重
	0	1	2	3	4
7.必须关心吃什么					
8.感到食欲下降					
9.担心不能随意选择食物（如在朋友家）					
10.出门在外，因在卫生间时间太长而感到不自在					
11.出门在外，因频繁去卫生间而感到不自在					
12.总是担心改变生活习惯（如旅行、外出门等）					

续表

下面问题与便秘的感觉有关。过去两周内，下列症状出现的频率	没有时间	偶尔	有时	多数时间	总是
	0	1	2	3	4
13.感到烦躁易怒					
14.感到不安					
15.总是感到困扰					
16.感到紧张					
17.感到缺乏自信					
18.感到生活失控					

下面问题与便秘的感觉有关。过去两周内下面问题的严重程度和强度	一点也不	有一点	一般	比较严重	非常严重
	0	1	2	3	4
19.为不知何时排便而担心					
20.担心不能够排便					
21.因不能排便而影响生活					

下列问题关乎便秘与日常生活。过去两周中，下列症状出现的频率	没有时间	偶尔	有时	多数时间	总是
	0	1	2	3	4
22.担心情况越来越糟					
23.感到身体不能工作					
24.大便次数比想象的要少					

下面问题关于满意度。在过去的两周内下面问题的严重程度和强度	很满意	比较满意	一般	有点不满意	很不满意
	0	1	2	3	4
25.对大便次数满意吗					
26.对大便规律满意吗					
27.对食物经过肠道的时间满意吗					
28.对以往治疗满意吗					

（四）心理评估

功能性便秘老年人常伴睡眠障碍、焦虑和（或）抑郁情绪，应早期了解老年人的心理状态，调整其生活方式。对于部分老年人经治疗仍不能缓解便秘症状时，应特别注意对其精神心理、睡眠状态和社会支持情况的评估，可利用焦虑他评量表（HAMA）、抑郁他评量表（HAMD）等分析判断老年人的心理异常与便秘的关系；利用社会支持评定量表（SSRS）、匹兹堡睡眠质量量表（PSQI）判断老年人的社会支持程度及睡眠状况。

四、便秘的评估流程

对便秘的评估一般从临床表现和病史开始，使用便秘评估的相关量表进行专项评估，还要进行相关体格及功能检查及实验室辅助检查，根据老年人实际情况进行综合评估（图4-2-1）。

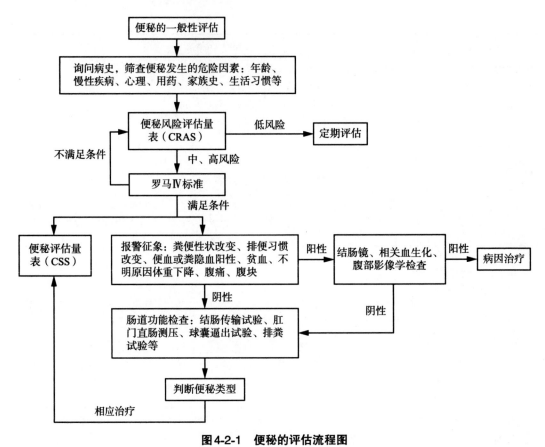

图4-2-1 便秘的评估流程图

五、便秘的评估实施要求

（一）评估人员要求

除一般性评估及自评量表可由老年人自己或照护者协助完成外，其他专业性评估需要由专业医务工作者来完成。

（二）评估场所要求

一般性评估和问卷调查评估可在老年人家中、社区卫生机构或医院开展，如需做体格、功能、实验室辅助检查及其他专业性评估等，可到具备条件的医疗机构进行专业评估。

（三）评估时机要求

对于有便秘风险的老年人应进行评估（表4-2-6），确定便秘者可进行进一步检查以明确便秘的严重程度及原因。慢性便秘老年人应定期评估。

表4-2-6 老年人便秘风险评估的时机

不同人群	评估时机
医院老年人	入院2小时内评估一次
	完成首次评估，按评估分值定期动态评估
	病情变化时及时评估

续表

不同人群	评估时机
养老机构老年人	每周进行不少于一次的评估
	老年人发生便秘、病情发生变化，应进行便秘风险评估
居家老年人	对65岁以上老年人每月至少进行一次便秘风险评估
	老年人发生便秘、病情发生变化时，应进行便秘风险评估

第三节　便秘的预防

老年人便秘是由多种因素综合影响导致的，因此预防便秘也要从多个方面入手，有研究指出，对老年人进行多元化的干预可以有效预防便秘的发生。

一、便秘预防的目标

（1）使老年人和（或）照护者了解便秘的危险因素，并且能够识别便秘的风险。

（2）使老年人和照护者掌握预防便秘的措施，主动有效预防便秘的发生。

（3）帮助老年人养成规律的排便习惯，保持大便通畅。

二、便秘的干预措施

（一）个人预防干预

1.学会合理运用便秘评估量表　每次排便后采用Bristol粪便形态分型（表4-2-1）判断粪便形态，如一周内有较大的变化，则须引起重视。同时，可以使用便秘风险评估量表（CRAS）来判断自己是否处于便秘的高风险阶段，如评分结果＞10分，表示为便秘的中高风险人群，应及时调整生活习惯，必要时应到医院就诊。

2.增加膳食纤维的摄入　膳食纤维对小肠中某些酶具有抗水解作用，且不被结肠吸收，因此可留住肠腔水分并增加粪便体积。多项研究证实，增加膳食纤维摄入可改善便秘症状，包括增加排便频率、改变粪便性状、减少排便疼痛和结肠转运时间等。因此，日常膳食应有充足的膳食纤维摄入，推荐量为20～35g/d。膳食纤维可包括可溶性膳食纤维和不溶性膳食纤维，含可溶性膳食纤维比例较高的食物较细滑、口感较好，还可以作为肠道菌群的底物，对老年人尤为适宜。鲜嫩的蔬菜、瓜果富含可溶性膳食纤维、维生素和水分，可作为慢性便秘老年人膳食的重要组成部分。不溶性膳食纤维是否有通便作用尚存在争议。老年人口腔咀嚼功能减退，以及富含膳食纤维的食物通常口感较差、难以下咽，因此应通过改善烹调工艺，如细切、粉碎、调味等，制作成细软可口的食物。但须注意，部分便秘老年人增加膳食纤维后可能会加重腹胀、腹痛等不适症状，这是由于增多的膳食纤维会导致肠道气体产生增加。

3.足够的水分摄入　研究表明，每日摄入2L水会增强膳食纤维的通便作用，因此多项便秘指南推荐的水分摄入量为1.5～2.0L/d。老年人应养成定时、主动饮水的习惯，而不是在感到口渴时才饮水，推荐饮用温开水或淡茶水。

4.合理运动　规律的体育运动可缩短肠道传输时间、利于通便，同时还可以促进肠道气体排出，改善腹胀。根据老年人的情况可以指导其进行适当的功能锻炼及运动，提肛运动、散步、慢跑、太极拳、八段锦等，以安全（不跌倒）、不感觉劳累为原则。日常应避免久坐，对于卧床的老年人，即便是坐起、站立或能在床边走动，都有益其排便。一般推荐运动量为每天30～60分钟，至少2次/周。适当增加运动量对日常运动较少或年老的便秘老年人更有效。

提肛运动：深呼吸时收缩并提肛门，呼气时将肛门缓慢放松，一收一放为1次，每日晨起及睡前各做20～30次。

5.腹部按摩　沿脐周顺时针按摩腹部，每日3次，每次20～30圈，有助于排便。

6.建立正确的排便习惯　培养良好的排便习惯，可以与老年人共同制订按时排便表，利用生理规律建立排便条件反射。每日定时排便，维持正常的排便规律对肛门的保健非常重要。良好的排便习惯应为每日定时排便1次，用最小的力气排便、排便所需时间最短、排出通畅、便后有轻松感。

要养成良好的排便习惯，首先，要建立定时排便的规律，使粪便保持柔软且易于排出的状态；其次，不要人为控制排便感，当便意感明显时要立即如厕排便；最后，在排便时要控制时间，尽快结束，避免在卫生间里看书报、吸烟或思考问题。结肠活动在晨醒、餐后最为活跃，建议在晨起或餐后2小时内尝试排便，排便时应集中注意力，减少外界因素的干扰。

7.保持心情愉悦　老年人情绪的紧张或抑郁会增加便秘的发生，而便秘发生的同时也会给老年人的心理、精神造成很大的紧张感和压力，调整老年人的精神心理状态，使其保持愉悦的心情，可以提高老年人战胜疾病的信心，调动其采用健康积极的应对方式，有效减少便秘的发生。

（二）家庭预防干预

家庭的支持程度和照护能力，对于老年人的康复起着至关重要的作用。

1.实施监督功能　老年人因疾病知识缺乏、自我管控能力不足等问题，很难长期坚持执行活动计划，这就要求家属对老年人进行监督，提高老年人的自我管理习惯化和用药依从性，以适当地减少老年人的忘记行为和惰性行为，相互督促养成良好的生活习惯。

2.及时进行环境评估，营造良好排便氛围　家属应及时对老年人的如厕环境进行评估，尽量为老年人提供一个隐蔽的排便环境，并保证充足的排便时间，避免干扰，创造和谐宽松的家庭环境，以利于老年人排便。对于须床上如厕的老年人，首先，我们要从心理层面让其接受床上坐便，不少照护对象常因自尊心或其他心理因素，会对床上坐便有抗拒心理，出现憋大小便、拒绝照护等行为，所以让老年人安全、毫无压力地进行床上坐便，是非常重要的。其次，照护者需要多注意照护对象的表情行为，当他们表达或照护者察觉出其有排便意向时，要做到及时指引，排便时将接便器放于老年人肛门，并且在老年人排便过程中要确保隐私，在保证安全的情况下可以使用屏风或长帘遮挡。如果是全自理或半自理的老年人，尽量让其自己做完可以独立完成的部分，对于无法自理的部分，可以协助完成。最后，当排便结束后，照护者要确认老年人排泄状态、排泄物或皮肤有无异常，如能否通畅地进行排便，有无留便感，排泄物的量、颜色、状态，皮肤是否有红肿、起疹子等。

3.提供情感支持　家庭成员不仅应给老年人提供恰当的生活照顾，更应提供良好的心理疏导，应多关心、陪伴老年人，以缓解老年人孤独、抑郁的情绪。在生活中要善于观察老年人的情感变化，可以根据社会支持评定量表（SSRS）、匹兹堡睡眠质量指数量表（PSQI）等判断老年人的情感需求及睡眠状况，及时满足老年人感情、亲情的需求，促进老年人生活质量的提高。家庭成员间应该相互爱护、相互支持、彼此间情感沟通，使老年人的情感得到宣泄。

（三）社区预防干预

不少老年人认为便秘是一件常见的事情，认识不到其危害性，不重视便秘的就医和治疗。老年人就诊率较低，意味着便秘老年人可能得不到有效指导，对便秘没有正确的认识，无法接受有效的治疗，便秘的症状得不到改善。不规范的治疗如长期服用刺激性泻药者既造成了医疗资源的浪费，也无法缓解老年人的痛苦，甚至出现一些不良后果。因此，提高老年人及其家属对便秘的认识和指导其掌握相关预防方法至关重要。

1.加大慢性便秘的宣传力度 引起普通人群对便秘的重视，从而增加疾病知晓率、就诊率，改善老年人的生活质量。宣教内容主要包括便秘的定义、危害和危险因素，强调便秘患病率高、就诊率低这种较为严重现象的存在。通过科普海报、便秘宣传栏、小讲座等形式，宣传便秘自评方式及Bristol粪便形态分型，可以让居民学会简单判断是否发生便秘，增强居民的便秘相关知识储备，引导其建立健康的生活方式，改善便秘症状。居民间通过沟通交流，既可以获得情感支持，又可以了解、借鉴他人好的经验和方法，预防便秘的发生。

2.加强培训 给予老年人日常生活习惯干预对其进行专业的指导，对家庭及陪护成员进行个人自测评估、日常管理和相关知识及技能的培训。提升老年人及照护者防范便秘的相关技巧。

（四）医院预防干预

1.及时治疗相关疾病

（1）肠道疾病：结肠肿瘤、憩室、肠腔狭窄或梗阻、直肠脱垂、痔、肛周脓肿和瘘管、肛提肌综合征等，应进行早期诊断、治疗。

（2）内分泌和代谢性疾病：严重脱水、糖尿病、甲状腺功能异常、多发内分泌腺瘤、高钙血症、低钾血症、尿毒症等，应根据症状和实验室结果，尽快发现病因并进行治疗纠正。

（3）神经系统及精神疾病：诊断和治疗潜在的病因，发现存在认知障碍的老年人。

（4）肌肉疾病：指导患者进行必要的功能锻炼，防止肌肉萎缩无力，进行肛门括约肌的锻炼。

2.减少服用诱发便秘的药物 老年人常多病共存，导致多重用药风险增加，而抗胆碱能药、抗癫痫药、抗组胺药、抗震颤麻痹药、阿片类药、拟交感神经药、含铝或钙的抗酸药、非甾体抗炎药等都会诱发便秘，因此，应及时评估老年人用药，避免长期交叉服药，降低便秘的发生率。

3.及时评估便秘风险 熟练使用各项便秘评估量表，结合临床表现，及时判断老年人是否发生便秘及便秘的严重程度。及时对老年人排便情况进行评估，评估老年人以往排便特点，包括次数、颜色、量和形状；了解老年人是否正在或需要使用缓泻剂；记录老年人最后一次排便时间；评估老年人进食习惯、液体摄入量及活动量；通过查体了解老年人肠鸣音频率及腹部体征，了解肠蠕动情况及有无腹胀，有无痔疮及肛周疾病；评估老年人近期使用的药物对排便有无影响，如是否正在使用阿片类或抗惊厥类药物；询问老年人排便时是否伴有疼痛或其他不适。

4.饮食干预 老年人入院后由责任护士对其进行相关评估，根据老年人病情和饮食习惯合理调配食物，鼓励老年人进食高维生素、高纤维素的新鲜蔬菜，如菠菜、韭菜、芹菜、萝卜、白菜等。在病情允许的情况下，鼓励老年人多饮水。

5.营造良好的排便环境 住院老年人由于环境的改变和受疾病的影响，容易发生便秘，因此我们应该帮助老年人营造良好的排便环境。根据老年人的病情需求，排便体位以蹲、坐的姿势为佳，使直肠与肛管达到有效的排便角度，并且要帮助老年人养成每日定时排便的习惯。对于卧床老年人应根据其平时习惯的排便时间按时给予便器，排便时给予屏风或隔帘阻挡，在病情允许的情况下，要求探视者和工作人员回避。

6. 行为干预　给予手法按摩促进排便，可用双手示指、中指、环指在腹部沿结肠走向，由升结肠向横结肠、降结肠至乙状结肠做环形重叠按摩，每次15分钟，每日2～3次；协助老年人平卧，双膝屈曲稍分开，轻抬臀部并提肛以收缩盆底肌10～20次；教会老年人深吸气并向下腹部用力，做模拟排便的动作，意念排便，以诱发便意和促进排便。

7. 健康宣教　对意识清醒的老年人应热情关怀、细心照顾，给予其心理支持及安慰，使其以乐观的态度面对疾病，积极配合治疗。对意识不清者要向其家属做好宣教，详细讲解便秘发生的原因和相关知识、便秘的危害性及养成定时排便习惯的重要性。同时向老年人及其家属解释长期应用泻药的危害，若长期使用泻药导泻，易造成对泻药的依赖，导致肠蠕动反应降低并使肠道失去张力、自主排便反射减弱，造成更为严重的便秘，不利于老年人康复。向老年人和家属强调预防性护理的意义及效果，增加老年人的信心和安全感，消除老年人的焦虑、恐惧的心理，以取得老年人及家属的配合。

第四节　便秘的照护

一、便秘照护的目标

（1）使老年人便秘得到正确恰当的处理，保持排便通畅。

（2）使老年人和（或）照护者掌握处理便秘的方法。

二、便秘的照护措施

（一）照护要点

1. 熟悉治疗便秘的常用药物及注意事项

（1）容积性泻药：是老年人慢性便秘常用的药物，代表药物有欧车前、车前草、麦麸、甲基纤维素及聚卡波菲钙。容积性泻药在肠道内不被吸收，而是通过滞留粪便中的水分，增加粪便含水量和粪便体积，使得粪便变得松软，从而使粪便易于排出，主要适用于轻度便秘的老年人。在用药过程中应注意补充适量水分，防止肠道机械性梗阻。粪便嵌塞、疑似肠梗阻的老年人应慎用。此类泻药与华法林、抗生素、地高辛等同时服用可能会影响后者的吸收。

（2）渗透性泻药：常用药物有乳果糖、聚乙二醇及盐类泻药（如硫酸镁等）。此类药物口服后会在肠道内形成高渗的状态，保持甚至增加肠道水分，从而使粪便体积增加，同时会刺激肠道蠕动，促进排便，适用于轻度和中度便秘的老年人。其中，乳果糖还是一种益生元，有助于肠道有益菌群的生长，除了少数老年人因存在腹泻、胃肠胀气等不良反应须调整药物剂量外，一般可以长期服用，特别适用于合并有慢性心功能不全和肾功能不全的老年便秘患者。盐类泻药应用过量可能会导致电解质紊乱，硫酸镁可引起高镁血症等，因此老年人及肾功能减退者应慎用。

（3）刺激性泻药：常用药物有比沙可啶、蓖麻油、蒽醌类药物（如大黄、番泻叶及麻仁丸、芪蓉润肠口服液、通便宁片、当归龙荟片等中成药）等，这类药物在临床应用广泛，通便起效较快，主要作用于肠肌间神经丛，刺激结肠收缩和蠕动，缩短结肠转运时间，同时可以刺激肠液分泌，增加水、电解质交换，从而促进排便。这类泻药起效快、效果好，但长期使用会影响肠道水、电解质的平衡和维生素的吸收，引起不可逆的肠肌间神经丛损害，严重时可导致大肠肌无力、药物依赖和大便失禁。长期服用蒽醌类药物还可导致结肠黑变病。刺激性泻药作用强而迅速，但因前述的不良反应，目前不主张老年人长期服用，仅建议短期或间断性服用。

（4）润滑性药物：包括甘油、液状石蜡、多库酯钠等。口服润滑性药物，可以软化大便和润滑肠壁，使粪便易于排出，主要适用于年老体弱及伴有心功能不全、高血压等排便费力的患者。采用润滑性药物制成灌肠剂，可以润滑并刺激肠壁、软化粪便，因此特别适用于排便障碍型便秘及粪便干结、嵌塞的老年人，并且安全有效。

（5）促动力药物：目前常用的促动力药物有伊托必利、普芦卡必利和莫沙必利等。伊托必利可以促进结肠运动。临床研究显示，伊托必利单用或与乳果糖口服溶液合用，对慢性便秘甚至长期卧床的老年慢性便秘患者都有一定疗效。普芦卡必利可促进结肠蠕动，缩短结肠传输时间，但对胃排空和小肠传输无明显影响，可用于老年人慢传输型便秘的治疗。莫沙必利作用于肠神经末梢，增加肠道动力，促进排便，主要适用于排便次数少、粪便干硬的慢传输型便秘老年人。促动力药物常见不良反应有腹泻、腹痛、恶心和头痛等。

（6）微生态制剂：可改善肠道内微生态，促进肠道蠕动，缓解便秘症状，可作为老年人慢性便秘的辅助治疗。有研究表明，双歧杆菌三联活菌制剂与常规泻药联合使用时可提高功能性便秘的疗效并降低复发率。

（7）药物治疗时应注意的问题

1）应在调整生活方式的基础上进行，如保持足够的纤维素及水分摄入，合理运动，建立良好的排便习惯等。

2）遵医嘱按梯度用药，应先考虑容积性泻药或渗透性泻药，后为刺激性泻药，在此基础上，可视病情联合用药。慢传输型便秘老年人可加用促动力药物，出口梗阻型便秘及粪便干结、粪便嵌塞者可加用或首用灌肠剂。

3）对轻度和中度慢性便秘老年人，尤其是合并有心肾功能不全、高血压及衰弱的老年患者，应慎用含镁、钠、钾、磷酸等的渗透性泻盐，宜选用温和、安全的乳果糖等泻药。当一种药物疗效不佳时，可联合应用通便药。

4）注意识别由粪便嵌塞所致的假性腹泻，粪便嵌塞常发生于老年虚弱的患者，粪块长久嵌塞在直肠壶腹部，会导致直肠壶腹部扩张、直肠括约肌松弛，粪块上部的稀便自粪块周围间断或持续下泻。

2.指导老年人进行生物反馈治疗 遵医嘱指导老年人反复训练排便时腹肌、盆底肌和肛门括约肌适时地舒张和收缩，消除两者在排便过程中的矛盾运动，促进排便。生物反馈治疗尤其适用于排便障碍型便秘，可持续改善老年人的便秘症状、心理状况和生活质量。生物反馈治疗成功的关键在于老年人对治疗要领的掌握，因此不适用于有认知障碍的老年人群。

3.增加饮水，改善饮食，主动运动及养成良好排便习惯 指导老年人主动饮水，增加饮水到目标需要量。鼓励老年人积极参加户外运动，选择适当的体育锻炼方式。调整膳食结构，增加膳食纤维的摄入，多吃水果、蔬菜。促进养成规律的、定时的排便习惯，有便意时不忍耐、不拖延。

4.加强心理疏导，增加社会支持 加强心理疏导，进行健康教育，提高老年人对便秘的认知水平，使其充分认识到便秘是可防可治的，保持良好的心理状态、避免过度紧张和焦虑，有明显心理障碍的老年人应遵医嘱及时进行抗抑郁、焦虑药物治疗，存在严重精神、心理异常的老年人应到精神心理科接受专科治疗。增加社会支持，利用家庭和社区等各方力量，增加老年人的社交和活动，减少孤独感，增加陪伴，促进老年人建立健康的生活方式。

5.加强认知功能训练 对存在认知功能障碍的老年慢性便秘患者，应进行认知功能训练，包括时间和空间定向力训练、注意力训练、记忆力训练、语言沟通能力训练等，通过训练不仅可改善老年人认知功能，还间接增加了老年人的活动量、提高了其日常生活能力，有利于便秘的治疗，提高老年人的生活质量。

6.老年人慢性便秘的分级处理　根据老年人的便秘类型、严重程度及全身状况进行分级处理，使老年人既可以得到有效、合理治疗，又可以减少不必要的检查、节约医疗费用。老年人慢性便秘的分级处理流程如下（图4-4-1）。

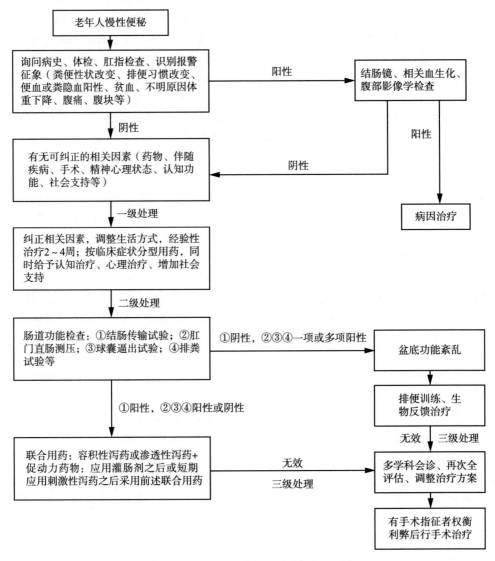

图4-4-1　老年人慢性便秘的分级处理流程

（1）一级治疗：适用于多数轻、中度慢性便秘的老年人。通过询问病史、体格检查、肛门直肠指检、粪常规和粪便隐血试验等进行初步判断，若存在报警征象，则须进一步进行相关的检查以排除器质性便秘；通过仔细询问和分析老年人的用药情况排除药物性便秘。功能性的轻、中度慢性便秘老年人可推荐通过改进生活方式、摄入足够的膳食纤维和水分、多运动、建立规律、定时的排便习惯、停止或减少可引起便秘的药物等改善便秘。在此基础上，可根据临床表现判断便秘类型，采用渗透性泻药或容积型泻药进行治疗，必要时辅以促动力药物；对于认知及心理评估异常的老年人，应给予认知功能训练、心理疏导或药物治疗，同时须增加社会支持。

（2）二级治疗：一级治疗无效且通过进一步检查和评估排除器质性和药物性便秘的老年人，需要进行结肠传输试验、球囊逼出试验、肛管直肠测压等肠道功能检查，结合临床症状评估便秘类型，对不同类型的便秘应采取相应的治疗措施。在改进生活方式的基础上，常需联合应用通便药，必要时辅以生物反馈治疗或短期使用刺激性泻药。同时，需重视对这类老年人的认知、心理和社会支持的评估并给予相应的处理。

（3）三级治疗：经二级治疗无效者，应再次对其进行全面评估（包括生活习惯、膳食结构、精神心理状态、肛管直肠结构和功能、排除可能引起便秘的腹部器质性疾病等），联合多学科进行综合治疗，对顽固性重度便秘老年人考虑采取手术治疗。

（二）照护技能

1.开塞露的使用　开塞露是临床常用的一种缓泻类非处方药品，能够润肠通便，经济实惠、应用方便、效果良好，是许多老年便秘患者长期使用的药物。开塞露的组成成分：甘油55%、山梨醇45%～55%、硫酸镁10%，pH为6.25，多为20ml塑封软管包装，有润滑、软化大便的作用，同时，又是一种轻度的刺激性泻药。山梨醇是甘露醇的异构体，其作用与甘露醇相似，进入肠道后可起到高渗作用，让更多的水分渗入肠腔；硫酸镁为容积性泻药，不会被肠壁所吸收而又溶于水，因此可增加肠内容积并在肠内形成较高的渗透压，软化大便，机械性地刺激肠道，增加肠蠕动，帮助患者顺利排便；甘油本身也可以起到一定的润滑作用，上述成分综合起效达到通便的目的。

开塞露的使用方法：①协助老年人取俯卧位，不能俯卧者可取左侧卧位并适当垫高臀部；②取下开塞露顶端封盖（开口应光滑，避免擦伤肛门或直肠），挤出少许甘油润滑开塞露进入肛门段；③将开塞露颈部缓慢插入肛门至开塞露球部，动作应尽量轻柔，避免误伤肛内肠道；④快速挤压开塞露球体，同时嘱老年人深吸气；⑤挤入开塞露后须保持原体位5～10分钟，对于较严重的便秘老年人，须保持更长时间才能起效。

2.小量不保留灌肠　对于一些顽固性便秘且使用开塞露效果不好的老年患者，可以采用开塞露进行小量不保留灌肠。操作方法：取开塞露4～5支（20ml/支），加温开水或生理盐水配制成120～180ml灌肠液，协助老年人取左侧卧位，按照小量不保留灌肠的方法进行灌肠。注意事项：①溶液温度为38℃；②注入速度不得过快、过猛，以免刺激肠黏膜；③压力宜低，可使用小容量灌肠桶，液面距肛门高度应不超过30cm。

3.刺激排便方法　排便时沿结肠解剖位置自右向左环形按摩，促使降结肠的内容物向下移动，同时增加腹内压，促进排便。指端轻轻按压肛门后端也可促进排便。

参 考 文 献

范怡，2004. 便秘的治疗与护理进展［J］. 护理研究，18（13）：1148-1150.

郭晓峰，柯美云，潘国宗，等，2002. 北京地区成人慢性便秘整群、分层、随机流行病学调查及其相关因素分析［J］. 中华消化杂志，22（10）：637-638.

金洵，丁义江，丁曙晴，等，2011. 便秘患者生存质量自评量表PAC-QOL中文版的信度、效度及反应度［J］. 世界华人消化杂志，19（2）：209-213.

柯美云，王英凯，2010. 老年人慢性便秘的流行病学和研究进展［J］. 实用老年医学，24（2）：92-94.

刘智勇，杨关根，沈忠，等，2004. 杭州市城区便秘流行病学调查［J］. 中华消化杂志，24（7）：435-436.

宋玉磊，林征，林琳，等，2012. 中文版便秘患者症状自评量表的信度与效度研究［J］. 护理学杂志，27（7）：73-76.

熊理守，陈旻湖，陈惠新，等，2004. 广东省社区人群慢性便秘的流行病学研究［J］. 中华消化杂志，24（8）：488-491.

杨蕊敏，2003. 老年人慢性便秘及行为学［J］. 老年医学与保健，9（1）：53-54.

中华医学会消化病学分会胃肠动力学组，中华医学会外科学分会结直肠肛门外科学组，2013. 中国慢性便秘诊治指南（2013年，武汉）［J］. 中华消化杂志，33（5）：291-297.

中华医学会消化病学分会胃肠动力学组，中华医学会消化病学分会功能性胃肠病协作组，2019. 中国慢性便秘专家共识意见（2019，广州）［J］. 中华消化杂志，39（9）：577-598.

Drossman DA，2006. The functional gastrointestinal disorders and the Rome Ⅲ process［J］. Gastroenterology，130（5）：1377-1390.

Fleming V，Wade WE，2010. A review of laxative therapies for treatment of chronic constipation in older adults［J］. Am J Geriatr Pharmacother，8（6）：514-550.

Gallegos-Orozco JF，Foxx-Orenstein AE，Sterler SM，et al，2012. Chronic constipation in the elderly［J］. Am J Gastroenterol，107（1）：18-25.

Kyle G，Prynn P，Oliver H，et al，2005. The Eton Scale：a tool for risk assessment for constipation［J］. Nurs Times，101（18）：50-51.

Long Y，Huang Z，Deng Y，et al，2017. Prevalence and risk factors for functional bowel disorders in South China：a population based study using the Rome Ⅲ criteria［J］. Neurogastroenterol Motil，29（1）.

Mohaghegh Shalmani H，Soori H，Khoshkrood Mansoori B，et al，2011. Direct and indirect medical costs of functional constipation：a population-based study［J］. Int J Colorectal Dis，26（4）：515-522.

Richmond JP，Wright ME，2008. Establishing reliability and validity of a constipation risk assessment scale［J］. J Orthop Nurs，12（3/4）：139-150.

Schuster BG，Kosar L，Kamrul R，2015. Constipation in older adults stepwise approach to keep things moving［J］. Can Fam Physician，61（2）：152-158.

Vazquez Roque M，Bouras EP，2015. Epidemiology and management of chronic constipation in elderly patients［J］. Clin Interv Aging，10：919-930.

第五章

尿 失 禁

第一节 概 述

尿失禁（incontinence of urine）是指由于膀胱括约肌的损伤或神经精神功能障碍而丧失排尿自控的能力，使尿液不受主观意志控制而自尿道口溢出或流出的状态。年龄增长、肥胖、生育、慢性病、遗传等都是引起该病的重要因素，尿失禁在老年人中多见，因此被认为是一个多因素相关的老年综合征。

一、流行状况

尿失禁常见于老年人，根据统计，20%左右的老年人生活受尿失禁的困扰，30%的老年人尿失禁须急诊治疗。根据调查，15%～30%的社区老年人、30%的住院老年人及50%生活在养老机构中的老年人发生尿失禁，并且女性的发病率高于男性，我国2000年的调查结果显示，在北京地区尿失禁总患病率为29.4%，女性患病率为46.5%，男性患病率为12.1%。此外，尿失禁的发病率还随年龄、残疾及制动的增加而增加。

二、尿失禁的危害

尿失禁是一种常见的老年综合征，会给老年人带来生理上的损害和心理上的困扰，严重影响老年人的生活质量，不但可引起尿路感染、失禁性皮炎等躯体健康问题，而且与抑郁和社交隔离相关，因此尿失禁也称"社交癌"，影响老年人的心理健康。随着尿失禁程度的逐渐加重，老年人生活质量也逐渐降低，抑郁、焦虑等心理问题越发凸显，尿失禁程度严重且长期卧床的老年患者在特定情况下还可发生如失禁性皮炎等一系列皮肤问题，再加上尿失禁与老年患者自身基础疾病之间相互影响牵制，会导致老年患者身心状况进一步恶化，最终导致患者基础疾病转归受到影响、住院时间延长、居家安全存在隐患、社会功能缺陷、医疗经济负担加重等一系列问题。

尿失禁虽然可以治疗，但通常被隐瞒：很多女性有尿失禁但没有就医，这主要源于生活质量差、沮丧、医疗卫生条件差及社会的孤立。尿失禁是导致跌倒及压疮的一个重要的危险因素，是仅次于痴呆导致入住老年医疗机构的危险因素。

三、尿失禁的分型

根据临床倾向可将尿失禁分为暂时性尿失禁和已经形成的尿失禁两大类。暂时性尿失禁是指病因明确，一旦经过治疗，症状能得到缓解或治愈的尿失禁；已形成的尿失禁可根据临床表现特征分为以下几种。

1.急迫性尿失禁　是指膀胱充盈期间，自主或诱发产生的一种患者无法主动控制的无抑制收缩。临床中最典型的症状为先有强烈的尿意，之后出现尿失禁，或是在最强烈尿意的同时发生尿失禁。多见于帕金森综合征、卒中偏瘫及多发性硬化的患者。

2. 压力性尿失禁 又称张力性尿失禁，是指在没有膀胱逼尿肌收缩的情况下，由于腹内压增加（如咳嗽、打喷嚏、运动、大笑、举提重物等）导致的尿液不自主地从尿道流出，是尿道括约肌或盆底及尿道周围的肌肉松弛所致，可在任何体位及任何时候发生。

3. 充溢性尿失禁 因膀胱出口梗阻，尿液不能正常排空，大量残留尿液使膀胱承受极高的压力，当膀胱压力超过括约肌压力，即可发生充溢性尿失禁。见于尿道狭窄，如前列腺增生、肿瘤、神经系统损伤等。

4. 功能性尿失禁 常同时合并压力性、急迫性或混合性尿失禁。功能性尿失禁在老年患者中最为常见，此类患者常由于认知功能障碍意识不到要排尿或行动不便来不及如厕，从而导致尿失禁，见于帕金森病、长期卧床/坐轮椅、视力障碍等引起的如厕困难。

四、尿失禁的危险因素

尿失禁的危险因素可分为暂时性因素和持续性因素（表5-1-1）。

表5-1-1 尿失禁的危险因素

分类	因素
暂时性因素	行为因素：活动受限、尿液过多、吸烟、饮酒
	疾病因素：谵妄、泌尿系感染、萎缩性尿道炎或阴道炎、精神失常（尤其是严重的抑郁症）、肥胖、便秘
	药物影响：通过影响逼尿肌、括约肌和神经系统的功能引起储尿和排尿障碍，如镇静催眠类药物、抗胆碱能药物、β_3肾上腺素能受体激动剂
持续性因素	膀胱异常：膀胱过度活动症、低顺应性膀胱、逼尿肌收缩无力
	尿道异常：男性前列腺增生、前列腺术后、尿道外伤、神经源性尿道功能障碍；女性尿道过度下移、尿道固有括约肌功能降低
	疾病因素：糖尿病、帕金森、认知功能障碍、脑卒中等神经系统疾病及肺部疾病、睡眠障碍、精神心理疾病
	生理因素：年龄

五、老年尿失禁管理

老年尿失禁管理流程见图5-1-1。

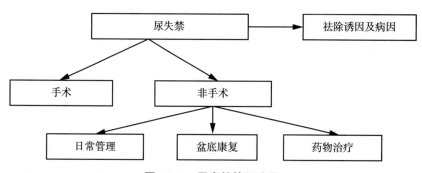

图5-1-1 尿失禁管理流程

第二节 尿失禁风险评估

一、尿失禁风险评估的目的

（1）判断老年人有无尿失禁，筛查高危人群。

（2）评估尿失禁的诱因和类型。

（3）为尿失禁的预防、治疗和制订护理计划提供依据。

（4）准确评价尿失禁治疗的效果。

二、尿失禁风险评估的内容

（一）尿失禁病史

（1）引起尿失禁的诱因：咳嗽、活动、洗手等。

（2）有无伴随症状：尿频、尿急等。

（3）有无持续性尿失禁。

（4）有无排尿困难、有无尿线变细、间断排尿和排尿滴沥等。

（5）有无便秘。

（6）全身疾病情况：脑血管疾病、糖尿病。

（二）既往病史

（1）有无神经系统疾病：多发硬化、脊髓损伤、脊髓发育不良、糖尿病、脑卒中、帕金森病等。

（2）有无盆腔手术或尿失禁手术史。

（3）有无盆腔放疗史。

（4）药物史：α受体阻滞药、β受体阻滞药、抗胆碱能制剂等。

（5）月经史：是否绝经。

（6）生育史：妊娠次数、接产方式、第二产程长短。

（7）生育前后控尿的变化。

（三）尿失禁量表评估

（1）国际尿失禁咨询委员会尿失禁问卷表简表（ICI-Q-SF）用于评估患者近4周来的情况。

（2）尿失禁生活质量自评表。

（3）排尿日记。

（四）体格检查

（1）腹部及背部检查：有无肥胖、手术瘢痕、疝、骶裂体表特征等；有无下腹压痛和胀痛等尿潴留体征；有无骨骼畸形、外伤和手术瘢痕。

（2）专科检查：女性阴道手术瘢痕、膀胱膨出、直肠膨出、子宫位置、大小和盆底肌收缩力等检查；男性进行外生殖器及直肠指诊检查。

（3）神经系统检查：会阴感觉、球海绵体肌反射及肛门括约肌肌力的检查。

（4）会阴部、臀部、腹股沟处皮肤颜色、形状改变。

（五）可选择性检查

（1）压力试验及指压试验。

（2）测量残余尿。

（3）尿动力学检查。

三、尿失禁风险评估工具及标准

（一）一般性评估工具及标准

1.符合下列症状之一的诊断为尿失禁

（1）尿液不自主地流出。

（2）尿液不断自尿道滴出，膀胱呈膨隆状态。

（3）不自主地间歇排尿。

（4）十分严重的尿频、尿急症状。

（5）当腹压增加时，如咳嗽、大笑、打喷嚏时有尿液自尿道流出。

2.常用评估工具及标准

（1）国际尿失禁咨询委员会尿失禁问卷表简表（ICI-Q-SF）：是2004年国际尿失禁咨询委员会形成并通过的第1份世界通用的尿失禁评估量表。主要用于评估女性尿失禁的发生频率、导致尿失禁的原因及尿失禁对生活质量的影响。

该简表包括3个计分题（归于1个维度，分别评价尿失禁的频率、严重程度和对生活质量的影响，分别计为0～5分、0～6分、0～10分，总分0～21分）和1个非计分题。对得分进行严重等级划分：轻度（1～7分），中度（8～14分），重度（15～21分）（表5-2-1）。

表5-2-1　国际尿失禁咨询委员会尿失禁问卷表简表（ICI-Q-SF）

请结合老年人近4周来的症状进行评估			
序号	评估内容	评分细则	得分
1	您溢尿的次数	0分＝从来不溢尿 1分＝一星期大约溢尿≤1次 2分＝一星期溢尿2～3次 3分＝每日约溢尿1次 4分＝一天溢尿数次 5分＝始终溢尿	
2	在通常情况下，您的溢尿量是多少（不管您是否使用了防护用品）	0分＝不溢尿 2分＝少量溢尿，常感会阴部潮湿或用尿垫1块/天 4分＝中等量溢尿（内裤常被尿湿或用尿垫2块/天） 6分＝大量溢尿（外裤常被尿湿或用尿垫≥3块/天或有时尿液沿大腿流下）	
3	总体上看，溢尿对您日常生活影响程度如何	请在0（表示没有影响）至10（表示有很大影响）之间选择某个数字 0 1 2 3 4 5 6 7 8 9 10	
4	什么时候发生溢尿（请在与您情况相符合的空格打"✓"） （1）从不溢尿□　　　　　　　　（2）在睡着时溢尿□ （3）在活动或体育运动时溢尿□　　（4）在无明显理由的情况下溢尿□ （5）未到厕所就会有尿液漏出□　　（6）在咳嗽或打喷嚏时溢尿□ （7）在小便后和穿好衣服时溢尿□　（8）在所有时间内溢尿□		

评定总分	
评定结果	
评估日期	
评估者签名	

说明: ICI-Q-SF 得分为第1、2、3个问题的分数之和

评分标准:

正常: 0分

轻度尿失禁: 1 ～ 7分

中度尿失禁: 8 ～ 14分

重度尿失禁: 15 ～ 21分

（2）尿失禁严重度索引（incontinence severity index，ISI）该索引由Sandvik等研制，主要用于尿失禁的筛查，并进行严重程度分类。该索引包括2个问题，即出现尿失禁的频率和每次的漏尿量，分别计1 ～ 4分、1 ～ 2分，评估结果将2个问题得分相加，得分1 ～ 2为轻度，3 ～ 4为中度，6 ～ 8为重度。ISI因简短、可信、方便而被广泛使用，先后被翻译为多种语言，并在各自的人群中得到了很好的验证，见表5-2-2。

表5-2-2 尿失禁严重度索引（ISI）

	评估内容	得分
尿失禁的频率	A. <1次/月	1分
	B. >1次/月	2分
	C. >1次/周	3分
	D. 每天都有	4分
每次漏尿量	A. 几滴或很少	1分
	B. 量比较多	2分
评估结果是将2个问题的得分相加		评估结果：　　　分

（3）泌尿生殖量表简表（UDI-6）：共6个条目，包含刺激性症状、压力性症状和梗阻性/不适症状。UDI-6不仅能评价老年人尿失禁相关症状的严重程度，也能评价尿失禁带来的困扰程度，等级越高表明生活质量越差。UDI-6适用于不同年龄段的女性尿失禁患者，包括孕妇、产妇和老年女性（表5-2-3）。

表5-2-3 泌尿生殖量表简表（UDI-6）

项目编号	评估内容	对生活的影响程度			
		无	轻度	中度	重度
1	尿失禁的频率				
2	急迫性尿失禁				
3	压力性尿失禁				
4	点滴漏尿				
5	排尿困难				
6	阴道不适或疼痛				

（4）国际尿失禁咨询委员会女性下尿路症状问卷（ICIQ-female lower urinary tract symptoms，ICIQ-FLUTS）：包括12个条目，分为储尿期症状、排尿症状、失禁症状及各症状对日常生活影响程度4个维度，0分表示从来没有，10分表示总是如此，得分越高，症状越严重，能够量化尿失禁及其他下尿路症状。ICIQ-FIUTS是国际通用的量表，条目量适中，评估内容几乎囊括了所有的下尿路症状，适用于下尿路症状的相关筛查（表5-2-4）。

表5-2-4　国际尿失禁咨询委员会女性下尿路症状问卷

项目编号	评估内容	得分
1	压力性尿失禁	
2	急迫性尿失禁	
3	不明原因尿失禁	
4	尿急	
5	尿频	
6	夜尿	
7	排尿延迟	
8	排尿中断	
9	增加腹压排尿	
10	不能完全排空膀胱	
11	排尿疼痛	
12	排尿费力	

（5）国际尿失禁咨询委员会男性下尿路症状量表（ICIQ-male lower urinary tract symptoms，ICIQ-LUTS）：包括13个条目，每个条目以0～10分自评，0分表示从来没有，10分表示总是如此，得分越高表示困扰程度越大（表5-2-5）。

表5-2-5　国际尿失禁咨询委员会男性下尿路症状量表（ICIQ-LUTS）

编号	评估内容	得分
1	排尿等待	
2	排尿费力	
3	尿线、力度	
4	排尿中断	
5	尿不尽感	
6	尿急	
7	急迫性尿失禁	
8	压力性尿失禁	
9	不明原因尿失禁	
10	遗尿	
11	排尿后滴沥	
12	夜尿次数	
13	尿频	

（6）尿失禁生活质量问卷（incontinence quality of life questionnaire，I-QOL）：是国际

尿控协会（ICS）推荐的A类问卷，也是尿失禁流行病学调查中应用最广的问卷。I-QOL作为一种自适、简单易行的临床调查方式，近年来在尿失禁评估中逐渐普及并日益受到重视。I-QOL涉及3个领域，包含8个行为受限问题（问题1、2、3、4、10、11、13、20），9个对心理影响的问题（问题5、6、7、9、15、16、17、21、22），5个社交尴尬的问题（问题8、12、14、18、19），每个问题有5个选项（完全如此、常常如此、有时这样、很少这样、从未如此），对应计1～5分。总分按照［（合计分−22）/88×100］公式换算为0～100分，得分越高说明尿失禁患者生活质量越高（表5-2-6）。

表5-2-6　尿失禁生活质量问卷（I-QOL）

说明：下面列出的是尿失禁患者可能出现的症状。对于下面每一个问题，请结合您自身实际情况，回答过去3个月里该症状对您的困扰程度。请回答每一个问题并勾选最合适的选项，如您没有这个情况，请选择"从未如此"。

尿失禁使您有以下困扰吗？	量化评分				
	完全如此	常常如此	有时这样	很少这样	从未如此
1.我害怕不能及时赶到厕所	□1	□2	□3	□4	□5
2.我担心咳嗽/打喷嚏时会尿失禁	□1	□2	□3	□4	□5
3.担心会有尿失禁，我从座位上起立时会分外小心	□1	□2	□3	□4	□5
4.在新环境中，我特别注意厕所的位置	□1	□2	□3	□4	□5
5.尿失禁等问题使我觉得很沮丧	□1	□2	□3	□4	□5
6.尿失禁等问题使我不能外出过久	□1	□2	□3	□4	□5
7.尿失禁等问题使我放弃了很多想做的事情，感觉沮丧	□1	□2	□3	□4	□5
8.我担心旁边的人会闻到我身上的尿味	□1	□2	□3	□4	□5
9.我总担心会发生尿失禁等问题	□1	□2	□3	□4	□5
10.我经常去厕所小便	□1	□2	□3	□4	□5
11.每次做事前我都得考虑周到，避免尿失禁带来麻烦	□1	□2	□3	□4	□5
12.我担心随着年龄增长尿失禁等问题会更加严重	□1	□2	□3	□4	□5
13.因为尿失禁等问题，夜间我几乎没有正常睡眠	□1	□2	□3	□4	□5
14.我担心因尿失禁等问题出现尴尬场面或受到羞辱	□1	□2	□3	□4	□5
15.尿失禁等问题使我觉得自己不是一个正常人	□1	□2	□3	□4	□5
16.尿失禁等问题让我觉得很无助	□1	□2	□3	□4	□5
17.尿失禁等问题使我觉得生活的乐趣变少	□1	□2	□3	□4	□5
18.我担心尿失禁时弄湿衣物	□1	□2	□3	□4	□5
19.我觉得我没法控制膀胱	□1	□2	□3	□4	□5
20.我很注意喝什么、喝多少，以此避免发生尿失禁等问题	□1	□2	□3	□4	□5
21.尿失禁等问题限制了我挑选衣物	□1	□2	□3	□4	□5
22.尿失禁等问题使我对性生活有顾虑	□1	□2	□3	□4	□5
合计分值：	最后评分=（合计分−22）/88×100（范围0～100）				

（7）排尿日记：又称为排尿时间表、排尿频率/尿量表、膀胱日记，是一项量化尿失禁症状的半客观的方法，须记录患者的总排尿量、排尿次数、平均排尿量、昼夜排尿分布、尿失禁次数和排尿前或尿失禁前的伴随症状。排尿日记可评估患者膀胱储存量和排尿功能紊乱程度。

（8）尿失禁严重程度评估：依据临床症状、尿失禁量表及1小时尿垫试验可将尿失禁分为不同的严重程度。

1）临床症状：轻度，即一般活动及夜间无尿失禁，腹压增加时偶发，不需要佩戴尿垫；中度，即腹压增加及起立活动时有频繁的失禁，需要佩戴尿垫；重度，即起立活动或卧位体位变化时即有失禁，严重影响患者的生活及社交活动。

2）国际尿失禁咨询委员会尿失禁问卷表简表（ICI-Q-SF）：得分通常仅比较分数的高低。

3）尿垫试验

方案：＜1小时、1小时、2小时、12小时、24小时、48小时。推荐使用1小时方案。

检查前：称重干净的尿垫并记录，患者排空膀胱并戴上收集尿垫。

检查步骤：试验开始前15分钟内饮水500ml，散步和爬梯30分钟，下蹲起立10次，跑步1分钟，弯腰10次，洗手1分钟。1小时后取出收集尿垫并称重，减去干净尿垫的重量，记录漏尿的重量（1g相当于1ml尿液）。

结果判定：尿垫增重＞1g为试验阳性；尿垫增重＞2g时注意有无称重误差、出汗和阴道分泌物；尿垫增重＜1g提示基本干燥或实验误差。

严重程度判定：轻度尿失禁1小时漏尿≤1g；中度尿失禁1小时漏尿＜10g；重度尿失禁10g≤1小时漏尿＜50g；极重度尿失禁1小时漏尿≥50g。

（二）功能性测试评估工具及标准

1.膀胱尿道造影　检查体位为侧坐位，摄片时间为静止期和排尿期，主要用于了解膀胱支撑缺失的程度。后尿道膀胱角＞115°为异常。

2.尿动力学检查评估　确定排尿情况；确定有无尿失禁及引起尿失禁的因素。

四、尿失禁风险评估要求

1.评估人员　尿失禁风险评估可由尿失禁老年人自评、家人或社区医护人员评估。

2.环境评估　环境的评估包括对小便用具、居室布局、家具设备和照明等的评估，可由家人或社区医护人员评估。

3.临床评估　临床评估由护士、专科医师或尿失禁咨询康复师完成。

4.康复评估　康复评估由专科医师或尿失禁咨询康复师完成。

5.治疗方案　治疗方案取决于尿失禁的评估结果。

第三节　尿失禁的预防

老年人尿失禁是多因素综合影响的结果，因此尿失禁的预防也要从多方位多角度入手，研究报道，对具有不同类别危险因素的老年人进行多元化的干预可以有效预防尿失禁的发生。

一、尿失禁预防的目标

（1）促进老年人膀胱功能恢复。

（2）提高老年人的生活质量。

（3）减少尿失禁并发症的发生。

（4）护理人员提供全面的健康宣教。

（5）指导老年人和（或）照护者掌握尿失禁的干预措施，使其能够积极主动地进行自我训练。

二、尿失禁预防的干预措施

（一）个人预防干预

1.个人自测评估　符合下列症状之一，提示尿失禁，建议到医院就诊并接受专业评估及指导。

（1）尿液不自主地流出。

（2）尿液不断自尿道中滴出，膀胱呈膨隆状态。

（3）不自主地间歇排尿。

（4）十分严重的尿频、尿急症状。

（5）当腹压增加，如咳嗽、大笑、打喷嚏时即有尿液自尿道流出。

2.及时治疗相关疾病

（1）相关疾病：谵妄、泌尿系感染、萎缩性尿道炎或阴道炎，须尽量找到基本的病因并治疗，做好尿失禁的预防工作。

（2）相关老年慢性疾病：积极治疗各种老年共病，如糖尿病、认知功能障碍、脑卒中等神经系统疾病，以及精神心理疾病、肺部疾病等。

3.个人日常管理

（1）保持年轻心态，延缓衰老，避免高强度体力运动。

（2）戒烟限酒：吸烟是盆底功能障碍包括尿失禁的危险因素之一，与吸烟引起的慢性咳嗽和胶原纤维合成的减少有关。喝酒可能与尿失禁有关系。

（3）控制体重：肥胖是女性压力性尿失禁的明确的危险因素，减轻体重能改善尿失禁的症状。肥胖所致尿失禁的发生机制是自身脂肪压迫尿道括约肌及盆底肌肉，长时间压迫导致其功能降低；肥胖患者常合并血脂异常，影响局部血液循环，损伤尿道周围神经，造成尿道括约肌功能改变。

（4）良好的排便习惯：便秘增加腹内压，可引起或加重尿失禁。老年人应增加膳食纤维、水果、饮水的摄入，保持排便通畅；同时定时排便，排便时勿看手机。须采用多模式的干预措施，如行为治疗、辅助如厕等，必要时使用缓泄药物，减轻便秘，从而减少老年尿失禁的发生率。

（5）定时排尿：保持会阴部皮肤清洁、干燥。

（6）避免或慎用药物：如利尿剂、α受体阻滞药、β受体阻滞药、抗胆碱能制剂等。因心、肾疾病需用利尿药时，尽可能早晨顿服，减少夜间尿失禁的发生。

4.积极科学自控训练干预

（1）盆底肌的训练：正确找到盆底肌群位置，即腹部、臀部、大腿不用力，将阴道、肛门向肚脐方向上提并收紧、保持，若在排尿过程中，将阴道、肛门向肚脐方向上提收紧能够使排尿停止，将阴道、肛门放松能够使排尿继续进行，即找到了正确盆底肌群。在排尿时憋尿（中断排尿），有利于找到盆底肌（凯格尔肌）（图5-3-1）。训练开始前应确保排空膀胱，否则运动时会感到疼痛或使尿液漏出。

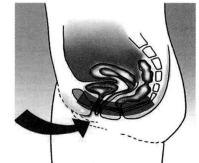

图5-3-1　凯格尔肌

（2）训练方法：做凯格尔运动，持续收缩盆底肌（提肛运动）2～6秒，放松休息2～6秒，如此反复10～15次。每天训练3～8次，持续8周或更长时间。

具体方法是老年人躺在地板上，确保臀部和腹部肌肉放松，双膝微曲并拢，头部平躺（图5-3-2）；收缩盆底肌5秒，开始可以只收缩2～3秒（图5-3-3）；在重复练习之前，要放松盆底肌10秒，避免盆底肌拉伤（图5-3-4）；收缩盆底肌5秒、放松10秒计一次，每组做10次，每天练习3～4组重复10次（图5-3-5）；收缩盆底肌10秒：收缩臀部，把双腿向上抬升向内牵引，保持这个姿势5秒然后再放松，10次计一组，完成这一组需要30～60秒（图5-3-6）。

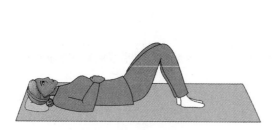

图5-3-2　腹部肌肉放松

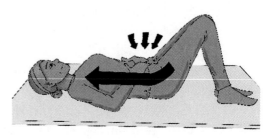

图5-3-3　收缩盆底肌

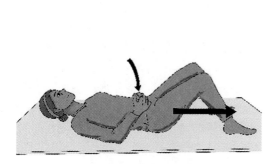

图5-3-4　放松盆底肌

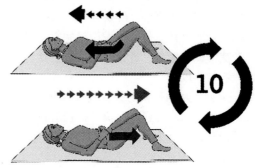

图5-3-5　重复10次

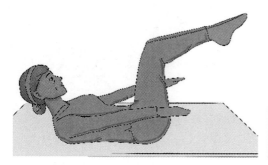

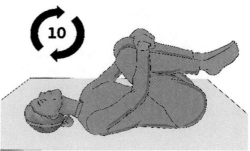

图5-3-6　收缩盆底肌10秒

（二）家庭预防干预

1.提高老年人对尿失禁的认识 不少老年人认为尿失禁是一件难以启齿的事情，不愿意与家人、亲友交流此事。老年人就诊率较低，意味着尿失禁老年人可能得不到有效指导，对尿失禁没有正确的认识，无法接受有效的治疗。家人须注意观察老年人日常排尿习惯，鼓励老年人排尿有问题时及时告知。

2.家庭成员进行相关知识学习和培训 家庭及陪护成员应积极参加个人自测评估、日常管理和相关知识及技能的培训和学习。

3.生活方式干预 针对可能与尿失禁有关的生活方式进行改变，包括肥胖、吸烟、体育活动水平和饮食等因素。限制液体摄入是缓解症状的一种常见策略。

4.提供良好的如厕环境 指导家属为老年人提供良好的如厕环境。老年人的卧室尽量安排在靠近卫生间的位置，夜间应有适宜的照明灯，必要时将便器置于床边。

5.提示或定时排尿 根据老年人排尿记录，制订排尿计划，按预先确定的排尿时间间隔定时提醒，帮助老年人逐渐养成规律的排尿习惯。此方法适用于有或没有认知障碍的老年人。

（三）社区预防干预

1.社区老年人群评估 对社区65岁以上的老年人进行尿失禁风险评估，可采用国际尿失禁咨询委员会尿失禁问卷表简表（ICI-Q-SF），见本章表5-2-1。如果评估提示有轻度以上尿失禁，建议在家属陪护下到上级综合医院就诊，寻找诱发因素，积极病因治疗，接受专业评估及指导并进行追踪管理。

2.定期在社区组织有针对性的健康宣教

（1）认识尿失禁，提高就诊率：宣教内容主要包括尿失禁的定义、危害和危险因素，强调尿失禁患病率高就诊低这种较为严重现象的存在。

（2）加强培训：对老年人日常生活习惯和自控训练干预予以专业的指导，对家庭成员及照护者进行个人自测评估、日常管理和相关知识及技能的培训。提升老年人及照护者防范尿失禁的相关技巧。

（四）医院预防尿失禁的干预措施

1.临床评估 建议对尿失禁的危险因素进行全面评估，同时也要采用国际尿失禁咨询委员会尿失禁问卷表简表（ICI-Q-SF）进行评估，见本章表5-2-1。入院老年人采用入院评估、院中动态评估和出院随访评估；入院后24小时内完成尿失禁风险评估，随后根据评估风险级别按时进行评估。

2.有效开展健康教育 对老年人、照护者及社区和机构进行健康教育，包括尿失禁预防及照护相关内容。

3.多学科团队整合干预措施 根据评估的风险因素，启动多学科团队管理模式，同时制订贯穿住院和出院后的全面、个体化的管理方案并落实。

4.提供全面完善的支持系统 通过医院-社区-家庭三方的协作、沟通及信息共享等实现老年人全员、全程、全方位的连续性综合防治服务。将医院的多学科团队和社区医护人员与老年人家庭相结合，资源向社区、家庭下沉，提升社区和家庭尿失禁预防和照护技术的科学性和系统性，社区充分发挥基层优势，进一步督促老年人落实尿失禁防控管理，对尿失禁患者进行长期的追踪和随访，提高老年人尿失禁自我管理能力，降低尿失禁发生率。

第四节　尿失禁的照护

一、照护目标

（1）老年人对尿失禁的羞耻感减弱或消除。

（2）老年人和（或）照护者清楚尿失禁的类型及引起尿失禁的因素。

（3）老年人和（或）照护者掌握尿失禁的干预方式。

（4）老年人和照护者能够主动地进行锻炼。

（5）老年人和照护者掌握尿失禁辅助用具的使用方法。

二、照护干预措施

（一）照护的原则

根据尿失禁评估结果的严重程度进行针对性照护（表5-4-1）。

表5-4-1　尿失禁严重程度等级照护要点干预表

（等级高级别照护措施包括低级别照护措施）

严重程度等级	照护措施
轻度尿失禁	建立尿失禁患者管理档案
	心理照护
	日常生活照护：习惯再训练、饮食、饮水照护
	盆底康复训练
中度尿失禁	日常生活照护：正确记录排尿日记
	皮肤护理
	合理使用辅助用具：护理垫或纸尿裤
	物理治疗：生物反馈＋电刺激
重度尿失禁	合理使用辅助用具：便盆的使用、高级透气接尿器使用、保鲜袋式尿袋、留置导尿
	用药指导

（二）具体照护措施

1.**建立尿失禁老年人管理档案**　包括病因、相关检查结果、严重程度、治疗方案等。

2.**心理照护**

（1）预防老年性尿失禁老年人因自理能力下降、行动迟缓、活动能力减弱而失去自尊和信心。对尿失禁老年人给予理解、尊重，提供必要帮助，保护其隐私，消除老年人紧张、羞涩、焦虑、自卑等情绪，使其树立自信心，积极配合治疗。

（2）获取家庭-社会系统支持：家庭关系是可以影响身心健康的重要支持系统，与情绪、心理活动关系密切，应鼓励老年人积极融入社会生活。

3.**日常生活照护**

（1）习惯再训练：制订定时排尿时间表，定时排尿或提示排尿，避免刺激行为；提高老年人的知识水平与自我保健意识；消除环境干扰，鼓励运动；指导老年人及其家庭成员用合适的器具接尿，养成定时排尿的习惯。

（2）饮食照护：给予清淡、高蛋白质、高纤维素（DF）、丰富维生素饮食。高DF类食物：菌类纤维素含量最高（如香菇、银耳、木耳等）；主食类，如麦麸、谷物、薯类、豆类等，但此类食物加工越精细，纤维素含量越少；蔬菜类，如笋类、辣椒、蕨菜、菠菜、芹菜、南瓜、白菜、油菜等；水果类，如樱桃、酸枣、大枣、小枣、石榴、苹果、梨子等。

（3）饮水照护：要求不要过分限制水分，白天应足量饮水，每日2000ml左右，晚餐后限制饮水；避免一次大量饮水，每次200～300ml，定时饮水，定时排小便；不饮浓茶、可乐等含咖啡因的饮料。

（4）正确记录排尿日记：对于尿失禁老年人，使用排尿日记可测量24小时尿量、夜间尿量、日/夜排尿频率、平均排尿量、急迫程度和尿失禁情况。但是对于严重的尿失禁老年人，排尿日记可能不能准确报告24小时排尿情况，记录值可能低于实际的膀胱总容量。

4.皮肤护理　预防会阴部皮肤红肿、湿疹、外阴糜烂等，避免引起失禁性皮炎。

（1）保持会阴部皮肤干燥：排便后及时清洗皮肤，及时更换被污染的床单、尿垫及衣裤。密切观察会阴部位皮肤并勤翻身，必要时涂抹凡士林或鞣酸软膏保护。

（2）正确使用清洗液及敷料：选择含有表面活性剂的清洗剂，减少表面张力、易清除污物和残留物，温和不刺激。皮肤敷料选择透气、干爽、防渗漏、柔软、舒适、减压护垫及纸尿裤。

5.合理使用辅助用具

（1）护理垫或纸尿裤的使用：一次性护理垫或成人纸尿裤是最普遍安全的辅助用具。使用纸尿裤不会造成尿道及膀胱的损害，也不影响膀胱的生理活动，但是要及时更换，每次更换纸尿裤时用温水清洗会阴部、阴茎、龟头及臀部皮肤，保持会阴部皮肤清洁干燥，防止失禁性皮炎及压力性损伤的发生。纸尿裤的使用方法见图5-4-1。

（2）便盆的使用：适用于神志清醒的老年人。使用时让老年人仰卧，屈膝关节，再用力使臀部离开床面，做"架桥动作"，初期需要家人协助其将臀部抬起，家人趁其臀部离床把便盆快速送到老年人臀下（图5-4-2）。

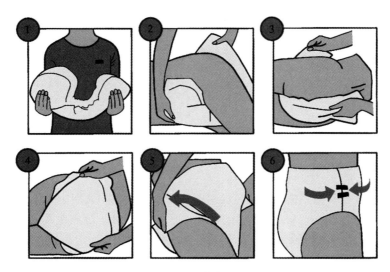

图5-4-1　纸尿裤的使用方法

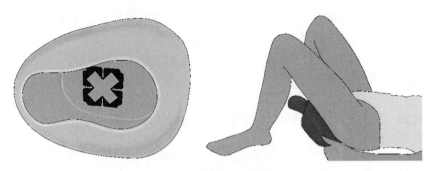

图5-4-2　便盆的使用方法

（3）高级透气接尿器：对部分不能控制的尿失禁患者，可采用外引流法，防止漏尿。男性患者可用带胶管的阴茎套接尿，女性患者可用吸乳器连接胶管接尿。接尿器（图5-4-3）应在通风干燥、阴凉清洁的室内存放，禁止日光暴晒，应经常冲洗晾干。使用时排尿管不能从腿部上方通过，防止尿液反流。

（4）保鲜袋式尿袋：适用于男性尿失禁老年人，但烦躁不安的老年人不宜使用。其优点是保鲜膜透气性好，价格低廉，引起的泌尿系统感染及皮肤改变小。使用方法为将保鲜膜袋口打开，将阴茎全部放入其中，取袋口对折系一活扣，注意不要过紧，以留有一指的空隙为佳。每次排尿后及时更换保鲜膜袋。

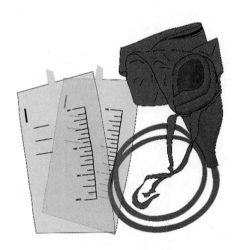

图5-4-3　高级透气接尿器

（5）留置导尿：长期尿失禁老人，必要时也可采用留置导尿。定时放尿，避免尿液浸渍皮肤，发生压力性损伤；每周更换引流袋；妥善固定导管，避免导管受压、扭曲；引流袋不能高过人体，防止尿液反流；每日用碘伏消毒尿道口2次。

6.盆底康复

（1）膀胱训练：适当增加两次排尿时间间隔。膀胱训练旨在纠正尿频和针对膀胱发育不良的缺陷模式进行控制，恢复老年人对控制膀胱功能的信心。膀胱训练与抗胆碱能治疗的附加作用可能改善尿频和夜尿。

（2）骨盆底肌肉训练

1）筑坡式：患者平躺于地上，双手放于胯部，双腿屈膝，骨盆紧贴于地，腰与地面无缝贴合，此时盆底肌群收紧，腹式呼吸呼气，保持5秒。臀部离地，使胸、臀、膝呈同一水平，此时盆底肌群放松，腹式呼吸吸气，保持5秒。重复以上动作，每日3次，每次5分钟（图5-4-4）。

此训练适于压力性尿失禁、膀胱过度活动症、盆底器官脱垂、慢性盆腔疼痛综合征等症状的改善及产后盆底功能的恢复；也可针对臀部、大腿后侧肌群进行塑形；还能够提高阴道控制力、握持力和紧实度，提高腿部力量的稳定性。

2）虾米式：患者平躺于地上，双腿并拢、伸直，离地面15°～30°，臀部至头顶保持呈直线，离地15°～30°。此时盆底肌群持续性放松，腹式呼吸呼气1秒。双腿屈膝，大腿前侧贴前胸壁至极限，此时盆底肌群收紧，腹式呼吸吸气1秒。重复以上动作，每日3次，每次5分钟（图5-4-5）。

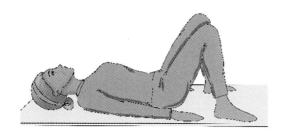

图5-4-4 筑坡式

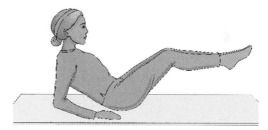

图5-4-5 虾米式

7.电刺激 利用电极有规律地刺激盆底肌肉群或神经，增强肛提肌及其他盆底肌肉、尿道周围横纹肌的功能，增加控尿能力。

8.生物反馈 借助生物反馈仪，将老年人盆底肌收缩的过程转化为声音、图像信号，反馈给老年人，从而指导老年人进行正确的、自主的盆底肌训练并形成条件反射。

9.药物指导 应用度洛西汀、局部使用雌激素、选择性α肾上腺素能受体激动剂等药物，要严格在临床医师指导下使用并注意观察用药后的不良反应。

参 考 文 献

刘会，2015. 从尿失禁分类及发病机制探讨个性化护理［J］，中国继续医学教育，7（3）：114-115.

杨欣，王建六，孙秀丽，等，2012. 北京大学女性压力性尿失禁诊疗指南（草案）［J］. 中国妇产科临床杂志，13（2）：158-160.

Abrams P，Cardozo L，Fall M，et al，2002. The standardisation of terminology of lower urinary tract function：report from the standardisation sub-committee of the International Continence Society［J］. Neurourol Urodyn，21（2）：167-178.

Bardsley A，2016. An overview of urinary incontinence. Br J Nurs，25（18）：S14-S21.

Batmani S，Jalali R，Mohammadi M，et al，2021. Prevalence and factors related to urinary incontinence in older adults women worldwide：a comprehensive systematic review and meta-analysis of observational studies［J］. BMC Geriatr，21（1）：212.

Cerruto MA，D'Elia C，Aloisi A，et al，2013．Prevalence，incidence and obstetric factors' impact on female urinary incontinence in Europe：a systematic review［J］．Urol Int，90（1）：1-9．

Chen GD，Lin TL，Hu SW，et al，2003．Prevalence and correlation of urinary incontinence and overactive bladder in Taiwanese women［J］．Neurourol Urodyn，22（2）：109-117．

Coyne KS，Kvasz M，Ireland AM，et al，2012．Urinary incontinence and its relationship to mental health and health-related quality of life in men and women in Sweden，the United Kingdom，and the United States［J］．Eur Urol，61（1）：88-95．

Gacci M，Sakalis VI，Karavitakis M，et al，2022．European Association of Urology guidelines on male urinary incontinence．Eur Urol，82（4）：387-398．

Huang LC，Ho CH，Weng SF，et al，2015．The association of healthcare seeking behavior for anxiety and depression among patients with lower urinary tract symptoms：a nationwide population-based study ［J］．Psychiatry Res，226（1）：247-251．

Nambiar AK，Bosch R，Cruz F，et al，2018．EAU guidelines on assessment and nonsurgical management of urinary incontinence．Eur Urol，73（4）：596-609．

Tamanini JT，Lebrao ML，Duarte YA，et al，2009．Analysis of the prevalence of and factors associated with urinary incontinence among elderly people in the Municipality of Sao Paulo，Brazil：SABE Study （Health，Wellbeing and Aging）［J］．Cad Saude Publica，25（8）：1756-1762．

第六章

营养不良

第一节 概 述

营养不良又称营养不足，即由于摄入不足或利用障碍引起的能量或营养缺乏，进而引起机体成分改变，生理和心理功能下降，导致不良临床结局。美国肠外肠内营养学会（ASPEN）将营养不良定义为"一种急性、亚急性或慢性的不同程度的营养过剩或营养不足状态，伴或不伴炎症活动，导致身体成分变化和功能减退。"

一、营养不良的流行状况

老龄化与营养不良密切相关，老年人是营养不良的高危人群，随着年龄的增长，营养不良风险随之增加。老年人普遍存在生理功能减退，容易合并多种疾病，营养健康知识也相对不足，这导致老年人营养不良的发生率高、程度严重。在我国人群中，48.4%的老年人营养状况不佳；而在住院老年人中，多中心调查研究发现，约65%的住院老年人处于营养不良状态或存在营养不良风险。因此，老年人群的营养问题不容忽视。

二、营养不良的危害

营养不良对老年人的危害巨大，不仅容易导致其本身固有的慢性病迁延、恶化，还与某些疾病的发生发展密切相关。营养不良可导致机体免疫功能进一步下降，增加机体感染及患病的风险，对疾病转归及医疗费用的负面影响也已被许多研究者所证实。例如，手术后并发症和病死率增加，合并感染及多器官功能障碍使某些治疗难以继续，住院时间延长、医疗费用增加等。营养不良严重地降低了老年人的生活质量，甚至可导致老年人死亡，已成为影响医疗卫生服务的一个重要问题。

三、营养不良的危险因素

营养不良的危险因素可分为内在因素和外在因素（表6-1-1）。

表6-1-1 营养不良的危险因素

分类	因素
内在因素	年龄因素：随年龄的增长，营养不良发生率呈上升趋势
	生理功能退化、认知功能下降：咀嚼困难、消化功能减退、胃肠功能减弱、代谢功能降低、免疫力降低、饮食习惯较差及健康意识不足使老年人群面临营养不良风险
	心理因素：抑郁与营养不良之间关系密切，二者常相伴发生且相互影响

续表

分类	因素
	疾病的影响：阿尔茨海默病（AD）和血管性痴呆可造成患者的认知功能障碍，患者通常不知饥饿、忘记进食或不能自行进食等，导致营养素摄入减少或不均衡。其他慢性疾病，如脑梗死、慢性支气管炎、肺源性心脏病、尿毒症等，均可导致住院老年人发生营养不良
	药物影响：拟交感神经药物、抗帕金森药物、抗抑郁药、茶碱、洋地黄、降血糖药物可引起恶心、呕吐、味觉和嗅觉下降而使食欲缺乏；阿司匹林等药物作用于消化道会阻碍食物消化吸收的正常过程；长期使用吲哚美辛、泼尼松、利血平、氯化钾等可刺激肠壁上皮细胞，导致胃肠黏膜充血、水肿、糜烂、溃疡及出血，直接或间接地阻碍营养物质的吸收
外因	经济文化水平：老年人经济来源受限，食物的选择单一；营养状况与文化程度呈正相关
	家人与社会的关爱：缺乏家人的陪伴及关爱，老年人更易产生孤独、悲观、抑郁的情绪，从而进一步加重营养不良

第二节　营养不良风险评估

一、营养不良风险评估的目的

（1）筛查及识别存在营养风险、需要营养干预的人群。

（2）确定老年人是否存在营养不良，明确营养不良的类型、程度。

（3）为制订营养计划、实施有针对性的营养干预提供依据。

二、营养不良风险评估的内容

营养不良风险评估分为营养筛查和营养评定两部分。

（一）营养筛查

营养不良评估的第一步是营养筛查（nutritional screening），营养筛查能够快速识别存在营养风险、需要营养干预的人群，是最基本的一步。目前，已经有10余种营养筛查工具在临床中得到了应用。中华医学会肠外肠内营养学分会老年营养支持学组于2019年颁布的《肠外肠内营养中国老年人应用指南》推荐：对老年人应常规进行营养筛查，推荐老年人使用的营养筛查工具主要是微型营养评定简表（mini nutritional assessment shortened form, MNA-SF）；住院患者可采用营养风险筛查2002（nutritional risk screening，NRS2002）。

（二）营养评定

营养不良评估的第二步是营养评定（nutritional assessment），营养评定是指临床营养专业人员通过人体组成测定、人体测量、生化检查、临床检查及复合型营养评定等手段，对老年人的营养代谢和身体功能等进行全面检查和评定，以确定老年人营养不良的类型及程度，用于制订营养支持计划并监测营养支持的疗效。

1.病史及膳食史　了解老年人的基础疾病（如糖尿病、恶性肿瘤、脑卒中、胃大部切除、近期大手术等）情况；了解老年人是否存在功能性限制，如咀嚼障碍、吞咽障碍、义齿等；了解老年人的认知水平和精神状况，有无痴呆、焦虑、抑郁等情况；了解多重用药情况；详细评估进食情况，可以连续记录多天饮食，以便衡量平均营养摄入水平。

2.人体测量

（1）体重与体重指数：关注体重变化情况，计算体重指数，体重指数＝体重（kg）/身高（m）^{2}，18岁以上中国成人体重指数标准：＜18.5kg/m^{2}为营养不良，18.5～23.9kg/m^{2}为正常，≥24kg/m^{2}为超重，≥28.0kg/m^{2}为肥胖。

（2）皮褶厚度：可反映脂肪储备，常用肱三头肌皮褶厚度、肩胛骨下方皮褶厚度、腹部皮褶厚度等测量。测量方法（以肱三头肌皮褶厚度测量为例）：①受试者自然站立，被测部位充分裸露。②找到肩峰、尺骨鹰嘴部位，标记出右臂后侧从肩峰到尺骨鹰嘴连线中点处。③用左手拇指、示指、中指将被测部位皮肤和皮下组织夹提起来。④在该皮褶提起点的下方用皮褶厚度仪测量其厚度。一般要求在同一部位测量3次，取平均值。

（3）上臂围、上臂肌围、小腿围：上臂围反映上肢肌肉及皮下脂肪水平，测量部位为肩胛骨的肩峰突与肘部鹰嘴突连线的中点；上臂肌围反映蛋白质营养状况，上臂肌围＝上臂围-π×肱三头肌皮褶厚度；小腿围反映下肢肌肉及皮下脂肪水平。

3.实验室检查　在营养不良的老年人中，血清白蛋白、胆固醇、血红蛋白、前白蛋白等指标多有降低，这些指标与营养不良的诊断有相关性。此外，炎症是疾病严重程度的重要量化指标，将临床表现与生化及炎症指标相结合，有助于综合分析和评价老年人的预后情况。

4.人体成分检测　是应用MRI、双能X线检查（DEXA）、CT或生物电阻抗法（BIA）等仪器对构成机体的重要组成部分，如总体水、总体脂肪（FM）和瘦体组织（FFM）等进行定量检测的方法。因其反映包含肌肉组织在内的瘦体组织的动态变化，在老年营养不良的营养评估中得到越来越多的关注，其中生物电阻抗法是目前比较安全、简单的检测方法，利用人体成分分析仪进行。具体方法和要求：①被测试者排空大、小便，脱去袜子、外套或厚重衣物及金属配件。②开机，录入被测量者信息（如ID、性别、年龄、身高等）。③协助被测量者站上人体成分分析仪，足掌与前后两个足部电极紧密接触。被测者双手握住手部电极并保持紧密接触，上肢自然放松，不可紧贴身体两侧。④按操作页面提示进行测量，测量完成后根据提示打印测试结果。

5.老年综合评估的应用　营养不良是老年人综合问题中的重要一项，除了须评估营养不良相关指标外，还应评估老年常见的躯体功能状态、精神心理状态、衰弱、肌少症、疼痛、共病、多重用药、社会支持、睡眠障碍、视力、听力、口腔、味觉等综合因素，这些因素均可对营养不良产生影响。

三、营养不良风险评估工具及标准

（一）营养筛查

1.微型营养评定简表（MNA-SF）　主要适用于65岁以上老年人的营养不良风险筛查，包括6项评估指标，主要围绕近3个月进食量改变、体重下降情况、有无应激或急性疾病、有无精神神经疾病、活动能力有无下降等进行评估，总分14分，评定结果≤7分提示存在营养不良，8～11分提示存在营养不良风险（表6-2-1）。

表6-2-1　微型营养评定简表（MNA-SF）

指标	分值				得分
	0	1	2	3	
①近3个月食欲减退、消化不良、咀嚼吞咽困难等	食欲严重减退	食欲中度减退	无这些症状		
②BMI（kg/m^2）	＜19	19～21（不含21）	21～23（不含23）	≥23	

续表

指标	分值				得分
	0	1	2	3	
若BMI无法测量，可测量小腿围	＜31cm			≥31cm	
③近3个月心理创伤或急性疾病	有		无		
④活动能力	长期卧床或坐轮椅	可以下床或离开轮椅、但不能走动	可以走动		
⑤精神疾病	严重痴呆或抑郁	轻度痴呆	没有		
⑥近3个月体重丢失	＞3kg	不知道	1～3kg	无	
MNA-SF评分合计					

2.营养风险筛查2002（NRS-2002） 是由欧洲肠外肠内营养学会经过循证医学验证的可广泛应用于临床住院老年人的营养风险筛查工具。目前，该筛查量表已经作为国内学术界认可的一种简便、有效的营养风险初筛工具。该量表主要有疾病状态、营养状态、年龄三部分内容，总分7分，当总分≥3分提示老年人有营养风险，须营养支持治疗；总分＜3分则须每周重新评估其营养状况（表6-2-2）。

表6-2-2 营养风险筛查2002（NRS 2002）

	项目	分数（分）
疾病状态	正常营养需要	0
	骨盆骨折或者慢性病老年人合并有以下疾病：肝硬化、慢性阻塞性肺疾病、长期血液透析、糖尿病、肿瘤	1
	腹部重大手术、脑卒中、重症肺炎、血液系统肿瘤	2
	颅脑损伤、骨髓抑制、加护病患（APACHE＞10分）	3
	得分	
营养状态	正常营养状态	0
	3个月内体重减轻＞5%或最近1个星期进食量（与需要量相比）减少25%～50%	1
	2个月内体重减轻＞5%或BMI18.5～20.5kg/m²或最近1个星期进食量（与需要量相比）减少51%～75%	2
	1个月内体重减轻＞5%（或3个月内减轻＞15%）或BMI＜18.5kg/m²（或血清白蛋白＜30g/L）或最近1个星期进食量（与需要量相比）减少76%～100%	3
	得分	
年龄	年龄≥70岁计1分	1
	NRS-2002营养风险筛查总分	

（二）营养评定

常用营养复合评定工具为微型营养评定（mini nutritional assessment，MNA）（表6-2-3）。

表 6-2-3 微型营养评定

筛检问题	营养风险	分数
1.既往3个月内是否由于食欲下降、消化问题、咀嚼或吞咽困难而摄食减少？	食欲完全丧失	0
	食欲中等度下降	1
	食欲正常	2
2.近3个月内体重下降情况	大于3kg	0
	1～3kg	1
	无体重下降	2
	不知道	3
3.活动能力	需卧床或长期坐着	0
	能不依赖床或椅子，但不能外出	1
	能独立外出	2
4.既往3个月内有无重大心理变化或急性疾病？	有	0
	无	1
5.神经心理问题	严重智力减退或抑郁	0
	轻度智力减退	1
	无问题	2
6.身体质量指数BMI（kg/m²）体重（kg）/身高（m）²	＜19	0
	19～21	1
	21～23	2
	大于或等于23	3

筛检分数（小计满分14分）：
＞12分表示正常（无营养不良危险性），无须以下评价
＜11分提示可能营养不良，请继续以下评价

一般评估		分数
7.独立生活（无护理或不住院）？	否	0
	是	1
8.每日应用处方药超过3种？	是	0
	否	1
9.压疮或皮肤溃疡？	是	0
	否	1
10.每日可以吃几餐完整的餐食？	0＝1餐	0
	1＝2餐	1
	2＝3餐	2
11.蛋白质摄入情况：		
*每日至少一份奶制品？	A）是　B）否	
*每周二次或以上蛋类？	A）是　B）否	
*每日肉、鱼或家禽？	A）是　B）否	
	0.0＝0或1个"是"	
	0.5＝2个"是"	
	1.0＝3个"是"	
12.每日食用两份或两份以上蔬菜或水果？	否	0
	是	1

续表

筛检问题	营养风险	分数
13. 每日饮水量（水、果汁、咖啡、茶、奶等）	＜3杯	0.0
	＝3～5杯	0.5
	＞5杯	1.0
14. 进食能力	无法独立进食	0
	独立进食稍有困难	1
	完全独立进食	2
15. 自我评定营养状况	营养不良	0
	不能确定	1
	营养良好	2
16. 与同龄人相比，你如何评价自己的健康状况？	不太好	0.0
	不知道	0.5
	好	1.0
	较好	2.0
17. 中臂围（cm）	小于21	0.0
	21～22	0.5
	≥22	1.0
18. 腓肠肌围（cm）	＜31	0
	1＝≥31	1

一般评估分数（小计满分16分）：

营养筛检分数（小计满分14分）：

MNA总分（量表总分30分）：

MNA分级标准：

　总分≥24分表示营养状况良好

　总分17～24分为存在营养不良的危险

　总分＜17分明确为营养不良

四、营养不良的风险评估流程

年龄≥65岁的老年人应当进行常规的营养筛查，首先进行预筛查，如果存在6个月非自主性体重下降≥10%或3个月下降≥5%的情况和（或）存在与日常进食相比经口摄入减少的情况，应采用MNA-SF及NRS 2002进行进一步营养筛查。有营养风险者继续进行详细的营养评定，进而制订营养计划，进行干预及监测。无营养风险者定期进行再筛查。营养不良的风险评估流程见图6-2-1。

五、营养不良的风险评估实施要求

对于营养筛查来说，并不需要采用所有方法对老年人进行筛查，只需要选择任何一种即可。不同地区采用的方法有一定的差异，我国使用NRS 2002较多。NRS 2002是老年人入院24小时内需常规进行的筛查项目，无营养风险者，若其住院时间较长，则一周后/病情变化时须对其进行再次筛查。

对于营养评定来说，应结合临床客观数据综合进行，由营养专业人员分析和评价临床信息，综合判断医疗情况和营养摄入史、消化吸收能力、体格检查、人体测量和人体成分分

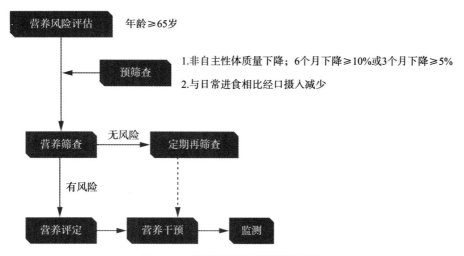

图6-2-1 营养不良的风险评估流程

析、生化指标、临床表现等营养相关问题，得出疾病相关的营养诊断并依此制订营养干预计划，根据结果确定液体和营养素需求、营养支持途径及营养监测指标，最终改善老年人的临床结局。

（一）评估人员要求

营养不良的评估应由受过相关培训的专业人员，如营养师、医师、护士等来进行。

（二）评估场所要求

营养不良的风险评估应在具备营养筛查及营养评定设备和条件的医院、社区、养老机构等场所进行。

（三）评估时机要求

针对不同场所的老年人营养风险评估时机见表6-2-4。

表6-2-4 老年人营养风险评估的时机

不同场所	评估时机
医院老年人	入院24小时内评估一次；有营养不良风险者须进行营养评定，一般于住院后48小时内完成
	每周至少评估一次，按评估分值定时动态评估
	病情变化时及时评估：如手术后、饮食情况改变等
养老机构老年人	根据老年人营养风险评估结果进行不同频度的老年人营养状况监测
	营养状况良好者宜1个月后再次自检，观察变化
	存在营养不良风险者，宜在营养专业评估和改善措施实施后2～3周再次评估营养状况，评价干预措施的效果
	中度营养不良者和高度营养不良者宜根据专业人员的建议，确定营养状况的再次评估时间和评估内容
居家老年人	对65岁以上老年人定期进行自我营养状况筛查
	患有某些疾病的老年人及自我营养筛查存在问题的老年人则需要到医院进行营养筛查及评估

第三节 营养不良的预防

老年人的慢性疾病多、衰弱发生率高，是营养不良的高危人群。老年人的营养不良将严重影响其机体功能及日常活动能力，增加跌倒事件，影响其长期生活质量。因此，预防老年人营养不良尤为重要。

一、个人预防干预

（一）增加老年人的营养知识

老年人的营养知识知晓率越高，其营养态度和行为越好。研究证明，通过对老年人的健康教育，可提高其对膳食营养与健康重要性的认识，促使其自觉纠正不良的膳食习惯。可以通过多种途径，如宣传册、电视节目、营养讲座等，宣传适用于老年人的营养相关知识，增加他们对营养不良的认知，从而更好地进行认知行为干预。

（二）保证全面、充足的食物摄入

老年人食物应多样化，每日应至少摄入12种食物，增加营养丰富、易消化吸收的食物，尤其应注意保证奶类、肉类、鱼虾和豆制品的摄入，以保证能量和优质蛋白质的供给。要多吃水果和蔬菜，以保证维生素和矿物质的供给。水分要充足。

（三）选择适宜的烹饪方式

按照老年人的饮食习惯烹制符合其口味的膳食，饮食宜清淡，宜选择炖、煮、蒸等烹饪方式，避免油炸、辛辣、刺激性食物，同时还要注意色、香、味俱佳，以增进食欲，促进消化。老年人因牙齿松动或缺失，咀嚼能力降低，加之消化能力差，宜把食物切碎、煮烂，肉可以做成肉糜，蔬菜宜用嫩叶。

（四）进餐宜少量多餐

老年人由于胃肠道功能减退，食物不易消化吸收，可少量多次进餐，每日进餐4～6次，在睡前、起床后或两餐间可适当添加食物，这样既可以保证充足的能量和营养，又有利于食物的消化和吸收。对于有营养不良风险或已经存在营养不良的老年人来说，应注意逐步过渡饮食，逐渐增加进食量。

（五）使用营养素补充剂

老年人由于消化吸收能力的减退及受某些疾病因素的影响，常规普通饮食无法满足其身体对于营养素的需求，特别是维生素和矿物质，可适当使用营养素补充剂。

（六）主动足量饮水，积极户外活动

每日饮水量应不低于1200ml，以1500～1700ml为宜。增加户外活动时间，减少静坐或卧床，多晒太阳。运动量应根据老年人的体能和健康状况及时调整，量力而行，循序渐进。每日户外锻炼1～2次，每次30～60分钟，以轻度的有氧运动（如慢走、散步、太极拳等）为主；身体素质较强者可适当提高运动的强度，活动的量均以轻微出汗为度。适当的运动可以延缓肌肉衰减，维持适宜体重，从降低营养不良风险和死亡风险的角度考虑，老年人BMI不低于$20kg/m^2$最佳，最高不超过$26kg/m^2$。

二、家庭预防干预

（一）提高对营养不良的重视程度

老年人营养不良早期表现并不明显，容易被忽视，但会产生一系列不良后果，严重地降

低了老年人的生活质量，甚至会威胁其生命。因此，老年人及其家庭成员都应提高对营养不良的重视程度，一旦出现营养不良的症状，如体重减轻、食欲减退及精神萎靡等，应及时评估，必要时应到医院进行营养不良筛查。家庭成员应督促老年人纠正不良饮食及生活习惯，日常生活中采用多样饮食，注意增加老年人的营养摄入，鼓励他们少食多餐、适当运动，为老年人改善营养不良提供帮助和心理支持。

（二）协助照护者提高照护能力

知识缺乏及应对照护任务的能力不足是老年营养不良照护者面临的主要问题。高质量的照护可有效改善营养不良老年人的进食状况，从而保证各类营养物质的摄入，改善其营养状况。因此，我们应当加强对老年照护者的营养知识教育，使照护者了解老年人所需要的七大营养素、老年人膳食指南、饮食烹饪等知识，让照护者帮助老年人建立每周的饮食计划，使老年人能够合理膳食、摄入足够的营养。

（三）增强家庭凝聚力

家庭凝聚力是指家庭各成员之间，为实现共同的家庭职责目标任务而实施团结协作的程度。改善老年人营养不良是一个缓慢而漫长的过程，因此家庭照顾者的任务较为繁重，过程中难免会出现经济、心理等负担，容易出现家庭矛盾，导致家庭凝聚力降低。家庭成员之间应当进行妥善沟通，共同面对问题，商讨最佳的照护方案，照护过程中也要互相鼓励支持，营造良好的家庭氛围。良好的家庭凝聚力和家庭支援能为营养不良老年人及照护者提供强有力的支持。

（四）定期评估营养状况

照护者应了解简单的营养不良评估方式，关注老年人的进食情况，定期帮助其测量体重，结合简单的营养筛查工具进行评估，及时了解老年人的营养状况并带老年人定期到医疗机构进行体检，如有营养不良的风险，应及时进行营养干预。

（五）加强对老年人的心理护理

老年人常因抑郁等精神因素而影响食欲，应认识到心理护理的重要性。社会和家庭成员对老年人要更加关心照顾，注重陪伴交流。应当鼓励老年人积极主动参与家庭和社会活动、主动参与烹饪，与家人一起进餐，愉悦生活，促进心理健康，增加食欲。同时，在日常生活中应多征求老年人的意见，如想吃什么饭菜、看什么书、听什么音乐等；不能长期在老年人身边陪伴的子女或朋友可在其就餐时打电话提醒老年人需要吃什么营养食物，从而减少其孤独感。

三、社区预防干预

（一）定期开展营养风险筛查

1.社区老年人群风险筛查　对社区60岁以上的老年人进行营养不良风险筛查，可采用微型营养评定简表（MNA-SF），具体见表6-2-1。

2.建立有营养风险人群基本信息档案　包括人群的分类、数量和比例。

（二）开展宣传教育工作

1.定期在社区开展营养教育宣传工作　社区应当有针对性地组织健康教育，采用灵活的教学方法，提高老年人对营养不良的认识。例如，组织老年人召开营养会议，每个会议讨论不同的营养主题，如食物卫生、健康饮食、体重下降等，可与老年人共同享受食物并讨论主题内容，从而使其在轻松的气氛中学习营养知识。

2.重点关注营养风险人群

（1）对营养风险人群进行特殊标记：在信息档案中加注明显标记，按照评估风险级别定期进行相应的追踪管理。

（2）对家庭及陪护成员进行预防营养不良照护知识及技能的相关培训。

（三）建立互助小组

社区服务中心可以建立老年人营养不良互助小组，采用小组互动讨论和实践演练等方法，使面临相同问题的老年人和家庭互相帮助、分享经验、互相督促，使老年人及照护者将所学的知识和技能更好地应用于自身，建立持久的营养不良支持网络。

四、医院预防干预

在医院临床工作中要强化老年人的营养支持管理，明确医护人员的工作职责，对老年人进行科学的营养筛查及营养评估，早期发现营养问题并实施有针对性的营养支持方案，对老年人进行动态的营养监测，及时评价营养支持效果，为改善老年人的营养状况提供保障。

（一）规范落实临床评估

对入院老年人采用入院评估、院中动态评估和出院评估；入院后24小时内完成首次风险评估，随后根据评估风险级别按时进行动态评估。建议应用NRS 2002，见表6-2-2，量表总分7分，总分≥3分提示有营养不良的风险，须营养支持治疗；总分<3分则每周重新评估其营养状况。

（二）做好健康宣教

医护人员应重视老年人及照护者的营养健康宣教，建立营养培训小组，通过授课、讨论、座谈、小组活动等方式对老年人及其照护者进行专业化的营养指导并提供营养知识教育手册及科普书籍。同时，将健康教育延续到老年人出院后，开通免费咨询电话，以便随时帮助老年人及照护者解答营养相关问题，通过微信跟踪，进一步了解照护者的照护能力，给予专业的支持与帮助。

（三）预防药物性营养不良

预防药物性营养不良的根本措施在于合理用药、安全用药、避免滥用。医护人员应当向老年人及其照护者强调药物的不良反应，严格遵循医嘱，切忌擅自加大用药剂量和（或）延长用药时间。若病情需要，应针对可能缺少的营养素调配好饮食，必要时服用相应的维生素和微量元素制剂，用药后若出现与原发病无关的症状，应考虑药物性营养不良的可能并及时就医。

第四节　营养不良的照护

老年人营养不良的管理及照护应紧密围绕营养规范治疗的全过程展开，即营养筛查、评定、干预和监测。营养不良管理和照护的目标是通过规范的营养管理，使老年人的营养状况得以改善。

一、营养筛查及评定

对于存在营养不良风险或已发生营养不良的老年人，应定期进行营养风险筛查及评估，可应用MNA-SF和（或）NRS 2002进行筛查，结合老年人的进食及体重减少情况、营养相关实验室指标、体格检查等方面进行综合评估，为营养方案的制订及动态调整提供依据，详见本章第二节相关内容。

二、营养干预

老年人能量供给推荐20 ～ 30kcal/（kg·d）。当老年人能量摄入不能满足基本需要量时，营养治疗团队将根据营养不良规范治疗五阶梯逐级过渡的原则，制订营养干预计划并进行护理管理（图6-4-1）。

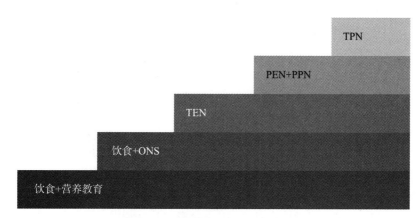

图6-4-1　营养不良规范治疗五阶梯

ONS. 口服营养补充；TEN. 全肠内营养；PEN. 肠内营养；PPN. 肠外营养；TPN. 全肠外营养

（一）第一阶梯：饮食＋营养教育

"饮食＋营养教育"是所有营养不良老年人（不能经口摄食的老年人除外）首选的治疗方法，这种方法经济、实用且有效，是所有营养不良治疗的基础。轻度营养不良老年人使用第一阶梯治疗即可能完全治愈，内容详见本章第三节相关内容。

（二）第二阶梯：饮食＋口服营养补充

当第一阶梯治疗不起作用时即选择第二阶梯。此阶梯针对正常饮食不能满足机体需求（少于目标量的80%）的老年人。口服营养补充（ONS）是指以增加营养摄入为目的，应用肠内营养制剂或特殊医学用途配方食品进行口服补充营养的一种营养支持方法。营养制剂包括能够为老年人提供多种宏量营养素和微量营养素的液体、半固体或粉剂等，可以将其加入饮食中或单独服用，每日为老年人提供400 ～ 600kcal营养。餐间分次口服被认为是ONS标准的营养干预疗法。

（三）第三阶梯：全肠内营养

全肠内营养（TEN）是指在老年人完全没有进食的情况下，所有的营养素完全由肠内营养制剂提供。TEN的实施多数需要管饲，肠内营养管饲的途径主要取决于老年人胃肠道解剖结构的连续性、功能的完整性、肠内营养实施的预计时间、有无误吸的可能等因素，安全有效地实施肠内营养的前提是选择一种合适的管饲途径。鼻胃管是短期肠内营养支持的首选途径，适用于无法经口进食、胃肠功能完整、营养治疗预期时间较短者，其优点是放置简单，缺点是有反流与误吸的危险，而且可导致鼻咽部黏膜破溃、鼻窦炎及声带麻痹等并发症。鼻肠管（鼻十二指肠管或鼻空肠管）的导管头端位于十二指肠或空肠，主要适用于胃或十二指肠连续性不完整、胃或十二指肠动力障碍、误吸风险高的老年人，鼻肠管喂养可基本避免反流、误吸的发生，但长期放置也存在损伤鼻咽部黏膜的可能。经皮内镜下胃造口（PEG）和经皮内镜下胃造口空肠置管（PEJ）是在内镜引导及介入下，经皮穿刺放置胃造口管或空肠营养管，以达到胃肠内营养和（或）胃肠减压的目的的方法。其适用于需要长期肠内营养支持治疗（肠内营养预计应用4周以上）的老年人，这种方法与鼻胃管相比，避免了鼻腔刺激，并且管道可长期留置，既可以避免频繁更换管道，又可以满足老年人长期喂养的需求。

1.肠内营养照护要点

（1）肠内营养可以选择注射器间歇推注、重力间歇滴注、肠内营养输注泵泵入等方式输注。对于刚开始接受肠内营养、血糖波动较大、卧床的老年人来说，为避免短时间内输注大剂量、高渗透压的营养液，推荐使用肠内营养输注泵泵注。

（2）肠内营养液的温度应保持在38～42℃，避免因为营养液温度过低而引起腹泻。

（3）肠内营养液的总量、浓度、喂养速度应逐渐缓慢过渡，根据老年人的耐受情况逐渐增加。

（4）管饲喂养时，协助老年人取坐位、半坐位或抬高床头30°～45°，避免反流、误吸的发生。

（5）管饲喂养前应彻底清理呼吸道，鼻饲过程中、鼻饲后30分钟内避免进行叩背、吸痰、翻身等操作，以免老年人因胃部机械性刺激而引起反流，导致误吸。

（6）喂养过程中注意观察老年人有无呛咳、反流、恶心、腹泻等情况的发生，如有发生应暂停喂养并及时对症处理。

（7）管道护理：①妥善固定管道，在老年人鼻翼处固定胶布，如有松脱随时更换，如老年人意识不清、躁动，可适当采用约束用具，防止拔管。PEG固定时应注意松紧度适中，过紧易发生包埋综合征，过松易出现胃内容物的渗漏。②保持管道通畅，管饲后用温水脉冲式冲管；对于持续泵注喂养的老年人，应每4小时脉冲式冲管1次，若营养液浓度高、堵管风险大，可增加冲管次数。

（8）皮肤护理：经鼻留置的管道外固定应以对鼻腔压迫力量最小为原则，以减轻对鼻腔黏膜的压迫，每日用棉签清洁鼻腔、向鼻腔内滴注润滑剂、旋转导管，以防导管压迫造成鼻黏膜局部损伤。PEG的老年人应注意保持造口周围皮肤清洁、干燥，按时换药，如发现有感染征象及时对症处理。

2.肠内营养照护技能

（1）鼻饲：是将导管置入胃内或空肠后，从管内注入食物、水分和药物，以维持老年人的营养治疗的技术（表6-4-1）。

表6-4-1　鼻饲物品准备

物品名称	数量	物品名称	数量
20ml、60ml注射器	1个	营养液、温水	适量
研钵、碗	1个	手套	1副
鼻饲泵及泵管	1个	垫巾	1块
温度计	1根	纱布	1块

操作流程：

1）准备用物，洗手，戴口罩，向老年人解释操作目的。

2）摆好体位，协助老年人取坐位、半坐位或抬高床头30°～45°。

3）需要吸痰者应先吸痰。

4）确认导管头端位置：看鼻饲管体外刻度；回抽胃液；听气过水声。

5）测量温度，适宜温度为38～42℃。

6）用20ml温开水脉冲式冲管。

7）若使用注射器推注，喂养速度≤10ml/min；若使用鼻饲泵泵注，持续喂养速度由30ml/h逐渐增加至120ml/h。

8）鼻饲后冲管并封管：用20ml温开水脉冲式冲管；将米曲菌胰酶1片溶于20ml温水中，用20ml注射器匀速注入鼻饲管腔内封管并将药液保留于管腔。

9）将胃管尾端封闭，置于老年人枕旁或衣袋内。

10）整理鼻饲用物，鼻饲后30分钟内避免搬动老年人及进行其他刺激性操作。

（2）胃/空肠造瘘口换药：胃/空肠造瘘的老年人，尤其是术后一周内，造瘘口周边会有渗血、渗液，如周围皮肤感染，还会出现脓肿、破溃等情况，因此，造瘘口需要按时换药（表6-4-2）。对造瘘口换药不仅能清楚观察造瘘口周围皮肤状况，还能预防感染，促进造瘘口健康生长。

表6-4-2 胃/空肠造瘘口换药物品准备

物品名称	数量	物品名称	数量
一次性换药包	1个	松节油	1瓶
剪口纱布	2块	干棉签	若干
碘伏棉签	1包	胶布	1卷
护理手套	1副	手消液	1瓶

操作流程：

1）准备用物，洗手，戴口罩，向老年人解释操作目的。

2）显露造瘘口，注意保暖。

3）去除胶布，戴手套，取换药盘内蓝色镊子去除敷料。

4）用松节油棉签去除胶痕。

5）观察造瘘管体外刻度，评估造瘘口周围皮肤状况。

6）取碘伏棉签，由内向外环形消毒造瘘口周围皮肤2～3遍。

7）将造瘘管旋转180°，预防包埋综合征的发生。

8）将两块剪口纱布开口相向，分别放于盘片的上下。

9）用两条胶布横向固定纱布。

10）妥善放置造瘘管并固定。

（四）第四阶梯：肠内营养＋肠外营养

在TEN不能满足老年人营养目标需要量的条件下，应该进入此阶段，或者说在肠内营养的基础上补充性增加肠外营养。肠内营养（PEN）与肠外营养（PPN）两者提供的能量比例没有固定值，主要取决于肠内营养的耐受情况，肠内营养耐受越好，需要PPN提供的能量就越少，反之则越多。

（五）第五阶梯：全肠外营养

在老年人肠道完全不能使用的情况下，全肠外营养（TPN）是唯一营养来源。TPN是通过静脉途径给予适量的蛋白质、脂肪、碳水化合物、电解质、维生素和一些微量元素，从而达到营养治疗的目的。

老年人TPN照护要点：

（1）TPN液应现配现用，超过24小时，则不宜使用。

（2）TPN的输注推荐应用经外周静脉穿刺置入中心静脉导管（PICC）及中心静脉导管（CVC）等途径，避免使用外周静脉输注，防止液体渗透压过高对血管造成刺激或液体外渗后对皮下组织的损伤。

（3）在实施TPN时，医护人员注意每班交接管道是否在位，固定是否良好，要注意观察老年人有无静脉液体外渗的情况。

（4）输注开始时速度要缓慢，逐渐增加滴速，心功能不全的老年人输液速度不可过快。

三、营养监测

营养实施过程中，应注意动态评估营养干预的状况并监测营养治疗相关指标。住院老年人一般应每周评估1次，院外正在接受营养治疗的老年人应2～3周评估1次，结束营养治疗的院外老年人应每个月评估1次。根据监测和评估的结果来调整营养干预方案。

（一）营养治疗的安全性指标

1.导管相关　管道堵塞、管道脱落、导管相关感染等情况。

2.喂养相关　恶心、呕吐、反流、误吸、腹胀、腹泻、便秘、胃残余量、血糖波动等情况。

3.实验室指标　肝肾功能、心肺功能等。

（二）营养治疗的营养状况指标

1.每日进食量、每日管饲肠内营养液或匀浆膳的总量　通过3天的饮食记录直接计算出蛋白质、脂肪等各种营养成分的摄入量，这是反映其营养状况最有效的方法（表6-4-3）。

表6-4-3　饮食记录表

饮食记录（3天）		
第1天	第2天	第3天

2.人体测量指标　主要包括体重指数（BMI）、上臂肌围（AMC）、腓肠肌围（CC）、三头肌皮褶厚度（TSF）等。人体测量指标中骨骼、肌肉和脂肪的含量直接反映了老年人的营养状况（表6-4-4）。

表6-4-4 人体测量指标记录表

项目	方式	实际值
BMI	体重（kg）/身高（m）^{2}	
TSF	左手肩胛峰与尺骨鹰嘴连线的中点为测量点，测量时用左手拇指和其余4指将皮肤连同皮下组织捏起呈皱褶，用皮褶测量器测量距拇指1cm处的皮褶根部的宽度	
AMC	左手肩胛峰与尺骨鹰嘴连线的中点周径（AC） AMC（cm）＝AC（cm）－TSF（cm）×3.14	
CC	腓肠肌中点周径	

3.生化指标的变化　评估血清白蛋白（ALB）、血浆前白蛋白（PAB）、血红蛋白（Hb）、三酰甘油（TG）、胆固醇（CHOL）等的变化（表6-4-5）。

表6-4-5 生化指标记录表

项目	正常值	实际值
ALB	35～45g/L	
淋巴细胞计数	0.2～0.4	
PAB	含量＜30g/L时提示营养不良	
Hb	男性：120～165g/L；女性：110～150g/L	
TG	0.45～1.69mmol/L	
CHOL	140～199mg	

及时有效地对老年人群进行营养不良风险筛查，及时发现营养不良的老年人并进行营养干预，指导老年人合理营养，对患病老年人进行合理的防治及营养支持，这对提高老年人群生活质量，改善其身心健康，控制疾病的发生发展，降低医疗卫生负担都有着积极的意义。

参 考 文 献

何夏阳，刘雪琴，2007. 老年人营养不良的相关因素及干预方法［J］. 护理学杂志，22（9）：78-81.

和水祥，2018. 老年人的营养现状［J］. 医学与哲学，39（22）：8-10，86.

石汉平，赵青川，王昆华，等，2015. 营养不良的三级诊断［J］. 中国癌症防治杂志，7（5）：313-319.

张颐，蒋朱明，2012. 营养筛查、评定与干预是成人营养诊疗的关键步骤：美国肠外肠内营养学会（ASPEN）2011年临床指南［J］. 中华临床营养杂志，20（5）：261-268.

中华医学会肠外肠内营养学分会老年营养支持学组，2013. 老年患者肠外肠内营养支持中国专家共识［J］. 中华老年医学杂志，32（9）：913-929.

第七章

肌 少 症

第一节 概　述

肌少症（sarcopenia）又称肌肉衰减综合征，是一种国际公认的老年综合征。国际肌少症工作组（International Working Group on Sarcopenia，IWGS）对肌少症的定义：与增龄相关的进行性、全身肌量减少和（或）肌强度下降或肌肉生理功能减退。肌少症最早由美国塔夫茨大学教授Irwin Rosenberg于1989年提出，2018年欧洲老年人肌肉减少症工作小组（European Working Group on Sarcopenia in Order People，EWGSOP）再次将肌肉减少症的定义更新为肌少症是一种进行性和全身性的骨骼肌疾病，不良后果包括跌倒、骨折、身体残疾和死亡，强调低肌力是肌肉减少症的关键特征，认识到在预测不良后果方面，肌力比肌量更重要。

一、流行状况

流行病学调查显示，人类骨骼肌的生长在30岁左右达到高峰，40岁后开始以每年1%～2%的速度衰减，随着年龄的增长，老年肌少症的发生率逐渐增加，年龄＞65岁的老年人，肌少症的发生率是5%～13%，年龄＞80岁的老年人则高达50%～60%。亚洲肌肉减少症工作组（Asian Working Group for Sarcopenia，AWGS）的最新研究结果表明，亚洲老年人群的肌少症发病率为4.1%～11.5%。

二、肌少症的危害

肌少症可使跌倒风险增加，易造成脆性骨折，致老年人日常生活能力下降，并且与心脏疾病、呼吸系统疾病和认知障碍相关。本病可以导致老年人运动功能失调，丧失独立生活能力或长期需要他人照料，延长住院时间，增加居家护理费用。肌少症老年人跌倒率、失能率、医疗费用、病死率均有增加，从而降低了老年人的生活质量，对其精神和心理产生负面影响。现在我国已进入世界上老龄化程度最高的国家之列，65岁以上的老年人口接近1.3亿人，到2050年将达到3.32亿人，超过总人数的23%，肌少症将是我国居民健康和社会发展的重大威胁之一。

三、肌少症的危险因素

肌少症是增龄相关疾病，是受环境和遗传因素共同作用的复杂疾病，多种风险因素和机制参与其发生。目前肌少症尚无明确的首要致病因素，但研究人员对以下几个观点较为认可（表7-1-1）。

表7-1-1 肌少症的危险因素

分类		危险因素
内在因素	年龄因素：	肌少症是增龄相关疾病
	生理因素：	骨骼肌纤维数量的减少、神经-肌肉功能减退、增龄相关激素变化、促炎性反应细胞因子、肌细胞凋亡、线粒体及染色体损伤、肌卫星细胞的修复受损、自噬、肠道菌群改变等
	疾病因素：	骨质疏松症是继发性肌少症发病的主要因素之一
	遗传因素：	是引起个体差异的重要因素
外在因素	营养摄入减少：	蛋白质、氨基酸、维生素D、钙剂等摄入不足会降低肌肉质量和功能
	运动减少：	增龄相关的运动能力下降是老年人肌肉量丢失和强度下降的主要因素

第二节 肌少症风险评估

一、肌少症风险评估的目的

（1）判断老年人有无肌少症。

（2）评估肌少症的危险因素。

（3）根据评估结果为肌少症老年人的治疗和护理计划提供依据。

（4）准确评价肌少症治疗和护理的效果。

（5）降低肌少症的发生率，提高老年人的生活质量。

二、肌少症的风险评估内容

（一）一般医学评估内容

1.年龄 肌少症的发生随年龄的增长而增加。

2.生理因素 骨骼肌纤维数量减少、神经-肌肉功能减退、增龄相关激素变化、促炎性反应细胞因子、肌细胞凋亡、线粒体及染色体损伤、肌卫星细胞的修复受损、自噬、肠道菌群改变等，都是肌少症发生的原因。

3.疾病因素 骨质疏松症是继发性肌少症发生的主要因素之一。

4.营养摄入减少 蛋白质、氨基酸、维生素D、钙剂等摄入不足会降低肌肉质量和功能。

5.运动减少 增龄相关的运动能力下降是老年人肌肉量丢失和强度下降的主要因素。

（二）老年人的躯体功能评估

老年人随着年龄增长，肌肉质量和功能均会下降。因此，老年躯体功能评估是老年综合评估的重点。

（三）社会支持评估内容

缺乏有效的社会支持、经济水平低下和生活质量差的老年人也容易发生肌少症，因此，还应注意老年人社会功能和老年人生活质量的评估。

三、肌少症的风险评估工具及标准

（一）肌少症快速风险筛查

肌少症在老年人群的发生较为普遍，国内外肌少症工作组均提出应该对60岁以上的老年人和存在肌少症风险的人群进行筛查。肌少症国际工作组（IWGS）推荐，肌少症筛查目标人群主要包括肌力及骨骼肌功能或健康状态显著下降者、自我感觉活动受限者、有反复跌倒史者、近期非计划性体重减轻大于5%者、慢性疾病状态（如2型糖尿病、慢性心力衰竭、慢性阻塞性肺疾病、慢性肾病、类风湿关节炎和癌症等）及住院老年人等。

筛查方法：进行步速、握力测试。

评价界值：步速＜0.8m/s为活动能力低下，男性握力＜26kg、女性握力＜18kg为肌力减弱，须进行肌量的检测并对可能的病因进行全面评估。

亚洲肌肉减少症工作组（AWGS）及欧洲老年人肌肉减少症工作组（EWGSOP）的推荐对60岁以上的社区老年人每年进行一次肌少症筛查。

（二）常用的评估工具及标准

1.SARC-F 筛检表　是简易五项评分问卷量表，也是常用的一项方便、简洁的筛查方法，包括5个条目，依次为力量、行走能力、起立能力、爬楼梯能力和跌倒情况，各条目得分0～2分，总分为0～10分，总分≥4分即可判断存在肌肉减少症风险（表7-2-1）。

表7-2-1　SARC-F 筛检表

序号	检测项目	询问方式
1	S（strength）：力量	搬运10磅重物是否困难
		（无困难0分；偶尔有困难1分；经常有困难或完全不能完成2分）
2	A（assistance in walking）：行走能力	步行走过房间是否困难
		（无困难0分；偶尔有困难1分；经常有困难或完全不能完成2分）
3	R（rise from a chair）：起立能力	从床上或椅子起身是否困难
		（无困难0分；偶尔有困难1分；经常有困难或完全不能完成2分）
4	C（climb stairs）：爬楼梯能力	爬10层楼是否困难
		（无困难0分；偶尔有困难1分；经常有困难或完全不能完成2分）
5	F（falls）跌倒情况	过去一年跌倒次数
		（从未0分；1～3次1分；≥4次2分）

2.肌量评估及标准

（1）双能X线吸收测定法（DXA）：是目前评估肌量最常用的方法，通过依据身体成分对X线吸收率的不同来区分骨骼和软组织，可精确区别全身和局部肌肉、脂肪和骨骼量，且费用低廉、放射剂量小。肌肉减少的诊断标准以身高校正后的四肢肌量为参照指标，即四肢肌量（kg）/身高^2（m^2）。亚洲肌肉减少症工作组（AWGS）将诊断切点设定为男性＜7.0kg/m^2、女性＜5.4kg/m^{2}为肌量减少。

（2）生物电阻抗分析法（BIA）：通过向体内引入小量交流电，计算电流在体内肌肉中的水传导及阻抗信息，进而推算出体内肌肉含量。该操作快捷、无创、无辐射、价格低廉，缺点是检测结果会受机体含水量影响，因此仅适用于筛查。

1）测试方法：测试者双足光足站在电极上，足后跟与前足掌覆盖足部电极，双手分别抓握两侧手柄并将拇指放在椭圆形电极上，保持双臂下垂伸直，不要与身体其他部位接触。

2）测试要求：测试者脱掉外套、鞋子和袜子，穿着轻便的衣服，取下贴身佩戴的金属饰物，如金属手表、戒指等；测试者保持放松，直至测试完成。

3）判断标准：根据仪器测得的附肢骨肌肉质量（kg）计算相对骨骼质量指数（RSMI），即附肢骨肌肉质量（kg）除以身高的平方（m^2）。不同国家或地区、不同学会以BIA为测量工具诊断肌少症的标准有所不同。亚洲肌少症工作组建议男性和女性肌肉量减少的诊断切点分别为 $7.0kg/m^2$ 和 $5.7kg/m^2$。

（3）CT和MRI：曾经是评估肌量的金标准，MRI可以精确区分肌肉、脂肪及其他软组织，主要用于特殊部位横切面的分析，如肢体肌量测定，但其操作难度大，费用昂贵。同时，CT因具有较大的放射性也被限制用于全身肌肉量的评估。

3.肌力评估及标准　肌力是通过握力体现的，评估肌力最常使用的方法是简易的握力测定法。

（1）测试方法：测试者双手各测3次，每次持续3秒，间隔1分钟，取最大值一侧的握力作为最终结果。

（2）测试要求：评测体位参照美国手治疗协会推荐的标准化指南标准，即测试者采取坐姿，双足自然置于地面，屈膝屈髋90°，肩内收中立位，屈肘90°，上臂与胸部平贴，前臂处于中立位，伸腕0°～30°并保持0°～15°尺偏。

（3）判断标准：亚洲肌少症工作组建议诊断切点为男性＜26kg、女性＜18kg为肌力减弱。

4.身体活动能力评估和标准　简易体能状况量表（short physical performance battery，SPPB）Guralnik于1994年首次应用，其应用较为广泛，共有3项内容，分别是平衡测验、步行速度测验、椅上坐 - 站测试。SPPB可以评估测试者步态、力量强度和耐力、平衡能力情况，这些方法可同时或单独用于肌少症的评估。SPPB评分可作为评定老年人日常活动能力的指标。

（1）平衡测验：具体操作方法见表7-2-2。

表7-2-2　平衡测验

测验图示	测验内容	记录时间
	双足并拢站立：双足紧挨，并排站立	时间：＿＿＿秒
	半串联站立：将一只足的足背挨着另一只足的蹬趾站立	（左足前）时间：＿＿＿秒 （右足前）时间：＿＿＿秒
	串联站立：将一只足放在另一只足的足跟前，足跟挨着足趾站立	（左足前）时间：＿＿＿秒 （右足前）时间：＿＿＿秒

指导语：接下来我将为您演示3种姿势。每种姿势请您重复并尽量保持10秒时间。您可以通过张开您的双臂或扭动您的身体来保持平衡，但请您不要移动您的双足。请保持这个姿势直至我喊停为止

每一步喊"准备，开始"，同时开始计时。10秒后，喊"停"

注意事项：测试时，测试者保持双眼睁开，测试人员站在旁侧保护测试者安全。每一步可重复测2～3次，取最好成绩。如第一次受试者可完成10秒，则直接进行下一步，如尝试3次均未完成10秒，停止测试

测试标准：站立≥10秒为1分；＜10秒为0分

未进行该动作0分；得分为0，结束测试

（2）步行速度测验：具体操作方法见表7-2-3。

表7-2-3　步行速度测验

步速测验	常规步行4m或3m所用时间（测两次）		
第一次	时间：_____秒	第二次	时间：_____秒

方法：计时开始后，测试者须以日常步行速度走到4m或3m线处

测试标准：

4m步行	3m步行
如果时间＞8.70秒——1分	如果时间＞6.52秒——1分
如果时间6.21～8.70秒——2分	如果时间4.66～6.52秒——2分
如果时间4.82～6.20秒——3分	如果时间3.62～4.65秒——3分
如果时间＜4.82秒——4分	如果时间＜3.62秒——4分

（3）椅上坐-站测试：用于判别是否存在下肢肌力减退（表7-2-4）。

表7-2-4　椅上坐-站测试

5次起坐试验　测定下肢肌力和关节活动		
第一次所用时间_____秒	第一次所用时间：_____秒	最短用时：_____秒

测试方法：

（1）准备一把靠背笔直无扶手的椅子（座高约46cm）

（2）测试开始前，让测试者坐在椅子中间，双手手腕处交叉搭到对侧肩膀上，保持双足平放在地板上，保持背部挺直并将手臂对着胸部

（3）计时开始后，测试者以最快的速度，完全站立起来然后再坐下，重复"起立-坐下"这个动作5次，停止计时

（4）可重复2次，取最好成绩，2次之间休息1分钟。时间精确到毫秒：0.00秒

（5）如果受试者需要借助外力才能起立，则停止测试。成绩记为"0"。

测试图示

评估标准：

用时≥16.7秒，表示下肢力量不足；用时13.7～16.6秒，表示下肢力量一般

用时11.2～13.6秒，表示下肢力量良好；用时≤11.1秒，表示下肢力量非常好

四、临床判断

肌少症的诊断标准包括3个要素：肌量减少、肌力减小和肌肉功能减退。欧洲和国际肌少症工作组对肌少症的诊断标准达成了共识，EWGSOP的标准是目前国际上对肌少症的诊断采用较多的标准（表7-2-5）。

表7-2-5　EWGSOP标准

序号	项目	评定标准
1	步速	＜0.8m/s
2	握力	男性＜30kg，女性＜20kg
3	肌量	（四肢骨骼肌肌量AST/身高^2）：低于青年对照组平均值的2个标准差

满足以上3点即可判断为肌少症

续表

序号	项目	评定标准
肌少症分期		肌少症前期：仅有肌容积下降，无肌力和活动能力下降
		肌少症：肌容积下降伴肌力或活动能力下降
		严重肌少症：肌容积下降伴肌力和活动能力下降

五、肌少症的风险评估流程

肌少症的风险评估流程见图7-2-1。

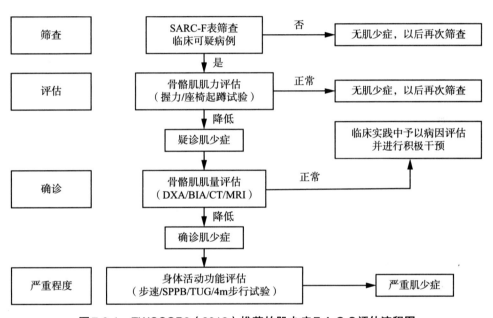

图7-2-1 EWGSOP2（2018）推荐的肌少症F-A-C-S评估流程图

六、肌少症的评估要求

（1）评估人员要求：除一般性评估可由老年人自己或照护者协助完成外，躯体功能性测试和其他专业性评估须专业测评人员完成。

（2）评估场所要求：一般性评估可在老年人家中、社区卫生机构或医院开展，其他专业性评估须在具备开展躯体功能性测试和其他专业性评估条件的专业机构进行测评。

（3）临床评估由护士、专科医师或康复师完成。

（4）治疗方案取决于肌少症的评估结果。

第三节　肌少症的预防

老年肌少症是复杂的多因素疾病，所以老年肌少症的预防应采用多元化的策略，其目的在于减缓或逆转肌肉质量与功能的下降，减少相关并发症，提高老年人生存质量。

一、肌少症预防的目标

（1）老年人和（或）照护者清楚肌少症的危险因素，能够积极主动地进行自我预防。

（2）减少肌少症的发生。

（3）提高老年人的生活质量。

二、肌少症的干预措施

（一）个人肌少症预防的干预措施

1.积极学习肌少症的相关知识　老年人应积极学习肌少症的相关知识，包括危险因素及预防措施、评估工具及标准等多方面内容，全面了解肌少症。

2.定时进行肌少症风险自我评估　采用肌少症快速风险筛查方法，进行步速、握力测试。4m步速＜0.8m/s为活动能力低下，男性握力＜26kg、女性握力＜18kg为肌力减弱，须进行肌量的检测并对可能病因进行全面评估。

3.积极学习并掌握运动预防干预　大量研究表明，长期卧床和久坐等身体活动减少的状态会引起老年人肌量减少、肌力和运动能力下降及致残等不良结局的增加。运动干预对抵抗肌肉衰减具有显著的积极作用，可以改善肌肉的质量和力量、提高肌肉的蛋白质合成率、线粒体功能及增加骨骼肌卫星细胞的含量等。研究证实，坚持5个月以上的长期运动锻炼（每次30～45分钟，3次/周）可以明显改善肌少症预后。每周2～3次的抗阻训练可以有效改善肌无力的症状，增加肌量、肌肉功能和步速等。

（二）家庭肌少症预防的干预措施

（1）合理营养搭配：营养干预是指通过补充蛋白质、脂肪酸、肌酸及维生素等营养物质，达到防治肌少症的目的。要注意监控、评估老年人的营养状况，及时给予必要的干预，预防老年人营养不良，减少其跌倒的风险。

（2）家庭成员及时督促老年人参加运动锻炼。

（3）家庭成员相关知识学习和培训：家庭及陪护成员参加个人自测评估和相关知识及技能的培训和学习。

（三）社区肌少症预防的干预措施

1.社区老年人群评估　对社区65岁以上的老年人进行肌少症风险评估，可采用简易体能状况量表（SPPB），计时站立行走测试（TUG），步速测试等。

2.定期在社区组织有针对性地开展健康宣教

（1）认识肌少症，提高就诊率：宣教内容主要包括肌少症的定义、危害和风险因素，强调肌少症患病率高就诊率低这种较为严重现象的存在。

（2）加强培训：给予老年人日常营养和运动干预的专业性指导，对家庭及陪护成员进行个人自测评估和相关知识及技能的培训。提升老年人及家属陪护人员防范肌少症的能力。

3.家庭关系及离异或丧偶情况　家庭关系不良、离异或丧偶对老年人健康相关生命质量也有显著影响，社区应对离异或丧偶者予以更多的帮扶和关爱。

第四节　肌少症的照护

一、肌少症的照护目标

（1）老年人和（或）照护者了解肌少症的相关知识。
（2）老年人和（或）照护者掌握肌少症的干预措施。
（3）老年人和照护者能够主动地进行锻炼。
（4）老年人肌少症引起的症状得到缓解甚至消除，老年人的生活质量得到提高。

二、肌少症的照护措施及技能

（一）营养干预

营养干预是指通过补充蛋白质、脂肪酸、肌酸及维生素等营养物质，从而达到防治肌少症的作用的一种方式。要注意监控、评估老年人的营养状况，及时给予必要的干预，预防老年人营养不良，减少其跌倒的风险。

1.蛋白质　骨骼肌肌量的稳定主要依赖于肌蛋白合成与分解代谢的动态平衡，二者失衡会导致老年人出现衰弱、肌少症等一系列老年综合征，蛋白质摄入量与肌肉的质量和力量呈正相关。欧洲临床和营养代谢学会（the European Society for Clinical Nutrition and Metabolism，ESPEN）推荐，健康老年人蛋白质的需求量是$1.0 \sim 1.2$g/（kg·d），患有急慢性疾病的老年人蛋白质需求量应维持在$1.2 \sim 1.5$g/（kg·d），而患有严重疾病、受伤或营养不良的老年人，蛋白质的需求量增加至2.0g/（kg·d）。中国营养学会老年营养分会专家推荐：老年人蛋白质的摄入量应维持在$1.0 \sim 1.5$g/（kg·d）。例如，体重60kg的老年人每日蛋白质摄入量为$60 \sim 90$g，平均每天75g，优质蛋白质的比例应达到50%。除了考虑蛋白质的补充量，还须关注蛋白质来源。优质蛋白主要包括动物蛋白和乳清蛋白，动物蛋白富含人体必需的氨基酸，且易消化，生物利用度较高，牛奶、蛋类、瘦肉、鱼、虾及豆类制品均富含优质蛋白。乳清蛋白优于大豆蛋白，有"蛋白之王"之称，它从牛奶分离提取出，纯度高、氨基酸组成最合理，不仅是优质蛋白，而且吸收快速，是促进肌肉合成的"快蛋白"，可以在每日两餐之间或锻炼后额外补充2次，每次摄入量为$15 \sim 20$g（表7-4-1）。

表7-4-1　常见食物的蛋白质含量（g）

食物	含量	食物	含量
一个鸡蛋（中）	7	一根白玉米（中）	5.2
一杯牛奶（200ml）	6	一杯酸奶（200ml）	5
一个土豆（中）	4.3	半个西蓝花（中）	6
一片南豆腐（100g）	6.2	一片北豆腐（100g）	12.2
1/4条草鱼可食部分（120g）	20	1/4只鸡可食部分（100g）	20
12只基围虾可食部分（110g）	20	两块牛肉（100g）	20

对于65岁以上的老年人，《中国居民膳食指南》推荐，蛋白质摄入量为男性65g/d，女性55g/d。相当于每日$100 \sim 150$g瘦肉、一个鸡蛋、一杯250ml的牛奶、100g北豆腐再加其他食物中所含的蛋白质量并均衡分配至一日三餐摄入。

2. n-3多不饱和脂肪酸（n-3poly unsaturated fatty acid，n-3PUFAs） 亦称为ω-3多不饱和脂肪酸，主要包括α-亚麻酸、二十碳五烯酸（eicosapentaenoic acid，EPA）和二十二碳六烯酸（docosa-hexaenoic acid，DHA），对老年人肌少症的预防有积极作用。我国推荐的老年人膳食脂肪的宏量营养素可接受范围（AMDR）与成人相同，为总能量摄入（E）20%～30%；老年人n-3多不饱和脂肪酸的适宜摄入量（AI）为0.60%E；EPA＋DHA的ADMR定为0.25～2.00g/d。膳食中的EPA和DHA主要来源是鱼类，特别是海鱼，以及海藻等。

3. 维生素D 低水平的血清维生素D浓度与骨骼肌肌量减少、肌力下降、老年人跌倒风险增加等密切相关。根据我国最新的《中国老年患者营养支持治疗专家共识——肌肉减少症的营养支持》，应将补充维生素D纳入辅助营养治疗，以减少老年人跌倒和骨折的发生，维生素D补充剂量至少为700～1000U/d。另外，增加户外活动，多晒太阳及适当增加海鱼、动物肝脏和蛋黄等维生素D含量较高食物的摄入，也有助于提高老年人血清维生素D水平。

4. 抗氧化营养素 在肌少症中，骨骼肌中的氧化损伤及增生与肌肉纤维和功能的丧失有关。此外，氧化应激带来的线粒体和核DNA损伤的积累渐渐损害其功能，从而导致细胞的死亡，最终导致活性氧直接破坏肌肉组织。因此，抗氧化剂（如类胡萝卜素、维生素E和维生素C等）在治疗肌少症中发挥着重要的作用。

（1）维生素C：与某些氨基酸的合成有关，维生素C的缺乏可能影响身体活动能力，包括非特异性的疲劳症状、肌无力等，严重的可发展成贫血。研究显示，75岁以上的老年女性血液中维生素C浓度与握力、单腿站立时间呈正相关。

（2）维生素E：血清维生素E浓度低与老年人虚弱、身体活动能力与肌肉力量的下降有关，血清维生素E浓度低于25µmol/L的老年人3年内身体活动能力下降的风险会增加62%。

（3）类胡萝卜素：老年人血清中类胡萝卜素水平低与其握力、髋部与膝部肌肉力量下降存在明显关联。血清类胡萝卜素水平小于1.4µmol/L的老年人比血清类胡萝卜素大于2.2µmol/L的老年人的6年内髋部肌肉衰减、膝部力量衰减、握力降低的风险增加。

（4）硒：血浆中硒浓度降低是老年人骨骼肌质量和强度下降的独立相关因素，膳食中硒的摄入量与老年人握力呈正相关。老年女性中，虚弱者较非虚弱者的血浆硒浓度更低。

（5）锌：是一种人体必需的微量营养素。据报道，老年人的血清中锌浓度较低，会削弱免疫系统功能，使其易受感染，从而增加发病风险。随着年龄的增长，由于缺锌，T细胞介导的功能受损。对于老年人来说，食物咀嚼不良、口腔问题等都可导致锌营养不良。60岁以上的老年人锌摄入量低于系统功能正常人群摄入量的50%，因此，研究发现，对于老年人，锌的推荐膳食摄入量为男性11mg/d，女性8mg/d。

5. 口服营养补充（ONS） 国内外许多研究表明，对已存在或可能发生营养不良或具有营养风险的老年人，在日常饮食基础上用肠内营养制剂/医用食品进行ONS，可增加其能量和蛋白质摄入，有助于减少肌肉丢失、缓慢持续增加体重、加快康复。在日常膳食和锻炼的基础上，每日额外补充2次，每次摄入含有15～20g蛋白质的补充剂，提供额外每餐200kcal（836.8kJ）的营养，对预防虚弱老年人的肌肉衰减和改善肌肉衰减综合征患者恢复肌肉量、强度以及改善其身体功能和平衡性有一定作用。

6. 肌酸 是一种由甘氨酸、精氨酸和甲硫氨酸合成的含氮有机酸，多数存在于骨骼肌中，主要以游离的肌酸或磷酸肌酸的形式储存。适当补充肌酸化合物，可增加肌力，减少剧烈活动后的细胞损伤和炎症反应。老年人适当的抗阻训练配合肌酸补充可以提高其肌力和非脂肪组织的质量。但对于慢性肾功能不全的老年人来说，大剂量的肌酸可引起液体潴留甚至引发肾炎。

（二）运动干预

国内外研究中运动疗法主要以有氧运动、抗阻训练、有氧-抗阻联合训练为主；我国还包括太极拳、易筋经等传统功法运动。

1.有氧运动 是指人们通过正常呼吸、在氧气充分供应的情况下进行的各种轻、中等强度的运动，有氧运动可以改善和提高机体有氧工作能力和心肺功能，常见的有氧运动包括快走、游泳、骑自行车、健身操、广场舞、瑜伽、慢跑、爬山等。有氧运动属于中等强度运动，动作缓慢、容易学习，适合老年人单独或集体在社区环境中进行，更符合老年人的身体条件和活动要求，是中国老年人常采取的运动方式。虽然有氧运动对于老年人的肢体肌肉增加相对较少，但是有氧运动时大块肌肉重复运动，消耗能量，可以有效减少全身体脂肪和腹部脂肪，包括肌肉中的脂肪。研究表明，有氧运动能改善老年人的心肺功能及活动耐量，增加肌纤维横断面积（CSA），使线粒体数量和酶的活性增加，从而促进肌肉蛋白质合成和增强肌肉质量。老年人每周有氧运动时间＜150分钟，肌肉减少症患病率为38.93%；150～300分钟为23.91%；300～450分钟为18.75%；时长＞450分钟为11.65%。随着有氧运动时长增加，老年人肌肉力量也增强，而且有氧运动能改善老年人的代谢调控，降低氧化应激，维持运动能力，对老年人肌肉减少症的防治也可起到积极作用，因此鼓励老年人进行有氧运动。

2.抗阻训练 是指肌肉在克服外来阻力时进行的主动运动，是一种有效的增肌训练。一般的抗阻力训练：克服自身体重训练法，如仰卧起坐、俯卧撑等；器械训练法，如哑铃、瑜伽、弹力带等。临床上认为，影响抗阻运动效果的3个主要变量是强度、重复次数和速度，传统的高强度、慢节奏、多组抗阻训练可增强肌肉力量和耐力，高强度、快节奏的力量训练则在增强骨骼肌力量和肌细胞功能活性方面更具优势。老年人的抗阻运动存在一定的风险，在实施过程中应用不当可导致损伤，因此，老年人的抗阻运动应在医务人员或康复师的指导下进行。

（1）屈腕举哑铃：老年人双手持1kg哑铃或者盛满水的矿泉水瓶，坐位或者直立位，前臂与上臂成90°角，肱二头肌须感觉绷紧，进行20次/组，3组/天。

（2）上拉及侧拉弹力带：用于训练肱二头肌及背部肌群力量，30次/组，3组/天。

（3）直腿抬高训练：老年人取坐位双腿并举上抬，即老年人坐于硬质椅子上直腿抬高，30次/组，3组/天。

（4）靠墙下蹲及髋外展：阻力根据老年人实际情况由康复师设定，每次20分钟，3次/天。

（5）肌肉训练方法

1）髋关节外展训练：用于锻炼髋关节外展肌如臀中肌、臀小肌等。老年人面朝前方，双足与肩同宽，直立站在桌子或墙边。左手扶在桌子或墙上，右手叉腰（对于单侧动作，以右侧为例，下同）。以右侧髋关节为中心，右侧下肢为一个整体，右侧髋关节外侧臀中肌用力将右侧下肢向外侧拉，然后将右侧下肢收回至准备姿势状态。在完成该动作过程中，注意维持直立的身体姿态，用力点为髋关节外侧。

2）膝关节伸展训练：用于锻炼膝关节伸展肌群，如股四头肌等。老年人双足与肩同宽坐在椅子上，椅子的高度与膝关节平行或稍低于膝关节，双手扶住椅子扶手。右侧膝关节前侧肌肉用力完成伸膝动作，然后弯曲右侧膝关节至准备姿势。该动作的用力点为膝关节前侧。

3）弯曲小腿训练：用于锻炼膝关节屈肌群，如腘绳肌、腓肠肌等。老年人双足与肩同宽站立，双手扶着墙壁或桌子。右侧膝关节后侧肌肉用力弯曲膝关节直至右侧小腿与地面平行，然后缓慢伸展右侧膝关节直至右侧足与地面完全接触，准备进行下一次动作。在完成该动作过程中，注意维持直立的身体姿态。该动作的用力点为膝关节后侧。

以上3种训练皆重复10次左右。当右侧肢体完成10次后，开始左侧训练，同样完成10次重复。左、右侧均完成10次重复为一组，共完成3组。随着力量水平的提高还可以通过完全不依靠其他物体提供支撑或在小腿负重（如小沙包）、肩负重物等方式来增加训练的难度。

（6）平衡能力训练：与渐进性抗阻训练相配合的平衡能力训练有利于维持、增强老年人骨质量和强度，改善肌肉功能，从而降低跌倒、骨折发生风险。几种平衡能力训练方法如下。

1）勾足尖训练：用于锻炼踝关节前侧肌群，如胫骨前肌等。老年人双足与肩同宽，双足整个足掌与地面接触，单手扶着墙壁或桌子，另一只手自然下垂。左右侧踝关节前侧肌肉用力的同时，将足尖提起离开地面，仅足后跟接触地面，然后缓慢降低足尖直至与地面完全接触，准备进行下一次动作。每组动作重复10次左右，共完成3组。该动作的用力点为踝关节。

2）双足一字站立：老年人双足与肩同宽，单手扶着墙壁或桌子等固定物体，另一只手自然下垂。缓慢将右足移动到左足尖前方，使左右足保持在同一条直线上，维持15～20秒，然后将右足恢复到准备姿势，缓慢将左足移动到右足足尖前方，使左右足保持在同一条直线上，维持15～20秒。左右侧均完成15～20秒的双腿一字站立为一组，共完成2组。

3）单腿站立动作：老年人双足与肩同宽，单手扶着墙壁或桌子等固定物体，另一只手自然下垂。抬起右足离开地面直至右侧小腿与地面平行位置，左足与地面接触，维持15～20秒，然后将右足恢复到准备姿势，抬起左足离开地面直至左侧小腿与地面平行位置，右足与地面接触，维持15～20秒。左右侧均完成15～20秒的单腿站立动作为一组，共完成2组。

4）由"坐"到"站"：老年人双足与肩同宽坐在椅子上，左手扶住椅子的扶手，右手放在胸前。目视前方，膝关节位于踝关节前方。身体适当前倾以超过膝关节，双足蹬地从而让身体离开椅子，完成站立动作，然后弯曲膝关节再次坐在椅子上，以准备开始下一次练习。每组动作重复10次左右，共完成2组。

5）踮足尖走：老年人双足与肩同宽，双手位于身体两侧、自然下垂。抬起足后跟利用足前掌支撑地面以正常的步行速度向前步行5m，然后转身以同样的速度行走返回起点位置。每往返5m为一组，共完成3组。

在完成以上5种训练的过程中，注意维持直立的身体姿态。随着肌肉力量水平的提高，可以通过完全不依靠其他物体提供支撑，或在站立过程中闭上眼睛的方式来增加训练的难度，从而产生更大的训练刺激。

3.传统功法运动

（1）太极拳训练：太极拳动作柔和自然、缓慢均匀，是我国一项传统运动，太极拳训练是中等强度的运动方式，对老年人较为适宜。老年人练习太极拳可明显增高其下肢髂腰肌、股四头肌、胫前肌、腘绳肌的肌力，可有效改善肌肉减少症老年人下肢肌力、起坐及转移能力，提高身体的平衡性，是预防跌倒的有效措施，而且随着老年人年龄的增长肌力并不会下降，因此建议老年人可以长期进行太极拳训练，以预防肌肉减少症的发生。

（2）易筋经：是导引术范畴，属于独具特色的中国传统功法，是传统养生功夫，属于中医学长期实践的产物，包括导引、按摩、吐纳等，"易"为变通、改换、脱换之意，"筋"指筋骨、筋膜，"经"则具有指南、法典之意。研究表明，易筋经对下肢肌力的改善、肌肉质量的提高有效，能够改善步行、体能等，增加肌肉的协调性和平衡性，对提高老年人的生活质量、延缓肌肉退化疗效显著，但是对于老年人来说学习易筋经功法容易忘记招式，并且难以坚持，达不到应有的效果。

（三）遵医嘱服用药物

目前尚无确定有效的治疗药物，治疗其他疾病可能带来肌肉获益。例如，同化激素：睾酮，合成类固醇激素，增加肌力；生长激素类药物：与睾酮联合在8周内增加肌量，17周达到最大肌肉强度；血管紧张素转化酶抑制剂等。

参 考 文 献

房德芳，石微，房新建，等，2017. 肌少症对早期非小细胞肺癌术后患者远期预后的影响［J］. 山东医药，57（46）：57-60.

金惠林，2018. 老年人肌少症与不同运动的相关性指标分析［D］. 杭州：浙江大学.

李敏，宋瑰琦，王晓玲，等，2018. SARC-F评分对住院老年人肌少症筛查的准确性及预后预测能力评价［J］. 中国实用护理杂志，34（11）：832-836.

马原，吴银银，窦俊凯，等，2022. 4种社区肌少症筛查工具对维持性血液透析合并肌少症病人应用效度比较［J］. 护理研究，36（16）：2886-2891.

王焕如，于翰，邵晋康，2022. 肌肉减少症研究进展［J］. 中国骨质疏松杂志，28（2）：304-307.

王晓英，2018. 老年肌少症问卷的汉化及运动疗法对肌少症治疗效果的meta分析［D］. 石家庄：河北医科大学.

于宝海，吴文娟，2019. 2018欧洲肌少症共识解读［J］. 河北医科大学学报，40（4）：373-379，384.

张文婧，王佳贺，2020. 老年肌少症与营养干预的研究进展［J］. 国际老年医学杂志，41（2）：125-128.

郑艺，2020. 运动干预支持在老年肌肉减少症病人中应用的研究进展［J］. 全科护理，18（30）：4100-4103.

中国抗癌协会肿瘤营养与支持治疗专业委员会，2015. 肌肉减少症营养治疗指南［J］. 肿瘤代谢与营养电子杂志，2（3）：32-36.

中国抗癌协会肿瘤营养专业委员会，2022. 肿瘤相关性肌肉减少症临床诊断与治疗指南［J］. 肿瘤代谢与营养电子杂志，9（1）：24-34.

中华医学会骨质疏松和骨矿盐疾病分会，2016. 肌少症共识［J］. 中华骨质疏松和骨矿盐疾病杂志，9（3）：215-227.

Bush WJ, Davis JP, Maluccio MA, et al, 2018. Computed tomography measures of nutrition in patients with endstage liver disease provide a novel approach to characterize deficits［J］. Transplant Proc, 50（10）：3501-3507.

Chen LK, Lee WJ, Peng LN, et al, 2016. Recent advances in sarcopenia research in Asia：2016 update from the Asian working group for sarcopenia［J］. J Am Med Dir Assoc, 17（8）：767. e1-e7.

Chen LK, Woo J, Assantachai P, et al, 2020. Asian Working Group for Sarcopenia：2019 consensus update on sarcopenia diagnosis and treatment［J］. J Am Med Dir Assoc, 21（3）：300-307.

Chung SM, Hyun MH, Lee E, et al, 2016. Novel effects of sarcopenic osteoarthritis on metabolic syndrome, insulin resistance, osteoporosis, and bone fracture：the national survey［J］. Osteoporos Int, 27（8）：2447-2457.

Cruz-Jentoft AJ, Bahat G, Bauer J, et al, 2019. Sarcopenia：revised European consensus on definition and diagnosis［J］. Age Ageing, 48（4）：601.

Han P, Kang L, Guo Q, et al, 2016. Prevalence and factors associated with sarcopenia in suburb-dwelling older Chinese using the Asian Working Group for Sarcopenia definition [J]. J Gerontol A Biol Sci Med Sci, 71 (4): 529-535.

Huang CY, Hwang AC, Liu LK, et al, 2016. Association of dynapenia, sarcopenia, and cognitive impairment among community-dwelling older Taiwanese[J]. R ejuvenation R es, 19 (1): 71-78.

Kim H, Hirano H, Edahiro A, et al, 2016. Sarcopenia: Prevalence and associated factors based on different suggested definitions in community-dwelling older adults [J]. Geriatr Gerontol Int, 16: 110-122.

Koo BK, R oh E, Yang YS, et al, 2016. Difference between old and young adults in contribution of β-cell function and sarcopenia in developing diabetes mellitus [J]. J Diabetes Investig, 7 (2): 233-240.

Livshits G, Gao F, Malkin I, et al, 2016. Contribution of heritability and epigenetic factors to skeletal muscle mass variation in United Kingdom twins [J]. J Clin Endocrinol Metab, 101 (6): 2450-2459.

Rizzoli R, 2015. Nutrition and sarcopenia [J]. J Clin Densitom, 18: 483-487.

Siddique N, O'Donoghue M, Casey MC, et al, 2017. Malnutrition in the elderly and its effects on bone health-Areview[J]. Clin Nutr ESPEN, 21: 31-39.

Volpato S, Bianchi L, Cherubini A, et al. Prevalence and CHIN J OSTEOPO R OSIS & BONE MINE R R ES Vol. 9 No. 3 September 20, 2016 guide. medlive. cn

Yuki A, Ando F, Otsuka R, et al, 2015. Epidemiology of sarcopenia in elderly Japanese[J]. J Phys Fitness Sports Med, 4: 111-115.

Yuki A, Ando F, Shimokata H, 2018. Aging-related frailty and sarcopenia. Epidemiology of Frailty and Sarcopenia [J]. Clin Calcium, 28(9): 1183-1189.

第八章

认知障碍

第一节 概 述

认知是指人脑接收外界信息之后对其进行加工和处理，并且转化为内在心理活动的过程，通过这种方式可以获得和应用知识，认知包括很多方面，包括学习、记忆、语言、思维、精神、情感等。认知障碍是指与上述学习记忆及思维判断有关的大脑高级智能加工过程出现异常，从而引起严重的学习、记忆障碍，同时伴有失语、失用、失认或失行等改变的病理过程。认知障碍的老年人可有以下表现：感知障碍（如感觉过敏、感觉迟钝、内感不适、感觉变质、感觉剥夺、病理性错觉、幻觉、感知综合障碍等）、记忆障碍（如记忆过强、记忆缺损、记忆错误等）、思维障碍（如抽象概括过程障碍、联想过程障碍、思维逻辑障碍、妄想等）。

一、流行状况

随着年龄增长，人体会发生不同的变化，产生一系列结构和功能上的退行性改变，机体对内、外环境适应能力逐渐下降。大脑与其他器官一样，也会经历这样的过程，这是生命过程的必然规律，应该正确认知并接受这一点。随着医疗卫生条件的改善，人们的寿命得以延长，同时，认知障碍等慢性非传染性疾病的患病率也有所增加，根据认知障碍的严重程度，可以将其分为轻度认知功能障碍（mild cognitive impairment，MCI）和痴呆。MCI是介于正常衰老和痴呆之间的一种状态，是一种认知障碍症候群。MCI患者存在轻度认知功能减退，但日常能力没有受到明显影响。现有研究显示，我国60岁以上老年人群MCI患病率为19%，以2020年最新人口普查结果推算，我国60岁以上老年人群中MCI患者有4940万例。预计到2050年，全球认知功能障碍患者将达到1.3亿例。

如果认知障碍进一步进展，干扰老年人日常生活和工作能力，通常可以诊断为痴呆。根据发病原因的不同，痴呆可以分为阿尔茨海默病（俗称老年性痴呆）、血管性痴呆、路易小体痴呆、额-颞叶痴呆等，其中阿尔茨海默病占全部痴呆患者总数的60%以上。

2015年调查结果显示，我国65岁及以上老年人群中痴呆患病率为5.6%，阿尔茨海默病（Alzheimer disease，AD）患病率为3.21%，由此推算，目前65岁以上痴呆患者930万，其中AD患者530万。随着卫生保健条件的改善，这一数字呈现出递增趋势，2020年的一项研究数据显示，我国60岁及以上人群中有1507万例痴呆患者，其中AD患者983万例，血管性痴呆患者392万例，其他痴呆患者132万例。

二、认知障碍的危害

认知障碍不等同于健忘，依据个体的不同，认知障碍的表现和程度不同，对老年人的生活会产生不同程度的影响，常见的认知障碍的表现有以下几种。

1.记忆力减退　表现为忘记近期发生的事，并且事后老年人怎么也想不起来，可能会重复问一个问题，但是会忘记答案。例如，在跟别人聊天时反复询问"你叫什么名字？"老年人会记不住刚刚的回答，也会忘记自己已经问过很多遍，不过，老年人这个时候的远期记忆还保留较好，有的老年人会讲述自己年轻时的事情，或者用一些还能记得住的内容来回答别人的问题，以此来掩饰自己的记忆问题。

2.难以完成先前熟悉的工作　很多认知障碍的老年人要用更多的时间才能完成以前能熟练完成的事情，甚至会忘了怎么做。例如，做饭会不知道放油、放菜的顺序，或者一遍又一遍地放盐，不能拨打家人电话，把外套穿在衬衣里面等，这些我们认为很简单的事情，对于老年人来说已经不能胜任了。

3.语言表达有困难　老年人会经常忘记简单的词语，或者用些不常用的词语来代替，例如，想不起来"钢笔"，会说"我写字用的东西"，或者就用"这个""那个"来代替，有时候话到嘴边却不知道该怎样表达，说出来的话不易被理解。

4.时间和空间的定向力障碍　认知障碍老年人对时间、空间的认知能力下降。对时间的认知能力下降，表现在老年人会不知道今天是几月几号，不知道上午、下午，分不清白天、黑夜，空间定向力障碍则表现在老年人不知道自己现在身处何处，在自己居住的小区里也会迷路，不知道怎样回家，有的老年人会为此走失，给自己和家人带来严重的影响。

5.判断力、警觉性下降　认知障碍会造成老年人丧失对一些事物的正确判断的能力。例如，有的认知障碍老年人会花很多钱买根本不值钱的东西，或者重复购买一种东西；有的老年人会很容易听信别人的话，上当受骗；有的老年人衣着不整，在冬天穿单薄的衣服、夏天穿厚重的衣服；有的老年人甚至会横冲直撞过马路，这是受判断力下降的影响，老年人没有意识到其中的危险。

6.理解力下降　老年人与别人交流时，会出现一定的障碍，跟不上对方的思路，无法理解谈话的内容；对于时间、空间、数字、与家人及朋友之间的人际关系等理解能力都会下降；对数字的计算能力也会下降；不能完成复杂的智力工作。

7.将物品错放地方、丢三落四　每个人都会有东西随手一放而想不起放哪里的情况，而认知障碍老年人会把东西放在不恰当的地方。例如，将衣物放入冰箱、水果放入衣柜、袜子放在餐桌上，当痴呆老年人丢东西时，我们通常没办法用常理帮他们寻回。

8.出现情绪、行为改变　情绪的变化和起伏是很正常的现象，而认知障碍老年人会有毫无来由的、快速的情绪波动。例如，突然大哭、大笑起来，有的老年人会变得淡漠、麻木，对周围发生的任何事情漠不关心，有的老年人也会出现与以往不同的行为问题，如买东西不知道付钱等。

9.人格改变　认知障碍老年人的性格会出现比较引人注目的改变，有的是原来性格中隐藏的部分变得更加突出。例如，以前老年人脾气不好，现在变得更加多疑、焦虑、抑郁或粗暴等；有的老年人则会出现相反的性格变化。例如，以前老年人比较开朗，喜欢跟别人聊天，现在变得内向，整天郁郁寡欢；有的会出现一些与自己身份不相符的举动，如对异性动手动脚等。

10.丧失兴趣和主动性　认知障碍老年人早期对工作、日常活动及自己的兴趣爱好可能会变得非常被动和消极。老年人开始可能会以体力、时间等原因退出自己喜欢的活动，随之而来的是无法独立完成以前自己喜欢做的事情，丧失对这些活动的兴趣，不参加朋友聚会、打扑克、玩麻将，不喜欢外出，甚至一整天坐在电视机前。

以上这些是认知障碍老年患者常见的症状，但并非全部，这些症状的出现均会对老年人生活产生一定的影响。

三、危险因素

认知的基础是大脑皮质的正常功能，任何引起大脑皮质功能和结构异常的因素均可导致认知障碍。由于大脑的功能复杂且认知障碍的不同类型相互关联，即某一方面的认知问题可以引起另一方面或多个方面的认知异常（例如，一个患者若有注意力和记忆方面的缺陷，就会出现解决问题的障碍）。常见的能够引起认知障碍的危险因素有以下几类（表8-1-1）。

表8-1-1　认知障碍的危险因素

分类	因素
内在因素	年龄：随着年龄的增长，阿尔茨海默病患者呈指数型增长，在中年时，阿尔茨海默病的患者人数很少，但是在65岁以上人群中，每隔5年患者人数会加倍增长（特别是在65～90岁） 性别：在中国，女性发病率高于男性。65岁以上女性患病的概率通常比男性高2～3倍 遗传基因：认知障碍的发生与遗传基因具有一定的关系。例如，阿尔茨海默病患者中有1%～5%是遗传的，称为家族性阿尔茨海默病；95%～99%是没有遗传的，称为散发性阿尔茨海默病。在散发性阿尔茨海默病的人群里，载脂蛋白E（ApoE）基因型对患病有一定的影响。研究发现，携带ApoE-4型基因的人脑组织中容易有Aβ淀粉样斑块形成，增加认知障碍发生的风险 基础疾病：脑外伤、高脂血症、糖尿病、B族维生素缺乏的人群痴呆患病率会增加
外在因素	长期接触农药、杀虫剂或者严重空气污染可损伤大脑

第二节　认知障碍风险评估

一、认知障碍评估的目的

认知障碍老年人表现为不同程度的记忆、语言、视空间功能受损，有的老年人还会出现人格异常并伴有各种行为症状，这些都会影响到职业、社会功能及日常生活，通过评估，可以判断老年人是否存在认知障碍，还可以判断其认知障碍的严重程度，评估结果也可以用于老年人疾病筛查、诊断、分期、预后及患者的治疗、护理和管理方案中。

二、认知障碍评估的内容

认知障碍评估的主要内容包括以下5个方面：认知功能评估、日常生活能力的评估、精神行为问题评估、家庭照护需求（负担）的评估和老年人居住环境评估。常用的评估方法有两种：客观心理评估和知情者报告，客观心理评估是对老年人的直接评估，要求老年人完成一定的任务或题目，根据老年人表现对其认知功能进行评估；知情者报告是从老年人的照护者那里获得一些信息对老年人进行简洁评估。

三、认知障碍评估工具及标准

（一）认知功能评估

1.简易精神状态检查量表（MMSE）　是目前国际上使用最普遍的认知功能障碍筛查工具之一，操作容易、耗时少（5～10分钟）。该量表可以检测患者定向力（时间和地点）、记忆力（即刻记忆和延迟回忆）、注意和计算力、语言能力（命名、复述、听理解、阅读、书写）和视空间能力。MMSE的中文译本有很多，其中以张明园教授的修订版本使用最为广泛（表8-2-1）。

表8-2-1　简易精神状态检查量表

1.今年的年份？ _____ 年	6.现在我们在哪个省、市？_____
2.现在是什么季节？ _____ 季	7.你住在什么区（县）？_____
3.现在是几月？ _____ 月	8.你住在什么街道？_____
4.今天是几号？ _____ 日	9.我们现在在第几层楼？_____
5.今天是星期几？ _____	10.这儿是什么地方？_____（共10分）

11.现在我要说3种物品的名称，在我讲完之后，请你重复说一遍，请记住这3种东西，等一下要再问你："皮球、国旗、树木"（以第一次答案计分）

皮球_____ 国旗_____ 树木_____ （共3分）

12.现在请你从100减去7，然后从所得的数目再减去7，如此一直计算下去，把每一个答案都告诉我，直到我说"停"为止。您听清楚了吗？

（若回答错，但下一个答案正确，则只计一次错误）93_____ 86_____ 79_____ 72_____ 65_____ （共5分）

13.现在请你告诉我，刚才我要你记住的3种东西是什么？

皮球_____ 国旗_____ 树木_____ （共3分）

14.（测试人员拿出手表）请问这是什么？_____

（拿出铅笔）请问这是什么？_____（共2分）

15.现在我要说一句话，请清楚地重复一遍，这句话是："44只石狮子"（共1分）

16.（测试人员把写有"闭上你的眼睛"字的卡片交给测试者）请照着这张卡片所写的去做（共1分）

17.（给测试者一张空白纸）下面我说一段话，请照此去做："用右手拿这张纸，再用双手把纸对折，将纸放在大腿上"（一次性说完指令后不要重复说明，不要分解该指令，也不要示范）（共3分）

18.请你说一句完整的、有意义的句子（句子必须有主语、动词）（共1分）

19.请你按照下面图案的样子把它画下来（共1分）

注：评分标准：该量表共30项，每项回答或操作正确计1分，分值范围0～30分，依据患者受教育程度判定结果：文盲（未受教育）≤17分，小学组（受教育年限≤6年）≤20分，中学及以上（受教育年限>6年）≤24分则怀疑有认知障碍。

2.认知障碍自评表（ascertain dementia 8 questions，AD8）共8个问题，耗时约3分钟，通过询问知情者，对比患者自身认知功能的变化状况进行评估，不需要基线阶段的评估，不受教育程度、种族、性别等因素的影响。8个问题采用回答"是/否"的方式，如果2项或2项以上回答"是"，则高度提示认知障碍（表8-2-2）。

表8-2-2　认知障碍自评表

出现问题	是	否	无法判断
1.判断力出现问题（在解决日常生活问题、经济问题有困难。例如，不会算账了，做出的决定经常出错，辨不清方向或容易迷路等）			

出现问题	是	否	无法判断
2.缺乏兴趣、爱好，活动减少。例如，几乎整天和衣躺着看电视，平时厌恶外出，常闷在家里，身体懒得活动，无精打采			
3.不断重复同一件事（如总是提相同的问题，一句话重复多遍等）			
4.学习使用某些日常工具或者家用电器（如遥控器、微波炉、VCD等）有困难			
5.记不清当前的月份或者年份			
6.处理个人财务问题困难（如忘了如何使用存折，忘了支付水、电、煤气账单等）			
7.记不住和别人的约定（如忘记和家人已约好的聚会、拜访亲朋好友的计划等）			
8.日常记忆和思考能力出现问题（例如，自己放置的东西经常找不到，经常忘记服药，想不起熟人的名字，忘记要买的东西，忘记看过的电视、报纸、书籍的主要内容，与别人谈话时无法表达自己的意思等）			
总分			

注：第一栏中的"是"表示在过去的几年中在认知能力方面（记忆或者思考）

3.画钟测验（clock drawing test，CDT） 正确完成画钟测验需要良好的感知觉功能，因此，画钟测验可以反映广泛的认知情况，是一个简单的测试方法，可以初步反映受试者的执行功能和视觉结构能力。该测试方法能够快速筛查轻度认知功能障碍患者的执行功能。

（1）物品准备：白纸、笔、老花镜。

（2）标准指导语：请您在纸上画一个钟表的表盘，表盘上要有12个数字，表针指向的时间为××时××分。

（3）评分标准：国际上普遍采用4分法进行评分。

能够画出封闭的表盘，计1分；表盘上标出全部12个正确数字，计1分；将数字安放在正确位置，计1分；将指针安放在正确位置，计1分。

（4）分数的意义：4分，认知水平正常；3分，认知水平轻度下降；0～2分，认知水平明显下降。

（5）注意事项：在执行此项测试时应提出一个时针和分针较为分开的时间，目前较为流行的标准是11时10分或8时20分；测试要求老年人独立在10分钟内完成，身边人不可给予提示。

4.简明认识评估量表（Mini Cog） 由CDT和3个回忆条目组合而成，不容易受教育和语言的影响，比较适用于基层人群的筛查（表8-2-3）。

表8-2-3 简明认知评估量表

题目	内容	评估标准
1	请患者仔细听并记住3个不相关的词，然后重复	
2	请患者在白纸上画出一个钟表的表盘，把数字放在正确位置并用指针标出11时10分	
3	请患者说出题目1中所给的3个词	能记住1个词给1分
评估标准	0分：3个词均未记住	
	1～2分：能记住3个词中的1～2个，CDT正确表示认知功能正常，CDT不正确表示认知功能缺损	
	3分：能记住3个词	

（二）日常生活能力评估

1.日常生活能力评估　可使用基本日常生活活动能力评估表（Barthel指数量表）（表8-2-4）进行评估。

表8-2-4　基本日常生活活动能力评估表

评估内容	分数	评分细则
1.进食：用合适的餐具将食物由容器送到口中，包括用筷子、勺子或叉子取食物、对碗/碟的把持、咀嚼、吞咽等过程	10分： 5分： 0分：	可独立进食（在合理的时间内独立进食准备好的食物） 需要部分帮助（前述某个步骤需要他人提供一定帮助） 需要极大帮助或完全依赖他人
2.洗澡	5分： 0分：	准备好洗澡水后，可自己独立完成 在洗澡过程中需要他人帮助
3.修饰：包括洗脸、刷牙、梳头、刮脸等	5分： 0分：	可自己独立完成 需要他人帮助
4.穿衣：包括穿/脱衣服、系扣子、拉拉链、穿/脱鞋袜、系鞋带等	10分： 5分： 0分：	可独立完成 需要部分帮助（能自己穿或脱，但需要他人帮助整理衣物、系扣子、拉拉链、系鞋带等） 需要极大帮助或完全依赖他人
5.大便控制	10分： 5分： 0分：	可控制大便 偶尔失控（＜1次/周） 完全失控
6.小便控制	10分： 5分： 0分：	可控制小便 偶尔失控（＜1次/24小时，＞1次/周） 完全失控
7.如厕：包括擦净、整理衣裤、冲水等过程	10分： 5分： 0分：	可独立完成 需要部分帮助（需要他人搀扶、帮忙冲水或整理衣裤等） 需要极大帮助或完全依赖他人
8.床椅转移	15分： 10分： 5分： 0分：	可独立完成 需要部分帮助（需要他人搀扶或使用拐杖） 需要极大帮助（较大程度上依赖他人搀扶和帮助） 完全依赖他人
9.平地行走	15分： 10分： 5分： 0分：	可独立在平地上行走45m 需要部分帮助（需要他人搀扶或使用拐杖、助行器等辅助用具） 需要极大帮助（行走时较大程度上依赖他人搀扶或坐在轮椅上自行在平地上移动） 完全依赖他人
10.上下楼梯	10分： 5分： 0分：	可独立上下楼梯 需要部分帮助（需要扶楼梯、他人搀扶或使用拐杖等） 需要极大帮助或完全依赖他人

评分标准：

生活自理：100分，日常生活活动能力良好，无须他人帮助；

轻度功能障碍：61～99分，能独立完成部分日常活动，但需要他人提供一定帮助；

中度功能障碍：41～60分，需要极大帮助才能完成日常生活活动；

重度功能障碍：≤40分，大部分日常生活活动不能完成或完全需要他人照料。

2. 工具性日常生活活动能力（instrumental activity of daily living，IADL） 是指个人维持独立生活所必要的一些活动，包括使用电话、购物、做饭、家事处理、洗衣、服药、理财、使用交通工具、处理突发事件及在社区环境中进行的日常活动等。工具性日常生活活动通常需要使用一些工具才能完成，是个体维持个人自理、健康并获得社会支持及实现社会属性的活动。使用工具性日常生活活动能力评估量表（表8-2-5）对老年人进行评估时以老年人最近一个月的表现为准。

表8-2-5 工具性日常生活活动能力评估量表

活动能力	评估项	分数	备注
A.上街购物（勾选"不适用"者，此项分数视为满分）	不适用：满分	4	勾选1或0者，列为失能项目
	独立完成所有购物需求	3	
	独立购买日常生活用品	2	
	每一次上街购物都需要有人陪	1	
	完全不会上街购物	0	
B.外出活动（勾选"不适用"者，此项分数视为满分）	不适用：满分	5	勾选1或0者，列为失能项目
	能够自己开车、骑车运输工具	4	
	能够自己搭乘大众交通工具	3	
	能够自己搭乘出租车但不会搭乘大众运输工具	2	
	当有人陪同可搭出租车或大众运输工具	1	
	完全不能出门	0	
C.食物烹调（勾选"不适用"者，此项分数视为满分）	不适用：满分	4	勾选0者，列为失能项目
	能独立计划、烹煮和摆设一顿适当的饭菜	3	
	如果准备好一切佐料，会做一顿适当的饭菜	2	
	会将已做好的饭菜加热	1	
	需要别人把饭菜煮好、摆好	0	
D.家务维持（勾选"不适用"者，此项分数视为满分）	不适用：满分	5	勾选1或0者，列为失能项目
	能做较繁重的家事或需偶尔家事协助，如搬动沙发、擦地板、洗窗户	4	
	能做较简单的家事，如洗碗、铺床、叠被	3	
	能做家事，但不能达到可被接受的整洁程度	2	
	所有的家事都需要别人协助	1	
	完全不会做家事	0	
E.洗衣服（勾选"不适用"者，此项分数视为满分）	不适用：满分	3	勾选0者，列为失能项目
	自己清洗所有衣物	2	
	只清洗小件衣物	1	
	完全依赖他人	0	
F.使用电话的能力（勾选"不适用"者，此项分数视为满分）	不适用：满分	4	勾选1或0者，列为失能项目
	独立使用电话，含查电话簿、拨号等	3	
	仅可拨熟悉的电话号码	2	
	仅会接电话，不会拨电话	1	
	完全不会使用电话	0	

续表

活动能力	评估项	分数	备注
G.服用药物（勾选"不适用"者，此项分数视为满分）	不适用：满分	4	勾选1或0者，列为失能项目
	能自己负责在正确的时间用正确的药物	3	
	需要提醒或少许协助	2	
	如果事先准备好服用的药物分量，可自行服用	1	
	不能自己服用药物	0	
H.处理财务能力（勾选"不适用"者，此项分数视为满分）但需要别人协助与银行往来或大宗买卖	不适用：满分	3	勾选0者，列为失能项目
	可以独立处理财务	2	
	可以处理日常的购买	1	
	不能处理钱财	0	

注：上街购物、外出活动、食物烹调、家务维持、洗衣服5项中有3项以上需要协助者即为轻度失能。

（三）精神行为问题评估

精神行为症状（behavioral and psychological symptoms of dementia，BPSD）指的是老年人出现的紊乱的知觉、思维内容、心境或行为等症状，包括幻觉、妄想、抑郁心境、淡漠等精神症状，以及游走、攻击、骂人、坐立不安等行为症状。在认知障碍的进展过程中，有80%的老年人会出现各种各样的精神行为症状，严重影响老年人及其家人的生活质量，增加照护负担，也是造成失智老年人到医院就诊的重要原因。通过评估，了解老年人的人格特征，也能观察病情演变，评价治疗效果。NPI量表（表8-2-6）根据老年人照护者提供的信息进行评定，询问患者在过去的4周是否有该症状，如果有，评价其出现的频率、严重程度和该症状对照护者造成的困扰程度。

表8-2-6　NPI量表

内容	发生频率				严重程度			照护者困扰程度					
	1	2	3	4	1	2	3	0	1	2	3	4	5
1.妄想													
2.幻觉													
3.激越/攻击													
4.抑郁/心境恶劣													
5.焦虑													
6.情感高涨/欣快													
7.情感淡漠/漠不关心													
8.失去抑制													
9.易激惹/情绪不稳													
10.异常的运动行为													
11.睡眠/夜间行为													
12.食欲和进食障碍													

注：NPI评分时将发生频率及严重程度各项得分相加，各项题目困扰度计分加起来，即为困扰程度的总分，NPI评分越高，说明老年人的精神症状越严重。

（四）评分分级与评估内容对应问题

发生频率分级：1分：偶尔，少于每周1次；2分：经常，约每周1次；3分：频繁，每周几次但少于每日1次；4分：十分频繁，每日1次或更多或持续。

严重程度分级：1分：轻度，可以察觉但不明显；2分：中度，明显但不十分突出；3分：重度，非常突出的变化。

照护者困扰程度分级：0分：不苦恼；1分：极轻度的苦恼，照护者无须采取措施应对；2分：轻度苦恼，照护者很容易应对，3分：中度苦恼，照护者难以自行应对；4分：重度苦恼，照护者难以应对；5分：极度苦恼，照护者无法应对。

评估内容对应的问题：

（1）妄想：老年人有什么你知道是不真实的信念吗，其内容与事实不符？如他是否坚持认为有人要伤害他？他是否不承认家里的亲人或不承认居住的是其自己的房子？

（2）幻觉：老年人有错误的视觉或声音等幻觉吗？老年人是否存在看见、听见或感觉到并不存在的东西的现象？

（3）激越/攻击：老年人有时候拒绝合作或者不让他人帮助自己吗？与老年人难以相处吗？

（4）抑郁/心境恶劣：老年人看起来悲伤或抑郁吗？老年人说自己感觉悲伤或抑郁吗？

（5）焦虑：老年人无明显原因感觉紧张、担心或害怕吗？老年人看起来非常紧张或坐立不安吗？老年人害怕与您分开吗？

（6）情感高涨/欣快：老年人无缘无故地看起来过于高兴或快乐吗？这种快乐不是指因为遇到朋友、收到礼物或与家庭成员共度时光而得到的正常的快乐，而是老年人有没有持久而异常的好心情或在其他人感觉不到幽默的地方感到幽默。

（7）情感淡漠/漠不关心：老年人对自己周围的世界失去兴趣了吗？老年人失去做事的兴趣或缺乏开始新活动的动机吗？老年人很难进行交谈或做家务吗？老年人冷淡或对身边的事情漠不关心吗？

（8）失去抑制：老年人会似乎不做思考的冲动行事吗？老年人会当众说或做平时不说或做的事情吗？老年人做一些使你或其他人感到难堪的事情吗？

（9）易激惹/情绪不稳：老年人容易发火或不安吗？老年人的心情很容易变化吗？患者异常缺乏耐心吗？

（10）异常的运动行为：老年人踱步、反反复复地做事吗？如反复开壁橱或抽屉，或者反复扯拉东西，或者缠绕绳子或线等。

（11）睡眠/夜间行为：老年人睡觉困难吗（如果老年人一晚上只起来一两次如厕，上床后很快就入睡，则不算在内）？老年人会晚上彻夜不眠吗？老年人会晚上到处乱走、穿上衣服或影响你睡觉吗？

（12）食欲和进食障碍：老年人的食欲、体重或进食习惯有变化吗（如果老年人已残疾或需要喂食，标记为不适用）？老人喜欢的食物种类有改变吗？

（五）家庭照护需求（负担）评估

采用Zarit照顾负担量表（Zarit caregiver burden interview，ZBI）对认知障碍照护者的照护负担进行评估，此量表主要以过去一周内照护者照护老年人时的感受为主（表8-2-7）。此量表共有22个条目，包括角色负担和个人负担两个维度。每个条目按负担的轻重进行0～4分5级评分，其中0分表示从来不，4分表示总是。量表总分为0～88分，得分越高，说明照护者负担越重。

表8-2-7 Zarit照顾负担量表

	从来不	偶尔	有时	经常	总是
1.您是否认为，您所照护的患者会向您提出过多的照护要求？					
2.您是否认为，由于护理患者会使自己时间不够？					
3.您是否认为，在照护患者和努力做好家务及工作之间，你会感到有压力？					
4.您是否因患者的行为而感到为难？					
5.您是否认为，有患者在您的身边而感到烦恼？					
6.您是否认为，您的患者已经影响到了您和您的家人与朋友间的关系？					
7.您是否认为，对未来感到担心？					
8.您是否认为，患者依赖于您？					
9.当患者在您身边时，您感到紧张吗？					
10.您是否认为，由于护理患者，您的健康受到影响？					
11.您是否认为，由于护理患者，您没有时间办自己的私事？					
12.您是否认为，由于护理患者，您的社交受到影响？					
13.您有没有由于患者在家，放弃请朋友来家里的想法？					
14.您是否认为，患者只期盼您的照顾，您好像是他唯一可依赖的人？					
15.您是否认为，除去您的花费，您没有余钱用于护理患者？					
16.您是否认为，您有可能花更多的时间去护理患者？					
17.您是否认为，开始护理以来，按照自己的意愿生活已经不可能了？					
18.您是否希望，能把患者留给别人来照顾？					
19.您对患者有不知如何是好的情形吗？					
20.您认为应该为患者做更多的事情吗？					
21.您认为在护理患者上您能做得更好吗？					
	无	轻	中	重	极重
22.综合看来您怎样评价自己在护理上的负担？					

（六）老年人居住环境评估

认知障碍老年人的健康状况与周围环境存在密切关系，老年人适应环境变化的能力下降时，有可能会引发一系列健康问题，所以对认知障碍老年人进行综合评估时一定要对老年人的生存环境进行评估。评估内容包括物理环境和社会环境。

1.物理环境评估 包括老年人生活环境、居住条件和社区资源，需要重点评估居家环境是否安全，是否有不安全因素，如地面是否平坦、有无台阶等障碍、室内有无杂物放置、厨房设备是否安全、浴室是否有防滑措施、电源管理是否妥当等（表8-2-8）。排除安全隐患，为老年人创造一个安全、温馨的居住环境。

表8-2-8 居家环境评估

处所	评估内容	评估要素
一般居室	光线	是否充足
	温度	是否适宜
	地面	是否平整、干燥、无障碍物
	地毯	是否平整、不滑动

续表

处所	评估内容	评估要素
	家具	放置是否稳定、固定有序，有无妨碍通道
	床	高度是否在老人膝下、与其小腿长度基本相同
	电线	是否妥善安置，是否远离火源、热源
	取暖设备	设置是否妥当
	电话	紧急电话号码是否放在易见、易取的地方
厨房	地面	有无防滑措施
	燃气	"开""关"的标志是否醒目
浴室	门	门锁是否内外均可打开
	地面	有无防滑措施
	便器	高度是否合适，有无扶手
	浴盆	高度是否合适，盆底是否有防滑胶垫
楼梯	台阶	是否平整无破损，高度是否合适，台阶之间色彩差异是否明显
	扶手	有无扶手，扶手是否牢固

2.社会环境评估 个体的社会关系包括与之有直接或间接关系的所有人，包括家人、邻居、朋友、同事等，人际关系越密切，越容易得到所需信息、情感、物质等方面的支持。大量的研究表明，良好的社会关系与人的身心调节、适应与自理能力、自我概念、生活质量呈正相关。良好的家庭、社会支持系统对认知障碍老年人的全面康复及回归社会具有明显的促进作用。社会关系的评估内容如下所示（表8-2-9）。

表8-2-9 社会关系评估

评估内容	评分细则	分值	得分
1.您有多少关系密切、可以得到支持和帮助的朋友？（只选一项）	一个也没有	1	
	1～2个	2	
	3～5个	3	
	6个或6个以上	4	
2.近一年来您同谁一起居住？（只选一项）	远离家人且独居一室	1	
	住处经常变动，多数时间和陌生人住在一起	2	
	与同学、同事或朋友住在一起	3	
	与家人住在一起	4	
3.您和邻居之间关系如何？（只选一项）	相互之间从不关心，只是点头之交	1	
	遇到困难可能稍微关心	2	
	有些邻居很关心您	3	
	大多数邻居很关心您	4	
4.您和同事之间关系如何？（只选一项）	相互之间从不关心，只是点头之交	1	
	遇到困难可能稍微关心	2	
	有些同事很关心您	3	
	大多数同事很关心您	4	

续表

评估内容	评分细则	分值	得分
5.从家庭成员得到的支持和照顾情况如何？（在合适的框内画"√"）	A.夫妻（恋人） B.父母 C.儿女 D.兄弟姐妹 E.其他成员（如嫂子）	每项从无/极少/一般/全力支持分别计1～4分	
6.过去，在您遇到急难情况时，曾经得到的经济支持和解决实际问题的帮助的来源？	无任何来源 下列来源（可选多项）：A.配偶；B.其他家人；C.亲戚；D.朋友；E.同事；F.工作单位；G.党团工会等官方或半官方组织；H.宗教、社会团体等非官方组织；I.其他（请列出）	0 有几个来源就计几分	
7.过去，在您遇到急难情况时，曾经得到的安慰和关心的来源？	无任何来源 下列来源（可选多项）：A.配偶；B.其他家人；C.亲戚；D.朋友；E.同事；F.工作单位；G.党团工会等官方或半官方组织；H.宗教、社会团体等非官方组织；I.其他（请列出）	0 有几个来源就计几分	
8.您遇到烦恼时的倾诉方式是什么（只选一项）	从不向任何人倾诉 只向关系极为密切的1～2个人倾诉 如果朋友主动询问您会说出来 主动诉说自己的烦恼，以获得支持和理解	1 2 3 4	
9.您遇到烦恼时的求助方式是什么（只选一项）	只靠自己，不接受别人帮助 很少请求别人帮助 有时请求别人帮助 困难时经常向家人、亲友、组织求援	1 2 3 4	
10.对于团体（如党团组织、宗教组织、工会、学生会等）组织活动，您会参加吗？（只选一项）	从不参加 偶尔参加 经常参加 主动参加并积极活动	1 2 3 4	

量表计分方法：第1～4，8～10条：每条只选一项，选择1、2、3、4项分别计1、2、3、4分，第5条分A、B、C、D、E五项计总分，每项从无到全力支持分别计1～4分，第6、7条如回答"无任何来源"则计0分，回答"下列来源"者，有几个来源就记几分。总分即10个条目计分之和，分数越高，社会支持度越高，一般认为总分＜20分为获得社会支持较少，20～30分为具有一般社会支持度，30～40分为具有满意的社会支持度。

第三节　认知障碍的预防

随着人口老龄化的加剧，认知障碍已经成为全球范围内健康和社会照护面临的最大挑战之一。由于多数认知障碍具有不可逆转性，及时采取措施对可能引起认知障碍的危险因素进行干预，从而延迟或防止问题发生显得非常重要。认知障碍是由多种原因造成的，通过对个体采取一定的干预措施，对其中可改变的因素（如心血管因素、抑郁、缺乏身体活动、社交孤立、教育等）进行干预，可以延缓认知功能下降。

WHO发布的2019版降低认知功能下降和认知障碍风险指南对合理开展认知功能下降和认知障碍的预防工作提出了很多建议。

一、个人预防干预

（一）身体运动

身体运动对健康成人的认知功能可以产生正向的效果，证据质量可以达到中度水平。相较于抗阻训练，有氧运动的效果更明显，并且强证据支持对于认知功能正常人群效果优于MCI人群。因此，身体运动对认知正常人群及MCI人群的认知功能均可产生有益效果。具体运动方式可以遵循2010年WHO关于身体运动促进健康的全球建议中对于65岁以上老年人的建议，包括每日进行有氧运动，或者每周进行至少75分钟的高强度有氧运动，或者相当于中等强度和高强度运动的同比组合每次有氧运动至少持续10分钟。为了获得额外的健康益处，65岁及以上的老年人应将中等强度有氧运动增加到每周300分钟，或者每周进行150分钟的高强度有氧运动，或者进行中等强度和高强度运动的同比组合。如果确实无法参与运动，应每周进行3天或3天以上针对平衡能力的锻炼，以防止跌倒。加强肌肉力量的活动应涉及主要肌肉群，每周进行2天或更多。如果由于健康原因无法进行推荐量的体育活动，应在能力和条件允许的范围内，尽量开展其他适当的运动。

（二）戒烟戒酒

大量证据显示，吸烟是认知受损和认知障碍的危险因素。烟草的使用会对机体产生实质性危害，吸烟可引起脑损伤，进一步引起认知下降。戒烟措施包括行为干预、心理干预和药物干预。酒精是影响认知功能和导致认知障碍的危险因素，过量饮酒一定是损害认知功能的风险因素。

（三）营养管理

饮食与认知障碍的发生有关，健康的饮食可以预防认知功能损害。地中海饮食是研究最为广泛的，多项系统综述证明，高度依从地中海饮食与MCI和认知障碍的风险降低密切相关。在食物的营养成分中，水果、蔬菜和鱼类的摄入量与认知障碍的风险降低密切相关，较高的摄入量，特别是多酚和鱼类中的脂肪酸充足摄入，可降低记忆功能衰退。

（四）体重管理

既往研究显示，体脂总量超标与认知功能损害存在一定联系。2017年的一项包含60万被观察者的研究结果显示，中年时期肥胖（并非超重）会增加认知障碍的发生风险；改善代谢因素，可能是减少认知功能损害的机制，包括血糖耐受、胰岛素敏感、血压、氧化应激和炎症反应等。

二、家庭预防干预

（1）创建和谐温馨的家庭环境，子女与老年人尽量同住，使老年人保持情绪稳定，避免不良情绪的刺激。

（2）鼓励老年人参加社会交往活动及集体活动，保持良好的人际关系，接受外来有益刺激，延缓大脑功能衰退。

（3）对家庭环境进行适老化改造，为老年人营造安全舒适的居住环境，避免跌倒、烧烫伤等安全事件的发生。

三、社区预防干预

（1）帮助老年人科学管理血压、血糖、血脂和慢性病，维持老年人良好的身体状态，降低认知障碍的风险。

（2）定期为老年人进行认知障碍风险筛查并进行认知障碍科普宣传，提高民众对疾病的认知及重视程度。

（3）开展上门服务，对居家老年人进行用药指导、生活照料等知识的一对一宣教指导。

（4）开展认知干预训练，增加老年人认知储备能力，可以对认知功能下降的发展起到缓冲作用。

四、医院预防干预

医院是认知障碍综合干预的关键一环，在认知障碍预防中起着重要作用，主要承担患者的诊断、治疗及综合管理工作，医院应定期为患者进行健康查体、评估患者认知功能、进行疾病知识健康宣教，同时与社区做好对接，做好患者的治疗照护工作。

第四节　认知障碍管理策略和照护

认知障碍是由多种原因造成的，要针对原发疾病积极进行治疗，有些原发病目前没有好的治疗药物，药物治疗仅能起到延缓疾病进展的目的，为老年人提供科学的优质照护是认知障碍日常管理的重点内容。

一、认知障碍照护及管理的总目标

认知障碍老年人管理和照护目标具体体现在以下几个方面：使老年人保持与亲友的联系，使老年人在温暖舒适的家庭环境中得以康复、身心需要得到最大限度的满足；使老年人家属心理和经济负担得以减轻，国家的医疗费用得以降低，医疗资源得以充分利用；使家属积极配合与参与康复护理，家属的配合参与对稳定患者情绪、鼓励监督老年人坚持训练、配合康复治疗具有重要作用。

二、认知障碍老年人日常生活照护

1. 安全及环境管理　认知障碍老年人会出现认知功能和定向障碍，常不能辨别方向，识别自己周围物品和环境的能力很差。因此，对患者生活环境及安全的管理显得尤为重要。家属应把大门锁好，使患者不容易打开，防止患者独自外出而走失。卧室门建议不要安装插销，避免患者将自己反锁在室内，又忘记打开的办法，他人无法帮助。厨房的燃气灶和家中的电源应进行妥善管理，避免患者受到意外伤害。条件允许时，窗户应加护栏，防止患者在幻听支配下跃窗，造成意外。家中的卧室或客厅可以放置有显示日期、时间功能的钟表，帮助患者对时间进行辨别。卧室应靠近卫生间，为患者如厕提供方便。家中各个房间的门可以做特殊标记，方便患者找到自己要去的地方。

2. 帮助照料老年人的日常生活　认知障碍老年人在卫生饮食、大小便、起居等日常生活方面的自理能力受到影响，需要家属督促或协助，安排其合理而有规律的生活，按时起床、就寝和进餐。

3. 帮助老年人做好其他疾病的管理　除认知障碍外，很多老年人患有高血压、糖尿病、冠心病等基础疾病，协助老年人管理好这些疾病也是认知障碍管理的重要内容。

三、认知障碍老年人认知训练

认知障碍具有持续性，老年人对外界环境的感知和适应困难，认知障碍会影响老年人的日常生活，甚至对其造成不良影响。认知训练是对老年人功能做出评估后再进行的治疗性活动，其目标是提高老年人个体处理和解释信息的能力，改善生活中各方面的功能，延缓认知障碍进展。

1.判断力训练

（1）比大小游戏：将两张不同的扑克牌或麻将放在老年人面前，让老年人指出哪张扑克牌或麻将上面的数字大。

（2）比多少游戏：将扑克牌分成两个等份，放在老年人面前，让老年人指出哪一部分扑克牌的张数多或少，开始扑克牌张数可以少些，逐渐增加难度，如增加扑克牌张数或增加份数等。

2.注意力训练

（1）猜测游戏：取一个玻璃球和两个透明玻璃杯，在老年人的注视下将一个杯子扣在玻璃球上，让老人指出有球的杯子，反复进行无误后，改用不透明的杯子重复上述过程。

（2）删除游戏：在纸上写一行大写的英文字母如A、C、G、H、U、I，让老年人指出特定的字母，如C，成功之后删除，改变字母的顺序，再删除指定的字母，老年人顺利完成后，增加游戏难度，将字母写得小些或增加字母的行数及字数再进行删除。

（3）时间感训练：让老年人启动秒表并于10秒时主动停止秒表，然后将时间逐步延长至1分钟，当误差小于1～2秒时，让老年人不看表，用心算计算时间，以后逐渐延长时间。

3.日常生活能力训练

（1）穿衣指导：穿衣是认知障碍老年人日常照护中一项基本的照护项目，照护者要掌握衣物的选择方法、协助老年人穿脱衣物的方法及老年人不配合穿衣时的应对方法。根据认知障碍老年人的肢体功能情况选择穿、脱方便的衣服，选择宽松、容易穿脱的衣服，尽量选择吸汗、舒适材质衣物，避免化纤类衣物刺激皮肤。

上衣要选择有拉链及开襟在前的衣服，衣领不宜过高，不容易穿脱的拉链与纽扣可用尼龙粘链代替，穿脱时应注意体位。穿衣服时建议取坐位，如果老年人一侧肢体无力或者偏瘫，以患侧肢体先穿后脱、健侧肢体先脱后穿的原则，按衣袖、后背、另一侧衣袖、扣纽扣的顺序进行。裤子要宽松、柔软、材质舒适，为方便老年人穿脱，可以选择松紧裤腰样式的裤子，同时裤腰要合适，裤腿长度要适宜，既方便老年人活动，同时也能保证老年人活动时的安全。

老年人的鞋子尽量选择一脚蹬、不用系鞋带的鞋子，不要选择尖头鞋及高跟鞋，可以选择圆头鞋，鞋头要宽，鞋子要透气，增加老年人的舒适感，不要用橡胶或生胶底的鞋子，因为此类鞋子抓地时，可能会使老年人向前倾倒，容易发生跌倒。

老年人的袜子要选择棉质、吸汗材质，袜筒不宜过低，袜口松紧适宜，以免影响局部血液循环，脚出汗较多时及时帮助老年人更换。

穿脱衣物训练时，要指导训练认知障碍老年人辨认衣服的左右、前后，穿衣之前与老年人进行沟通，征得老年人的配合，注意体位。穿衣时，用健侧手将衣袖穿进患侧上肢，将衣物拉至患侧肩部，再穿进健侧上肢，整理衣服系好扣子。脱上衣时先脱下健侧衣袖，再脱下患侧衣袖。

（2）进食指导：进餐前，协助老年人洗手，介绍本餐餐品，增加老年人进食的意愿并为老年人准备一杯温水，置于方便老年人拿取的位置，老年人进餐前，测试食物温度，以免过热烫伤老年人。

进食时，要鼓励认知障碍老年人自己进餐，帮助老年人认识餐具并学会使用餐具，根据老年人的肢体功能情况为其准备适宜的进餐工具，如不会使用筷子的老年人可以为其准备餐勺。老年人手部精细动作差，家人或照护者可协助老年人进行抓、夹、握等动作。

进餐后，协助老年人漱口，清洁口腔，佩戴义齿的老年人要协助其清洁义齿。

（3）排泄指导：包括教会认知障碍老年人如何正确如厕，大小便后如何使用冲水马桶或使用卫生纸等，帮助老年人养成良好的卫生习惯。

鼓励老年人说出如厕的意愿，有的老年人不会主动表达如厕的意愿，需要照护者仔细观察老年人的一些身体语言或表情，如老年人坐立不安、在房间里踱来踱去、用手遮挡私处、两足交叉站立等，这些细节都可能表示老年人需要如厕。

有的老年人因为出现定向力障碍，或者行动不方便，不能及时如厕，会出现随地大小便的状况，自尊心强的老年人会拒绝别人的帮助，但是自己也不能处理，出现弄脏衣物的情形，照护者要仔细观察，找出发生问题的原因。可以将卫生间的门贴上明显的标识，方便老年人识别，日常卫生间的门可以打开，老年人看到马桶，就能联想起设施的用途；卫生间安装夜灯，老年人晚间如厕时，方便寻找；马桶要安全，使用简单，建议安装有扶手；把房间里容易被老年人误认为马桶的物品如花盆、垃圾桶等移开。

掌握老年人的如厕规律，设定老年人的如厕时间表，把老年人平时如厕的时间记录下来并尽量在这个时间对老年人进行如厕训练。可以每日早餐后让老年人坐在马桶或坐便椅上，养成定时排便的习惯。照护者也要了解老年人平时的大小便习惯，若老年人连续3天未解大便，则要考虑告知医生使用通便药物进行干预。

如厕后，指导老年人擦拭会阴，用卫生纸清洁时，可以将纸折叠多层放到一旁备用，注意女性要从前往后擦拭，以免造成污染。有条件的可以使用智能马桶盖，方便如厕后清洁老年人会阴部皮肤。

四、认知障碍老年人管理流程

认知障碍老年人管理流程如下图所示（图8-4-1）。

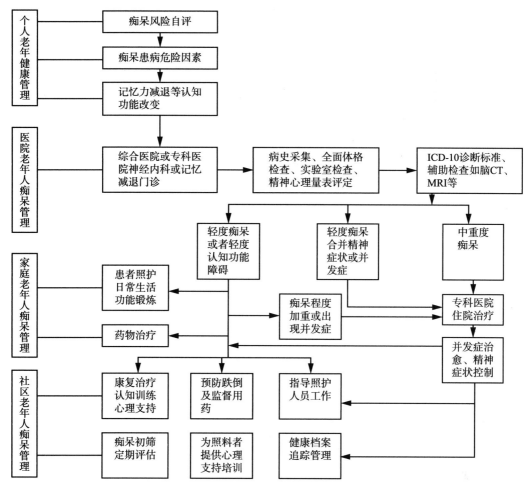

图 8-4-1 认知障碍老年人管理流程图

参 考 文 献

杜娟，陈玉华，阮湘虹，等，2019. 老年痴呆患者的精神行为状况及其影响因素［J］. 中国老年学杂志，39（19）：4776-4779.

郭起浩，王刚，武力勇，2019. 痴呆及相关认知障碍的神经心理诊断流程［J］. 重庆医科大学学报，44（4）：393-396.

解恒革，康丰娟，2020. 七问法则——痴呆优质照护的解决策略［J］. 中国护理管理，20（9）：1281-1284.

康丰娟，2018. 痴痴地守护呆呆的你——浅谈如何实施人本照护［J］. 养生大世界，（10）：41-43.

康丰娟，王炜，周波，等，2020. 新型冠状病毒肺炎疫情期间痴呆患者居家照护的建议［J］. 中华老年多器官疾病杂志，19（3）：217-220.

李芳芳，周嫣，2020. 2019版降低认知功能下降和认知障碍风险指南解读［J］. 上海护理，20（5）：1-7.

任汝静，殷鹏，王志会，等，2021. 中国阿尔茨海默病报告2021［J］. 诊断学理论与实践，20（4）：317-337.

王刚，2021．痴呆及认知障碍神经心理测评量表手册［M］．2版．北京：科学出版社．

中国老年保健协会阿尔茨海默病分会，2020．2019中国阿尔茨海默病患者家庭生存状况调研报告［R］．人民日报社．

中华医学会神经病学分会神经心理与行为神经病学学组，2019．常用神经心理认知评估量表临床应用专家共识［J］．中华神经科杂志，52（3）：166-176．

周欢庆，张军，黄青青，2022．以人为本的照护理念在认知症精神行为症状护理中的应用概述［J］．上海护理，22（2）：73-75．

Kales HC，Gitlin LN，Lyketsos CG，2015．Assessment and management of behavioral and psychological symptoms of dementia［J］．BMJ，350：h369．

第九章

睡眠障碍

第一节 概 述

睡眠障碍（sleep disorder）是指睡眠量及质的异常，或者在睡眠中或睡眠觉醒转换时发生异常的行为或生理事件，也包括影响入睡或保持正常睡眠的能力的障碍，如睡眠减少或睡眠过多，以及异常的睡眠相关行为。睡眠障碍可以单独作为某类疾病予以诊断，也可以作为某类或某些疾病与睡眠改变的一组临床症候群。

一、流行状况

随着人口老龄化，老年人睡眠障碍的发生率不断升高。流行病学研究发现，睡眠障碍的患病率呈增龄性增长。在一些国际文献记载的大型调查中，65岁及以上的老年人睡眠障碍患病率为25%～45%。我国47.2%的老年人患有睡眠障碍，其中老年女性睡眠障碍患病率为58.2%，显著高于老年男性；中部地区老年人睡眠障碍的患病率显著高于东、西部地区；农村老年人睡眠障碍的发生率显著高于城市。在老年人中，日间嗜睡也很常见，近1/3的社区老年人伴有"打盹"。

在一项关于9000名年龄大于65岁的老年人的研究中，42%的老年人同时存在入睡困难和维持睡眠困难。老年人失眠的发生与死亡率增加明显相关。入睡时间超过30分钟和睡眠效率（睡眠时间/在床上待的时间）低于80%均是增加老年人死亡率的危险因素。睡眠障碍严重威胁老年人身体健康，损害其生活质量。此外，认知功能下降、注意力不集中、平衡力下降也与睡眠质量差有关。

二、睡眠障碍的危害

睡眠障碍是严重影响老年人生活质量和身体健康的原因之一，会导致老年人白天极度困乏、注意力不集中、记忆力减退，产生抑郁焦虑情绪；随着老年人病程进展，甚至会发生多器官功能损害并影响其日常生活能力；长期应用助眠药会增加跌倒、摔伤的风险。

（一）躯体功能下降

在社区老年人中进行的研究证实，老年人的睡眠状况与其生活质量和躯体功能密切相关。睡眠不足及睡眠效率低下的老年人握力降低、步速减慢、无法独立从椅子上站起的比例升高。

（二）跌倒

睡眠不足增加了老年人跌倒和意外事故发生的风险，夜间睡眠时间短、睡眠效率低的社区老年人发生跌倒的风险会增加30%～40%。

（三）抑郁和焦虑

增龄相关的睡眠结构变化可能与老年人情绪低落有关。最近的研究数据表明，睡眠障碍不仅发生在抑郁出现之前，而且还与抑郁的风险增加有关。短时间和长时间的睡眠障碍都会增加老年人抑郁的风险。

（四）认知功能障碍

老年人睡眠障碍与认知功能障碍相关，失眠会增加老年人患阿尔茨海默病的风险，睡眠时间短、白天打盹、慢性失眠及入睡后觉醒都与认知功能受损有关。中国香港研究人员研究发现，社区老年人睡眠节律的改变（早睡和早醒）与认知功能降低有关。睡眠、呼吸紊乱是痴呆的危险因素。

（五）心血管疾病

有研究认为夜间睡眠时间少于4～5小时或超过10小时与心血管疾病死亡率增加有关，但目前研究结论并不一致。在中国香港数千名社区老年人中进行的研究结果表明，只有夜间睡眠时间过长（≥10小时）与死亡率增高有关，并且与衰弱无关。

（六）对他人影响

老年人睡眠障碍除了对患者本人存在以上危害外，也会影响床伴或照护者的生活质量。

三、睡眠障碍的分型

睡眠障碍作为老年综合征之一，根据最新国际指南可以分为七大类。

1. 失眠　又分为慢性失眠与短期失眠，属于临床较为常见的睡眠障碍。
2. 睡眠呼吸障碍　包括睡眠呼吸暂停、睡眠相关低通气、睡眠相关低氧血症等。
3. 中枢性睡眠增多　包括发作性睡病、周期性嗜睡贪食综合征、特发性睡眠增多症等。
4. 异态睡眠　包括睡行症，即梦游、夜惊、快速眼动期睡眠行为障碍、梦魇、睡瘫等。
5. 睡眠相关运动障碍　包括不宁腿综合征、周期性腿动等。
6. 昼夜节律睡眠-觉醒障碍　是由生理节律改变，或环境导致的个人睡眠-觉醒周期之间失调的慢性或复发性睡眠障碍。
7. 无法分类睡眠障碍　临床上部分睡眠障碍无法归类于前六类，可归纳为无法分类睡眠障碍，因此从睡眠医学角度分析，睡眠障碍可以分成七大类。

除此之外，还存在正常变异，如短睡眠者或长睡眠者。

四、睡眠障碍的危险因素

睡眠障碍在老年人群中很常见，其发生通常是多种因素共同作用的结果。常见的睡眠障碍危险因素包括如下几方面（表9-1-1）。

表9-1-1　睡眠障碍的危险因素

分类	因素
年龄	随着年龄的增长，老年人睡眠结构发生变化。老年人昼夜节律生理变化是增龄本身的一个基本特征，年龄越大，其伴随的器官系统的生理储备下降越明显，抵抗和忍受外界影响睡眠应激源的能力下降
疾病、药物相关因素	高血压、糖尿病、脑卒中、阿尔茨海默病、帕金森等疾病，是造成老年人睡眠障碍的主要因素。一些体征如咳嗽气喘、尿急尿频、强迫体位等，或者因病瘫痪而长期卧床也可明显降低老年人的睡眠时间和睡眠质量
社会心理因素	社会应激事件，如家庭变故或本身患病，都可能是引起老年人睡眠障碍的原因。老年人由于身体功能逐渐衰弱，发生应激性事件后易表现出悲观、抑郁、恐惧等负性心理

分类	因素
环境因素	环境因素如光照和声音等也会影响老年人的睡眠。老年人对环境因素的改变更为敏感，舒适、安静的环境有利于提高睡眠质量；而嘈杂、陌生的环境会引起老年人睡眠质量下降；高温或寒冷、卧具不适（如过硬）或被褥过厚或过薄都会影响睡眠
其他因素	不科学的睡眠行为，如睡眠时间无规律，午睡时间过长，长期吸烟、过度肥胖、睡前过度劳作及睡前饮用含有咖啡因的饮料、浓茶、酒等，都会影响睡眠质量 睡眠障碍也与某些精神类疾病密切相关，睡眠障碍是诊断抑郁与焦虑有意义的体征，同时还是精神分裂症的早期临床症状

第二节　睡眠障碍风险评估

一、睡眠障碍风险评估的目的

为了更好地指导和帮助老年人提高睡眠质量，医护人员尤其是家庭护理人员，应积极掌握评估老年人睡眠障碍的方法，对可能发生的睡眠障碍问题做好初筛工作，协助医师明确相关诊断，为后续治疗方案的制订提供有力证据，以便帮助老年人在日常生活中更好、更快地进入睡眠状态，从而提高其生活质量。

二、睡眠障碍风险评估的内容

（一）年龄

年龄与睡眠障碍的关系主要表现为老年患者晚上睡觉时间较早，第2天醒来时间比较早，呈现早睡早起的现象，并且出现白天睡眠时间增多、夜晚睡眠时间减少的现象。此外，与年轻人相比，老年人有更多的夜间唤醒和觉醒，夜间总睡眠时间少，导致了其睡眠质量降低。

（二）相关疾病

由于老年人身体功能减退，各器官均有不同程度衰竭，常合并有其他疾病，如高血压、脑卒中等，这些复杂的疾病会给患者带来很大的睡眠影响，同时老年患者自身疾病问题越多，其睡眠问题越多。

（三）相关用药

老年人患病较多，须经常服用各种药物进行相关治疗，尤其是一些抗抑郁药物、利尿剂、支气管扩张剂、降压药、糖皮质激素、左旋多巴等，这些药物会扰乱睡眠结构，老年人在服用这些药物的过程中容易对睡眠造成不良的影响，导致患者出现睡眠障碍。

（四）家庭社会评估

老年人由于机体功能逐渐衰老，活动范围变小，与外界交流变少，更容易出现悲观、恐惧、抑郁等情绪，他们通常期待良好的亲情关系且对家庭关系十分敏感。

（五）环境评估

良好的睡眠环境可以提高睡眠质量，包括安静、整洁、光线幽暗、空气清新、通风良好、温度与湿度适宜及寝室家具舒适等。周围嘈杂、光线过亮等不良的睡眠环境会导致睡眠舒适感下降。

（六）睡眠行为评估

不规律的作息、过度饮酒、吸烟及喝浓茶、咖啡类等兴奋性物质可导致睡眠问题，长期卧床或久坐也会导致失眠。

（七）精神心理评估

老年人一旦患有精神病，其睡眠质量将受到严重的影响，主要表现为患者在睡眠过程中容易惊醒，同时睡眠质量严重下降。精神病患者主要表现为抑郁和焦虑，这对患者的睡眠会产生很重要的影响。

三、睡眠障碍的风险评估工具及标准

（一）临床评估

1. 健康史采集　包括睡眠障碍表现形式、老年人作息规律、与睡眠相关的症状及睡眠障碍对日间功能的影响。收集内容：①通过系统回顾，明确老年人是否存在躯体疾病，如高血压、糖尿病、脑卒中、冠心病、肿瘤、骨质疏松、慢性疼痛、胃食管反流病、慢性肺疾病、充血性心力衰竭、慢性肾病、前列腺增生等；②通过询问了解患者是否存在焦虑、抑郁等精神心理疾病及是否存在认知功能下降等情况；③询问患者用药情况及有无物质依赖，特别是抗抑郁药、中枢兴奋性药物、镇痛药、镇静药、类固醇及酒精等精神活性物质滥用史。

2. 临床表现　老年人睡眠障碍通常表现为早醒、入睡困难、入睡时间延长、夜间易醒、醒后难以入睡、夜间间断睡眠、日间打盹，其中日间打盹现象最为常见。对于老年人睡眠障碍的评估可以通过初始调查问卷来进一步询问老年人睡眠障碍症状（表9-2-1）。

表9-2-1　睡眠状态初始调查问卷

1.您在休息或睡觉时总有双腿不舒服的感觉或总是双腿来回摩擦吗？
2.您是否经常起夜上厕所？
3.如果您有白天打盹现象，每日打盹几次？每次持续多长时间？
4.您每日白天体力活动量有多少？
5.您白天是否大部分时间都受到自然阳光的照射？
6.您每日服用什么药物？这些药物都在什么时候服用？
7.您服用药物后有什么不适吗？
8.您每天白天和晚上分别服用多少咖啡因（包括咖啡、茶、可乐）和酒精？
9.您是否经常感到悲伤或焦虑？
10.您最近是否遭受了巨大的创伤？

3. 环境评估　良好的睡眠环境可以提高睡眠质量，包括安静、整洁、光线幽暗、空气清新、通风良好、温度与湿度适宜及寝室家具舒适等。周围嘈杂、光线过亮等不良的睡眠环境会导致睡眠舒适感下降。

（二）量表评估

1. 常用的失眠评估量表　失眠症（insomnia）是指各种原因引起的睡眠不足，包括睡眠时间、睡眠深度及体力恢复的不足，常表现为入睡困难（入睡时间超过30分钟）、维持睡眠困难（整夜觉醒次数≥2次）、早醒、睡眠质量下降和总睡眠时间减少（通常少于6小时）。失眠者白天会出现精神不振、疲乏、易激惹、困倦和抑郁等日间功能障碍表现。

（1）睡眠日记：作为最实用、最经济和应用最广泛的评估方法之一，可以让老年人在较长时间里追踪睡眠模式，能更正确反映老年人的睡眠情况，是一种主观睡眠感的"客观"评估方法。睡眠日记的基本模式是以每日24小时为单元，常见的起止时间是早晨8时到第2天早晨8时，记录每小时的活动和睡眠情况，连续记录时间一般要求是2周，至少要记录1周。睡眠日记的设计，可以结合临床医疗和科学研究的不同需要，在细节上做调整（图9-2-1）。

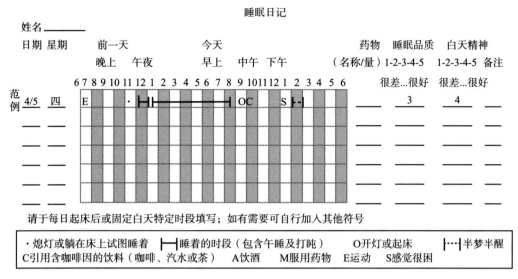

图9-2-1　睡眠日记

（2）匹兹堡睡眠质量指数量表（pittsburgh sleep quality index，PSQI）：是一种广泛应用于评价睡眠质量的工具，是Buysse等于1989年编制，具有良好的信度和效度。该量表从7个维度评价睡眠质量：主观睡眠质量、入睡障碍、睡眠时长、睡眠效率、睡眠连续性、是否应用催眠药及日间功能。各个维度的得分相加即为睡眠质量的得分，总分21分，得分越高，代表睡眠质量越差（表9-2-2）。

表9-2-2　匹兹堡睡眠质量指数（PSQI）调查表

请根据您近一个月情况，回答下列问题：

1.您晚上睡觉通常是几点				
2.您每晚入睡通常需要几分钟	□≤15分钟	□16～30分钟	□31～60分钟	□≥60分钟
3.您通常早上几点起床				
4.您每夜通常实际睡眠几小时（不等于卧床时间）				
5.这一个月来，您的睡眠因为以下问题 而受到困扰的频率如何	不会发生 （0分）	每周＜1次 （1分）	每周1～2次 （2分）	每周3次以上 （3分）
a.入睡困难（30分钟内不能入睡）				
b.夜间易醒或早醒				
c.夜间如厕				
d.呼吸不畅				
e.咳嗽或鼾声高				
f.感觉冷				
g.感觉热				
h.做噩梦				
i.疼痛不适				

j.其他影响睡眠的事情，如有，请说明：

6.近1个月总的来说，您认为您的睡眠质量如何	□很好（0分）	□较好（1分）	□较差（2分）	□很差（3分）
7.近1个月您用药物催眠的频率如何	□无（0分）	□<1次/周（1分）	□1～2次/周（2分）	□≥3次/周（3分）
8.近1个月，您常感到困倦吗	□无（0分）	□<1次/周（1分）	□1～2次/周（2分）	□≥3次/周（3分）
9.近1个月您做事情的精力不足吗	□没有（0分）	□偶尔有（1分）	□有时有（2分）	□经常有（3分）

PSQI 量表计分方法：

成分	内容	评分			
		0分	1分	2分	3分
A.睡眠质量	条目6计分	□很好	□较好	□较差	□很差
B.入睡时间	条目2和5a计分累计	□0分	□1～2分	□3～4分	□5～6分
C.睡眠时间	条目4计分	□>7小时	□6～7小时（不含6小时）	□5～6小时（含6小时）	□<5小时
D.睡眠效率	以条目1、3、4的应答计算睡眠效率*	□>85%	□75%～85%（不含75%）	□65%～75%（含75%）	□<65%
E.睡眠障碍	条目5b～5j计分累计	□0分	□1～9分	□10～18分	□19～27分
F.催眠药物	条目7计分	□无	□<1次/周	□1～2次/周	□≥3次/周
G.日间功能障碍	条目8和9的计分累计	□0分	□1～2分	□3～4分	□5～6分

*睡眠效率的计算方法如下：

$$睡眠效率 = \frac{条目4（睡眠时间）}{条目3（起床时间）-条目1（上床时间）} \times 100\%$$

总分为以上条目的分值的合计。

（3）阿森斯失眠量表（athena insomnia scale，AIS）：该量表是临床中用于失眠症患者的评估量表之一，为国际公认的睡眠质量自测量表，适用于门诊或社区场所的老年人。评估包含入睡时间、夜间觉醒、比期望的时间早醒、总睡眠时间、总睡眠质量、白天情绪、白天身体功能及白天思睡8个项目。总分20分，得分越高，表示睡眠质量越差（表9-2-3）。

表9-2-3 阿森斯失眠量表

对于以下列出的问题，如果在最近一个月内，至少发生3次，就请您在相应的项目上打"√"。

序号	项目	选项	评分	得分
1	入睡时间（关灯后到睡着的时间）	a.没问题	0	
		b.轻微延迟	1	
		c.显著延迟	2	
		d.严重延迟或没有睡觉	3	

续表

序号	项目	选项	评分	得分
2	夜间觉醒	a.没问题	0	
		b.轻微影响	1	
		c.显著影响	2	
		d.严重影响或没有睡觉	3	
3	比期望的时间早醒	a.没问题	0	
		b.轻微提早	1	
		c.显著提早	2	
		d.严重提早或没有睡觉	3	
4	总睡眠时间	a.足够	0	
		b.轻微不足	1	
		c.显著不足	2	
		d.严重不足或没有睡觉	3	
5	总睡眠质量	a.满意	0	
		b.轻微不满	1	
		c.显著不满	2	
		d.严重不满或没有睡觉	3	
6	白天情绪	a.正常	0	
		b.轻微低落	1	
		c.显著低落	2	
		d.严重低落	3	
7	白天身体功能	a.足够	0	
	（体力或精神：如记忆力、认知力和注意力）	b.轻微影响	1	
		c.显著影响	2	
		d.严重影响	3	
8	白天思睡	a.无思睡	0	
		b.轻微思睡	1	
		c.显著思睡	2	
		d.严重思睡	3	

（4）失眠严重程度指数量表（insomnia severity index，ISI）：是一个用于筛查失眠的简便工具，包括7个条目，用于评估受试者睡眠障碍的性质和症状。问题设计及受试者对睡眠质量的主观评价，包括症状的严重程度，受试者对其睡眠模式的满意度，失眠程度对日常功能的影响，受试者意识到失眠对自己的影响，以及因睡眠障碍带来的沮丧水平（表9-2-4）。

表9-2-4　失眠严重程度指数量表（ISI）

对于以下问题，请您圈出近两周以来最符合您的睡眠情况的数字					
1.入睡困难	无	轻度	中度	重度	极重度
	0	1	2	3	4
2.睡眠维持困难	无	轻度	中度	重度	极重度
	0	1	2	3	4

续表

对于以下问题，请您圈出近两周以来最符合您的睡眠情况的数字					
3.早醒	无	轻度	中度	重度	极重度
	0	1	2	3	4
4.对您目前的睡眠模式满意度	非常满意	满意	不太满意	不满意	非常不满意
	0	1	2	3	4
5.您认为您的失眠在多大程度上影响了您的日常功能（如日间疲劳，处理工作和日常事务的能力、注意力、记忆力、情绪等）	无 0	轻度 1	中度 2	重度 3	极重度 4
6.与其他人相比，您的失眠问题对您的生活质量有多大程度的影响或损害	无 0	轻度 1	中度 2	重度 3	极重度 4
7.您对自己当前睡眠问题有多大程度的担忧/沮丧	无	轻度	中度	重度	极重度
	0	1	2	3	4

2.常用嗜睡症评估量表 嗜睡症（lethargy）是指白昼睡眠过度（并非由于睡眠量的不适）或醒来时达到完全觉醒状态的过渡时间延长的一种状况。主要表现为过度的白天或夜间的睡眠，经常出现短时间（一般不到15分钟）不可抗拒的睡眠发作，通常伴有摔倒、睡眠瘫痪和入睡前幻觉等症状。

爱泼沃斯嗜睡（Epworth sleepiness scale，ESS）量表是由澳大利亚墨尔本的Epworth医院睡眠疾病中心于1999年设计的，记录了受试者在8种不同情况下出现打盹的可能性并按照0～3分四级打分。总分相加即可反映老年人的睡眠倾向，正常人群平均分在7.6分，得分超过10分为异常（表9-2-5）。

表9-2-5 爱泼沃斯嗜睡量表

以下情况下有无打盹、瞌睡的可能性	从不 （0分）	很少 （1分）	有时 （2分）	经常 （3分）
坐着阅读时				
看电视时				
在公共场所坐着不动时（如在剧场或开会）				
长时间坐车中间不休息（超过1小时）				
坐着与他人谈话时				
餐后休息时（未饮酒时）				
开车等红绿灯时				
下午静卧休息时				
总分				

注：评分标准为分值越高提示嗜睡倾向越明显，≥16分为重度嗜睡。

3.常用的睡眠呼吸障碍量表 睡眠呼吸暂停综合征（sleep apnea syndrome，SAS）是指在睡眠过程中出现异常呼吸，同时伴或不伴清醒期呼吸功能异常的一组疾病。根据多导睡眠监测（polysomnography，PSG）结果可将老年SAS分为阻塞性睡眠呼吸暂停（obstructive sleep apnea，OSA）与中枢性睡眠呼吸暂停（central sleep apnea，CSA）。

睡眠呼吸障碍的评估量表主要用于基层医院和社区卫生服务机构初筛，若初筛评估为睡眠障碍高风险，建议行PSG。评估OSA的量表主要包括爱泼沃斯嗜睡（ESS）量表、睡眠呼吸暂停初筛量表（STOP-BANG）量表、柏林问卷，ESS可用于评估健康老年人群、轻度认知功能损害患者日间嗜睡程度；对于中、重度痴呆患者及生活无法自理的老年患者，评估主要基于详细的病史和照顾者报告的临床症状。STOP-BANG量表可作为老年人OSA初筛工具。柏林问卷可用于评估认知功能损害及脑卒中患者OSA风险程度。

（1）睡眠呼吸暂停初筛量表（STOP-BANG量表）：包含8个条目，打鼾、疲倦、观察到呼吸事件、血压、体重指数（BMI）、年龄、颈围、性别，每条1分，共计8分。若受试者得分≥3分，则判定其为OSA高风险人群（表9-2-6）。

表9-2-6　睡眠呼吸暂停初筛量表（STOP-BANG量表）

条目	具体内容	是	否
打鼾	打鼾时声音大吗？		
疲倦	是否经常在日间感到疲倦、疲劳或昏昏欲睡？		
观察到呼吸事件	是否有人察觉到您在睡眠中出现呼吸暂停或窒息？		
血压	是否患有高血压？是否正在接受高血压治疗？		
体重指数	体重指数是否超过35kg/m^2？		
年龄	年龄是否超过50岁？		
颈围	颈围是否超过40cm？（喉结处颈围）		
性别	性别是否为男性？		

注：低危，0～2个问题回答"是"；中危，3～4个问题回答"是"；高危，≥5个问题回答"是"。体重指数=体重（千克）/身高^2（米）。

（2）柏林问卷（BQ）：是一个简单的睡眠呼吸暂停筛查问卷，是1996年在德国柏林召开的睡眠基础护理治疗大会的成果，问卷包括3大类10个问题，根据评估结果可将患者分为OSA高风险或低风险。该问卷是国际上较广泛应用的睡眠呼吸暂停综合征定性诊断工具，用于快速识别睡眠呼吸障碍的风险（表9-2-7）。

表9-2-7　柏林问卷

条目
基本资料　身高、体重、年龄、性别
第一部分　1.您睡觉打呼噜吗？（建议问家人或同住的人）
A.是　B.否　C.不知道
2.如果您睡觉打呼噜，您的鼾声有多响亮？
A.比正常呼吸时响　B.同说话时一样响　C.比说话更响
D.非常响，其他房间都能听到　E.不知道
3.您打呼噜的次数多吗？
A.几乎每天　B.一周3～4次　C.一周1～2次
D.一个月1～2次　E.没有或几乎没有/不知道
4.您的鼾声影响其他人吗？
A.影响　B.不影响　C.不知道
5.在您睡觉时，您的爱人、家属或朋友注意到您有呼吸间歇或停止现象吗？
A.几乎每天都有　B.一周3～4次　C.一个月1～2次
D.一周1～2次　E.没有或几乎没有/不知道

续表

条目
第二部分　6.您早晨醒来后感觉睡觉不解乏吗？ A.几乎每天都有　B.一周3～4次　C.一个月1～2次 D一周1～2次　E.没有或几乎没有/不知道 7.白天您还会有疲劳、乏力或精力不够吗？ A.几乎每天都有　B.一周3～4次　C.一个月1～2次 D.一周1～2次　E.没有或几乎没有/不知道 8.当您开车的时候您会打盹或者睡觉吗？ A.是　B.否 9.如果开车时会打盹或睡觉，这种现象多吗？ A.几乎每天　B.一周3～4次　C.一个月1～2次 D.一周1～2次　E.没有或几乎没有/不知道
第三部分　10.您有高血压吗？ A.有　B.没有/不知道

注：第一部分包括问题1～5，如果对第1个问题回答"A"得1分，如果对第2个问题回答"C"或者"D"得1分，如果对第3个问题回答"A"或者"B"得1分，如果对第4个问题回答"A"得1分，如果对第5个问题回答"A"或者"B"得2分，将所得分数相加，总分≥2分说明第一部分是阳性的；第二部分包括问题6～8，如果对第6个问题回答"A"或者"B"得1分，如果对第7个问题回答"A"或者"B"得1分，如果对第8个问题回答"A"得1分，将所得分数相加，总分≥2分说明第二部分是阳性的；如果第10题的回答是"A"或者BMI＞30kg/m² 则第三部分是阳性的。高风险的存在睡眠呼吸暂停：如果有≥两个部分的得分是阳性的，说明存在高风险睡眠呼吸暂停；如果只有一部分或者没有阳性，说明睡眠呼吸暂停为低风险。

4.常见昼夜节律睡眠障碍相关量表　昼夜睡眠节律障碍（circadian rhythm sleep disorders，CRSD）是指患者的昼夜节律与常规的昼夜节律明显不一致。老年人最常见的CRSD包括睡眠时相前移障碍和不规律的睡醒节律障碍。患者的睡眠开始时间和结束时间均比常规时间大幅提前，患者在刚入夜就感到困倦（典型时间为7：00～8：00pm）和清晨早醒（典型时间为3：00～4：00am）。

清晨型与夜晚型量表-19项（morning and evening questionnaire-19 items，MEQ-19）：所有问题都有一组答案。对于每个问题，只选一个答案。有些问题以比例尺取代了一组答案，请在比例尺上以点画圈。在每项问题的空白处，请随意发表意见。在问卷中，每一个选择都有相对应的分数（表9-2-8）。

表9-2-8　清晨型与夜晚型量表-19项

（1）如果您仅需要考虑自己的生活习惯，而且能完全自由地计划白天的时间，您希望什么时间睡觉

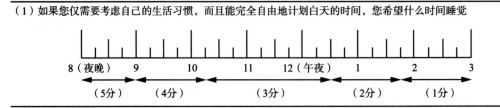

续表

（2）如果您仅需要考虑自己的生活习惯，而且能完全自由地计划夜晚的时间，您希望什么时间起床

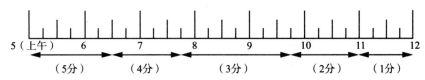

（3）如果您不得不在清晨的某个时刻起床，您会多么依赖闹钟唤醒你？

□非常依赖（1分）□比较依赖（2分）□不太依赖（3分）□完全不依赖（4分）

（4）如果环境条件适宜，您能在清晨容易地起床吗？

□完全不容易（1分）□不太容易（2分）□比较容易（3分）□非常容易（4分）

（5）清晨起床后的30分钟内，您有多么清醒？

□完全不清醒（1分）□不太清醒（2分）□比较清醒（3分）□非常清醒（4分）

（6）清晨起床后的30分钟内，您食欲怎么样？

□非常差（1分）□比较差（2分）□比较好（3分）□非常好（4分）

（7）清晨起床后的30分钟内，您有多么疲倦？

□非常疲倦（1分）□比较疲倦（2分）□比较清爽（3分）□非常清爽（4分）

（8）如果第2天您没有任何约会，您会在什么时间去睡觉？

□较平日推迟两个小时以上（1分）□较平日推迟1～2小时（2分）□较平日推迟不到1小时（3分）□较平日推迟很少或从不推迟（4分）

（9）假设您决定开始锻炼您的体魄，一个朋友建议您应一周进行两次运动，每次1小时，而且早上7：00～8：00是最佳时间。如果仅需要考虑您自己的生活习惯，您认为您的表现会怎么样？

□非常难以执行（1分）□难以执行（2分）□较好的执行（3分）□很好的执行（4分）

（10）您会在夜晚的什么时间感到疲倦，而且需要睡眠？

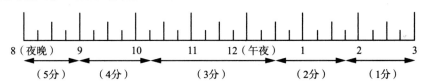

（11）假设您希望在一项很难而且持续两个小时的测验中有最佳表现。如果您能完全自由地计划白天的时间，而且仅需考虑您自己的生活习惯，你会选择以下4个考试时间中的哪一个？

□夜晚7：00～9：00（0分）□下午3：00～5：00（2分）□上午11：00～下午1：00（4分）

□上午8：00～10：00（6分）

（12）如果您在夜晚11时去睡觉，当时您有多么的疲倦？

□完全不疲倦（0分）□轻度疲倦（2分）□比较疲倦（3分）□非常疲倦（5分）

（13）假设因为某些原因，您将比平时推迟几小时去睡觉，但又不需要在第2天清晨的任何时间起床，您最可能出现以下哪种情况？

□较平常的时间迟起床（1分）□按平常的时间起床，然后再睡（2分）□按平常的时间起床，然后小睡（3分）

　　□按平常的时间起床，而且不会再睡（4分）

（14）假设因为值夜班，您不得不在清晨4：00～6：00保持清醒，而第2天您没有任何约会，以下哪种选择最适合您？

□夜班结束后去睡觉（1分）□夜班前小睡（2分）□夜班前睡觉，然后小睡（3分）□只在夜班前睡觉（4分）

（15）假设您不得不进行两个小时繁重的体力活动，如果您能完全自由地计划白天的时间，而且仅需要考虑您自己的生活习惯，您会选择以下哪一个时间段？

□夜晚7：00～9：00（1分）□下午3：00～5：00（2分）□上午11：00～下午1：00（3分）

□上午8：00～10：00（4分）

续表

（16）假设您决定开始剧烈的体育锻炼，一个朋友建议您应1周进行两次运动，每次1小时，而且夜晚
10：00 ～ 11：00是最佳时间。如果仅需要考虑您自己的生活习惯，您认为您的表现会怎么样？

□很好的执行（1分）□较好的执行（2分）□难以执行（3分）□非常难以执行（4分）

（17）如果您能选择自己的工作时间，设想你每天工作5个小时（包括小休时间），这项工作是很有趣的并会依
据工作结果来付酬金，您会选择哪个时间段呢？

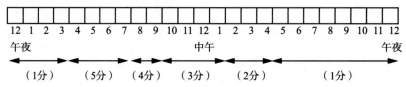

（18）一天中的什么时间是您的最佳时间？

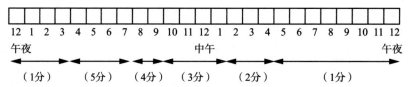

（19）人可分为清晨型和夜晚型，您认为自己属于哪一种类型？

□绝对的夜晚型（0分）

□夜晚型多过清晨型（2分）

□清晨型多过夜晚型（4分）

□绝对的清晨型（6分）

计分方法：总分范围为16 ～ 86分。

5.不宁腿综合征（restless leg syndrome，RLS）　睡眠运动障碍为睡眠疾病的一大类别，包括睡眠周期性肢体运动、不宁腿综合征、夜间发作性肌张力障碍、睡眠磨牙等。最常见的睡眠运动障碍为不宁腿综合征。

（1）评估量表：Johns Hopkins不宁腿严重程度量表（Johns Hopkins restless legs severity scale，JHRLSS）可用于快速筛查不宁腿综合征，也可用于纵向评估治疗效果（表9-2-9）。

（2）评分方法：临床医生根据如下的标准为患者评分：0分代表从未发生过该症状；1分（轻度）代表卧床后1小时内出现症状；2分（中度）代表夜间出现症状（有时在晚6：00后）；3分（重度）代表白天出现该症状（在早上6：00前）。

表9-2-9　Johns Hopkins不宁腿综合征严重程度量表

序号	每日发生不宁腿综合征的时间（中午12时后）	得分
1	无症状	0分（从不）
2	睡前和（或）睡眠期（症状可能发生在以下情况的1小时以内：通常的睡眠时间或者仅在准备入睡时或者夜晚睡眠后）	0.5分
3	晚上（晚6：00或以后）症状可能出现在晚6：00到通常的睡眠时间（晚上入睡的定义需要根据患者的常规睡眠时间进行调整，因为有人午睡）	2分（中度）
4	下午（晚6：00前），症状开始于下午并持续到晚上和夜里	3分（重度）
5	早晨（中午前）症状开始于早晨或者几乎整个白天都持续，通常在上午8：00 ～ 10：00症状很少出现，该时期称为"保护期"。极度严重的患者即使在"保护期"也可能出现最严重的RLS症状，经常伴随RLS症状的显著恶化	4分（非常严重）

（三）客观评估

与健康人相比，睡眠障碍患者由于神经心理或认知行为方面的改变，对睡眠状况的自我评估容易出现偏差，必要时应用客观评估手段进行鉴别。

1.多导睡眠图（polysomnography，PSG） 是目前最详细、最准确记录睡眠状态的检测方式，主要用于睡眠障碍的评估和鉴别诊断。

（1）PSG的优势：能够客观评价睡眠质量，包括睡眠潜伏期、睡眠进程、睡眠周期、睡眠结构、睡眠维持率及睡眠效率等，多导睡眠图能对睡眠障碍做出全面评定，是睡眠监测的"金标准"。

（2）多导睡眠监测的适应证：失眠，包括主观性失眠或客观性失眠；睡眠相关肢体运动障碍，如不宁腿综合征、周期性肢体运动障碍等；睡眠呼吸暂停综合征的诊断及分型诊断；伴有失眠的内科疾病；癫痫。

2.睡眠体动记录仪（ActiGraph） 通常戴在手腕、踝部或躯干以记录睡眠时身体运动情况，通过软件对记录的数据进行处理，获得夜间睡眠参数，得出包括总睡眠时间、睡眠开始时间、睡眠延迟时间、觉醒时间、觉醒次数、睡眠效率等的最终监测结果。

（四）其他指标

通过一些其他指标也可反映睡眠情况，如记录体温及内源性褪黑素，这是一种利用生物方法掌握人体睡眠节律的方式，根据躯体温度的最低点，以及褪黑素的释放曲线来了解睡眠情况。

四、睡眠障碍的风险评估流程

睡眠障碍的风险评估流程如下（图9-2-2）。

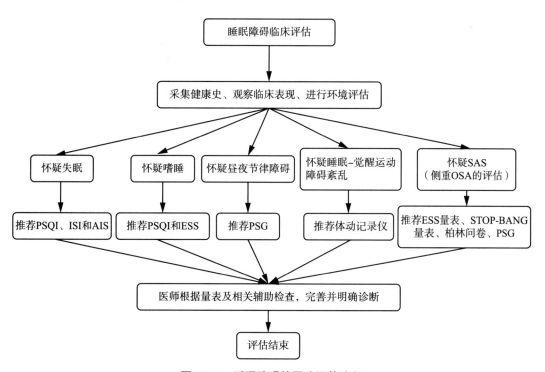

图9-2-2 睡眠障碍的风险评估流程

五、风险评估等级划分标准

风险评估等级划分标准如下（表9-2-10）。

表9-2-10　风险评估等级划分标准

量表	等级划分
PSQI	0 ~ 5分表明睡眠良好 6 ~ 10分表明睡眠尚可 11 ~ 15分表明睡眠一般 16 ~ 21分表明睡眠很差
AIS	<4分为无睡眠障碍 4 ~ 6分为可疑失眠 >6分为失眠
ISI	0 ~ 7分为无临床意义的失眠 8 ~ 14分为亚临床失眠 15 ~ 21分为临床失眠（中度） 22 ~ 28分为临床失眠（重度）
ESS	>6分提示瞌睡 >11分提示过度瞌睡 >16分提示有危险性的瞌睡
STOP-BANG量表	总分≥3分则认为是OSA高风险患者
BQ	有≥2个部分的得分为阳性表明存在高风险的睡眠呼吸暂停 只有一部分或者没有得分为阳性表明存在低风险的睡眠呼吸暂停
MEQ-19	中文版MEQ-19（张斌，2006）的划分如下： 绝对夜晚型：16 ~ 42分 中度夜晚型：43 ~ 49分 中间型：50 ~ 62分 中度清晨型：63 ~ 69分 绝对清晨型：70 ~ 86分

六、风险评估实施要求

（一）评估人员要求

评估人员要求经过专业培训，并且具有临床照护师的资质。

（二）评估场所要求

评估场所无特殊要求。

（三）评估频率要求

1.失眠症疗效评估

（1）失眠障碍治疗过程中，一般需要每个月进行一次临床评估。

（2）在治疗过程中每6个月或旧病复发时，需对患者睡眠情况进行全面评估。评估方法：主观性评估（临床症状、量表评估和问卷调查）与客观性评估（主要包括神经电生理监测，如PSG、体动记录检查等）。持续性评估有助于分析治疗效果和指导制订下一步治疗方案。

（3）在进行一种治疗方法或者联合治疗方法无效时，应该考虑进行更换其他心理行为疗法、药物疗法与联合疗法，同时应该注意重新进行病因筛查与其他共存疾病的评估。

（4）中止治疗6个月后需要重新进行评估，因为中止治疗6个月后是失眠症状复发的高发期。

2.睡眠呼吸暂停综合征评估 针对轻度OSA的患者，应每月评估1次；中重度或应用仪器的OSA患者应每1～3天评估1次。

第三节 睡眠障碍的预防

一、睡眠障碍预防的目标

（1）做好相关人员老年人的睡眠障碍预防管理。

（2）为护理人员提供全面的睡眠障碍安全教育。

（3）促使老年人积极主动地养成良好的睡眠习惯。

二、睡眠障碍干预措施

（一）认知行为治疗

1993年Morin和Kowatch将认知疗法、刺激控制疗法和睡眠限制疗法加以整合，提出了失眠的认知行为疗法并被美国睡眠医学委员会推荐用于原发性失眠的治疗。治疗失眠最常用的认知行为疗法包括睡眠卫生教育、刺激控制训练、睡眠限制、放松训练等。

1.睡眠卫生教育 大部分失眠患者存在不良睡眠习惯，这会破坏正常的睡眠模式，使患者形成对睡眠的错误概念，从而导致失眠。睡眠卫生教育主要是帮助失眠患者认识不良睡眠习惯及其在失眠发生与发展中的重要作用，重塑有助于睡眠的行为习惯。睡眠卫生教育的主要内容包括如下几点。

（1）睡前4～6小时避免接触咖啡、浓茶或吸烟等兴奋性物质。

（2）睡前不要饮酒，特别是不能利用乙醇帮助入睡。

（3）每日规律安排适度的体育锻炼，睡前3～4小时应避免剧烈运动。

（4）睡前不宜暴饮暴食或进食不易消化的食物。

（5）睡前1小时内不做容易引起兴奋的脑力劳动或观看容易引起兴奋的书刊和影视节目。

（6）卧室环境应安静、舒适，保持适宜的光线及温度。

（7）保持规律的作息时间。保持良好的睡眠习惯是消除失眠的前提条件，但是单纯依靠睡眠卫生教育治疗失眠是不够的。

2.刺激控制训练 是一套行为干预措施，目的在于改善睡眠环境与睡眠倾向（睡意）之间的相互作用，恢复卧床作为诱导睡眠信号的功能，消除由于卧床后迟迟不能入睡而产生的床与觉醒、焦虑等不良后果之间的消极联系，使患者易于入睡，重建睡眠觉醒生物节律。刺激控制疗法具体内容如下：

（1）只在有睡意时才上床。

（2）如果卧床20分钟不能入睡，应起床离开卧室，可从事一些简单活动，等有睡意时再返回卧室睡觉。

（3）不要在床上做与睡眠无关的活动，如进食、看电视、听收音机及思考复杂问题等。

（4）不管何时入睡，应保持规律的起床时间。

（5）避免日间小睡。

刺激控制疗法对一般人群来说都具有良好的耐受性，但躁狂症、癫痫、异态睡眠症和伴有跌倒风险的患者应慎重运用。对于高风险的躁狂、癫痫和睡眠不足的患者，此疗法可能会诱发躁狂或者降低癫痫发作的阈值。对于异态睡眠症的患者，刺激控制疗法可能会因为加深睡眠，从而更易使患者出现异态睡眠症状，如夜惊、梦游和梦呓。

3.睡眠限制　是通过缩短卧床清醒的时间，增加入睡驱动能力以提高睡眠效率的一种治疗方法。睡眠限制疗法的具体内容如下：

（1）减少卧床时间以使其和实际睡眠时间相符，在睡眠效率维持85%以上至少1周的情况下，可增加15～20分钟的卧床时间。

（2）当睡眠效率低于80%时则减少15～20分钟的卧床时间。

（3）当睡眠效率在80%～85%则保持卧床时间不变。

（4）可以有不超过30分钟的规律的午睡，避免日间小睡，保持规律的起床时间。

4.放松训练　是通过一定的程式训练，使患者学会精神上和躯体上（骨骼肌）放松的一种行为治疗方法，包括渐进式肌肉放松、冥想、正念、引导意象和呼吸技术。该训练通过放松使肌肉和精神完全松弛，以起到对机体的调节作用。失眠患者通常精神过度紧张和肌肉紧张而不能有效地放松自己，进而影响其进入睡眠状态。放松训练重点是帮助患者认识到紧张和放松两个极端间的差别，通过一系列的紧张和放松动作，使患者学会达到完全的松弛。掌握这种方法后，患者在进入完全的松弛状态时，情绪会越来越平稳，机体的新陈代谢水平也会逐渐降低，从而易于进入睡眠状态。

（二）睡前冥想

冥想又称静坐，是正念心理治疗中最重要的方法之一，对于改善睡眠有很好的效果。冥想方法如下。

1.冥想姿势　盘腿而坐，双手叠放，掌心朝上，拇指相抵，置于肚脐下4横指处；身体正直，双肩放平、放松；舌尖轻抵上腭，嘴唇轻轻闭合；眼睛半闭，观看鼻尖方向；头颈保持正直，略微低头。如果无法盘腿而坐也可以坐在椅子上，双腿自然下垂、交叉。

2.冥想技巧　意念专注于呼吸并数呼吸次数。一吸一呼为一次。冥想初期，因为杂念过多，会经常走神。走神时，用呼吸把意念拉回来并重新开始数呼吸次数；面部保持微笑，尽可能让内心喜悦；只要环境安静，任何时间都可以进行冥想练习。每次冥想练习时长以45分钟为宜。冥想初期可能无法坚持很长时间，可以循序渐进逐渐延长时间。冥想结束时，搓手并以掌心捂眼，再拍打腿脚以缓解长时间盘腿所致的腿痛、腿麻，待痛、麻感消失后再站起。站起时应缓慢，以避免突然改变体位而导致头晕、眼花，防止摔伤。失眠的患者睡前进行30～45分钟的冥想，有利于身心放松，促进睡眠。上床后30分钟不能入睡，或者夜间醒来半小时不能再次入睡也可以进行30～45分钟的冥想练习，再重新尝试入睡。

（三）睡前暗示

积极正确的睡前暗示可以帮助失眠患者缓解压力，改善其夜间睡眠质量。睡前暗示包括如下几点。

（1）当入睡困难时，有意识地想象能使自己放松的美好情景。例如，自己被白云围绕着，慢慢地向上飘，越飘越高，好像失去了重力。在想象的同时，全身放松让呼吸缓慢地加深。

（2）用积极的语言鼓励自己，消除消极观念，换个角度来看待引起烦恼的事情，给予自己鼓励。

（3）不去思考无须思考的问题，养成良好的思维习惯。

（四）中医的睡眠保健法

1.每日睡前烫足，揉涌泉穴　睡前热水烫足，烫足时随加热水，先温后热，使足部烫得发红。搓足心，足心有人字纹处（约足底中线前1/3处）为涌泉穴，属肾经，先以右足足趾着盆底，使足跟露在水上，用左足心搓右足后跟，起到擦搓左足涌泉穴的作用。这样计数擦搓100次，再换擦搓右涌泉穴100次为一轮。兑热水使水温烫足。如此做三轮共300次左右即可。本治疗可加快入睡过程。

2.梳头法　用梳子梳头，方向为前发际→头顶→后枕部→颈项部（中间、左边、右边各梳一次）；从头顶中央放射状分别向头角、太阳穴、耳上发际、耳后发际左右各梳一次，每天梳3～5次，每次至少5分钟。

（五）适度的体育锻炼

指导老年人坚持参加适宜的、规律的体育锻炼，以增强其肌肉力量、柔韧性、协调性、平衡能力、步态稳定性和灵活性。适合老年人的运动包括太极拳、散步、慢跑、游泳、平衡操等。这些运动既有助于睡眠，又能增强体质。但失眠者应该注意，睡前2小时内不要做剧烈运动。

（六）药物干预

老年失眠患者药物治疗推荐选择非苯二氮䓬类药物（右佐匹克隆、唑吡坦）、褪黑素受体激动剂、食欲素受体拮抗剂和小剂量多塞平等，其中褪黑素缓释剂可用于改善老年失眠患者的睡眠质量，镇静催眠药物应该采用最低有效剂量，尽可能短期应用。嗜睡患者则采用小剂量精神振奋药物，如哌甲酯、苯丙胺等治疗。药物服用后均应严密监测其睡眠情况及是否出现药物不良反应。

第四节　睡眠障碍的照护

一、失眠患者的照护

（一）照护目标

失眠患者的照护目标是使其能够了解影响失眠的因素，并且重新建立起良好的睡眠卫生习惯，对物理治疗方法有很好的依从性，配合好药物治疗，重新获得良好的睡眠质量。

（二）照护措施

1.照护要点

（1）由原发病引起的躯体不适感从而导致失眠，须积极治疗原发病。

（2）规律作息：保持规律的就寝时间和起床时间。避免日间睡眠时间过长（限制在1小时内）。

（3）对心因性失眠患者，需要和老年人有效沟通，了解老年人的心理状态，明确是何种心理问题导致失眠，可以针对心理诊断结果选择合适药物改善症状，但需要在心理专业医务人员指导下进行。

（4）规律锻炼：上午或下午定期进行身体锻炼，避免在睡前3小时内进行中度及剧烈运动。

（5）睡眠环境：保持黑暗、安静的房间和舒适的温度。临睡前减少暴露在强光下的时间（如计算机、手机屏幕等），睡前关掉电子设备和发光设备。

（6）饮食管理：临睡前避免摄入乙醇、尼古丁，限制液体摄入量。睡前3小时内避免进食过多，睡前4小时内避免摄入咖啡因。

2.特殊照护技能　　渐进性肌肉放松训练法是通过训练个体随意放松全身肌肉的能力，以达到随意控制全身肌肉的紧张程度，保持心情平静，缓解紧张、恐惧、焦虑等负性情绪的目的。失眠患者通过反复练习，学会有意识地控制自身的心理和生理活动，产生松弛状态，使迷走神经和交感神经的活动处于良好的平衡状态，提高机体抵抗应激的能力，调整因应激引起的心理生理功能紊乱，从而起到改善睡眠质量、缓解疲乏状况的作用。

（1）照护者准备：着装整洁，洗手。

（2）用物准备：指导语录，照护员的指导语要清晰、低沉、轻柔和愉快。

（3）环境准备：环境清洁、安静、光线柔和。

（4）为患者讲解此方法原理、目的和意义，以及肌肉放松后的体验。

（5）睡前30分钟进行，指导老年人进行渐进性肌肉放松。

指导语内容：请你舒适地坐或躺在沙发上，尽量使自己放松，请闭上你的双眼。深深地吸一口气，保持一会儿，再慢慢地呼出来，这样连续做3次深呼吸，现在握紧你的右手，慢慢地从1数到5，然后再慢慢地松开，注意放松的感觉，再重复1次，把注意力集中在手指、手掌、手腕和前臂的紧张和松弛上；弯曲你的右臂，使右上臂紧张、放松、再紧张、再放松……注意放松后的温暖感觉；握紧你的左手，放松，注意放松的感觉，再重复1次；弯曲你的左臂，使左上臂紧张、放松，再重复1次；现在你的双臂都松弛地放在身体的两侧，两臂都已经完全放松；现在开始放松你的双足，用足趾抓紧地面，用力抓紧，保持一会儿，放松，彻底放松你的双足，再做1次；将你的足尖尽力向上翘，绷紧小腿上的肌肉，保持一会儿，放松，彻底放松，重复进行1次；现在请注意大腿的肌肉，请你用足跟向下压紧地面，绷紧大腿的肌肉，保持一会儿，放松，再放松，再做1次；请皱紧你的眉头，使前额的肌肉收缩，皱紧，保持一会儿，放松，彻底放松，再做1次；现在向上提起你的双肩，尽量用力，保持一会儿，放松；再次紧张你的臀部肌肉，用力，保持住，放松，彻底放松，再做1次。这就是整个放松过程，现在你感到全身的肌肉，从上到下，每个部位都处于放松状态，你的两臂很松弛，两条腿发沉，你感到全身都很温暖，不想动了，你觉得很平静。想象你现在躺在松软的沙滩上，远处海浪轻轻地拍打着岸边，阳光照耀着你的全身，你的整个身体都感到很温暖，很舒适，这里的空气好极了，你感到舒服极了（音乐）……请注意放松时的温暖、愉快的感觉并将这种感觉尽量保持1～2分钟。现在，我将从1数到5，当我数到5时，请你慢慢地睁开双眼，这时你会感到很平静安详，精神焕发。今后要不断地进行这样的练习，你会发现你能够控制自己的紧张，能够很容易地放松自己，使自己进入睡眠或休息状态。

（6）观察老年人的反应：如出现肌肉局部颤动、皮肤的异常感觉或出现眩晕、幻觉、失衡感等类似感觉剥夺的表现，示意老年人放松并进行解释，这些感觉都是自主神经系统的调整和中枢神经系统异常积蓄能量释放的表现，正是渐进性肌肉放松训练法产生效果的最好反映。

（7）老年人若自主入睡，及时协助老年人盖好棉被，关闭灯光。

二、嗜睡患者的照护

（一）照护目标

嗜睡患者的照护目标是使患者能够积极配合嗜睡症的治疗方案，参加适当的体育锻炼，纠正异常睡眠形式，回归正常睡眠。

（二）照护措施

（1）鼓励老年人白天适当活动，帮助老年人加入部分社会活动，培养兴趣爱好，使其保持良好的精神状态。

（2）与老年人沟通，告知正常睡眠模式的重要性，帮助其调整好作息时间。

（3）关注老年人的心理状态，去除与嗜睡症有关的不良心理因素，避免精神刺激，帮助其建立正常的生活规律。

（4）白天精神欠佳者，需要警惕其跌倒的风险，消除房间内可能存在的安全隐患。

（5）对于服药治疗的患者，严密监测治疗后的睡眠变化情况并关注药物不良反应的发生情况。

三、睡眠呼吸暂停综合征患者的照护

（一）照护目标

睡眠呼吸暂停综合征患者的照护目标是使患者能够积极配合睡眠暂停综合征的治疗方案，养成良好的睡眠习惯。

（二）照护措施

1.照护要点

（1）饮食宜清淡，注意合理搭配膳食，营养均衡，晚餐不宜过饱。

（2）指导老年人养成良好的睡眠习惯，使其获得足够的睡眠时间及最好的睡眠质量。

（3）保持健康的生活方式，如戒烟、戒酒。体型肥胖人群注意减肥。

（4）保持正确的睡眠姿势：侧卧位入眠，应用鼻黏膜收缩剂滴鼻保持鼻道通畅，对轻症患者及单纯打鼾者可能有效。

（5）睡眠呼吸暂停综合征患者慎用镇静催眠药物。

（6）持续气道正压通气治疗（continuous positive airway pressure，CPAP）治疗的SAS患者，需要督促患者加强随诊，提高患者对长期使用CPAP治疗的依从性。

2.特殊照护技能　CPAP是目前阻塞性睡眠呼吸暂停综合征最常用的非侵袭性治疗方法。患者睡眠时戴一个面罩或鼻罩，连接一股强制气流，以增加其上呼吸道的气压，维持呼吸循环，CPAP可有效地缓解夜间觉醒、白天嗜睡和避免心肺并发症，降低病死率。常见的不良反应是鼻塞、鼻炎、面部皮肤不适和气压所致的不适。

（1）照护者准备：着装整洁，洗手。

（2）用物准备：呼吸机、蒸馏水或灭菌注射用水。

（3）环境准备：环境清洁、安静、光线柔和。

（4）连接电源和气源并连接好呼吸管路。

（5）拧下湿化瓶，加入蒸馏水或灭菌注射用水等纯净水。

（6）打开机器开关，检查仪器运转是否正常。调节适宜的氧浓度、气流速度、CPAP压力，打开湿化器开关调节湿化器温度，开始进行气体加温湿化。

（7）把鼻塞放置到患者鼻腔处并使用鼻塞附带的绷带和粘扣固定鼻塞，或选用合适的面

罩进行固定。

（8）观察压力表指针，调整合适的呼气末正压通气参数，对患者进行持续气道正压通气治疗。

（9）老年人若自主入睡，及时协助老年人盖好棉被，关闭灯光。

四、昼夜节律睡眠障碍患者的照护

（一）照护目标

昼夜节律睡眠障碍患者的照护目标是使患者能够积极配合昼夜节律障碍的治疗方案，纠正异常睡眠节律，回归正常睡眠。

（二）照护措施

1.照护要点

（1）帮助患者养成良好的睡眠习惯，避免日间长时间卧床，可午间小睡，尽量推迟夜间上床时间。

（2）培养老年人兴趣爱好，鼓励其多在强光下进行体力活动，晚间多散步。

（3）对于服用褪黑素等药物治疗的患者，严密监测治疗后的睡眠变化情况并关注药物不良反应的发生情况。

2.特殊照护技能　光照疗法是利用一定强度（2000～10 000Lux，多用3000～4500Lux）的全频光照射，经视网膜、下丘脑纤维束到达下丘脑视交叉上核来改善睡眠-觉醒节律的一种治疗方法。光刺激可影响位于下丘脑的控制昼夜节律的视交叉上核，抑制松果体褪黑素的分泌。光照疗法是一种自然、简单、低成本的治疗方法。

光照疗法可以调整患者的昼夜节律，改善睡眠情况，同时也是失眠治疗的补充疗法。照护师可根据患者的不同节律表现来指导光照时间。一般是在清晨或者傍晚时间，连续照射1～2小时，以达到影响人体睡眠-觉醒生理时钟往前移或者往后延迟的效果。例如，清晨的光照治疗可以将入睡时间前移，傍晚的光照治疗则会将入睡时间后移。此外，光照治疗还有改善入睡困难、延长睡眠时间和增强睡眠效率等效果。但其不良反应有头痛、眼疲劳等，也可能诱发轻躁狂。

（1）照护者准备：着装整洁，洗手。

（2）用物准备：光源，强度在3000～4500Lux。

（3）环境准备：环境安静舒适，光源从患者眼部上方或侧面照射，距离为0.5m。

（4）睡眠时相后移综合征患者：上午9：00～11：00接受强光照射2小时，16：00后限制光线照射（佩戴深色护目镜）。

（5）睡眠时相前移综合征患者：晚间20：00～23：00接受强光照射2小时。

（6）若出现头晕、头痛、眼疲劳等不适情况，应立即停止治疗。

五、不宁腿综合征患者的照护

（一）照护目标

不宁腿综合征患者的照护目标是使患者能够积极配合治疗方案，培养良好的睡眠习惯，提高睡眠质量。

（二）照护措施

（1）不宁腿综合征多为继发性表现，可由于尿毒症、缺铁性贫血、叶酸缺乏、风湿性关节炎、帕金森病等疾病引起。照护者须充分了解老年人的既往病史及疾病的治疗情况，除督促老年人配合治疗、提高依从性外，还需从护理措施上减轻老年人的躯体不适感。

（2）调整生活方式，保证规律的作息时间和良好的睡眠习惯。排除以下诱因：①多巴胺阻滞剂、止吐药、镇静药；②抗抑郁药物；③抗组胺药物；④烟酒或含咖啡因的刺激饮食。

（3）夜间注意观察老年人的睡眠状态，若老年人躯体的异常活动明显，需要在其床旁加保护性措施，预防老年人跌落摔伤。

（4）对于睡前使用镇静药、催眠药物的患者，需要关注其有无药物不良反应并做好记录。

参 考 文 献

陈凤，樊梅，向婷，等，2022．光疗在昼夜节律睡眠－觉醒障碍中的应用进展［J］．中国全科医学，25（2）：248-253．

陈宇洁，韩芳，钱小顺，等，2022．老年睡眠呼吸暂停综合征诊断评估专家共识［J］．中国全科医学，25（11）：1283-1293．

陈羽双，杨斯钰，金梦，2022．老年患者睡眠障碍管理的最佳证据总结［J］．中华护理教育，19（1）：38-43．

邓平，2017．老年睡眠障碍患者护理干预对策研究进展［J］．基层医学论坛，21（3）：348-349．

范利，王陇德，冷晓，2017．中国老年医疗照护：基础篇［M］．北京：人民卫生出版社．

方燕龄，徐米清，龚梅恩，等，2021．广州地区老年失眠症患者的健康状况研究［J］．广州医科大学学报，49（1）：107-112．

李娟，刘凌，李梦秋，等，2013．睡眠障碍的循证治疗［J］．中国现代神经疾病杂志，13（5）：398-404．

李淑媛，2012．常见老年疾病用药：案例版［M］．北京：人民卫生出版社．

刘欣，张明，刘怡，等，2014．心肺耦合测评分析技术对中药香薰助眠液改善入睡困难的效果评价［J］．世界睡眠医学杂志，（6）：351-353．

路文婷，周郁秋，张慧，等，2016．睡眠障碍评估工具及其评价指标研究进展［J］．中国实用护理杂志，（4）：313-316．

田国强，2018．老年人的睡眠和睡眠障碍（综述）［C］．2018年浙江省老年精神障碍学术年会论文汇编．

王东岩，2020．中西医结合睡眠医学概要［M］．北京：人民卫生出版社．

王彤，董佳岐，宋艳，等，2021．老年睡眠障碍相关影响因素的研究进展［J］．老年医学与保健，27（1）：197-199．

杨莘，程云，2019．老年专科护理［M］．北京：人民卫生出版社．

中国睡眠研究会，2017．中国失眠症诊断和治疗指南［J］．中华医学杂志，97（24）：1844-1856．

中华医学会神经病学分会，中华医学会神经病学分会睡眠障碍学组，2018．中国成人失眠诊断与治疗指南（2017版）［J］．中华神经科杂志，51（5）：324-335．

中华医学会神经病学分会，中华医学会神经病学分会睡眠障碍学组，中华医学会神经病学分会神经心理与行为神经病学学组，2020．中国成人失眠伴抑郁焦虑诊治专家共识［J］．中华神经科杂志，53（8）：564-574．

第十章

吞咽障碍

第一节 概 述

吞咽障碍又称吞咽功能低下、吞咽异常或吞咽困难，是由于下颌、双唇、舌、软腭、咽喉、食管括约肌或食管功能受损，不能安全、有效地把食物由口送到胃内使机体取得足够营养和水分而产生的进食困难。临床表现为误吸、吞咽延迟和无效吞咽。正常吞咽过程是瞬间发生的连续动作，包括认知期、准备期、口腔期、咽期及食管期，任何一个过程的紊乱都会发生吞咽障碍。吞咽障碍是临床上多学科常见的症状，是最常见的老年综合征之一。

一、流行状况

随着人口老龄化不断加剧，吞咽障碍的发生率日益增高，老年人是吞咽障碍的高发人群，据统计，国内养护机构中，老年人吞咽障碍发生率高达32.5%，最常见于脑血管病和帕金森病人群。

二、吞咽障碍的危害

吞咽障碍会影响摄食及营养吸收，使机体发生体重减轻、营养不良、脱水等，还会使机体在吞咽时出现呛咳，使食物误吸入气管引起吸入性肺炎、呼吸道阻塞和气管痉挛等，严重者可致窒息而死亡。吞咽障碍后误吸发生率高达40%，在70岁以上人群中误吸发生率可高达70%，吞咽障碍是脑卒中常见并发症之一，脑卒中人群中误吸的发生率高达52%。吞咽障碍极易导致误吸的发生，严重影响老年人的生活质量，增加感染风险、延长住院时间、增加住院费用、延缓康复进程。长期吞咽障碍老年人常因不能经口进食、佩戴鼻饲管而出现抑郁、焦虑、烦躁等不良情绪，发生心理与社会交往障碍，增加了家庭和照护者负担。

三、吞咽困难的分类

吞咽困难根据病因分为功能性吞咽困难和机械性吞咽困难。

（一）功能性吞咽困难

功能性吞咽困难也称为动力性吞咽困难，多为神经-肌肉病变导致的吞咽困难。常见原因有如下几方面。

1.吞咽反射发动困难　如口腔疾病、舌麻痹、口咽部麻痹、唾液缺乏、迷走神经和舌咽神经感觉部分的病变、吞咽中枢病变等。

2.咽和食管横纹肌疾病　如肌无力（延髓性麻痹、重症肌无力、多发性肌炎、皮肌炎、肌强直性营养不良等）、肌收缩和吞咽抑制受损等。

3.食管平滑肌疾病　食管收缩无力性麻痹，如硬皮病、贲门失弛缓症、糖尿病、弥漫性食管痉挛、假性肠梗阻、中毒等。

（二）机械性吞咽困难

机械性吞咽困难是指食物通路受阻。吞咽时成人食管直径常可扩张至4cm，当食管直径扩张小于2.5cm时可出现吞咽困难，只有当食管扩张直径小于1.3cm时才会出现明显症状，表现为食管过大或有异物卡在吞咽通道上，常见于下列疾病。

1.*食管腔内狭窄*　良性狭窄如溃疡性口炎或咽炎、咽白喉、食管炎、食管瘢痕性狭窄、缺血性狭窄、食管平滑肌瘤、血管瘤、上皮乳头状瘤等。恶性狭窄见于食管原发性癌、转移性癌肿等。

2.*食管腔外压迫*　如咽后壁脓肿、咽部肿瘤、甲状腺肿大、咽下部憩室、左心房扩大、右位主动脉、主动脉瘤、心包积液、迷走神经切断术后血肿及纤维化。

四、吞咽障碍的危险因素

吞咽障碍的危险因素详见表10-1-1。

表10-1-1　吞咽障碍的危险因素

分类	因素
生理因素	年龄是导致吞咽障碍的重要因素，随着年龄的增长，老年人的口腔、咽、喉与食管等部位组织衰老与功能减退，容易导致吞咽障碍的发生，同时老年人视、听功能下降和认知水平下降可增加吞咽障碍的风险
疾病因素	脑血管病，认知功能障碍，帕金森病，颅内肿瘤，糖尿病，慢性阻塞性肺气肿，慢性心功能不全，慢性胃炎，口腔、咽喉、食管肿物等均可导致吞咽功能障碍
药物因素	长期服用茶碱类、精神类、抑酸类、镇静催眠药物等
进食因素	进食体位：持续仰卧或平卧、床头抬高角度过低均会增加误吸风险
	进食方式：独自进餐时吃饭过急、一口饭量过大、进餐时注意力不集中、进餐时看电视或与人聊天等；他人喂食时喂食方式方法不正确等容易导致吞咽障碍
	食物性状：食物太滑、太稀、太硬、体积太大等
口腔状况	牙齿缺失、口腔敏感度降低、口腔卫生差、口腔中舌苔的存在使口咽含菌量增加，以及咳嗽反射减弱时排除异物能力差等均可引起吞咽障碍
意识状态	意识状态不佳、刚睡醒或意识不清醒时进餐会增加误吸风险
自理能力	自理能力越强的老年人，吞咽障碍的发生率越低，增加活动可降低发生吞咽障碍的风险
营养状况	体重逐渐减轻、体重指数低于正常、食物的摄入量减少须警惕吞咽障碍的风险
心理因素	抑郁、焦虑、烦躁等情绪所引起的食欲下降、厌食等会增加吞咽障碍风险
环境因素	进食环境嘈杂、脏乱、有电视或人为干扰等
社会因素	老年人及照护者缺乏对吞咽障碍相关知识了解，进餐时照护者在旁不停催促或在老年人不愿进餐时强行喂水、喂饭等均可增加误吸的风险

第二节　吞咽障碍风险评估

一、吞咽障碍风险评估的目的

（1）筛查老年人是否存在吞咽障碍风险。

（2）明确吞咽障碍的病因和解剖生理变化，判断老年人有无误吸危险。

（3）根据评估结果为老年人制订干预计划，预防吞咽障碍发生。

（4）根据评估结果确定是否需要改变提供营养的手段，为吞咽障碍治疗提供依据。

二、吞咽障碍风险评估的内容

（一）一般医学评估内容

1.年龄　吞咽障碍的发生率随年龄增长而增加。

2.生理功能　身体各器官功能减退，运动、感觉功能下降、认知水平下降都是导致吞咽障碍发生的危险因素。

3.慢性疾病　脑血管疾病、认知功能障碍、帕金森病、颅内肿瘤、糖尿病、慢性阻塞性肺气肿、慢性心功能不全、慢性胃炎、口咽部疾病、食管肿物等均可引起吞咽障碍。

4.相关用药　长期服用茶碱类、精神类、抑酸类、镇静催眠类药物等，提示有发生吞咽障碍的风险。

5.口腔状况评估　牙齿缺失、口腔敏感度降低、口腔卫生差可增加吞咽障碍风险。

6.自理能力评估　自理能力越差，吞咽障碍的发生率越高。

7.精神心理评估　抑郁、焦虑、烦躁等情绪所引起的食欲下降、厌食等会增加吞咽障碍风险。

（二）进食相关因素评估内容

经口进食是摄取食物、保证营养的最好方式，但老年人经口进食也存在一定的风险，如进食环境差、意识状态不佳、进食体位及方式错误等与进食相关的因素是导致老年人发生吞咽障碍的常见原因，因此对老年人进食相关因素的评估是吞咽障碍风险评估的重要内容。

（三）食物性状和一口量评估内容

不适宜的食物和一口量是诱发吞咽障碍的常见原因，如食物太滑、太稀、太硬、体积太大等会直接影响吞咽的安全性和有效性，可以通过改变食物的黏度和进食液体食物的一口量容积，来改善老年人吞咽困难状态。判断经口进食是否有风险，建议使用容积黏度吞咽测试（V-VST）评估工具进行评估。

（四）社会支持评估内容

缺乏有效的社会支持、经济水平低下和生活质量差的老年人也容易发生吞咽障碍，因此也应注意老年人社会功能和老年人生活质量的评估。老年人及照护者对吞咽障碍相关知识了解程度直接影响老年人的进食安全，进餐时照护者在旁不停催促或在老年人不愿进餐时强行喂水、喂饭等均可增加误吸的风险。提高老年人和照护者吞咽障碍相关知识水平是维持老年人较好生活质量的关键。

三、吞咽障碍评估工具及标准

（一）临床评估标准

1.主观评估　根据老年人主诉、病史及系统的体格检查判断是否存在吞咽障碍。

（1）存在下列情况之一的提示有吞咽障碍的风险：①误吸史，过去1年误吸≥1次；②饮水呛咳，吞咽时或吞咽后咳嗽；③既往史，误吸性肺炎。

（2）常用评估工具及标准

1）进食评估问卷调查工具-10（the eating assessment tool-10，EAT-10）：是由Belafsky

等于2008年研发、设计并推广运用的，该量表在2013年得到中国吞咽障碍康复评估与治疗专家共识组的承认，被译成中文版本并推荐使用。EAT-10信度和效度较好，使用简便，容易掌握，有助于识别误吸的征兆及异常吞咽的体征，是目前常用的吞咽障碍简易自评筛查量表，包括各种吞咽障碍症状、临床特点、心理状况和社交影响。共有10个问题，每个问题0～4分，总分40分，≥3分提示吞咽异常，分值越高，提示吞咽障碍越严重（表10-2-1）。

表10-2-1　进食评估问卷调查工具-10

内容	没有	轻度	中度	重度	严重
1.我的吞咽问题已经使我体重减轻	0	1	2	3	4
2.我的吞咽问题已经影响到我在外就餐	0	1	2	3	4
3.吞咽液体费力	0	1	2	3	4
4.吞咽固体费力	0	1	2	3	4
5.吞咽药片（丸）费力	0	1	2	3	4
6.吞咽有疼痛感	0	1	2	3	4
7.我的吞咽问题影响到我享用食物的快感	0	1	2	3	4
8.我吞咽时有食物卡在喉咙里	0	1	2	3	4
9.我吃东西有时会咳嗽	0	1	2	3	4
10.我吞咽时感到紧张	0	1	2	3	4
评价标准：≥3分提示吞咽异常，分值越高，提示吞咽障碍越严重					

2）吞咽障碍指数（dysphagia handicap index, DHI）：是适用于老年人群的一种容易完成、临床可用、统计结果可靠的自主报告工具，用于评价吞咽障碍对个人生活情感、功能和身体方面造成的障碍和不便。原始英文版由Silbergleit等于2012年正式发布。DHI整体分为问卷和自评级两部分，问卷部分由身体、功能、情感3个维度25个问题组成，总分为0～100分，得分＝0分说明无吞咽障碍风险；得分＞0分为存在吞咽障碍风险，分数越高代表吞咽障碍程度越重（表10-2-2）。

表10-2-2　吞咽障碍指数

第一部分：问卷			
项目	从不	偶尔	总是
身体　1.我在喝水、牛奶、汤、饮料等流质食物时会发生呛咳	0	2	4
2.我在吃米饭、馒头、蔬菜、肉等固体食物时会发生呛咳	0	2	4
3.我觉得口干	0	2	4
4.我在进食时须靠水、汤、牛奶、饮料等液体来冲服，否则难以吞咽	0	2	4
5.我因为吞咽问题导致体重下降	0	2	4
6.我需要反复多吞几次才能将食物咽下去	0	2	4
7.我吃药的时候会噎住	0	2	4
8.我吞咽的时候有无法呼吸的感觉	0	2	4
9.我吞咽后会咳出食物	0	2	4

第一部分：问卷				
	项目	从不	偶尔	总是
功能	1.我因为吞咽问题拒绝吃某些食物	0	2	4
	2.我通过改变吞咽方式来方便进食	0	2	4
	3.我吃一顿饭花的时间比以往长	0	2	4
	4.我因为吞咽问题而更多地采用少食多餐的方式进食	0	2	4
	5.我因为吞咽问题而减少了社交活动	0	2	4
	6.我因为吞咽问题而不想吃东西	0	2	4
	7.我因为吞咽问题吃得更少了	0	2	4
	8.我因为吞咽问题必须改变进食方式（如通过管饲喂食）	0	2	4
	9.我因为吞咽问题改变了自己的膳食	0	2	4
情感	1.我觉得跟亲朋好友在外就餐很尴尬	0	2	4
	2.我觉得不能吃自己想吃的食物是件挺令人难过的事情	0	2	4
	3.我不像以前那样享受吃东西了	0	2	4
	4.我因为吞咽问题而感到焦虑	0	2	4
	5.我因为吞咽问题而觉得自己像个残疾人了	0	2	4
	6.我因为吞咽问题对自己生气	0	2	4
	7.我因为吞咽问题害怕有一天会哽噎甚至无法呼吸	0	2	4

评价标准：得分＝0分说明无吞咽障碍风险

得分＞0分为存在吞咽障碍风险，分数越高代表吞咽障碍程度越重

第二部分：自评级						
1级	2级	3级	4级	5级	6级	7级
没问题	很轻微	轻微	中度	中度偏重	严重	非常严重

评价标准：级别数字越大表明自评吞咽障碍程度越严重

2.**客观评估** 主要是用量表对吞咽功能障碍的老年人进行吞咽功能、口腔功能及摄食情况的评估。

（1）筛查常用评估工具及标准

1）反复唾液吞咽测试（repetitive saliva swallowing test，PSST）：由日本才藤荣一在1996年提出，通过触诊喉结及舌骨上下运动水平来评定吞咽反射引发功能，是一种评估反复吞咽的能力、与误咽的相关性高、较为安全的筛查检查，具体检查方法如下：被检查者采取坐位或放松卧位。检查者将手指放在被检查者的甲状软骨（喉结）及舌骨处，让其尽量快速反复吞咽，当确认喉头随吞咽动作上举、越过示指后复位，即判定完成一次吞咽反射。观察30秒内被检查者吞咽的次数。当被检查者口腔干燥无法吞咽时，可在舌面上注1ml水湿润后再让其吞咽。如30秒无吞咽可将观察时间延至1分钟。

评价标准：30秒内能做2次即可。

2）洼田饮水试验（Kubota water swallowing test，KWST）：由日本洼田俊夫在1982年提出，是最经典的吞咽障碍床旁筛查工具，通过让患者饮用30ml水来筛查有无吞咽障碍，这种方法可反映吞咽障碍的严重程度，分级明确清楚，操作简单，安全快捷，要求患者意识清醒并能够按照指令完成试验。操作方法为患者端坐位，喝下30ml温开水，观察所需时间和呛咳情况（表10-2-3）。

表10-2-3　洼田饮水试验

分级	评判标准
1级（优）	能顺利地1次将水咽下
2级（良）	分2次以上，能不呛咳地咽下
3级（中）	能1次咽下，但有呛咳
4级（可）	分2次以上可以咽下，但有呛咳
5级（差）	频繁呛咳，不能全部咽下
评价标准：正常：在5秒内喝完，分级为1级。	
可疑：饮水喝完时间超过5秒，分级在1～2级。	
异常：分级在3～5级。	

（2）临床常用评估工具及标准

1）吞咽功能障碍评价标准量表：用于口腔功能评估，由日本人洼田俊夫提出，注重于吞咽肌的临床评定，评价标准以肌力减弱的程度分为4级，1级为正常肌力（表10-2-4）。

表10-2-4　吞咽功能障碍评价标准量表

评价项目	分级
舌肌	Ⅰ级：可紧抵上腭及左右牙龈
	Ⅱ级：可紧抵上腭但不能抵左右牙龈
	Ⅲ级：可上抬但不能达上腭
	Ⅳ级：不能上抬
咀嚼肌及颊肌	Ⅰ级：可左右充分偏口角，鼓气叩颊不漏气，上下牙齿咬合有力
	Ⅱ级：鼓气可紧缩，叩颊漏气，上下牙齿咬合一侧有力一侧力弱
	Ⅲ级：鼓气扣不紧，有咬合动作，但力弱
	Ⅳ级：鼓气完全不能，咬合动作不能
咽喉肌	Ⅰ级：双软腭上举有力
	Ⅱ级：一侧软腭上举有力
	Ⅲ级：软腭上举无力
	Ⅳ级：软腭不能上举
评价标准：1级为正常肌力	

2）容积黏度吞咽测试（V-VST）：是一种可以在床边进行的吞咽功能评估方法，《中国吞咽障碍评估与治疗专家共识（2017年版）》明确推荐V-VST可作为床边吞咽障碍经口进食风险评估的方法，其诊断口咽吞咽障碍的敏感度为94%，可帮助医务人员判断患者进食的安全性和有效性，是否有误吸风险，以及经口进食最合适的一口量容积和黏稠度，通过改变食物的黏度来改善吞咽困难。测试时从进食中等稠度（糖浆状）食物开始，进食量依次为：少量（5ml）、中量（10ml）、多量（20ml），患者无不安全吞咽再进行液体（水样）稠度食物，最后是半固体稠度（布丁状）食物，整个测试须进食9口不同性状和量的食物，观察患者吞咽的情况，根据安全性和有效性的指标判断患者进食有无风险（图10-2-1，表10-2-5）。

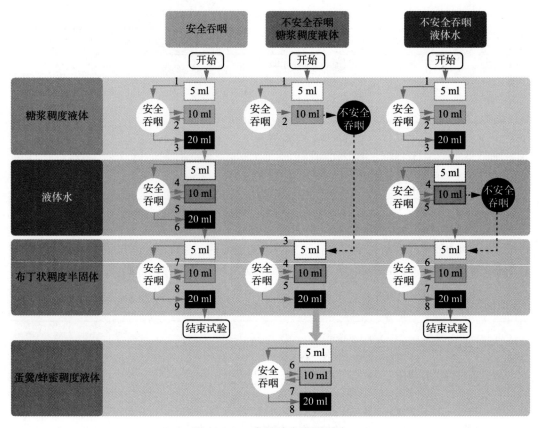

图10-2-1　容积黏度吞咽测试

表10-2-5　容积黏度吞咽测试（V-VST）

不同稠度		糖浆稠度			液体（水）			布丁状稠度			蛋羹/蜂蜜稠度		
不同容积		5ml	10ml	20ml	5ml	10ml	20ml	5ml	10ml	20ml	5ml	10ml	20ml
安全性 受损相 关指标	咳嗽												
	音质改变												
	脉氧饱和 度下降												
有效性 受损相 关指标	唇部闭合												
	口腔残留												
	分次吞咽												
	咽部残留												

评估标准：

无安全性/有效性受损：无口咽性吞咽障碍。

有效性受损，但无安全性受损：有口咽性吞咽障碍。可安全吞咽，但有效性受损，危及营养和补水状况。

安全性受损（伴/不伴相关有效性问题）：有口咽性吞咽障碍。吞咽过程的安全性下降提示可能已经发生误吸。

3）Gugging吞咽功能评估量表（Gugging swallowing screen，GUSS）：是由Trapl M等研发的用于床旁吞咽功能评估的工具，此量表分为间接和直接吞咽测试两部分。总分20

分，满分为正常，15～19分为轻度吞咽障碍，10～14分为中度吞咽障碍，≤9分为重度吞咽障碍，最终由医务人员根据吞咽障碍程度分级和有无误吸风险给予患者相应的饮食指导（表10-2-6，表10-2-7）。

表10-2-6 Gugging吞咽功能评估量表

1.初步检查/间接吞咽测试（患者取坐位，至少60°）

项目内容	是		否	
警惕（患者是否有能力保持15分钟注意力）	1 ☐		0 ☐	
主动咳嗽/清嗓子（患者应该咳嗽或清嗓子两次）	1 ☐		0 ☐	
吞咽口水				
·成功吞咽	1 ☐		0 ☐	
·流口水	0 ☐		1 ☐	
声音改变（嘶哑、过水声、含糊、微弱）	0 ☐		1 ☐	

第1步评价标准：总分5分，1～4分行进一步检查，5分可进入第二步直接吞咽测试

2.直接吞咽测试（材料：水、茶匙、食物添加剂、面包）

按顺序	1 糊状食物★	2 液体食物★★	3 固体食物★★★
吞咽不能	0 ☐	0 ☐	0 ☐
吞咽延迟（＞2秒，固体＞10秒）	1 ☐	1 ☐	1 ☐
成功吞咽	2 ☐	2 ☐	2 ☐
咳嗽（不由自主）：（在吞咽时、吞咽后，3分钟后）			
是	0 ☐	0 ☐	0 ☐
否	1 ☐	1 ☐	1 ☐
流口水			
是	0 ☐	0 ☐	0 ☐
否	1 ☐	1 ☐	1 ☐
声音改变：（听患者吞咽之前和之后的声音，患者应该说"O"）			
是	0 ☐	0 ☐	0 ☐
否	1 ☐	1 ☐	1 ☐
第2步评价标准：总分	5分	5分	5分
	1～4分：进一步检查	1～4分：进一步检查	1～4分：进一步检查
	5分：继续用液体食物测试	5分：继续用固体食物测试	5分：正常

总合计（直接和间接吞咽测试）：_____分

★首先给予患者1/3～1/2勺半固体（类似布丁）的食物。

如果给予3～5勺（1/2勺）后没有任何症状，则进行下面的评估。

★★依次给予患者3、5、10、20ml水——如果没有症状继续给50ml水。

50ml水应以患者最快速度进食，如果没有任何症状，则进行下面的评估。

★★★临床上使用一小片干面包进行评估，重复5次，包括口腔准备期在内，时间限制在10秒内。

进一步检查：使用透视做吞咽检查（VFSS），使用内镜做吞咽检查（FEES）。

表 10-2-7　GUSS 总评价标准

分数及说明		结果	建议
20分	成功吞咽糊状、液体和固体食物	轻微或没有吞咽困难吸入性肺炎的可能性小	正常饮食 定时给予液态食物 （第一次须在语言治疗师或者有经验的神经科护士的监督下进食）
15～19分	成功吞咽糊状和液态食物，不能成功吞咽固态食物	轻微吞咽困难吸入性肺炎风险很小	吞咽障碍饮食（浓而软的食物） 比较慢的摄入液态食物，一次一口 使用透视（VFSS）或内镜（FEES）做吞咽检查 听从语言治疗师的指导
10～14分	成功吞咽糊状食物不能吞咽液态和固态食物	有些吞咽困难有吸入性肺炎的可能	吞咽困难的饮食要求： 固态的如同婴儿的食物（比泥糊状食物更成形，比成人固体食物更细软） 所有的液态食物必须浓稠 药丸必须碾碎后混入浆液 禁用液态药物 进一步进行吞咽功能评估（透视、内镜等） 语言治疗师指导 可以经鼻胃管或静脉补充营养
0～9分	初步调查不成功或不能吞咽糊状食物	严重吞咽困难吸入性肺炎的风险较高	NPO禁止经口进食 进一步进行吞咽功能评估（透视、内镜等） 语言治疗师指导 可以经鼻胃管或静脉补充营养

4）才藤氏吞咽障碍7级评价法：是日本学者才藤于1999年创制的吞咽功能分级标准量表，此量表将吞咽障碍的症状和相对应的康复治疗手段相结合，对临床指导价值较大（表10-2-8）。

表 10-2-8　才藤氏吞咽障碍7级评价法

分级	评价
7级	正常范围：摄食吞咽没有困难，没有康复训练的必要
6级	轻度问题：摄食时有必要改变食物形态，口腔残留很少，不误咽
5级	口腔问题：吞咽时口腔有中度或重度障碍，须改变咀嚼形态，吃饭时间延长，口腔内残留食物增多，摄食吞咽时需要他人提示，没有误咽，这种程度是吞咽训练的适应证
4级	机会误咽：用一般方法摄食吞咽有误咽，但调整进食姿势或进食一口量后可充分防止误咽，此时需要积极进行吞咽训练
3级	液体误咽：使用误咽防止法也不能控制，改变食物形态有一定的效果，吃饭只能咽下食物，但摄取的能量不充分，可以尝试进行吞咽训练
2级	食物误咽：有误咽，改变食物形态没有效果，水和营养基本上由静脉和鼻饲供给，这种情况下间接训练随时可以进行，直接训练要在专业设施下进行
1级	唾液误咽：对唾液产生误咽，有必要进行持续静脉营养，不宜进行直接训练

5）标准吞咽功能评估量表（standardized swallowing assessment，SSA）是由 Ellul 等于1996年首先报道，经科学设计专门用于评定患者的吞咽功能的量表，是目前最常用医疗床

旁评估工具，SSA分为3个部分：①临床检查，包括意识、头与躯干的控制、呼吸、唇的闭合、软腭运动、喉功能、咽反射和自主咳嗽，总分为8～23分；②让患者吞咽5ml水3次，观察有无喉运动、重复吞咽、吞咽时喘鸣及吞咽后喉功能等情况，总分为5～11分；③如上述无异常，让患者吞咽60ml水，观察吞咽需要的时间、有无咳嗽等，总分为5～12分。该量表的最低分为18分，最高分为46分，分数越高，说明吞咽功能越差。

SSA结果判断：根据患者饮水的情况推断是否存在误咽。阳性：患者有饮水时呛咳或饮水后声音变化，推断存在误咽。阴性：患者无饮水时呛咳或饮水后声音变化，推断不存在误咽。任何一个条目出现异常则认为SSA筛查阳性，提示存在误吸风险。SSA对吞咽障碍患者的误吸诊断具有良好的可靠性和敏感度，可对误吸风险和吞咽障碍程度进行有效预测（表10-2-9）。

表10-2-9 标准吞咽功能评价量表

第一步 初步评价	评分8～23分
意识水平	1分：清醒；2分：嗜睡，可唤醒并做出言语应答；3分：呼唤有反应，但闭目不语；4分：仅对疼痛刺激有反应
头部和躯干部控制	1分：能正常坐稳；2分：不能持久坐稳；3分：不能坐稳，只能维持头部平衡；4分：不能控制头部平衡
呼吸模式	1分：正常；2分：异常
唇闭合	1分：正常；2分：异常
软腭运动	1分：对称；2分：不对称；3分：减弱或消失
喉功能	1分：正常；2分：减弱；3分：缺乏
咽反射	1分：存在；2分：缺乏
自主咳嗽	1分：正常；2分：减弱；3分：缺乏
第二步 5ml饮水试验，重复3次	评分5～11分
口角流水	1分：无或1次；2分：＞1次
有效喉运动	1分：有；2分：无
重复吞咽	1分：无或1次；2分：＞1次
吞咽时喘鸣	1分：有；2分：无
吞咽后喉功能	1分：正常；2分：减弱或声音嘶哑；3分：发音不能
注：如果该步骤的3次吞咽中有2次正常或3次完全正常，则进行第三步	
第三步 60ml饮水试验	评分5～12分
能否全部饮完	1分：是；2分：否
吞咽中或吞咽后咳嗽	1分：无；2分：有
吞咽中或吞咽后喘鸣	1分：无；2分：有
吞咽后喉功能	1分：正常；2分：减弱或声音嘶哑；3分：发音不能
误咽是否存在	1分：无；2分：可能；3分：有

（二）仪器评估标准

1.吞咽造影检查（video fluoroscopic swallowing study，VFSS） 又称电视透视检查，是评定吞咽障碍的"金标准"，是目前公认的最全面、最可靠、最有价值的吞咽功能检查方法，即在X线透视下，针对口、咽、喉、食管的吞咽运动所进行的特殊造影，用于观察分析吞咽障碍的原因、部位、程度和代偿情况、有无渗漏误吸等。

方法：患者取直立位或坐位（倾斜45°～90°），进食混有钡剂的不同黏稠度的食物或液体，同时进行侧位和前后位X线透视，观察会厌部吞咽动作。

VFSS评估结果：正常、轻度吞咽障碍、中度吞咽障碍、重度吞咽障碍。

缺点：容易发生钡剂误吸，一旦发生钡剂误吸，应立刻放低头部、拍背，将钡剂咳出。

VFSS禁用于病情危重、重要器官功能衰竭、意识障碍、有智能精神障碍、失语或其他不能配合检查的患者。

2.纤维喉镜吞咽功能检查（fibreoptic endoscopic evaluation of swallowing，FEES）于1988年首次被提出，是利用纤维鼻咽喉镜观察患者吞咽活动的方法。检查中，内镜进入受试者口咽部和下咽部，观察舌根、会厌谷、梨状窝、咽壁和喉，以及这些结构在呼吸、屏气、咳嗽、发音和吞咽时的运动；观察咽部分泌物有无残留、进入喉前庭或误吸，以及患者对分泌物的清除能力；嘱患者吞咽不同黏度和量的食物，观察有无残留、食物进入喉前庭和误吸等。检查中同步录像以利于后期的分析。FEES可以提供有关吞咽过程、解剖结构及咽部活动的信息。这种检查方法虽然不一定能直接观察到误吸，但可以根据吞咽后咽喉部食物的残留和咳嗽时气管内呛出的吸入物来间接判断。

（三）其他专业性评估内容及标准

其他专业性评估内容及标准如下（表10-2-10）。

表10-2-10　其他专业性评估内容及标准

分类	因素
感知功能异常	视觉障碍、听觉障碍、口腔感知觉异常
认知功能障碍和（或）抑郁	MMSE评估结果异常者
	简版老年抑郁量表（geriatric depression scale，GDS）评估结果异常者
相关疾病	神经系统疾病：脑卒中、帕金森病、认知功能障碍、颅内肿瘤
	消化系统疾病：慢性胃炎
	呼吸系统疾病：慢性阻塞性肺气肿
	心血管系统疾病：慢性心功能不全
	其他系统疾病：糖尿病、口腔、咽喉、食管肿物
相关用药	精神神经系统用药：精神类、镇静催眠类药物
	消化系统用药：抑酸类
	呼吸系统用药：茶碱类
其他风险因素	年龄：≥65岁（住院老年人）或≥80岁（社区居家老年人）
	进食方式：独立进食—口量过大或是他人喂食方法不正确
	营养状况：体重减轻、体重指数低于正常、食物的摄入量逐渐减少

（四）误吸风险评估等级划分标准

1.无风险　临床评估无吞咽障碍风险。

2.低风险　临床评估有吞咽障碍风险，但仪器评估结果为正常或轻度吞咽障碍。

3.中风险　仪器评估结果为中度吞咽障碍，但其他专业性评估均正常。

4.高风险　仪器评估结果为重度吞咽障碍且存在1项及以上其他专业性评估结果异常。

四、吞咽障碍风险评估流程

吞咽障碍风险评估流程如图10-2-2所示。

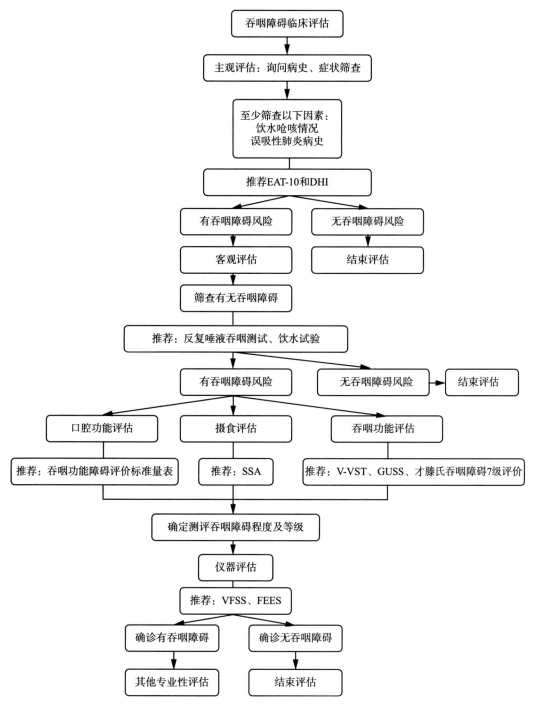

图10-2-2 吞咽障碍风险综合评估流程图

五、吞咽障碍风险评估要求

（一）评估人员要求

除临床评估中主观评估量表（EAT-10和DHI）可由老年人自己或由照护者协助完成外，客观评估量表和其他专业性评估需要由具有3个月以上吞咽障碍评估工作经验的专业测评人员完成，仪器评估应由具备使用仪器资质的评估人员完成，专业测评人员须通过老年吞咽障碍评估相关培训并考核合格。

（二）评估场所要求

主观评估可在老年人家中、社区卫生机构或医院开展，经主观评估后提示有吞咽障碍风险的老年人可以前往具备开展客观评估测试、仪器评估和其他专业性评估条件的专业性机构进行测评。

（三）评估时机要求

吞咽障碍的评估应该尽早执行。Hines等于2011年发布的研究指出，吞咽时出现咳嗽和吞咽后声音改变等症状是吞咽障碍的先兆。如果入院筛查显示吞咽问题，则应在入院24～72小时对患者进行专业吞咽评估。中国卒中患者吞咽障碍和营养管理组于2013年发表的专家共识中指出，卒中患者在进食或饮水前，应常规进行吞咽障碍筛查（A类推荐，1a级证据），对于筛查结果异常的患者，应由受过培训的专业人员进一步对其进行全面评估（B类推荐，2a级证据）（表10-2-11）。

表10-2-11 老年人吞咽障碍风险评估的时机

不同场所	评估时机
医院老年人	入院24小时内评估一次
	完成首次评估，按评估结果进行进一步专项评估
	病情变化时及时评估：如卒中后、意识障碍、肺部感染等
养老机构老年人	每年对老年人营养状况及进食风险因素进行不少于一次的评估
	每年对入住老年人进行不少于一次的吞咽障碍风险评估
	老年人发生误吸、病情发生变化、用药调整时，应进行一次吞咽障碍风险评估
居家老年人	对65岁以上老年人每年至少进行一次吞咽障碍风险评估
	评估后有风险的老年人至少6个月后进行复测
	老年人发生误吸、病情发生变化、用药调整时，应进行一次吞咽障碍风险评估

第三节 吞咽障碍的预防

老年人吞咽障碍是一个多因素综合影响的结果，因此吞咽障碍的预防也要从多方位多角度入手，研究报道，对具有不同类别危险因素的老年人进行多元化的干预可以有效预防吞咽障碍的发生，提高老年人生活质量。

一、吞咽障碍预防的目标

（1）医护人员做好老年人吞咽障碍的安全管理。

（2）护理人员提供全面的护理安全照护健康宣教。

（3）老年人和照护者清楚吞咽障碍的危险因素，能够积极主动进行自我预防。

（4）老年人及照护者能够掌握吞咽障碍的康复训练干预措施。

二、吞咽障碍预防的干预措施

（一）个人预防干预措施

1.定时吞咽障碍的自我评估　根据评估结果评估吞咽障碍的程度。评估表选用进食评估问卷调查工具-10（表10-2-1）。

当总分≥3分提示吞咽异常，分值越高提示吞咽障碍越严重，建议老年人到医院就诊，接受专业评估及指导。

2.及时治疗相关疾病

（1）神经系统疾病：帕金森病、认知功能障碍等患者应尽早诊断并积极进行治疗延缓疾病进展，脑卒中患者积极治疗后尽早进行吞咽功能评估与康复训练。

（2）相关慢性疾病：糖尿病、慢性阻塞性肺气肿、慢性心功能不全、慢性胃炎等患者，应早诊断、早治疗，找到基本病因，做好预防。

（3）口腔、咽喉、食管疾病：会直接影响吞咽动作，发现后应积极诊断、治疗，食管肿物患者必要时行手术治疗，解除局部压迫，加强口腔护理，防止细菌感染。

3.正确规范应用口服药物

（1）明确易引起吞咽障碍的药物：长期服用茶碱类、精神类、抑酸类、镇静催眠类等药物易引起吞咽功能障碍。

（2）掌握药物的服用方法：清楚了解服药剂型、服药时间、服用方式，不正确的服药时间和服药方式，可致患者意识、精神等方面出现异常而导致吞咽障碍。如长期服用精神类、镇静催眠类等作用于中枢神经系统的药物容易导致老年人出现意识状态改变，在老年人意识状态不清醒的情况下进餐会增加其误吸风险。建议每次使用镇静催眠药后尽量减少进食，若必须进食，须确保老年人在清醒状态且有照护者陪同的情况下进食，避免发生误吸。

（3）了解服用药的副作用：服用下列药物的老年人应注意的副作用如下所述。

镇静药：应注意意识不清、头晕、视物模糊；降压药：应注意疲倦；抗感冒药：应注意嗜睡。

（4）及时调整用药方案：老年患者多重用药现象极为普遍，须避免多用共用导致的药物不良反应，增加吞咽障碍的风险。老年患者应定期到医院的专科和"慢病药物治疗管理门诊"就诊，及时调整用药数量。

4.选择适当的辅助进食工具　应选择圆润、无尖角、光滑的安全舒适型餐具，避免使用刀、叉等不安全餐具，避免使用吸管饮水，因为用吸管饮水的时候，吸管吸力比较大，更容易发生呛咳或者误吸，建议使用勺子饮水，更为安全。

勺子：柄长且粗，边缘敦厚，容量5～10ml。

碗：边缘倾斜，加防滑垫。

杯：杯口不要接触到鼻部，杯中的水至少半杯，水过少时，老年人饮水头后仰角度扩大，会造成误吸的危险。

5.掌握预防吞咽障碍的相关技巧

（1）牢记进餐各环节关注点：①进餐前准备：洗手，将进餐工具准备齐全；关闭电视，收好报纸杂志，穿合身的衣服；了解食物的软硬程度。②进餐时：餐桌前坐式进餐，选择舒适安全的餐具，可先饮用温开水，有汤时先喝汤。③进餐中：不与人交谈，严禁进行看电视、报刊等分散注意力的活动；分次小口缓慢进食；不吃油炸、坚硬的大块食物；进餐过程中出现呛咳时要高度警觉，尽早就医。④进餐后：进食完毕后，在原位置上休息30分钟，不做剧烈活动。

（2）掌握正确的喂食方法

1）配餐时注意食物摆放的位置、角度、距离。向老年人特别是有视觉障碍的人说明饮食内容。对有认知障碍者，要提醒开饭。

2）进餐中保持安静，避免电视、噪声引起老年人注意力分散。

3）避免过度帮助，不要介意速度、吃相、是否漏菜等，鼓励老年人自己动手就餐，不足之处再提供帮助。

4）与老年人视线平齐，注意自己使用的左右手和老年人的视线，对于偏瘫老年人一般应在其健侧辅助进餐。

5）先从汤汁类开始，湿润口腔和刺激味觉器官。

6）根据开口程度、吞咽能力、饭菜种类选择大小适宜的餐勺，一顿饭可使用多种大小和形状的餐勺。

7）喂饭时每喂一口等前一口吞咽完全后再喂，避免两次食物重叠入口现象；餐勺入口后在舌前1/3向下后压，倾出食物后迅速撤出；用杯子饮水时，杯中水应至少保留半杯；喂食过程中如老年人出现呛咳，立刻停止喂食。

8）督促老年人增加咀嚼次数，咀嚼有磨碎、搅拌、感觉食物、刺激消化腺等多种作用。观察老年人的吞咽动作，对于衰弱的老年人，边确认吞咽动作边示范，鼓励其夸张一些吞咽动作，以利于食团成形和吞咽。

6.积极进行吞咽功能康复训练　吞咽功能康复训练可以帮助老年人提高吞咽能力，减少误吸发生，主要包括咽部冷刺激、舌的运动、冰块刺激、按摩软腭、吞咽康复训练操。

（1）咽部冷刺激：用干棉签蘸少许冰水，轻轻刺激患者软腭、舌根及咽后壁，然后嘱患者做吞咽动作，寒冷刺激能有效强化吞咽反射。

（2）舌的运动：用清洁的纱布包住患者舌，用力向前、后、左、右、上、下各个方向做被动运动，指导患者主动运动并自行伸舌训练。

（3）冰块刺激：采用头部35°～45°前屈仰卧位，先用较小的冰块刺激口腔两侧黏膜-舌根-咽部，然后咽下。

（4）按摩软腭：用拇指由硬腭后缘向腭垂方向轻轻按摩，注意勿按摩到患处，长期按摩刺激有助于老年人吞咽功能的康复。

（5）吞咽康复训练操

1）基础操（图10-3-1）。

2）面部运动（图10-3-2）。

3）软腭及喉肌运动（图10-3-3）。

4）舌肌运动（图10-3-4）。

（二）家庭预防干预措施

1.家庭监测实时评估　根据老年人吃饭、饮水的表现实时进行吞咽障碍的监测评估。评估表选用进食评估问卷调查工具-10（EAT-10）（表10-2-1）。当总分≥3分提示吞咽异常，分值越高，吞咽障碍越严重，建议陪同老年人到医院及时就诊，接受专业评估及指导。

2.进餐环境选择

（1）老年人进餐环境应以清洁、卫生、安静、防干扰为原则。

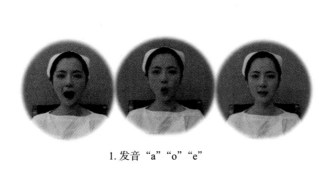
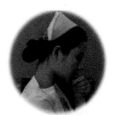
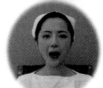

2. 模仿咳嗽

3. 持续发"a"音

1. 发音"a""o""e"

图 10-3-1　基础操

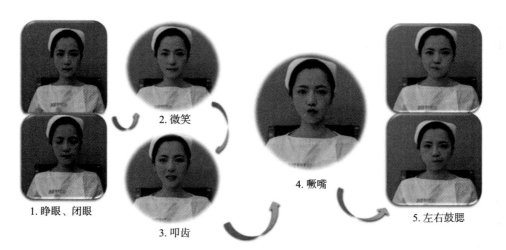

1. 睁眼、闭眼

2. 微笑

3. 叩齿

4. 噘嘴

5. 左右鼓腮

图 10-3-2　面部运动

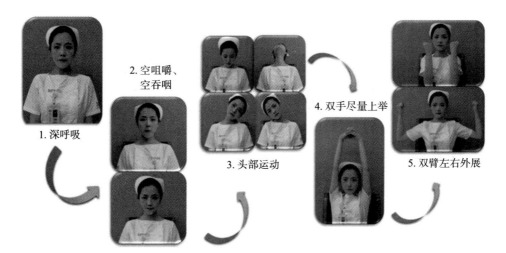

1. 深呼吸

2. 空咀嚼、空吞咽

3. 头部运动

4. 双手尽量上举

5. 双臂左右外展

图 10-3-3　软腭及喉肌运动

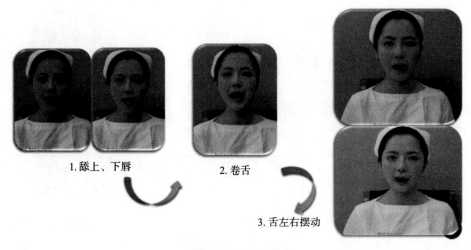

1. 舔上、下唇　　　2. 卷舌

3. 舌左右摆动

图10-3-4　舌肌运动

（2）创造良好的进餐环境，去除一切不良气味和不良视觉印象，如餐前半小时开窗通风，保证空气清新并清除周围的污染物等，老年人单独进餐，会影响其食欲，如果和家人一起就餐则会促进食欲，增加进食量。

（3）老年患者进食应在安静的环境中缓慢进行。精力集中，不与他人谈话及思索问题，切勿边看电视边进餐，以免精力分散发生呛咳。

3.进餐前准备

（1）在老年人良好的觉醒状态下进餐，对于刚睡醒的老年人，可给予适当的刺激。

（2）发现老年人神志不清、倦怠或不配合时暂缓进餐，切勿强行喂水、喂饭。

（3）痰多老年人先予清理呼吸道再进食。

（4）有义齿老年人，进餐前先佩戴好，而且要确保义齿合适。

（5）对于面瘫老年人鼓励其用健侧进食，避免患侧残留物导致误吸。

4.食物的选择

（1）在食物的选择上，可参考吞咽障碍食品策略（表10-3-1）。

1）降低固体食品的咀嚼难度，使吞咽障碍患者可以经过少量咀嚼或无须咀嚼即可将食物吞咽。

2）减缓流体食品的流动速度，使吞咽障碍患者可以有足够的时间协调吞咽肌群的收缩和舒张、及时封闭呼吸通道和打开食物通道以免误咽或误吸。

3）通过改变固体食品的质构，或者调整液体食品的黏度以利于患者的膳食安全，保证患者充分地摄取食物和水分，进而避免吸入性肺炎及营养不良风险。

表10-3-1　国家吞咽障碍饮食方案4种黏稠度分类

黏稠度分度	黏稠度	示意图	描述
稀薄（thin）	1～50cP		液体，包括水、牛奶、果汁、咖啡、茶、碳酸饮料等
糖浆样（nectar-like）	51～350cP		放置于匙内被缓慢倒出时，可以一滴一滴分开落下，类似于未凝固的明胶

续表

黏稠度分度	黏稠度	示意图	描述
蜂蜜样（honey-like）	351～1750cP		缓慢倒出时，呈现连续的液线，无法分离成液滴状，类似真正的蜂蜜
布丁样（spoon-thick）	＞1750cP		缓慢倒出时，黏着在一起，呈团块状落下，类似布丁

注：1cP = 10^{-3}Pa·s。

（2）吞咽障碍食品的质地应遵循以下原则。

1）硬的变软：将较硬的食品打碎搅拌，如土豆泥、果泥等，可便于其咀嚼和吞咽。

2）稀的增稠：在液体，如水、饮料、果汁、牛奶中加入食品功能调整剂（增稠剂），以增加食物的黏稠度，降低食物在咽部和食管中的流动速度。

3）避免异相夹杂：避免固体和液体混合在一起食用，避免食用容易液固分相的食物。

4）选择的食物应均质、顺滑。

（3）食物性状选择：给予容易吞咽的食物，其特征为密度均一、有适当的黏性、容易搓成团块而不易松散，通过咽部及食管时容易变形且不在黏膜上残留，以半流质为宜，干稀搭配。糊状黏稠的食物比液体更安全，如鸡蛋羹、烂面、水果泥、菜泥、稠粥、米糊等，同时还应顾及食物的色、香、味，对肉类、蛋类、素菜、果类等分类搅拌、分别盛放，保持食物的原有口味。饮水试验Ⅱ级：给予软食；饮水试验Ⅲ级：给予软食或碎食；饮水试验Ⅳ级：给予糊状饮食。

（4）食物温度：维持在37～42℃，冷食比热食佳，冷食可促进舌较快地向后运动，每餐前可先予30～50ml冰水饮用，然后进食。

（5）"一口量"：即为最适于吞咽的每次摄食入口量，正常成人约20ml。通过"一口量"可以评估老年人一次安全进食和吞咽的食物量，建议从2～4ml开始，酌情递增。

（6）不宜食用的食物（图10-3-5）：干噎或易松散的食物，如饼干、蛋糕；不易咀嚼的

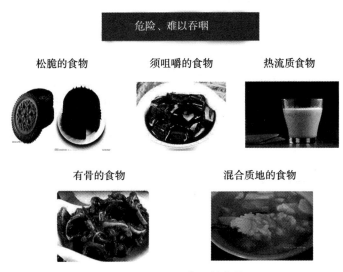

图10-3-5 不宜食用的食物

食物，如大块肉类、坚果；黏性高的食物，如年糕、汤圆；有骨有刺的食物；汤汁较多的食物；大块食物，如馒头、煮鸡蛋；块状或叶、茎较长的蔬菜，如芹菜、韭菜等；其他不宜食用的食物，如高脂、巧克力、咖啡、碳酸饮料、辛辣食品及温度较高的食物等。

5.进餐体位　原则是进食时能坐起来者就不要躺着，能在餐桌边就不要在床上进餐，防止误吸发生。

（1）意识清醒的老年人：进食时宜保持坐位，双足平稳接触地面，双膝关节屈曲90°，躯干挺直，双上肢自然放于桌面。

（2）卧床的老年人：进食时采取坐位或半卧位，颈部轻度屈曲约45°。

（3）偏瘫老年人：协助老年人采取床上坐位或半卧位，后背及头部适当支托，患侧上肢垫软枕或放于小桌上，照护者位于老年人健侧，在喂给食物时，将食物放在口腔健侧。

6.餐后注意事项

（1）进餐后用清水漱口或刷牙，清除口腔残留物。

（2）进食后不要立即躺下，保持进食姿势30～40分钟。

7.健康教育指导　对生活可自理的老年人，鼓励其自己进餐；对进餐有部分自理缺陷的老年人，可用一些自制餐具，坚持"不用则废"的原则，家人给予必要的协助；对进餐完全不能自理的老年人，应由家属或照护者给予喂食，喂食时应根据老年人的进餐习惯、进餐次序与方法等进行，照护者应掌握适当的速度，与老年人互相配合。对于不能经口进食者，可采用鼻饲法、肠道营养法及全肠道外营养等途径为老年人输送食物和营养。

（三）社区预防干预措施

1.社区老年人群评估　对社区65岁以上的老年人进行吞咽障碍评估，可采用吞咽障碍指数量表（表10-2-2）。建立吞咽障碍风险人群基本信息档案，包括人群的分类、数量和比例。

2.定期宣教　定期在社区组织有针对性的健康宣教，开展知识讲座、消除认知误区，采用图片、视频、PPT等方式向老年人和照护者开展健康教育讲座，反复讲解吞咽障碍的概念、发生的原因及危险因素、临床表现及给个人、家庭和社会带来的严重后果，告知食物性状和喂食方法对预防误吸的重大意义，引导老年人及照护者提高预防意识，养成正确的进食习惯，鼓励自主进食，提高照护者对进食安全的认识，消除以往认知误区，如老年人吃饭呛咳是正常现象、老年人进食慢时照护者应多协助喂食等。

3.重点关注吞咽障碍高风险人群

（1）对吞咽障碍高风险人群进行特殊标记：在吞咽障碍高风险人群信息档案中应有明显标记，按照评估风险级别定期进行相应的追踪管理。

（2）对家庭及照护者进行吞咽障碍照护相关知识及技能的培训。

（3）对吞咽障碍危险因素排查，给予老年人日常饮食习惯专业的指导，对原因不明发生吞咽障碍的老年人，建议在家属陪同下尽快到上级综合医院寻找诱发因素，积极治疗并进行追踪管理。

（四）医院预防干预措施

1.临床评估　评估表推荐使用等级评定量表标准吞咽功能评价量表、反复唾液吞咽测试（PSST）、洼田饮水试验、容积黏度吞咽测试（V-VST），Gugging吞咽功能评估量表（GUSS）、才藤氏吞咽障碍7级评价法及吞咽造影检查等；入院患者采用入院评估、院中动态评估和出院评估；入院后24小时完成吞咽障碍风险评估，随后根据评估风险级别按时进行评估。

2.根据量表评估吞咽障碍等级给予针对性的预防措施（表10-3-2）。

表10-3-2 吞咽障碍预防措施

吞咽障碍等级	预防措施
正常	正常经口进食，根据患者存在的危险因素给予饮食指导
轻中度	治疗性经口进食：以最大程度保留患者进食功能为原则，由专业人员对患者进行系统的吞咽功能相关训练等
重度	留置胃管

3.有效开展健康教育 对患者、陪护人员及社区和机构进行健康教育，包括吞咽障碍预防、误吸救治及照护相关内容。

4.个性化多学科团队整合干预措施 根据评估的风险因素，启动多学科团队管理模式，由康复科、营养科、心理科医护人员组成的多学科专业团队，从康复训练方法、效果评价、营养评估、均衡配比、食物性状调试及心理疏导等多方面进行全方位专业性干预，为患者提供更合适的进食途径和康复方案，促进患者康复。

5.提供多渠道、全方位的规范管理 建立医生-护士-家属三方共同管理模式，在多学科团队共同管理的基础上，通过医生-护士-家属三方密切的协作、沟通及信息共享等方式实现老年人全员、全程、全方位的连续性综合防治照护服务。将医院吞咽障碍管理制度化、流程化，对患者误吸高危因素进行全面动态的评估，将吞咽障碍患者分级管理，对重点患者实施干预措施，同时采取医生、护士、家属共同参与误吸隐患的分析，使各级照护者及时了解吞咽障碍发生的薄弱环节并提起足够的重视，提升吞咽障碍防治的科学性和系统性，进一步督促老年人落实吞咽障碍防控管理，切实有效地降低患者误吸的发生率。

第四节 误吸的救治

一、现场自救

当老年人进食或饮水出现呛咳、孤立无助时，应该立即停止进食。用一只手的拳头和另一只手的手掌或用圆角或椅背快速挤压腹部，使阻塞物排出（图10-4-1）。

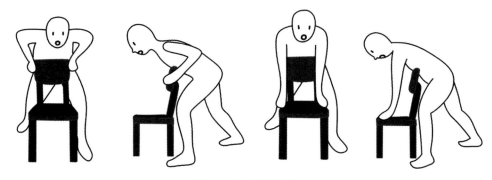

图10-4-1 误吸自救

二、紧急施救

（一）海姆立克急救法

海姆立克急救法又称海姆立克腹部冲击法，1974年由美国海姆立克医生发明至今已挽救了无数患者生命，被人们称为"生命的拥抱"。其原理是利用腹部冲击和挤压驱使肺部残留空气形成快速的向上的气流，从而把堵住的气管异物冲出气道。该方法适用于异物卡喉现象，如枣核、花生、坚果、苹果块、药片等，此外，年糕、汤圆等又软又黏的食物黏在喉咙口，也可利用此方法进行急救，但因老年人胸腹部组织的弹性及顺应性差，容易发生损伤，如老年人呼吸道部分梗阻，气体交换良好，应鼓励老年人用力咳嗽，自行将异物咳出；如呼吸微弱、咳嗽乏力或呼吸道完全梗阻，应立即使用此方法。

1.意识清醒可站立的老年人（图10-4-2）　施救者站在老年人身后，一条腿在前，呈弓步插入老年人两腿之间，另一条腿在后伸直，双臂环抱老年人腰部，使其上身前倾，头部略低，嘴要张开，利于呼吸道异物排出，用惯用手握拳，拇指向内，顶在患者的上腹部，拳头位于肚脐以上，肋骨以下，用另一只手包住握拳的手，双手急速用力向内向上挤压，就像尝试把患者拎起来的感觉（让气流从患者肺部冲出），反复实施，直至异物排出。

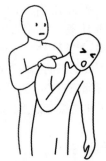

A. 施救者站在患者身后，使其上身前倾，头部略低，嘴要张开

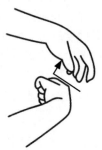

B. 用惯用手握拳，拇指向内，顶在患者上腹部

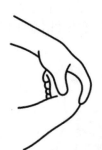

C. 施救者双臂环抱患者腰部，另一只手包住握拳的手

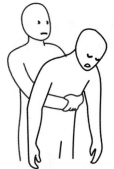

D. 拳头位于肚脐以上，肋骨以下，双手急速用力向内、向上挤压

图10-4-2　意识清醒可站立的老年人海姆立克急救法

2.意识不清不便于站立或已窒息昏迷者（图10-4-3）　应取仰卧位，开放呼吸道，施救者骑跨在老年人大腿外侧，一手掌根部按压脐上两横指的部位，两手掌交叉重叠连续快速用力向老年人的后上方冲击直至异物吐出，重复若干次，检查口腔，若异物被冲出，迅速用手将异物取出。注意观察老年人的呼吸、心搏情况，如在救治过程中出现呼吸心搏骤停应立即实施心肺复苏。

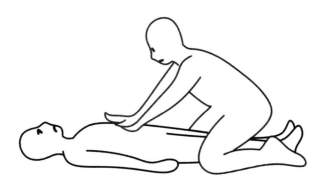

图10-4-3　意识不清不便于站立或已窒息昏迷者海姆立克急救法

（二）不适用于海姆立克急救法的情形

对于不适用于海姆立克急救法的老年人，应迅速清除口腔内食物，可将老年人头转向一侧，用示指裹以毛巾或布块甚至衣角，伸入老年人口中，快速掏出食物直至掏净为止。

1.鱼刺卡喉　鱼刺会扎入口腔或食管，一般不会进入气管引起气道梗阻。但多会因为感染、局部炎症等引起疼痛、异物感等不适。

（1）如鱼刺在口腔内，可用镊子将其取出。

（2）如鱼刺位置较深或照护者无能力取出，需要立即到医院耳鼻喉科就诊，由医生用专业工具取出。

（3）切不可进行吞馒头、喝醋、吃蒜、吞米饭等行为，这样不仅不会使鱼刺脱离，还会使其扎得更深。

2.义齿误吞　若发现义齿误吞，应立即到医院行X线、内镜等检查并及早由医生用专业工具取出义齿，切不可草率处理，延误病情。

（三）拨打救援电话

不管异物是否排出，在自行救护的同时都应及时拨打急救电话120，尽快至医院耳鼻喉科就诊，通过病史、胸片、CT等确诊。大部分异物可通过非手术方法取出，不能取出的异物须在麻醉医师的配合下行食管镜、支气管镜或外科手术等取出。

三、误吸的应急处理

误吸是指胃内容物受重力作用或因腹内压、胃内压增高，导致胃内容物逆流进入咽喉腔及气管内的现象。老年人因中枢神经系统的功能减退、感觉及运动神经反射减弱、反应迟钝、动作不协调，出现吞咽功能障碍，进而发生呛咳、误吸。误吸是吸入性肺炎的重要原因之一，严重者可引起致命的下呼吸道感染或气道阻塞，甚至发生窒息而死亡。吞咽障碍的老年人容易发生误吸，应该给予相关紧急处理，具体处理措施如下。

（一）医院外老年人误吸的应急处理

院外老年人发生误吸应立即就地查看误吸老年人，就地抢救，分秒必争，判断误吸情况，及时报告社区或养老机构及医务工作者等相关人员。

就地判断老年人意识状态、是否窒息昏迷及有无气道梗阻、有无咳嗽反射，根据情况做出不同紧急处理，有条件吸氧的给予高流量吸氧。

1.判断老年人意识状态　判断老年人误吸时是否清醒，有无咳嗽反应，有无窒息、昏迷。

（1）老年人意识清醒可站立，安抚其紧张情绪，鼓励自行咳出异物，也可用牙刷、筷子、勺子等刺激咽部催吐，尽快清除阻塞口鼻的食物，若无法咳出，周围人应立即给予拍背。一旦发现情况恶化，立即采用站立式海姆立克急救法，异物咳出且观察老年人无异常后才可离开。

（2）对于意识不清不便站立或已窒息昏迷的老年人，若发生发绀、呼吸困难等窒息表现，立即采用仰卧式海姆立克急救法，或将老年人平卧，头转向一侧，迅速清除口腔内食物，也可用示指裹以毛巾或布块，甚至衣角，伸入老年人口中，快速掏出食物直至掏净为止。同时，拨打120急救电话，等待专业人员救治。救治期间注意观察老年人心搏、呼吸情况，如心搏呼吸骤停应立即行心肺复苏。

2.判断有无气道梗阻　气道完全梗阻时不能说话、咳嗽、出声，观察老年人有无反应，判断其有无咳嗽能力。

（1）气道完全梗阻，有反应，立即实施海姆立克急救法。

（2）气道部分梗阻，可咳嗽，鼓励老年人主动用力咳嗽，将异物尽快排出。如咳嗽无效，可用手掏出食物或刺激老年人咽喉部使其反射性呕吐，同时，可叩击背部，协助排出异物。

（3）气道完全梗阻，无反应，立即给予心肺复苏，每次人工呼吸前注意老年人嘴边有无异物，如有异物，应取出后再进行人工呼吸；如未发现异物，立即进行人工呼吸。

（4）有呼吸困难，气道未梗阻，如怀疑老年人因食物或药物发生过敏，造成咽喉部的组织肿大，出现呼吸困难，立即让老年人停止活动以防加重病情，应侧卧休息防止误吸呕吐物及跌倒。同时，拨打急救电话120，必要时予以心肺复苏。若鱼刺卡喉或义齿误吞应立即拨打急救电话120，等待专业人员救治。

（二）医院内老年患者误吸的应急处理（图10-4-4）

（1）当发现患者误吸时，立即评估患者意识情况及气道梗阻情况，了解误吸物体及误吸过程，判断误吸严重程度，必要时报告值班医生。

（2）如患者意识清醒，立即给予安抚，协助取坐位或半坐位，叩拍老年人背部，尽量鼓励其自行将吸入物排出。

（3）如老年人自行咳出有困难，立即给予海姆立克急救法。

（4）卧床或发生窒息时立即将患者头偏向一侧，及时清理口腔内食物、痰液、呕吐物等，果断采取海姆立克急救法，排出吸入物，通知医生到场，遵医嘱给予高流量吸氧。

（5）如果吸入物未排出，并且出现严重发绀、意识障碍及生命体征变化时，遵医嘱给予输液、使用简易呼吸器、气管插管、心肺复苏等处理。

（6）做好老年人和家属的安抚工作，消除其恐惧、紧张心理。

（7）详细交接班，密切关注老年人生命体征、病情及心理变化。

（8）及时将事情发生的经过报告护士长，组织进行原因分析及制订整改措施。

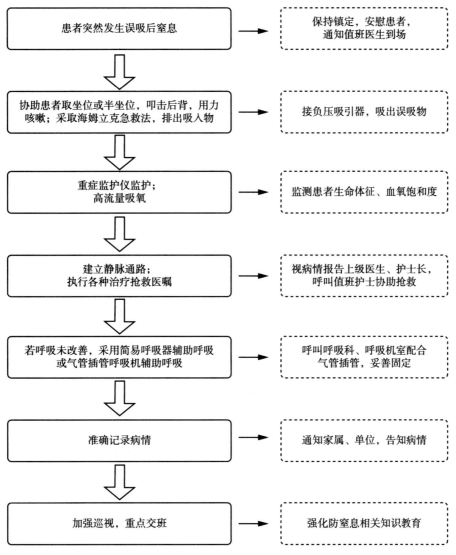

图10-4-4 医院内老年患者误吸的应急处理

第五节 吞咽障碍的照护

根据吞咽障碍发生后是否存在误吸风险制订照护措施。根据SSA结果判断是否存在误吸风险，阳性结果提示存在误吸风险，阴性结果提示不存在误吸风险（表10-5-1）。

表10-5-1 误吸风险判断

误吸风险	判断标准
无风险	患者无饮水时呛咳或饮水后声音变化
有风险	患者有饮水时呛咳或饮水后声音变化；SSA评估量表中任何一个条目出现异常

一、吞咽障碍发生后无误吸风险患者的照护

SSA量表评估结果为阴性，患者无饮水时呛咳或饮水后声音变化，则提示不存在误吸风险。

（一）照护目标

（1）相关人员做好老年人的吞咽障碍安全管理。

（2）老年人对吞咽障碍的恐惧感减弱或消除。

（3）老年人和（或）照护者清楚发生误吸的危险因素，能够主动地进行自我预防。

（4）老年人掌握安全进食的方式、方法及食物的选择。

（5）老年人和照护者掌握预防误吸吞咽功能康复训练方法。

（二）照护措施

（1）健康教育提高老年人对吞咽障碍风险因素的认识。

（2）通过心理疏导减弱或消除老年人对吞咽障碍的恐惧感。

（3）关注老年人口腔问题（如调整义齿），做好口腔卫生。

（4）指导老年人及照护者学会对食物性状的选择和烹饪方式。

（5）对吞咽障碍后误吸风险进行再评估，及时制订预防措施。

（6）指导老年人及照护者学会吞咽康复操。

（三）照护技能

1.吞咽康复操训练　见本章第三节吞咽障碍的预防。

2.指导老年人及照护者调整标准规范的饮食质地　通过营养宣教的方式指导老年人选择适宜的食物，不吃容易引发呛咳、误吸的危险食物。以下图片均来自国际吞咽障碍食物标准行动委员会（IDDSI）官方网站（图10-5-1）。

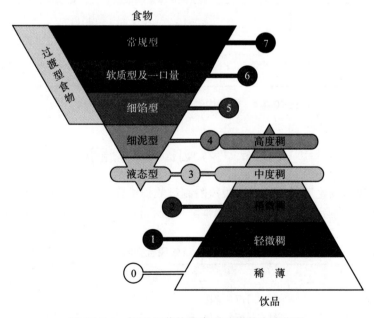

图10-5-1　标准规范的饮食质地调整方案指导

标准框架由8个连续等级（0～7级）组成，每个等级由相应的数字、文字描述和颜色逐一区分；其中，固体食物3～7级，液体食物0～4级。建议使用10ml注射器流动测试评估液体黏度；通过餐叉滴落、压力及倾斜测试评估固体质地、大小及较稠液体的稠度。

（1）第0级：稀薄，像水一样流动。

（2）第3级：流质/中度稠，在餐叉缝隙间，缓慢滴下。

（3）第4级：高度稠，在餐叉上可堆成形，少量食物可能由叉缝间流出形成尾巴状，但不会持续流下或滴落。

（4）第4级和第5级食物样本：汤匙倾斜度测试主要用于度量第4级和5级食物样本，样本应该有足够凝聚力，能在勺羹上保持形状，如果勺羹倾斜、倾向一侧或摇动，样本会一整羹倾斜或掉落。样本能够轻易滑落，勺羹上只会留下极少量食物残留，即表示样本不会很黏，在碟子上样本或会稍微散开或塌陷。

（5）软脆、坚硬和固体食物的质地评估：餐叉可作为测试食物质地的工具，因为餐叉可以用来测试食物的坚硬度，也可以用来测试食物中的颗粒大小。4mm食物粒度量指南：成人在吞咽前会把食物咀嚼至2～4mm大小的颗粒，标准金属餐叉齿缝间距离通常为4mm，可有效测量第5级细碎及湿软的食物尺寸。

（6）第6级：软质及一口量食物粒尺寸也建议为1.5cm×1.5cm，此尺寸可降低由食物阻塞引起的窒息风险。15mm食物粒的量度指南：对于硬质和软质的固体食物，建议食物样本的最大尺寸为1.5cm×1.5cm，即约成年人拇指指甲的面积，标准餐叉的总宽度约为1.5cm。

（7）过渡性食物质地评估：用拇指指甲大小的食物，加入1ml水并等候1分钟，用拇指代替餐叉按压食物，直至拇指指甲泛白，在移除餐叉压力后，符合下列情况即为过渡性食物：①样本被压扁压散，餐叉移开后，不能恢复原有的形状；②只需轻轻用筷子便可以分开食物；③用拇指和示指揉捏样本，可彻底将样本捏散，且不会恢复原形；④食物明显融化，不能保持原有的形态（如冰块）。

3.家庭营养管理　吞咽障碍老年人的营养管理重点在于保持良好营养状况、预防误吸、脱水和延缓吞咽功能损害。在患者能经口进食的情况下，可通过改善食物性状，改变进食姿势，调整进食速度及一口量等代偿措施来达到安全顺利进食的目的。应充分尊重老年人的进食意愿，通过营养宣教的方式指导其选择适宜的食物，不吃容易引发呛咳、误吸的危险食物。

（1）勿食用坚硬、高纤维、质地顺滑有弹性，加热不易变软的食物，如苹果、烤肉、坚果、豆类、干肉、腌腊制品、芹菜、竹笋、芦笋、藕、豆芽菜、金针菇、韭菜、魔芋、墨鱼、鱿鱼。

（2）勿食用含水量低、干燥、松散的食物，如鱼肉松、面包、饼干、冻豆腐等。

（3）勿食用有黏性、易粘连的食物，如糯米、海带、紫菜等。

（4）勿食用液体或酸性饮品，如果汁、醋、茶水等。

（5）勿食用小颗粒易进入气管的食物如，芝麻、花生等。

4.误吸预防干预措施　见本章第三节吞咽障碍的预防。

二、吞咽障碍后有误吸风险的照护

SSA量表评估结果为阳性，患者有饮水时呛咳或饮水后声音变化或SSA评估量表中任何一个条目出现异常则提示患者存在误吸风险。

（一）照护目标

（1）相关人员做好老年人的吞咽障碍安全管理。

（2）老年人和（或）照护者清楚发生误吸的危险因素，能够主动地进行自我预防。

（3）照护者掌握正确的喂食方式及方法。

（4）老年人和（或）照护者掌握预防误吸的吞咽训练方法。

（5）不发生误吸相关并发症，如误吸性肺炎。

（6）老年人和（或）照护者掌握误吸时的自救和他救方法。

（7）照护者掌握误吸的应急处置流程。

（二）照护措施

（1）通过健康教育提高老年人对误吸风险因素的认识。

（2）指导老年人和（或）照护者正确识别误吸，预防误吸相关并发症发生。

（3）指导老年人和（或）照护者掌握摄食训练方法。

（4）做好老年人及照护者正确的饮食及喂养方式、方法的指导。

（5）对误吸风险进行再评估，及时制订改进措施。

（6）指导老年人及照护者学会误吸的急救方法。

（三）照护技能

1.误吸的早期识别

（1）误吸时的典型症状表现：①进食时呛咳、咳嗽、咳痰；②进食时或进食后出现喘息、胸闷、呼吸困难或加重；③进食时感到不适或稍停止后继续进食（即有"噎、卡、梗"的感觉）。

（2）有下述症状时可间接提示可能存在误吸：①老年人不明原因引起的进行性加重的贫血；②恐惧进食或厌食，进食量较平常突然或逐渐减少；③无其他原因的进行性消瘦；④部分老年人能清晰表述"肚子很饿"或"很想吃饭"，但在进食时，却因咽部梗阻感或卡住感而吃不下；⑤少数患者在睡眠时可间断地突然发生呼吸困难并伴有剧烈咳嗽、咳痰。

（3）不同身体状态和进食不同性状的食物时发生误吸的表现可能不同：①平时身体健康没有误吸的老年人，在身体出现其他不适如感冒时，可能会发生误吸；②平时已有误吸表现的老年人，出现误吸发生频率明显增加；③进食干性食物或稠糊状食物不发生误吸的老年人，在喝汤、饮水、喝牛奶等流质饮食时可能会出现误吸；④在小口缓慢进食时不发生误吸的老年人，在快速大口进食时可能会出现误吸。

2.摄食训练方法

（1）摄食训练开始的条件：生命体征平稳，意识清楚，床上靠坐≥30°且≥30分钟，经吞咽评估存在至少一种可以安全进食的食物性状和一口量，没有进展性的肺部感染，具备一定的咳嗽能力。

（2）训练步骤：安全的进食体位和姿势—适宜吞咽的食物—适宜的餐具—适宜的一口量—适宜的进食速度—教会患者代偿方法和吞咽技巧—摄食结束后清洁口腔内残留食物—维持在坐位或半坐卧位至少30分钟后，才可活动或平躺。

（3）高流量湿化下（温度37℃，流量45L/min）的摄食训练可以显著减少摄食训练过程中的咽部残留和误吸。

（4）注意事项：摄食过程中密切关注老年人生命体征和主观反应。

3.吞咽康复操训练　见本章第三节吞咽障碍的预防。

4.吞咽言语治疗仪（图10-5-2）　通过低频脉冲电流刺激，使咽缩肌群收缩与扩张，重建吞咽反射的大脑皮质控制功能，提高咽部肌肉的灵活性和协调性，防止咽部肌肉萎缩，改善和恢复吞咽功能。其使用方法如图10-5-3所示。

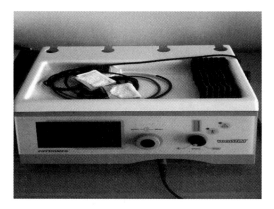

图10-5-2 Vocastim-Master吞咽言语治疗仪

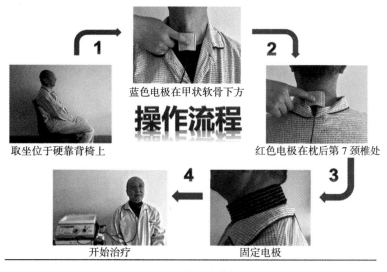

图10-5-3 吞咽言语治疗仪使用流程

5.替代疗法 有研究表明，无创性皮质刺激［如经颅直流电刺激（tDCS）和经颅磁刺激（rTMS）］、电刺激、感觉运动训练技术、针灸、导管球囊扩张术、心理疗法等，比药物治疗更容易被患者接受。虽然药物可以提高吞咽速度，但药物治疗对有更严重并发症的患者的治疗效果有限。同时，药物治疗需要吞咽动作的配合，这对于吞咽功能差的患者来说很困难。在某些病例中，越来越流行的神经刺激药物或肉毒杆菌毒素被用于治疗吞咽困难。

6.口腔护理 保持口腔清洁，不能经口进食的老年人，每日给予清洁口腔两次；能够经口进食的老年人，餐前、餐后进行漱口或口腔清洁，存在误吸风险者选择负压冲洗式刷牙法和低泡沫牙膏，增加液体黏度可降低吞咽障碍老年人误吸风险，但同时可能导致口咽残留，应至少每3天使用1次漱口液，避免细菌定植；使用氯己定漱口，时间不超过15天；有义齿者，取出义齿，清洁后放入清水中。

7.正确的喂食方法及鼻饲护理方法

（1）掌握正确的喂食方法：见本章第三节吞咽障碍的预防。

（2）鼻饲护理方法：根据鼻饲管材质及说明，定期进行更换并进行家庭鼻饲喂养指导。

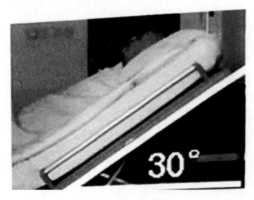

图10-5-4 鼻饲体位

1）操作者严格按照鼻饲饮食配制原则执行，操作前洗手，保证用物清洁。

2）鼻饲体位（图10-5-4）：床头抬高30°～45°，颈部轻度屈曲约45°。

3）鼻饲液温度：37～42℃。

4）鼻饲前要检查胃管是否在胃内。用注射器回抽胃液，如果能抽出证明在胃内；将听诊器放于胃部，同时经胃管注入20ml气体，如果能听到气过水声，证明胃管在胃内。

5）鼻饲速度不宜过快且推注要匀速，每次200～300ml，间隔4小时一次，或遵医嘱。

6）鼻饲后用温水20ml冲洗胃管，防止鼻饲管堵塞。

7）两次鼻饲之间可给予少量水或果汁。

8）一旦发生呛咳、恶心、呕吐应立即停止鼻饲。

9）鼻饲后保持鼻饲体位30分钟，避免搬动，防止反流误吸。

10）每天检查鼻饲管体外刻度、是否妥善固定，胃管固定胶布松动时及时更换。

11）每日早晚给予口腔护理，可用生理盐水擦拭。

12）根据鼻饲管材质定期更换。

8. 留置鼻空肠管　长期卧床老年人，胃肠功能麻痹，胃内容物反流率高达12.5%，神经系统疾病肠内营养支持中国专家共识指出，有反流和误吸风险的患者应选择鼻空肠管喂养。护理方法同鼻饲护理方法。

9. 经皮胃造口护理

（1）体位：无禁忌证者床头抬高30°～45°或采用半坐卧位，以防误吸。

（2）喂养原则：先慢后快、先稀后浓、先少后多。

（3）营养液温度一般在39～41℃，让胃肠道逐步适应。

（4）注意事项：每次注食前应轻拉胃造瘘管，确认导管无脱出且无异常。持续肠内营养者，输注速度不宜超过100ml/h，每次注食前应测量胃内残留量，若残留量为100～150ml，应减慢输注速度，若残留量大于200ml，则应暂停输注。充分溶化营养液，注食前后均须用10ml以上温开水冲管，避免营养剂附着造成堵管。使用大容量的注射器（50ml以上注食），以免因小容量注射器注入时压力过高造成导管破损甚至断裂。

（5）造瘘管导管维护：妥善固定造瘘管，向家属及患者做好管道防滑脱宣教，更换衣物、翻身活动时避免牵拉，保持造瘘口周围皮肤清洁、干燥，预防感染。

10. 经口间歇性管饲法　根据需要间歇经口放置导管至食管，将流质营养物质通过该导管注入食管内，通过自身胃肠消化吸收提供机体营养支持。经口间歇性管饲法为《中国吞咽障碍评估与治疗专家共识》推荐的首选管饲方法，能够改善吞咽功能，减少肺炎风险，降低反流及误吸。这种方法兼具康复与进食功能，患者与其家属均可自行操作。

（1）操作方法：指导患者取坐位或半坐卧位，不能坐起的患者，将床头摇高45°以上，头稍上扬，以方便插管；一手托住胃管尾端，另一只手持前端（前端液状石蜡润滑15～20cm），嘱患者张口，沿着口腔麻痹侧或吞咽瘫痪侧朝着咽后壁将胃管插进；若患者无呛咳、呼吸平稳且末端放置水中无气泡则提示插管成功；若出现明显的呛咳反应，应即刻暂停并拔出胃管，稍作休息后再重新操作，胃管插至食管上段（18～23cm处），采用50ml的注食器将流质食物注入胃管，根据患者每日所需确定每次喂食量，通常若每日插管3～6次，单次喂食量控制在200～500ml，温度38～40℃为宜；喂食完毕后，反折胃管，拔管前指导患者深呼吸，于呼气末迅速将胃管拔出，保持体位30分钟左右。一次性胃管每周更换2～3次，硅胶胃管每周更换1次。

（2）注意事项：进食同时完成吞咽训练：每一次插管均须顺应吞咽动作，以刺激吞咽肌群；置管长度仅为鼻胃管的1/3，不经过贲门，保留正常胃食管生理结构，以减少反流；符合正常进食过程，食物通过重力作用和食管的推送作用自行进入胃内；保护患者自尊心及外观形象。

11. 误吸后的救治方法　见本章第四节误吸的救治。

12. 误吸后的应急处置流程　见本章第四节误吸的救治。

参 考 文 献

窦祖林，2017. 吞咽障碍评估与治疗［M］. 2版. 北京：人民卫生出版社.

黄倩玲，冯云，陈锦玲，等，2020. 经口间歇性管饲法配合吞咽功能训练在中重度吞咽障碍患者中的应用［J］. 齐鲁护理杂志，26（1）：100-103.

刘芳，高岚，王宇娇，等，2017. 重症脑损伤患者肠内营养支持的护理实践与依据［J］. 中国护理管理，17（9）：1166-1171.

夏丽霞，顾则娟，林征，等，2020. 成人吞咽障碍经口进食专业照护证据总结［J］. 护理研究，34（17）：2997-3004.

杨文爽，郭声敏，郑思琳，2017. 脑卒中患者吞咽障碍评估工具研究进展［J］. 护士进修杂志，32（2）：124-127.

余丽丽，2021. 老年患者吞咽障碍风险预测模型的建立［D］. 十堰：湖北医药学院.

张晓梅，周春兰，周宏珍，等，2020. 脑卒中病人误吸预防的标准化护理流程及措施——基于循证及德尔菲函询法的专家共识［J］. 护理研究，34（1）：1-8.

中国老年医学学会营养与食品安全分会，中国循证医学中心，《中国循证医学杂志》编辑委员会，等，2018. 老年吞咽障碍患者家庭营养管理中国专家共识（2018版）［J］，中国循证医学杂志，18（6）：547-559.

中国吞咽障碍康复评估与治疗专家共识组，2013. 中国吞咽障碍康复评估与治疗专家共识（2013年版）［J］. 中华物理医学与康复杂志，35（12）：916-929.

中国吞咽障碍康复评估与治疗专家共识组，2018. 中国吞咽障碍评估与治疗专家共识（2017年版）［J］. 中华物理医学与康复杂志，39（12）：881-892.

中华医学会肠外肠内营养学分会神经疾病营养支持学组，中华医学会神经病学分会神经重症协作组，中国医师协会神经内科医师分会神经重症专业委员会，等，2019. 神经系统疾病肠内营养支持中国专家共识（第二版）［J］. 中华临床营养杂志，（4）：193-203.

Cohen DL，Roffe C，Beavan J，et al，2016. Poststroke dysphagia：A review and design considerations for future trials［J］. Int J Stroke，11（4）：399-411.

Dylczyk-Sommer A，2020. Dysphagia. Part 1：general issues. Anaesthesiol Intensive Ther，52（3）：226-232.

Foley NC，Martin RE，Salter KL，et al，2009. A review of the relationship between dysphagia and malnutrition following stroke［J］. J Rehabil Med，41（9）：707-713.

Jiang JL，Fu SY，Wang WH，et al，2016. Validity and reliability of swallowing screening tools used by nurses for dysphagia: A systematic review [J]. Tzu Chi Med J, 28 (2): 41-48.

Osawa A, Maeshima S, Tanahashi N, 2013. Water-swallowing test: screening for aspiration in stroke patients [J]. Cerebrovasc Dis, 35 (3): 276-281.

Park YH, Bang HL, Han HR, et al, 2015. Dysphagia screening measures for use in nursing homes: a systematic review [J]. J Korean Acad Nurs, 45 (1): 1-13.

Qin WX, Wang ZJ, Zhong Y, et al, 2020. Comparative efficacy of nonpharmaceutical therapy in the treatment of dysphagia after stroke: A protocol for systematic review [J]. Medicine (Baltimore), 99 (9): e19115.

Smithard DG, O'Neill PA, Park C, et al, 1996. Complications and outcome after acute stroke. Does dysphagia matter [J]? Stroke, 27 (7): 1200-1204.

Steele CM, Alsanei WA, Ayanikalath S, et al, 2015. The influence of food texture and liquid consistency modification on swallowing physiology and function: a systematic. review [J]. Dysphagia, 30 (1): 2-26.

第十一章

压力性损伤

第一节 概 述

压力性损伤原称压疮，2016年压力性损伤指南将压疮更名为压力性损伤，是指发生在皮肤和（或）潜在皮下软组织的局限性损伤，通常发生在骨隆突处或皮肤与医疗设备接触处。压力性损伤可表现为局部组织受损但表皮完整，或开放性溃疡并可能伴有疼痛。剧烈和（或）长期的压力或压力联合剪切力可导致压力性损伤的发生，皮下软组织对压力和剪切力的耐受性受环境、营养、灌注、合并症和软组织条件的影响。

一、流行状况

压力性损伤是老年人群常见的综合征，并且近年来发生率呈上升趋势。在全球，压力性损伤的患病率从0%至72.5%不等，我国疾病监测系统的年数据显示，综合性医院压力性损伤发生率为3%～14%；脊髓损伤老年人压力性损伤的发生率为25%～85%，并且8%与死亡有关；神经疾病老年人的压力性损伤发生率为30%～60%；住院老年人的压力性损伤发生率为10%～25%。

二、压力性损伤的危害

压力性损伤可引发其他疾病和增加死亡率。研究表明，压力性损伤合并感染等并发症死亡率可达50%，是7%～8%的脊髓损伤患者的直接死亡原因。老年患者与压力性损伤有关的死亡率为23%～37%，发生压力性损伤的老年人较未发生压力性损伤的老年人死亡率会增加4倍，如果压力性损伤不愈合，其死亡率会增加6倍。因此，压力性损伤作为长期卧床患者的"头号杀手"被临床广泛重视。它被列为20世纪五大最常见的临床并发症之一，同时也是医疗花费最高的并发症。压力性损伤不仅给老年人带来皮肤损伤、心理创伤及损伤后导致的一系列不良预后，还会给家庭和社会带来巨大的经济负担。

三、压力性损伤的危险因素（表11-1-1）

表11-1-1 压力性损伤的危险因素

分类	因素
内源性因素	年龄：高龄、移动/活动差、皮肤潮湿
	移动受限：脊髓损伤、脑血管意外、帕金森综合征、疼痛、骨折、手术后、昏迷或镇静、肌肉萎缩等
	营养不良：贫血、脱水、牙齿功能不良、饮食限制、食物摄入不足

续表

分类	因素
外源性因素	合并症：糖尿病、使用糖皮质激素治疗、终末期肾病、恶性肿瘤
	衰老皮肤：失去弹性、皮下脂肪丧失、皮肤表皮血流量下降
	压力：坚硬的表面（如床、轮椅等）
	摩擦力：在表面拖拉或身体下滑
	剪切力：骨隆突部位肌肉运动移位
	潮湿：尿或便失禁、大汗淋漓、伤口引流液

第二节 压力性损伤风险评估

一、压力性损伤风险评估的目的

（1）评估老年人发生压力性损伤的高危因素，筛查压力性损伤高危老年人。

（2）根据评估结果为老年人制订针对性的保护措施，预防压力性损伤的发生。

（3）研发预防老年压力性损伤的工具，降低压力性损伤的发生率，提高老年人的生活质量。

二、压力性损伤风险评估的内容

（一）一般医学评估内容

1.移动能力　各种原因导致移动受限等。

2.营养不良　各种导致营养不良的因素。

3.合并症　合并各种疾病，如糖尿病、抑郁症或心理疾病等，这些疾病都会引起压力性损伤。

4.衰老的皮肤　失去弹性的皮肤表皮血流量下降。

（二）力学因素

摩擦力、剪切力及压力等均是引发压力性损伤的力学因素，老年人体位固定或是移动老年人方法不当，通常会导致老年人身体与软垫、床单及床等出现摩擦力、剪切力，造成局部皮肤深部组织、角质层损伤。临床研究表明，受到93kPa的压力2小时以上，组织极易发生压力性损伤。

（三）皮肤抵抗力改变

尿便、汗液等潮湿环境会使局部皮肤抵抗力明显降低，pH改变，使皮肤出现潮湿现象，导致皮肤角质层的屏障作用明显减弱，皮肤在潮湿环境下会丧失保护性油脂，这会增加皮肤摩擦及受压概率。

三、压力性损伤风险评估工具及标准

（一）一般性评估标准

1.符合下列情况之一的为有压力性损伤风险

（1）长期卧床的老年人：由于其不下地活动、翻身次数减少、局部受压时间过长，容易发生压力性损伤。

（2）营养不良的老年人：会出现局部破溃、局部炎症及血液循环不畅。

（3）局部感染的老年人：由于局部感染未及时处理，最后造成压力性损伤。

2.常用评估工具及标准　压力性损伤危险度评估量表（RAS）的评估项目被公认是压力性损伤发生最关键的危险因素。目前临床常用的评估量表有布雷登（Braden）压疮危险因素预测量表、Norton压疮风险评估量表、沃特洛（Waterlow）压疮危险因素评估量表及老年病房通用的老年综合压力性损伤评估表。

（1）布雷登压疮危险因素预测量表（表11-2-1）：是由Braden和其搭档Bergstrom两位教授在1987年制订的，目前已在亚洲、欧洲、美洲等国家通用，为全球性通用量表。其范围包括"感知能力、活动能力、移动能力、皮肤潮湿度、营养摄取能力、摩擦力与剪切力"这几项可能造成压力性损伤的高危因素的评估。评估者在了解老年人病情的基础上，通过仔细询问、认真观察，结合主诉、病史、治疗、既往史、化验结果等，对老年人进行整体评估。该量表总分23分，评分≤18分，提示老年人有发生压力性损伤的风险，应采取预防措施；评分≤9分为极高风险；9分<评分≤12分为高风险；12分<评分≤14分为中风险；14分<评分≤18分为低风险。

表 11-2-1　布雷登压疮危险因素预测量表

项目	1分	2分	3分	4分
感知能力	完全受限	非常受限	轻度受限	未受损
皮肤潮湿度	持续潮湿	潮湿	有时潮湿	很少潮湿
活动能力	卧床	可以坐椅	偶尔行走	经常行走
移动能力	完全无法移动	严重受限	轻度受限	未受限
营养摄取能力	非常差	可能不足够	足够	非常好
摩擦力和剪切力	有问题	有潜在危险	无明显问题	

（2）Norton压疮风险评估量表（表11-2-2）：最早源自1962年的老年病学的研究，普遍适用于老年病房。该评估表有5项内容，包括：一般身体状况、精神状况、行走能力、活动能力、失禁情况。分值为5～20分，评分≤15分提示老年人有发生压力性损伤的风险，应采取预防措施；评分≤12分为高风险；评分13分为中风险；评分14～15分为低风险。

表 11-2-2　Norton压疮风险评估量表

参数	结果	分数
一般身体状况	好	4
	一般	3
	不好	2
	极差	1
精神状况	思维敏捷	4
	无动于衷	3
	不合逻辑	2
	昏迷	1

续表

参数	结果	分数
行走能力	可以走动	4
	辅助下可以走动	3
	坐轮椅	2
	卧床	1
活动能力	行动自如	4
	轻微受限	3
	非常受限	2
	不能活动	1
失禁情况	无失禁	4
	偶尔失禁	3
	经常失禁	2
	完全大小便失禁	1

（3）Waterlow压疮危险评估量表

Waterlow压疮危险评估量表，是由英国的沃特洛（Waterlow）于20世纪80年代设计的一种用来评估压疮危险因素的量表。从老年人体型、大小便控制、皮肤类型、运动、性别、年龄、食欲、组织营养不良、神经功能缺陷、用药情况和主要手术/创伤多方面进行评估，累计评分≤10分为无危险，11～14分为轻度危险，15～19分为高度危险，20分以上为极度危险。该量表对压力性损伤危险性的预测能力和灵敏度较高（表11-2-3）。

表11-2-3　Waterlow 压力性损伤风险评估量表

体重指数BMI	分数	皮肤类型	分数	性别和年龄	分数	营养筛查（MST）（总分＞2分应给予营养评估/干预）	
中等（BMI＝20～24.9）	0	健康	0	男	1	是否存在体重减轻	
超过中等（BMI＝25～29.9）	1	薄	1	女	2	是→B　否→C　不确定→C（记2分）	
		干燥	1	14～49	1	B体重减轻程度	C
肥胖（BMI＞30）	2	水肿	1	50～64	2	0.5～5kg＝1	是否进食很差或
低于中等（BMI＜20）	3	潮湿	1	65～74	3	5～10kg＝2	缺乏食欲
		颜色差	2	75～80	4	10～15kg＝3	否＝0
		裂开/红斑	3	81以上	5	＞15kg＝4	是＝1
						不确定＝2	

失禁情况	分数	运动能力	分数	组织营养不良	分数	神经功能障碍	分数
完全控制	0	完全	0	恶病质	8	糖尿病/多发性硬化症	4～6
偶失禁	1	烦躁不安	1	多器官衰竭	8		
尿/大便失禁	2	冷漠的	2	单器官衰竭	5	心脑血管疾病/感觉受限	4～6
大小便失禁	3	限制的	3	外周血管病	5		
		迟钝	4	贫血（Hb＜8）	2	半身不遂/截瘫	4～6
		固定	5	吸烟	1		

续表

药物	分数	大手术或创伤	分数
大剂量类固醇	4	外科/腰以下/脊椎手术	5
细胞毒性药	4	手术时间>2小时	5
抗生素	4	手术时间>6小时	8

（4）老年病房通用老年综合压力性损伤评估表：现在老年病房应用的是老年综合压力性损伤评估表，它包含5个测评指标：营养状况、神志、活动、行走及大小便情况。评分≤14分，易发生压力性损伤危险人群须采取预防压力性损伤护理措施，每班须评估一次并建立翻身记录表（表11-2-4）。

表11-2-4 老年综合压力性损伤评估表

评估项目	4分	3分	2分	1分
营养状况	良好	一般	差	非常差
神志	清醒	嗜睡	模糊	浅昏迷
活动	自如	协助行走	卧床可活动	卧床不可活动
行走	完全	少许限制	非常限制	不能行走
大小便情况	无失禁	有时失禁	经常失禁	失禁

（二）其他专业性评估内容及标准（表11-2-5）

表11-2-5 其他专业性评估内容及标准

分类	因素
感知功能异常	皮肤触觉、深度感知觉异常
认知障碍和（或）抑郁	简易认知评估量表（Mini-Cog）评估结果异常者、MMSE评估结果异常者、简版老年抑郁量表评估结果异常者
相关用药	精神神经系统用药：抗精神病、抗抑郁药、镇静催眠药 心血管系统用药：抗心律失常药、降压药、利尿药 降糖药物：用药种类≥4类，提示有压力性损伤风险
疾病因素	神经系统疾病：帕金森病、痴呆、外周神经系统病变等 心血管系统疾病：高血压、直立性低血压、餐后低血压 骨骼肌肉系统：骨质疏松风险或诊断，骨密度、骨关节疾病 脑血管疾病：脑卒中、小脑疾病等 泌尿系统疾病：夜尿增多、尿失禁等 消化系统疾病：腹泻或便失禁
日常生活活动异常	巴塞尔指数（Barthel index，BI）评估得分>20分但<60分，Katz日常生活功能指数评价量表评估结果为B～F级
其他风险因素	高龄、消瘦或营养不良、手术后或长期卧床等

四、压力性损伤风险评估流程

对压力性损伤风险的评估一般从压力性损伤史开始，根据老年人实际情况进行综合风险评估，详见压力性损伤风险综合评估流程（图11-2-1）。

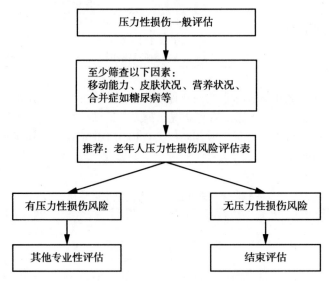

图11-2-1　压力性损伤风险综合评估流程

五、压力性损伤风险评估要求

1.评估人员要求　除一般性评估可由老年人照护者或护理人员协助完成外，其他专业测评须由通过老年压力性损伤评估相关培训并考核合格的专业人员进行评估。

2.评估场所要求　一般性评估可在老年人家中、社区卫生机构或医院开展，经一般性评估后提示压力性损伤风险的老年人可以前往专业性机构，如设有压力性损伤风险评估门诊的医院或设有压力性损伤风险评估工作站的社区卫生服务中心进行测评。

3.评估时机要求（表11-2-6）

表11-2-6　老年人压力性损伤风险评估的时机

不同场所	评估时机
居家老年人	对65岁以上老年人每月至少进行一次压力性损伤风险评估
	老年人发生压力性损伤、病情发生变化、用药调整时，应进行一次压力性损伤风险评估
养老机构老年人	每月对环境风险因素进行不少于一次的评估
	对入住老年人进行不少于一次的压力性损伤风险评估
	老年人发生压力性损伤、病情发生变化、用药调整时，应进行一次压力性损伤风险评估
医院老年人	入院2小时内评估一次
	完成首次评估，按评估分值定时动态评估
	病情变化时及时评估：如手术后、镇静和侵入性操作后等

第三节　压力性损伤的预防

老年人压力性损伤是一个受多因素综合影响的结果，因此压力性损伤的预防也要从多方位多角度入手。相关研究报道，对具有不同类别危险因素的老年人进行多元化的干预可以有效预防压力性损伤的发生。

一、压力性损伤预防的目标

（1）老年人和（或）照护者清楚压力性损伤的危险因素，能够积极主动地进行自我预防。

（2）老年人及照护者能够掌握压力性损伤的干预措施。

（3）医院和家庭能够创造安全的适老环境设施。

（4）医院和社区管理者加强完备的安全管理。

（5）医护人员做好老年人的压力性损伤安全管理。

（6）护理人员提供全面的护理安全宣教。

二、压力性损伤预防的干预措施

（一）个人预防压力性损伤的干预措施

1. 积极学习压力性损伤的相关知识 老年人应积极学习压力性损伤的相关知识，对影响因素、预防措施、临床症状、简单评估及治疗措施等要全面了解，其中，对影响因素及个人预防应重点了解并掌握。

2. 增强预防压力性损伤的意识，定期进行压力性损伤风险自我评估筛查

（1）对照本章节表11-1-1压力性损伤的危险因素，查找自身风险因素，认识到"活动能力、移动能力、皮肤潮湿度、营养摄取能力、摩擦力与剪切力"是造成压力性损伤的高危因素。

（2）定期进行压力性损伤风险自我评估筛查：符合下列症状之一，提示有压力性损伤风险，建议老年人接受专业评估及指导。①移动能力：各种原因导致移动能力受限等；②营养不良：有各种导致营养不良的因素；③局部感染：未及时处理，而造成压力性损伤。

3. 根据自身危险因素及专家专业评估指导意见加强防范措施

（1）活动和移动受限是压力性损伤的风险因素，适量增加活动，在开始和增加活动时评估个人的安全并为个人提供适当的监督。

（2）使用适当的移动技术以避免增加剪切力，使用适当的移动辅助设备和鞋，以促进安全移动。

（3）避免使用会增加压力的卧姿，如90°的侧卧位。平躺姿势时应考虑老年人的临床需求和舒适度。抬高床头时，应保持床头抬高30°或更低的角度，以最大限度地减少软组织变形。俯卧位时，使用压力再分布支撑面或安置体位装置来缓解面部和身体上的压力点（图11-3-1）。

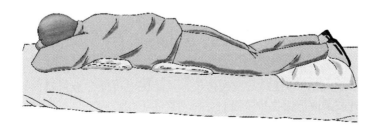

图 11-3-1 俯卧位

4.及时治疗容易导致压力性损伤的相关疾病　如糖尿病、尿失禁、营养不良等。

（二）家庭预防压力性损伤的干预措施

1.定期对老年人进行压力性损伤评估

（1）选用压力性损伤风险评估量表评估：可选用Norton压疮风险评估量表（表11-2-2）。评分≤15分提示有发生压力性损伤的风险，须根据评估结果采取预防性措施；评分≤12分为高风险，建议到医院就诊，接受专业评估及指导。

（2）查看居家环境压力性损伤的危险因素：见表11-1-1中的外源性因素，根据存在的危险因素，进行居家环境的改善。

2.家庭居住环境的改善　根据老年人的需要，卧室可以放置一张高度适宜的单人或双人硬床，床上铺上软垫，必要时可以铺气垫床，房间再备用几个翻身或垫脚用的翻身枕和软枕。

3.合理营养搭配

（1）摄入足量的蛋白质，延缓肌肉衰减：对于65岁以上的老年人，《中国居民膳食指南》推荐，蛋白质摄入量男性为65g/d，女性为55g/d，均衡分配可一日三餐摄入。

（2）补充适量维生素D，预防肌肉减少症：维生素D补充剂量为15～20μg/d（600～800U/d）；适当增加海鱼、动物肝脏和蛋黄等维生素D含量较高食物的摄入。

4.家庭成员的培训　家庭成员应知晓压力性损伤的危险因素，如老年人的活动能力、营养状况，老年人的尿便护理等。

5.家庭管理措施

（1）压力性损伤预防

1）为老年人变换体位时，须检查所有受压点以确保根据体位变换目标充分减轻压力。针对不同的老年人有不同的翻身角度：对于一般体重且营养状况良好的患者，可采取侧卧位30°；对于体重轻、营养状况差、皮肤薄的卧床老年人，翻身角度达60°，腰背部倚靠枕头，有利于防止压力性损伤形成。采取侧卧位时，在减轻骶尾部压力时应注意不要增加股骨大转子处的压力（图11-3-2）。

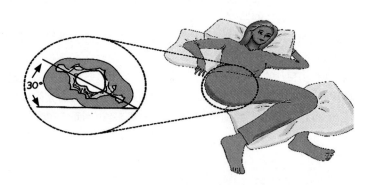

图11-3-2　股骨大转子

2）保护好足跟皮肤，即使经常变换体位，其足跟也可能会被忽略而导致其持续受压，必要时膝下垫软枕或采取足跟保护（图11-3-3，图11-3-4）。

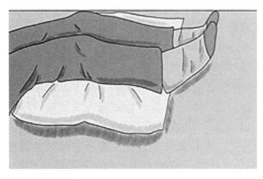

图11-3-3 膝下垫软枕

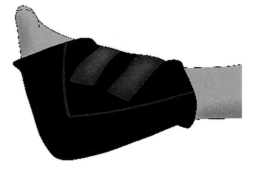

图11-3-4 足跟保护

3）下床坐椅子或轮椅要调整至适宜高度、角度，并且要限制时间（图11-3-5）。

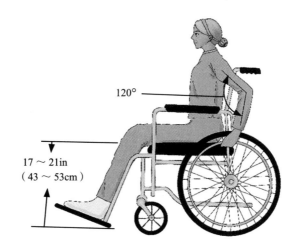

图11-3-5 坐轮椅

4）选择后倾坐姿并抬高下肢（图11-3-6）。

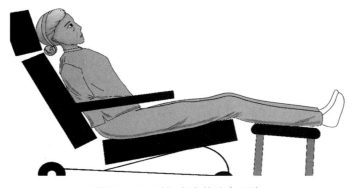

图11-3-6 后倾坐姿并抬高下肢

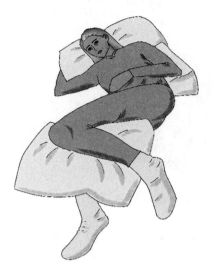

图11-3-7　睡姿

5）鼓励无禁忌能够自己变换体位的老年人选择20°～30°侧卧位或平卧位睡姿（图11-3-7）。

（2）预防性皮肤护理

1）皮肤卫生：清洁的频率应采取个性化；清洁、擦干和使用隔离产品时，应避免用力按摩或搓揉皮肤，以免因摩擦而损伤皮肤；可考虑使用免洗皮肤清洁剂。

2）床上用品：介绍低摩擦系数的床上用品，并对医疗专业人员、老年人及非专业照护者进行相关教育。

3）预防性敷料：在使用预防性敷料预防压力性损伤时，需要继续采取其他预防措施（如定期更换体位和支撑面）；定期评估预防性敷料下的皮肤，每日至少一次以评价预防性护理方案的有效性；选择敷料时，须考虑敷料的潜在益处、尺寸和设计、是否易于粘贴和揭除、固定能力、舒适性和敏感性等；如果预防性敷料移动、松动或过度潮湿，敷料或敷料下的皮肤受到污染，须移除敷料，根据产品说明书更换。

（三）社区预防压力性损伤的干预措施

1.社区老年人群评估　对社区65岁以上的老年人进行压力性损伤的风险评估，可采用Norton压疮风险评估量表（表11-2-2）。

2.建立社区中有压力性损伤风险人群基本信息档案　包括人群的分类、数量和比例。

3.定期在社区组织有针对性的健康教育　健康宣教内容包括压力性损伤的危险因素、药物的服用方法及副作用、压力性损伤的预防和照护技巧等。

4.重点关注压力性损伤高风险人群

（1）对压力性损伤高风险人群进行特殊标记：在信息档案中有明显标记，按照评估风险级别定期进行相应的追踪管理。

（2）对家庭及陪护成员培训预防压力性损伤的相关照护知识及技能。

（3）排查压力性损伤危险因素，给予老年人日常生活习惯专业的指导，风险升级老年人建议在家属陪护下尽快到上级综合医院诊疗，寻找诱发因素、积极病因治疗并进行追踪管理。

（四）医院预防压力性损伤的干预措施

1.临床评估　入院老年人采用入院评估、院中动态评估和出院评估；入院后24小时内完成首次风险评估，随后根据评估风险级别按时进行动态评估。建议应用Waterlow压力性损伤风险评估量表和老年综合压力性损伤评估表（表11-2-3，表11-2-4）。

2.根据评估风险级别给予针对性的预防措施（表11-3-1）

表11-3-1　压力性损伤分级干预表

压力性损伤风险级别	干预措施
低危	熟悉生活环境、调整常用药物、穿舒适衣服、注意营养、多活动但要预防跌倒、对其家属与照护者进行健康教育
中危	教育老年人及照护者不能独立活动、加强营养、对老年人的监护级别要提高

续表

压力性损伤风险级别	干预措施
高危	对老年人的生活环境进行更高级别的改善；床单位平整并加铺气垫床，使用翻身垫等辅助用具或使用合适的敷料保护皮肤，每日或每班动态评估并建立翻身卡，两小时翻身一次，床头挂压力性损伤风险警示标识；补充营养；家庭成员或照护者对老年人压力性损伤危险因素进行讨论

3.综合管理计划　专业干预措施与多学科团队整合干预措施：根据评估的风险因素，启动多学科团队管理模式，包括老年医学科、神经内科、营养科、康复、药学等相关专科参与，同时制订贯穿住院到出院的全面、个体化的管理方案并落实。

4.构建全面完善的支持系统　建立医院-社区-家庭老年人压力性损伤防控三级联动模式。三级联动模式是在成立多学科团队的基础上，通过医院-社区-家庭三方的协作、沟通及信息共享等方式实现老年人全员、全程、全方位的连续性综合防治照护服务。这种模式将医院的医、药、护、康、信息共同组成的多学科团队和社区医护人员与老年人家庭相结合，通过技术帮扶、人才培训，实现优质防压力性损伤资源向社区、家庭下沉，提升社区和家庭压力性损伤防控的科学性和系统性。在这种模式下，社区发挥基层优势，进一步督促老年人落实压力性损伤防控管理，有利于长期的追踪和随访，提高老年人压力性损伤防控自我管理能力，降低压力性损伤发生率。

第四节　压力性损伤的照护

压力性损伤发生后根据不同压力性损伤分类制订相应的照护措施。

一、Ⅰ期压力性损伤

Ⅰ期压力性损伤指压时红斑不会消失，局部组织表皮完整，出现非苍白发红，深肤色人群可能会出现不同的表现。局部呈现的红斑、感觉、温度和硬度变化可能会先于视觉的变化。颜色变化不包括紫色或褐红色变色，若出现这些颜色变化则表明可能存在深部组织损伤。

（一）照护目标

（1）相关人员做好老年人的压力性损伤安全管理。

（2）老年人对压力性损伤的恐惧感减弱或消除。

（3）老年人和（或）照护者清楚压力性损伤的危险因素，能够主动地进行自我预防。

（4）老年人掌握发生压力性损伤时活动指导及皮肤护理指导。

（5）老年人和照护者掌握预防压力性损伤敷料的使用方法。

（二）照护措施

（1）营养评估和制订个体化营养食谱：针对老年人压力性损伤部位数量和分期、营养状态、并发症和营养干预的程度，评估老年人的营养需求，制订适当的蛋白质摄入量，纠正营养缺乏。

（2）减压措施

1）应用特殊减压垫：减压垫系统分为阵列压力点采集部分、电源管理部分、语音播报部分、系统调试接口部分。阵列压力点的采集硬件采用行列多路模拟分时切换，结合DMA

读取的方式，实现同一时刻对4路压力点的并行采集；通过柔性薄膜压力采集床垫对久坐人员压力情况进行采集，系统处理感知患者出现久坐或是久卧事件，触发语音提醒，告知患者及时活动身体。

2）规律翻身：老年人翻身频率取决于皮肤组织承受力、活动水平及治疗情况，卧床老年人至少需2～3小时翻身一次。

（3）预防失禁性萎缩和下肢深静脉血栓形成：指导照护者被动活动上下肢的方法与技巧。

（4）皮肤护理和保护：除了及时清洗会阴部外，还要保持全身皮肤清洁。

（5）压疮局部处理：主要是对骨隆突处发红区域的处理。

1）温水清洗局部发红区域及周围皮肤。

2）使用水胶体或薄膜类敷料。

3）定期评估和检查皮肤。

4）避免剪切力损伤。

（6）指导老年人到相关科室接受专科治疗，控制并发症。

（三）照护建议

（1）教育老年人和照护者，授权与分工。

（2）指导老年人定期复诊，修正护理计划。

二、Ⅱ期压力性损伤

Ⅱ期压力性损伤是指部分真皮层缺损，伤口床有活力，基底面呈粉红色或红色，潮湿，可能呈现完整或破裂的血清性水疱，但不暴露脂肪层和更深的组织，不存在肉芽组织、腐肉和焦痂。在不良的环境中，骶尾部、足跟等处受剪切力的影响，通常会导致Ⅱ期压力性损伤。该期应与潮湿相关性皮肤损伤如尿失禁性皮炎、擦伤性皮炎、医用胶黏剂相关的皮肤损伤或创伤性伤口（皮肤撕裂、烧伤、擦伤）予以鉴别。

（一）照护目标

（1）局部损伤组织修复和伤口愈合。

（2）相关人员做好老年人的压力性损伤安全管理。

（3）老年人和（或）照护者清楚压力性损伤的危险因素，能够主动地进行自我预防。

（4）老年人对压力性损伤的恐惧感减弱或消除。

（二）照护措施

1.压力性损伤部位局部护理

（1）选择特殊减压床垫或坐垫降低压力性损伤部位的压力。

（2）温水清洗局部发红区域及周围皮肤。

（3）选择亲水纤维类敷料促进创面愈合。

（4）敷料的更换：根据渗液量和所选敷料材质特性决定更换频率。

2.管理失禁

（1）与老年人及照护者一同制订失禁管理计划，制订个性化的皮肤护理方案。

（2）评估和处理失禁相关性皮炎，每2小时翻身一次，及时更换失禁垫、保护皮肤，避免过度潮湿和化学物刺激的影响，避免过多使用隔离产品（如氧化锌或凡士林）致使吸湿排汗和失禁产品的吸收性能受到抑制，应查看并遵循失禁产品生产商的使用说明书。

（3）保护皮肤和预防失禁相关性皮炎，观察失禁发生的时间和诱因，找出规律后采取相应护理措施。

3.全身干预措施

（1）使用有效度和信度的评估工具（表11-2-1），按照危险程度重复评估或病情有变化时随时复评。

（2）评估影响愈合的因素，如压力性损伤常伴并发症（如肿瘤、糖尿病等）及营养。

（3）指导床上活动和轮椅活动：白天每隔2小时翻身一次，晚上如有减压床垫每4小时翻身一次，坐轮椅活动时须加用轮椅减压气垫，单次连续坐轮椅不能超过1小时，特别注意其坐姿、体重分布和对足的支持，预防因身体下滑产生的剪切力。

（4）皮肤护理计划：每日用温水清洗会阴部皮肤，减少皮肤与尿液接触。

（5）被动锻炼计划：制订床上锻炼肢体操，指导老年人和护工共同完成，给予老年人心理疏导和指导助眠方法。

（6）纠正营养缺乏：制订个体化营养食谱。

（三）照护建议

1.教育老年人家属和照护者 指导老年人家属和照护者识别压力性损伤发生的危险因素、预防方法和如何实施护理方案。

2.指导定期复诊，修正护理计划 指导老年人及其家属和照护者按时复诊，复诊时责任护士须评估措施执行情况和效果，修正计划和调整敷料。

三、Ⅲ期压力性损伤

Ⅲ期压力性损伤是指皮肤全层缺损，溃疡面可呈现皮下脂肪组织和肉芽组织伤口边缘卷边（上皮内卷）现象，可能存在腐肉和（或）焦痂。损伤深度按解剖位置而异：皮下脂肪较多的部位可能呈现较深的创面，在无皮下脂肪组织的部位（如鼻梁、耳郭、枕部和踝部）则呈现为表浅的创面；潜行和窦道也可能存在，但不暴露筋膜、肌肉、肌腱、韧带、软骨和骨。如果腐肉或坏死组织掩盖了组织缺损的程度，即出现不明确分期的压力性损伤。

（一）照护目标

（1）局部损伤组织清创，减少感染。

（2）相关人员做好老年人的压力性损伤安全管理。

（3）老年人和（或）照护者清楚压力性损伤的危险因素，接受治疗和控制并发症。

（4）提高老年人及其家属的依从性。

（二）照护措施

1.局部护理 主要是对压力性损伤进行清洗、清创、预防和控制感染，减轻组织炎性反应，促进修复和愈合。

（1）伤口清洗：根据渗液量和气味判断感染的严重程度，决定更换间隔时间，一般48～72小时清洗更换1次，注意清洗范围要包括伤口床和周围5～10cm直径范围。

（2）物理干预辅助压力性损伤治疗：电刺激与标准的伤口管理相结合，可以提高Ⅲ期或Ⅳ期压力性损伤愈合率。

（3）清创：水凝胶敷料结合机械清创，可加速清除附着在伤口床表面的坏死组织、腐肉等，提高治愈率和缩短愈合时间。

（4）建议采用湿性愈合：运用密闭性敷料和（或）药液，使伤口保持合适的温度和适宜的湿度，有利于促进肉芽组织生长和创面愈合。

2.全身干预措施

（1）使用有效度和信度的评估工具（表11-2-1），按照危险程度重复评估，病情有变化时随时复评。

（2）评估影响愈合的因素，如压力性损伤常伴并发症（肿瘤、糖尿病等）。

（3）补充组织修复所需要的营养，可以促进现有的创面愈合。

（三）照护建议

（1）以"护理程序"为工作方法实施全程护理：责任护士按照护理程序的工作方法对压力性损伤及老年人的身心整体状况进行全面评估，分析判断伤口问题及相关原因，指导调整护理计划并分工实施、定期评价效果并与老年人或家属及照护者沟通、反馈结果，如此周而复始，每一个循环解决若干问题，直至所有问题解决，创面愈合。

（2）针对老年人个体差异实施有针对性的健康教育和指导。

（3）定期预约复诊和随访。

四、Ⅳ期压力性损伤

Ⅳ期压力性损伤是指全层皮肤和组织的缺损，溃疡面暴露筋膜、肌肉、肌腱、韧带、软骨或骨溃疡，伤口处可见腐肉或焦痂，上皮内卷，潜行，窦道经常可见。Ⅳ期压力性损伤的深度按解剖位置而异。如果腐肉或坏死组织掩盖了组织缺损的程度，即出现不明确分期的压力性损伤。

（一）照护目标

（1）局部伤口清创并减少感染。

（2）减压和预防剪切力。

（3）纠正营养不良或补充伤口修复所需要的各种营养素。

（4）治疗和控制并发症。

（二）照护措施

1.局部护理

（1）伤口及周围清洗：Ⅳ期压力性损伤组织损伤有深度深、范围广、潜行引流不畅等特点，在清洗伤口时需考虑细菌定植及生长繁殖的环境，可采用低压脉冲式灌洗治疗。

（2）清创：为了获得最佳的结果，必须对所有的坏死组织进行清创，通过清创或引流来改善局部组织的炎症和水肿。

（3）负压伤口治疗：对深度压力性损伤有很好的效果，应在清创后实施负压治疗，调节负压值为-125mmHg，开启间断吸引模式，连续治疗2周。

（4）物理干预辅助压力性损伤治疗：根据损伤程度可使用电刺激、红光和红外线等。

（5）选择和使用合适的敷料，如选用含银敷料。

2.全身干预措施

（1）使用有效度和信度的评估工具（表11-2-1），按照危险程度重复评估，高危和极度危险者每日评估1次、中度和低危者3天复评1次。

（2）评估影响愈合的因素，如伤口感染深度，引流和护理技术是局部影响因素。

（3）补充组织修复所需的营养，可以帮助现有的疮面愈合。

（三）照护建议

（1）以"护理程序"为工作方法实施全程护理：责任护士按照护理程序的工作方法全面评估后制订个体化护理计划，分析判断伤口问题及相关原因，分工实施、定期评价效果并与老年人或家属及照顾者沟通、反馈结果，如此周而复始，每一个循环解决若干问题，直至所有问题解决，疮面愈合。

（2）对患者及家属进行有针对性的健康教育，预防和治疗深度压力性损伤需要长期坚持。

（3）指导负压伤口72小时需复诊，有异常情况随时就诊。

五、不明确分期的压力性损伤

不明确分期的压力性损伤是指全层组织被掩盖和组织缺损，其表面的腐肉或焦痂掩盖了组织损伤的程度，一旦腐肉和坏死组织去除后，将会呈现Ⅲ期或Ⅳ期压力性损伤。缺血性肢体或足跟存在不明确分期的压力性损伤，当焦痂干燥、附着（贴壁）、完整、无红斑或波动感时不应将其去除。

（一）照护目标

（1）局部分次、逐步清除坏死组织，以不引起出血和创伤为原则。

（2）相关人员做好老年人的压力性损伤安全管理。

（3）根据老年人主观愿望，制订可行的短期目标和中长期目标。

（4）纠正营养不良、治疗和控制原发病。

（5）指导老年人及家属定期复诊。

（二）照护措施

1.清创　征得老年人同意后，首先做"井"字划痂，然后涂抹5mm厚度水凝胶，覆盖生理盐水纱布固定好，24～48小时后，根据坏死组织水化和溶解的程度，以不引起出血和疼痛为原则使用剪刀剪开痂皮，如果老年人能忍受可一次性去除痂皮，如果不能忍受则需要分次去除一些坏死组织，直至伤口床出现新鲜肉芽组织。

2.局部抗感染　取伤口分泌物做培养，根据评估结果选择使用含银敷料局部抗感染。

3.选择特殊减压床垫降低压力性损伤部位压力　去除作用于皮肤的压力和剪切力，制订定期变换体位和翻身的时间表，每1.5～2小时翻身一次，侧卧位时使用R形垫保持30°斜侧卧位。

4.皮肤护理　使用一次性纸尿裤，每1～2小时检查一次，如皮肤潮湿，用温水洗净后涂抹专用皮肤保护膜。

5.营养支持　制订个体化食谱。

6.定期评估压疮发生危险　见表11-2-1，根据计分结果实施和调整预防措施。

7.吸氧治疗　使用低流量吸氧，流量调节至1～3L/min。

8.物理干预治疗　可使用红外线照射。

（三）照护建议

（1）根据老年人病情和压力性损伤分期及其复杂性制订适宜的治疗目标。

（2）按照循证护理原则，制订个性化压力性损伤治疗和预防计划。

（3）根据老年人的病情特点采取可行而适当的措施。

（4）加强健康指导与电话随访。

六、深部组织压力性损伤

深部组织压力性损伤皮肤局部出现持久性非苍白性发红、褐红色或紫色，或者表皮分离后出现暗红色伤口床或充血性水疱，颜色发生改变前通常会有疼痛和温度变化。深肤色人群中变色可能会有不同。在骨隆突处强烈的压力和（或）持续的压力、剪切力会致使该程度损伤的出现。伤口可能会迅速发展，呈现真正的组织损伤，经过处理后或可能无组织损伤。如果出现坏死组织、皮下组织、肉芽组织、筋膜、肌肉或其他潜在结构，表明全层组织损伤（不明确分期，Ⅲ期或Ⅳ期压力性损伤）。

（一）照护目标

（1）清创后准确分期，按照Ⅲ期或Ⅳ期压力性损伤处理方案执行。

（2）减压和预防剪切力。

（3）纠正营养不良，补充伤口修复所需要的各种营养素。

（4）治疗和控制并发症。

（5）至少每周评估一次伤口处理效果，根据结果调整方案。

（二）照护措施

1.局部处理

（1）清洗：对瘀伤和血疱建议选择温水清洗局部及周围皮肤，密切观察皮肤和压力性损伤情况，适当使用皮肤保护剂，减少皮肤与尿液接触。

（2）选择敷料和清创：对瘀伤和血疱局部可使用泡沫敷料和水胶体敷料保护，一旦瘀伤和血疱变为坏死组织，须选择适当方法进行清创，建议先用水凝胶自溶清创。

（3）选择特殊减压床垫降低压力性损伤部位压力：可使用交替充气式减压床垫。

（4）避免摩擦力和剪切力损伤：保持床头低于30°，避免90°侧卧位或半卧位。

2.全身干预措施

（1）使用有效度和信度的评估工具（表11-2-1），按照危险程度重复评估，当病情有变化时随时复评。

（2）评估影响愈合的因素，如压力性损伤常伴并发症（肿瘤、糖尿病等）。

（3）纠正营养缺乏：可降低新发生的压力性损伤概率和加速压力性损伤的修复及愈合。

（三）照护建议

（1）指导家属正确预防和处理压力性损伤的方法。

（2）指导定期复诊，修正护理计划。

七、压力性损伤延伸

压力性损伤延伸是指黏膜压力性损伤和设备相关压力性损伤，最新伤口护理学中将其纳入压力性损伤的范畴，以下是对其发生原因的分析。

1.黏膜压力性损伤　是医疗设备使用在黏膜局部所造成的损伤。由于这些组织的损伤无法按照解剖结构进行分期，将其统称为黏膜压力性损伤（图11-4-1）。

2.设备相关压力性损伤　是医疗设备在使用过程中为达到治疗效果而在局部组织所造成的损伤。

（一）照护目标

（1）保持皮肤的完整性。

（2）减压和预防剪切力。

（二）照护措施

（1）尽量避免医疗设备直接接触皮肤，可使用敷料或其他物品将其隔开。

（2）使用医疗设备时可经常变换部位，避免在同一部位来回摩擦。

（3）如果已经造成压力性损伤，参照Ⅰ期、Ⅱ期压力性损伤照护措施。

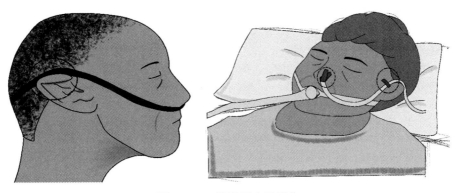

图11-4-1 黏膜压力性损伤

（三）照护建议

（1）指导家属正确预防医疗设备导致压力性损伤的方法。

（2）嘱老年人、家属及照护者定期随访。

参 考 文 献

陈家琦，薛武鹏，2018. 国内外压力性损伤评估最新进展［J］. 世界最新医学信息文摘，18（55）：70-72.

陈铮，2010. 老年综合征管理指南［M］. 北京：中国协和医科大学出版社.

邓慧，2021. 术中压疮风险评估量表的构建与进展［J］. 蛇志，33（4）：481-483.

邓欣，吕娟，陈佳丽，等，2016. 2016年最新压力性损伤指南解读［J］. 华西医学，31（9）：1496-1498.

高磊，张郁，张均秀，等，2020. 结合电镜技术制定慢性荨麻疹患者递减疗法的治疗方案—评《人体皮肤电镜图谱》［J］. 电子显微学报，6（2）：I0004-I0005.

葛晓青，周辉霞，胡焕群，等，2016. 100%荞麦壳在卧床患者预防皮肤压疮中的应用［J］. 广东医学，37（1）：265-266.

郭香玲，2020. 手术患者压疮发生的危险因素及护理对策研究进展［J］. 中国当代医药，27（10）：36-39.

黄润，陈海斌，李思，2017. 手术室压疮风险因素评估量表在预防手术患者压疮中的运用［J］. 中国卫生标准管理，8（21）：191-192.

蒋琪霞，2015. 压疮护理学［M］. 北京：人民卫生出版社.

蒋琪霞，李晓华，2009. 清创方法及其关键技术的研究进展［J］. 中华护理杂志，44（11）：1045-1047.

蒋帅帅，周志峰，2022. 基于STM32的压疮预防提醒坐垫的系统设计［J］. 智能计算与应用，12（4）：114-120.

解怡洁，张媛，蒋琪霞，2012. 含银敷料在伤口治疗中的作用研究进展［J］. 医学研究生学报，25（8）：889-892.

解怡洁，张媛，蒋琪霞，2013. 含银敷料在1例多发压疮合并金黄色葡萄球菌感染患者伤口护理中的应用［J］. 中华现代护理杂志，19（7）：850-852.

孟宝亲，柳晓红，张芳，2011. Ⅱ期压疮处理中敷料的选择［J］. 26（24）：60-62.

王泠，胡爱玲，2021. 压力性损伤临床防治国际指南2019［M］. 3版. 北京：人民卫生出版社.

吴美丹，龚海蓉，林洁，等，2017. 防压疮气垫床压力选择的实证研究与分析［J］. 护理学杂志，32（3）：37-40.

于博芮，2008. 最新伤口护理学［M］. 北京：人民军医出版社.

张娟娟，陈晓晶，杨嫒萍，2022. 手术室护理人员预防医疗器械相关性压力性损伤知信行的现状调查
［J］. 循证护理，8（17）：2391-2394.

周雪琪，2020. 长期卧床老年患者压疮的综合护理研究进展［J］. 智慧健康，6（26）：32-33，36.

Al Mutairi KB，Hendrie D，2018. Global incidence and prevalence of pressure injuries in public hospitals：
a systematic review［J］. Wound Medicine，22：23-31.

Brown A，2013. The role of debridement in the healing process［J］. Nurs Time，109（40）：16-19.

Graves N，Birrell F，Whitby M，2005. Effect of pressure ulcers on length of hospital stay［J］. Infect
Control Hosp Epidemiol，26（3）：293-297.

Hiser B，Rochette J，Philbin S，et al，2006. Implementing a pressure ulcer prevention program and en-
hangcing the role of the CWOCN：impact on outcomes［J］. Ostomy Wound Manag，52（2）：48-59.

Redelings MD，Lee NE，Sorvillo F，2005. Perssure ulcers：more lethal than we thought［J］. Adv Skin
Wound Care，18（7）：367-372.

第十二章

衰 弱

第一节 概 述

衰弱（frailty）是由机体退行性改变和多种慢性疾病引起的机体易损性增加的一种重要的老年综合征，与跌倒、残疾和死亡等不良结局密切相关。按照表型可分为躯体衰弱、认知衰弱和社会心理衰弱。

一、衰弱的流行状况

老年衰弱的概念至今没有完全统一，所以其发病率也不尽相同。但随着年龄的增长，老年衰弱的患病率逐渐升高，并且在受教育程度低、社会经济水平差及女性人群中多发。国外研究者多采用Fried标准，年龄超过65岁老年人衰弱的患病率为7.0%，80岁以上者高达20.0% ~ 45.1%，90岁以上老年人患病比例则高达30% ~ 65%。我国社区老年人衰弱患病率为4.9% ~ 40%，衰弱前期的患病率达34.6% ~ 50.9%。

二、衰弱的危害

衰弱的核心是老年人生理储备下降或多系统异常，表现为免疫失调、炎症反应、神经内分泌改变、激素失调等。当老年人处于衰弱状态时，外界较小的刺激即可引起负性临床事件。一个微小的临床事件（如跌倒）就可能引起本已处于临界状态的健康状况发生明显改变，从而引起一系列效应，如多器官功能下降，甚至死亡。

三、衰弱的危险因素

衰弱的危险因素见表12-1-1。

表12-1-1　衰弱的危险因素

分类	因素
遗传因素	基因多态性（维生素B_{12}基因、血管紧张素转化酶基因等）会影响老年衰弱的表型
内在因素	年龄因素：老年衰弱平均患病率随年龄增长而递增
	人口学特征和生活方式：女性、未婚、独居、受教育程度低、经济状况差和不良生活方式的人群易发生衰弱
	精神心理因素：抑郁、焦虑会增加老年衰弱的发生
	躯体疾病和营养状况：慢性疾病（如心血管疾病、糖尿病、慢性阻塞性肺疾病等）、营养不良和摄入营养素不足均会增加老年衰弱的发生率
	药物因素：多重用药可增加老年衰弱的发生率

第二节　衰弱风险评估

对于预防和阻止衰弱，早期发现和干预是很重要的。衰弱的临床表现多呈非特异性，需要老年医学工作者综合评估患者的各种状态及全方位予以考虑，以确定衰弱的临床分期。

一、衰弱风险评估的目的

（1）评估患者的风险因素，筛查出衰弱阳性患者。

（2）针对衰弱阳性患者制订干预计划，阻止、延缓甚至逆转衰弱的发生。

（3）研发预防老年衰弱的措施，尽可能减少老年衰弱的发生或降低其严重性，提高老年人生活质量，减轻家庭压力，减少社会负担。

二、衰弱的筛查与评估工具及标准

老年医学工作者根据健康的定义及衰弱的理论研究，将衰弱分为躯体衰弱、认知衰弱和社会心理衰弱。目前，国内外学者对衰弱综合征的筛查和评估主要集中在对躯体或总体衰弱的筛查与评估上。筛查工具和评估工具常有混用，筛查工具要求简洁且敏感度较高，而评估工具要求具有较高的准确度、有合理的生物学理论支持、能够准确识别衰弱状态、能够准确预测老年人对治疗的反应和临床负性事件的发生，如失能、死亡等。衰竭的筛查分为快速筛查、详细筛查和测量；衰竭的评估分为快速评估、老年综合评估、计算度量评估和综合评估。

（一）衰弱的筛查

1. 衰弱的快速筛查——FRAIL量表（表12-2-1）　又称简易衰弱量表，是2008年由国际营养、健康和老年工作组的老年专家团提出的老年人衰弱筛查工具，具有较好的预测效度，且方法较为简易。存在表中5条状态中的3条及以上为衰弱综合征；存在1条或2条状态为衰弱前期；表中5条状态均不存在的人群为无衰弱（健康期）。

表 12-2-1　FRAIL 量表

序号	条目	询问方式
1	疲乏	过去4周内大部分时间或所有时间感到疲乏
2	阻力增加/耐力减退	在不使用任何辅助工具及不借助他人帮助的情况下，中途不休息爬1层楼梯有困难
3	自主活动下降	在不使用任何辅助工具及不借助他人帮助的情况下，走完1个街区（100m）较困难
4	疾病情况	医生曾经诊断患者存在5种以上如下疾病：高血压、急性心脏疾病发作、脑卒中、恶性肿瘤（微小皮肤癌除外）、充血性心力衰竭、哮喘、关节炎、慢性肺疾病、肾病、心绞痛等
5	体重下降	1年或更短时间内体重下降≥5%

2. 社区衰弱老人评估表（表12-2-2）　社区衰弱老人评估表（PRISMA-7）是英国老年医学会为筛查老年人是否有潜在的残疾而研制的自填式工具，该量表简单易懂，可快速完成，可作为对老年人进行衰弱筛查的工具之一。若被调查者有3个或3个以上答案选择"是"，表示衰弱的风险增加，需要进行进一步的临床检查及评估。

表12-2-2 社区衰弱老人评估表

调查问题	是	否
1.您的年龄在85岁以上吗?	☐	☐
2.您是男士吗?	☐	☐
3.一般来说,您有什么健康问题会限制您的活动吗?	☐	☐
4.您需要有人定期帮助您吗?	☐	☐
5.一般来说,您有什么健康问题限制您待在家吗?	☐	☐
6.如果您需要帮助,您能指望一个亲近的人吗?	☐	☐
7.您经常使用拐杖、助行器或轮椅走动吗?	☐	☐
回答"是"和"否"的数量		

3.衰弱的详细筛查——Fried衰弱表型（表12-2-3） Fried衰弱评估把衰弱作为临床事件的前驱状态,可独立预测3年内跌倒、行走能力下降、日常生活能力受损情况、住院率及死亡率等,便于采取措施预防不良事件。本筛查方法目前在临床和研究中应用最多,适用于医院和养老机构,在临床研究中也常应用。测量须由专业人员完成,难以实现自我测评。存在表中5条状态中的3条及以上为衰弱综合征;存在1条或2条状态为衰弱前期;表中5条状态均不存在的人群为无衰弱（健康期）。

表12-2-3 Fried衰弱评估方法

序号	检测项目	男性	女性
1	体重下降	过去1年中,意外出现体重下降>10磅（4.5kg）或>5.0%体重	
2	行走时间（4.75m）	身高≤173cm:≥7秒	身高≤159cm:≥7秒
		身高>173cm:≥6秒	身高>159cm:≥7秒
3	握力（kg）	BMI≤24.0kg/m²:≤29	BMI≤23.0kg/m²:≤17
		BMI 24.1~26.0kg/m²:≤30	BMI 23.1~26.0kg/m²:≤17.3
		BMI 26.1~28.0kg/m²:≤30	BMI 26.1~29.0kg/m²:≤18
		BMI>28.0kg/m²:≤32	BMI>29.0kg/m²:≤21
4	体力活动（MLTA）	<383千卡/周（约散步2.5小时）	<270千卡/周（约散步2小时）
5	疲乏	CES-D的任一问题得分为2~3分	
		您过去的1周内以下现象发生了几天?	
		（1）我感觉我做每一件事情都需要经过努力。	
		（2）我不能向前行走。	
		0分:<1天;1分:1~2天;2分:3~4天;3分:>4天	

注:BMI.体重指数;MLTA.明达休闲时间活动问卷;CES-D.流行病学调查用抑郁自评量表;散步60分钟约消耗150千卡能量。

4.衰弱的测量 常用方法有握力测定、步速测定、起立步行试验和简易机体功能评估法。

（1）握力测定:握力是评估老年衰弱患者的一个重要指标,握力差的人发生衰弱的风险比普通人高6倍。

（2）步速测定:步行速度减慢与躯体衰弱的相关性较高,可作为代替复杂衰弱评估的一个单项测量方法。步速提高有助于降低衰弱风险和死亡风险,提高身体各项功能,减少跌倒和失能的风险。

（3）起立步行试验（TUGT）：患者坐于椅子上，背靠椅背，椅座高约46cm，扶手距椅座高约21cm，双手置于扶手上。在距离座椅3m的地方画一条明显标记线。当测试者发出"开始"指令后，患者从椅子上起立，站稳后以尽可能快走的步态向前走3m，到标记线处转身，迅速走回椅子处，再转身坐下，背靠椅背。记录患者从背部离开椅背到再次坐下（臀部触及椅面）所用的时间（以秒计），过程中不给予患者任何躯体帮助。TUGT时间＞10秒作为衰弱老年人群的筛查指标。

5. 简易机体功能评估法（SPPB） 是躯体综合能力测量工具，主要用于下肢功能评估，可作为评估肌肉功能和肌力的工具（表12-2-4）。

表12-2-4　简易机体功能评估法（SPPB）

序号	测试方法	评分内容	评分标准（分）
1	平衡试验	并足站立、半足距站立＜10秒或全足距站立＜3秒	0
		并足站立、半足距站立＞10秒或全足距站立3～10秒	2
		全足距站立＞10秒	4
2	4m定时行走试验	不能完成	0
		＞8.71秒	1
		6.21～8.70秒	2
		4.82～6.20秒	3
		≤4.82秒	4
3	5次起坐试验	＞60秒或不能完成	0
		＞16.7秒	1
		13.70～16.69秒	2
		11.20～13.69秒	3
		≤11.19秒	4

（1）平衡试验：包括并足站立、半足距站立（前足跟内侧紧贴后足蹬趾站立）和全足距站立（双足前后并联站立）。受试者可用手臂或其他方式保持平衡，但不能移动足底。当受试者移动足底、抓外物以保持平衡或者全足距站立时间超过10秒时，停止计时。

（2）4m定时行走试验：用胶带或其他任何方法在地面标注4m的直线距离，测试区域前后保留0.6m的无障碍空间。受试者可借助拐杖等工具完成4m行走，要求用平常步速，可进行2次，以快的一次为准。

（3）5次起坐试验：受试者坐在距地面约46cm的有靠背的椅子上，双手合十抱于胸前，以最快的速度反复起立、坐下5次，记录完成上述动作所需要的时间。

SPPB中的每一个单项测试最高分值为4分，满分为12分，得分越高表示患者机体功能越好。为提高测试的精度，每项测试重复测量2～3次，取最短时间值计分。

（二）衰弱的评估

1. 衰弱综合征的快速评估——埃德蒙顿衰弱量表（EFS） EFS简单易评，填写时间3～5分钟，非老年专科医生也可以应用。EFS包含画钟试验和计时起立-行走试验两项客观测试，总分0～17分，≤5分为健壮，6～7分为脆弱，8～9分为轻度衰弱，10～11分为中度衰弱，≥12分为严重衰弱，分数越高提示衰弱程度越高（表12-2-5）。

表12-2-5 埃德蒙顿衰弱量表（EFS）

领域	条目	得分		
		0分	1分	2分
画钟试验	预先绘制的圆圈作为一个时钟盘，要有所有的数字，当受试者画好钟面时，再画指针，在11～10	□ 没有错误	□ 微小空间错误	□ 其他错误
一般健康状态	在过去一年内住院的次数	□ 0次	□ 1～2次	□ 超过2次
	总体健康描述	□ 极差	□ 较好	□ 不好
功能独立性	需要协助进行，如做饭、购物、交通、拨打电话、家政、洗衣、理财、服药这8项中的几项	□ 0～1项	□ 2～4项	□ 5～8项
社会支持	愿意并有能力支持受试者个人需求的可及性	□ 总是	□ 有时	□ 从来没有
吃药	每日吃药是否达到5种或以上	□ 否	□ 是	
	会忘记吃药吗	□ 否	□ 是	
营养	有体重减轻吗	□ 否	□ 是	
心情	报告有悲伤或抑郁的感觉	□ 否	□ 是	
执行功能需要的时间	先让受试者坐在椅子上，背部和手臂放松，然后站起来步行约3m，然后回到椅子上坐下	□ 0～10秒	□ 11～20秒	□ 超过20秒或不愿意行动或需要辅助才能行动
总分：				

2.老年综合评估（CGA） 是通过全面的、多维度的评估来确定衰弱老年人在生理、心理、社会、环境等方面的状态，从而提供集预防、医疗、康复、护理于一体的连续性的老年健康服务，但此方法会耗费大量人力且成本高，很难推广。

3.衰弱的计算度量评估——衰弱指数（frailty index，FI） 是基于健康缺陷理论发展而来的，也称缺陷累积的评估方法。FI是指个体在某一个时间点潜在的不健康测量指标占所有测量指标的比例（表12-2-3）。FI选取的变量包括躯体、功能、心理及社会等。选取变量时要遵守一定原则，即后天获得、与年龄相关、具有生物学合理性、给健康带来不良后果、不会过早饱和。目前对于变量的数量无统一标准，在实际应用中，通常为30～70个。例如，老年人综合评估包含约60项潜在的健康缺陷。在此情况下，无任何健康缺陷的老年人的衰弱指数评分为0/60＝0。同理，假设患者有24项健康缺陷，其衰弱指数评分为24/60＝0.4。通常认为，FI≥0.25提示该老年人衰弱；FI＜0.12为无衰弱老年人；FI在0.12～0.25为衰弱前期。FI把个体健康缺陷的累计数量作为重点，将多种复杂健康信息整合成单一指标，突破了单一变量描述功能状态的局限性，能够更好地评测老年人的整体健康状况。FI在反映健康功能状态及变化、健康服务需求、公共卫生管理和干预等方面具有重要应用价值。FI能很好地评估老年人的衰弱程度，预测临床预后，在临床研究、社区应用较为广泛，但评估项目多，需要由专业人员进行评估。衰弱指数的构成变量如下（表12-2-6）。

表12-2-6 衰弱指数的构成变量

序号	FI-28	FI-40	赋值
1	由医生诊断的高血压、自服抗高血压药物、SBP≥140mmHg或DBP≥90mmHg	FI-28	是＝1，否＝0
2	由医生诊断的脑卒中	FI-28	是＝1，否＝0
3	由医生诊断的结核	FI-28	是＝1，否＝0
4	由医生诊断的哮喘	FI-28	是＝1，否＝0
5	由医生诊断的消化性溃疡	FI-28	是＝1，否＝0
6	由医生诊断的胆囊结石	FI-28	是＝1，否＝0
7	由医生诊断的风湿性关节炎	FI-28	是＝1，否＝0
8	由医生诊断的骨折	FI-28	是＝1，否＝0
9	由医生诊断的神经衰弱	FI-28	是＝1，否＝0
10	由医生诊断的糖尿病	FI-28	是＝1，否＝0
11	由医生诊断的恶性肿瘤	FI-28	是＝1，否＝0
12	由医生诊断的慢性肾病	FI-28	是＝1，否＝0
13	步行时因气短或胸部不适而减速	FI-28	是＝1，否＝0
14	睡眠问题（如失眠、早醒）	FI-28	是＝1，否＝0
15	便秘（每周排便＜3次）	FI-28	是＝1，否＝0
16	过去一年内，身体某部位隐痛或不适持续3个月以上	FI-28	是＝1，否＝0
17	过去一年内，经常咳嗽	FI-28	是且≥3个月＝1，是但＜3个月＝0.5，否＝0
18	几乎不刷牙或全口义齿	FI-28	是＝1，否＝0
19	过去一年内体力活动水平	FI-28	按性别分层，最低的五分位＝1，其他＝0
20	过去一年内体重下降≥2.5kg，并且未采取节食或服药等措施	FI-28	是＝1，否＝0
21	过去一年内感到伤心或抑郁，持续2周以上	FI-28	是＝1，否＝0
22	自评健康状况	FI-28	较差＝1，一般＝0.5，较好＝0.25，良好＝0
23	BMI（kg/m²）	FI-28	＜18.5或≥28.0＝1，≥24.0且＜28.0＝0.5，≥18.5且＜24.0＝0
24	腰臀比	FI-28	≥0.95（男）或≥0.90（女）＝1，≥0.90且＜0.95（男）或≥0.85且＜0.90（女）＝0.5，＜0.90（男）或＜0.85（女）＝0
25	心率（次/分）	FI-28	＜60或＞100＝1，60～100＝0
26	一秒率[a]	FI-28	＜0.7＝1，＞0.7＝0
27	由医生诊断的冠心病	由医生诊断的急性心肌梗死	是＝1，否＝0
28	由医生诊断的肺气肿或慢性支气管炎	由医生诊断的心绞痛	是＝1，否＝0
29	—	由医生诊断的其他缺血性心脏病	是＝1，否＝0

续表

序号	FI-28	FI-40	赋值
30	—	由医生诊断的肺气肿	是＝1，否＝0
31	—	由医生诊断的慢性支气管炎	是＝1，否＝0
32	—	由医生诊断的骨质疏松	是＝1，否＝0
33	—	过去一年内，胸部能听到哮鸣音或粗喘气声	是＝1，是但只有在感冒或病毒感染时＝0.5，否＝0
34	—	过去一年内，是否住过院	是＝1，否＝0
35	—	握力	按性别和BMI分层，最低的五分位＝1，其他＝0
36	—	足踝骨密度水平（T-score）	＜-2.5＝1，≥-2.5且≤-1＝0.5，＞-1＝0
37	—	尿白细胞	阳性＝1，阴性＝0
38	—	尿亚硝酸盐	阳性＝1，阴性＝0
39	—	尿蛋白	阳性＝1，阴性＝0
40	—	尿胆红素	阳性＝1，阴性＝0

a.一秒率＝第一秒用力呼气容积（FEV_1）/用力肺活量（FVC），一秒率＜0.7可认为存在持续性气流受限；1mmHg＝0.133kPa。

注：FI构建是将基于基线调查收集的信息，筛选出28种疾病或缺陷来构建FI，包括14种疾病、10种症状或体征和4个体格测量指标；基于这些变量在第2次重复调查信息中构建的FI被命名为FI-28。第2次重复调查时新增了一些调查内容，额外筛选出12个变量；利用合计40种疾病或缺陷构建的FI被命名为FI-40。FI等于个体符合的疾病或缺陷数除以纳入的疾病或缺陷总数（28或40）。

（三）衰弱分级

按照不同诊断标准，衰弱可分为不同等级，临床衰弱量表是在FI基础上发展而来的，是准确、可靠且敏感的指标，该量表将机体按照功能状况分为9级（表12-2-7）。

表12-2-7　衰弱分级

序号	衰弱等级	评估内容
1	非常健康	身体强壮、积极活跃、精力充沛、充满活力，定期进行体育锻炼，处于所在年龄段的最健康的状态
2	健康	无明显疾病症状，但不如等级1健康，经常进行体育锻炼，偶尔非常活跃
3	维持健康	存在可控制的健康缺陷，除常规行走外，无定期的体育锻炼
4	脆弱易损伤	日常生活不需要他人帮助，但身体的某些症状会限制日常活动。常见的主诉为白天"行动缓慢"和感觉疲乏
5	轻度衰弱	明显动作缓慢，工具性日常生活活动需要他人帮助（如去银行、乘坐公交车、干重家务活、用药等）。轻度衰弱会进一步削弱患者独自在外购物、行走、备餐及干家务活的能力
6	中度衰弱	所有的室外活动均需要他人帮助，在室内上下楼梯、洗澡需要帮助，甚至穿衣服也会需要（一定限度）辅助
7	严重衰弱	个人生活完全不能自理，但身体状态稳定，一段时间内（＜6个月）不会有死亡危险

序号	衰弱等级	评估内容
8	非常严重的衰弱	生活完全不能自理，接近生命终点，已不能从任何疾病中恢复
9	终末期	接近生命终点，生存期＜6个月的垂危患者

第三节　衰弱的预防

一、衰弱预防的目标

（1）普及衰弱的相关知识，指导老年人及早察觉衰弱的表现，使其能够积极地进行自我预防。

（2）老年人及照护者能够掌握衰弱的运动干预措施。

（3）多方面综合干预，维持老年人的功能独立，降低照护机构的入住率、减少长期照护的需求和医疗/社会的花费。

（4）定期筛查，早期识别衰弱目标人群，进行全面评估及早期干预管理，提升老年人生活质量，实现健康老龄化。

二、衰弱预防的干预措施

衰弱是一种与年龄增长密切相关的老年综合征，其发病机制较复杂。其中运动量少是造成老年人衰弱的关键因素，肌肉力量减弱和营养不良是衰弱综合征的主要特征。老年衰弱常与慢性疾病共存，因此衰弱的干预强调以患者为中心、多学科团队参与。

国际衰弱和肌肉减少症研究会议（ICFSR）于2020年11月15日发布的《指南：初级卫生保健中衰弱的筛查和管理》指出，初级卫生保健中管理衰弱老年人需要一种协调和综合的管理方法，即多学科团队协作（MDT）管理模式。它是近年来国内外兴起的一种新型的医学模式，这种模式将传统个体式、经验式医学模式转变为小组决策模式，是衰弱老年人管理的有效方式。

因为老年人的衰弱涉及营养、疾病、运动、睡眠、心理状况等多方面因素，所以MDT团队包括老年科医生、全科医师、护士、营养师、康复师、心理咨询师，同时更需要老年人和其家属的积极配合参与。老年科医生为老年人提供老年疾病专业的诊断并给出治疗方案；护士实施个性化、精准化、高质量的护理；营养师根据老年人的营养、疾病状况，调整膳食方案，指导老年人的合理饮食；康复师根据老年人的衰弱程度指导老年人运动功能锻炼、实施康复治疗措施等；心理咨询师为有心理问题的老年人提供心理咨询服务并给予指导，使其保持积极乐观的心态。

（一）个人预防干预

1.积极学习衰弱综合征的相关知识　老年人应积极了解衰弱的相关知识，包括衰竭的危险因素、筛查评估工具、主要表现、干预措施等内容。

2.定期进行衰弱风险筛查　选用简易衰弱量表（FRAIL量表）进行自我筛查（表12-2-1）。当筛查结果存在表中5种状态中的1条或2条时，提示老年人处于衰弱前期，建议其到医院就诊，接受专业评估及指导。

3.采用科学专业的干预措施,有效逆转和阻止衰弱的进展 运动干预是衰弱最重要的干预措施之一,运动可以提高老年人的平衡能力和肌肉力量,减少跌倒的发生,增强生理功能,从而改善老年人的衰弱状态。

运动干预疗法以运动学、生物力学和神经发育学为基础,对衰弱老年人进行的有目的、有规律、持久的运动训练,包括有氧训练、力量训练、平衡训练、柔韧性训练及关节功能训练等。通过这些主动或被动的运动训练,衰弱老年人可获得全身或局部的运动功能,达到改善躯体、生理和心理功能障碍的目的。国内外学者根据衰弱老年人的特点建议老年人运动疗法应遵循的原则:个性化原则、循序渐进原则、持之以恒原则、主动参与原则及全面锻炼原则。在此原则基础上推荐了以下运动方案。

(1)有氧耐力训练:30岁以后人体有氧能力会随着年龄的增长而逐渐下降,最大摄氧量被认为是评价有氧能力的最佳指标。研究发现,有氧耐力运动可明显提高最大摄氧量,减缓随着年龄增长和活动减少而导致的最大摄氧量下降,还可以增加肌肉氧化能力,从而提高肌肉耐力、对抗疲劳。

有氧耐力训练包括散步、慢跑、走跑交替、原地跑、上下楼梯、骑自行车、登山、打乒乓球等,这些运动可以锻炼腿部肌肉、提高心肺功能、改善血管壁弹性,是比较适合老年人的锻炼方式。运动方式应根据老年人的实际情况、兴趣爱好及文化差异进行选择,如有人喜欢长距离行走,有人喜欢舞蹈等。研究表明,即便是简单的步行锻炼也会对衰弱症状产生积极的影响,还可以改善认知功能、愉悦身心。

(2)抗阻训练:肌肉力量和质量随着年龄的增长而逐渐降低,50~70岁的老年人肌肉力量可下降30%,70岁以后肌肉力量的下降更为明显。抗阻训练又称力量训练,是指身体克服阻力达到肌肉增长及力量增加的过程。抗阻训练可以预防肌肉衰减引起的身体功能下降、残疾,提高生活质量。相比有氧运动训练,抗阻训练对增加肌肉数量和力量更为有效,也是干预衰老性肌萎缩的有效措施。由于弹力带及哑铃抗阻训练具有操作简单、安全性好、携带方便、易操控的特点,近年来在老年人中得到广泛的应用。

1)下肢膝伸肌抗阻训练(图12-3-1)。取坐位,双手握住弹力带两端,放于大腿末端,弯曲膝关节,小腿自然下垂,一脚套入弹力带,伸膝的时向前用力踢腿,同时抬起小腿,高度与踝关节持平,抬起后停留3~5秒,算完成1次动作,每侧重复8次动作,左右两侧交替进行。练习时稳定住身体,不要在运动的过程中晃动,或者是抬起臀部使用腰腹帮助发力。

2)迷你弹力带多方向移动(图12-3-2)。将一根迷你弹力带放置膝盖上沿3cm处,双足站距与肩膀同宽,重心点位于足掌中段,运动姿时双足与肩同宽,移动后保持足间距不变,始终保持背部挺直、腹部收紧。

3)弹力带负重硬拉训练(图12-3-3)。双脚踩在弹力带正下方,双足站距与肩膀同宽,足尖自然超前,调整呼吸,吸气下放,呼气发力往上拉弹力带,需要注意,在整个过程中屈膝不要太多,屈髋,臀部往后,膝盖微屈,背部保持平直。每组10~15个,每次4~5组。

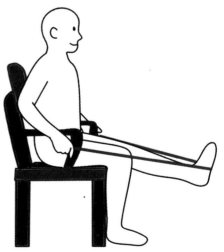

图12-3-1 下肢膝伸肌抗阻训练

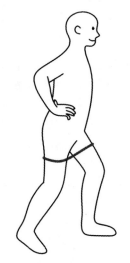
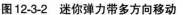
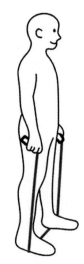

图 12-3-2　迷你弹力带多方向移动　　　　图 12-3-3　弹力带负重硬拉训练

4）哑铃站姿前平举：取站姿，双手紧握哑铃，双足站距与肩膀同宽，双臂下垂，持哑铃于大腿前，手掌朝向大腿前侧。腰背自然挺直，腹肌收紧，肘部微屈。将哑铃在身体正面向上举起，直至大致与肩同高，稍作停顿，然后缓慢放下哑铃至起始位置，重复上述动作，直到完成一组练习。

5）哑铃俯身侧平举：双手紧握哑铃，俯身站立，上身挺胸沉肩，保持身体中立位，向下俯身将身体与大腿靠近，双臂与地面呈垂直角度，将哑铃侧平举至头部高度，始终保持上身中立位，不要向下晃动身体。

（3）平衡训练：包括很多种运动方式，如双足站立、双足前后直线站立和单腿站立等。此训练方法简单、易学，但是易发生跌倒，训练过程中需家属或照护者陪伴。平衡训练可在抗阻训练、有氧训练后作为整理活动来进行，也可以单独进行。

（4）柔韧性训练：对衰弱和衰弱前期老年人的健康很重要，太极拳和瑜伽是最常见的柔韧性训练方法。简单瑜伽动作可以改善机体平衡能力和身体柔韧性，适合老年人。太极拳融合了肌力训练和平衡训练，是一种动作缓慢的运动方式，强度、力度、节奏、时间都可以由自己调控，髋关节、膝关节和踝关节在各个方向做向心或离心运动，可明显增加膝关节和踝关节的屈肌、伸肌力量，显著提高下肢肌肉功能，降低跌倒的发生率。有研究表明，通过中医五行音乐太极拳整合锻炼方法，可以有效改善老年人心理健康与衰弱状态，对促进老年人平衡功能恢复及提高老年人生活质量具有积极意义。太极拳锻炼方法可以选择简化杨氏太极拳，共包括起势、揽雀尾、单鞭、提手上势、白鹤亮翅、搂膝拗步、手挥琵琶、搬拦捶、如封似闭、十字手10种招式。每次太极拳锻炼时长共30分钟（5分钟锻炼前热身活动，20分钟太极拳10种招式锻炼，5分钟锻炼后整理），每组3次。

运动锻炼是提高老年人生活质量和身体功能的最有效方法，阻抗运动与有氧耐力运动是预防及治疗衰弱状态的有效措施。在实际生活中，可采用多种运动方式相结合的运动干预计划，但应根据不同阶段的老年人采用不同运动方案，对衰弱老年人而言，运动干预的目标是防止衰弱进一步发展或减轻衰弱状态，应侧重进行有氧耐力训练。对衰弱前期老年人而言，运动干预的目的是逆转衰弱状态，可侧重于抗阻训练和平衡训练，以降低跌倒风险。

（二）家庭预防干预

70岁及以上人群或最近1年内非刻意节食情况下出现体重下降（≥5%）的人群应常规进行衰弱的筛查和评估。

MDT管理模式中家属的参与也是必不可少的。有研究显示，健康生活方式的养成、科学健康的饮食习惯可以减少护理需求，降低跌倒风险，降低入住医疗机构概率及减少其他不良临床事件的发生。

营养干预是预防衰弱的重要措施之一，既能改善营养不良衰弱老年人的体重下降，降低病死率，又可以提高机体的抗病能力。营养干预可以改善老年人衰弱状态，尤其是有营养风险的衰弱老年人，但营养干预在非营养不良的衰弱老年人中的作用尚缺乏足够的证据支持。

衰弱老年人容易存在营养不良，一定要早筛查、早发现、早干预。机体内环境的稳定是营养支持发挥作用的基础，对于多病共存的老年人，应先积极治疗原发病，保持机体内环境的稳定，以更好地纠正营养不良。营养干预包括调整饮食结构、纠正不良饮食习惯、调整用餐形式、补充营养补充剂、指导营养补充方式、提供营养咨询和营养教育等多个方面。对诊断为营养不良的衰弱老年人，要进行全方位的个体化及精细化营养干预，营养支持方式包括口服营养补充剂、肠内营养和肠外营养。鼓励老年人经口进食，对进食量不足者，须及时口服营养补充剂，这样既可以达到补充营养的目的，又不影响老年人日常进餐。同时，注意满足老年人对各种营养素的需求。

1.补充能量或蛋白质　补充蛋白质特别是富含亮氨酸的必需氨基酸混合物可以增加肌容量进而改善衰弱状态。老年人日常所需要的蛋白质及氨基酸要略高于年轻人。健康成人需要蛋白质0.83g/（kg·d），老年人需要蛋白质0.89g/（kg·d），衰弱患者合并肌少症时则需要蛋白质1.20g/（kg·d），应激状态时需要蛋白质1.30g/（kg·d）。优质蛋白比例须达到50%并均衡分配到一日三餐。

对于体重减轻、摄入量不足的老年人应进行热量的补充，在各餐之间口服营养补充剂有助于增加蛋白质和热量。研究结果显示，营养不良老年人口服营养补充剂后，体重可有小幅度增加。

2.补充维生素D　国外学者研究发现，维生素D缺乏与衰弱的发生发展有密切的相关性。多篇荟萃分析提示，补充维生素D可减少跌倒的发生，还可以改善平衡并维持肌力，有助于防治衰弱症。老年人每日摄入的维生素D剂量至少应为800～1000U，当血清25-羟维生素D水平＜100nmol/L时可考虑给予补充，每日补充800U维生素D_3以改善下肢力量和功能。

（三）社区预防干预

（1）社区老年人群筛查：可采用社区衰弱老人评估表（PRISMA-7）对社区所有65岁及以上的老年人进行衰弱状况筛查，若筛查结果为衰弱，建议尽快到综合医院就诊，接受专业评估及指导。

（2）建立衰弱目标人群基本信息档案并进行特殊标记，便于追踪管理。

（3）建立社区设立衰弱门诊。

（4）定期对衰弱目标人群进行家庭访视：访视的内容包括评估老年人的功能状态、营养状态；评估慢性病老年人的自我管理情况；评估老年人心理状态及认知情况、居家安全（包括可能导致跌倒风险增加的环境因素）、护理需求及社会支持系统。

（5）加强培训：对家庭及陪护成员进行衰弱筛查及评估、日常管理和培训相关知识及技能。提升老年人及家属和陪护人员预防或逆转衰弱的相关技能和能力。

（四）医院预防干预

1.临床评估　建议对住院老年人采用国际营养学会提出的FRAIL量表进行快速临床筛查，而后对衰弱目标人群进一步行全面评估，入院患者应进行入院评估、院中动态评估和出院随访评估。

2.多学科团队整合干预措施　根据衰弱等级，启动多学科团队管理模式，通过老年综合评估提供有针对性的干预措施，如评估药物治疗方案、个体化护理、营养支持、康复锻炼及出院计划等。

3.提供全面完善的支持系统　通过医院－社区－家庭三方的协作、沟通及信息共享等实现老年人全员、全程、全方位的连续性综合防治服务。将医院的多学科团队和社区医护人员与老年人家庭相结合，医疗资源向社区、家庭下沉，提升社区和家庭衰弱预防和照护技术的科学性和系统性，社区发挥基层优势，进一步督促老年人落实防控管理，以利于长期追踪和随访，提高衰弱目标人群的自我管理能力，延缓甚至逆转衰弱症状，提高生活质量。

第四节　衰弱的照护

一、衰弱的照护目标

（1）逆转或延缓身体衰弱的特征。

（2）识别合并症并优化相关药物治疗。

（3）识别并处理固有能力的下降，如听力和视力障碍。情绪低落等可导致个人和整体环境互动受损，会加重衰弱。

（4）评估个人的社会心理支持系统。

二、衰弱的照护措施

（一）照护要点

（1）防止日常生活中发生跌倒及在运动干预过程中出现意外受伤的情况。

（2）帮助老年人建立良好健康的饮食习惯，确保营养均衡。

（3）实施多元的社会心理支持，保持身心健康。

（二）照护技能

（1）熟记3个半分钟：睡觉醒来不宜马上起床，床上躺半分钟后起床，床上坐半分钟，两条腿下垂在床边等半分钟。

（2）行动不便的老年人，选择合适的助行工具并放置于触手可及的地方。

（3）居家环境坚持无障碍理念，如加床挡的床，家具和窗帘等物品的颜色要与周围环境明显不同，卧室、餐厅及起居室应有安全设施，灯光合适、不宜过亮或过暗等。

（4）运动干预过程中，应遵循量力而行、循序渐进的原则，根据老年人自身的实际情况，选择合适的运动方式，不应操之过急。可将动画视频示范用于老年人对日常生活能力及运动能力的自我评估。采用计算机程序播放由电脑动画构建的视频片段，在观看了每一个视频片段后，老年人须回答一个有关他们完成相同任务的能力的问题，这种方法可以显著提高老年人自我报告运动相关能力的准确性，避免意外伤害发生。

（5）利用APP监测每日体力活动，以便为老年人提供个性化的建议，使其维持良好的健康状态和健康体重。用移动设备拍摄每餐照片，上传至专门平台，应用软件完成食物分析并将照片转化为营养数据（大量和微量营养元素的组成），营养师可直接获得这些信息，评估患者的营养状态并用于制订个性化的建议。

（6）积极的社会参与对老年人良好健康状态的保持具有重大意义。老年人在人生阅历和智力结晶上拥有年轻人群无法企及的优势，对于营造和谐的社会氛围，促进社会的发展具有重要作用。衰弱老年人可以结合自身的兴趣爱好参与到社会活动中，以改善情绪、提高生活质量，减轻照护者负担。

（7）将先进的创新设备应用于衰弱老年人的干预中。例如，视觉受损的老年人，通过朗读设备获取信息；听觉受损的老年人，通过带有监控器的电话设备"读"出来电人的声音并转化成文字，从而降低孤独感。

参 考 文 献

郝秋奎，李峻，董碧蓉，2017. 老年患者衰弱评估与干预中国专家共识［J］. 中华老年医学杂志，36（3）：251-256.

刘盼，潘一鸣，马丽娜，2022. 衰弱识别和管理国际临床实践指南解读［J］. 中华老年医学杂志，41（3）：245-249.

马丽娜，2021. 老年衰弱综合征的发病机制［J］. 中华老年医学杂志，40（3）：379-382.

商娜，郭树彬，2022. 衰弱评估—老年急诊领域的机遇和挑战［J］. 中国急救医学，42（6）：541-544.

王玉波，2021. 老年衰弱理论与临床实践［M］. 北京：人民体育出版社.

杨莘，程云，2019. 老年专科护理［M］. 北京：人民卫生出版社.

叶宜青，韩珮莹，2022. 中医五行音乐太极拳整合锻炼对老年心理健康及衰弱状态的影响［J］. 中国老年医学杂志，42（3）：725-728.

袁弯，张玉莲，张慧瑛，等，2021. 2020 版 ICFSR 老年衰弱指南解读［J］. 中华现代护理杂志，27（35）：4770-4773.

Cadore EL，Izquierdo M，2015. Exercise interventions in polypathological aging patients that coexist with diabetes mellitus：improving functional status and quality of life［J］. Age（Dordr），37（3）：64.

Clegg A，Bates C，Young J，et al，2016. Development and validation of an electronic frailty index using routine primary care electronic health record data［J］. Age Ageing，45（3）：353-360.

Collard RM，Boter H，Schoevers RA，et al，2012. Prevalence of frailty in community-dwelling older persons：a systematic review［J］. J Am Geriatr Soc，60（8）：1487-1492.

Fan JN，Yu CQ，Guo Y，et al，2020. Frailty index and all-cause and cause-specific mortality in chinese adults：a prospective cohort study［J］. Lancet Public Health，5（12）：e650-e660.

Morley JE，Malmstrom TK，2013. Frailty，sarcopenia，and hormones［J］. Endocrinol Metab Clin North Am，42（2）：391-405.

Santos-Rocha R，Freitas J，Ramalho F，et al，2020. Development and validation of a complex intervention：a physical exercise programme aimed at delaying the functional decline in frail older adults［J］. Nurs Open，7（1）：274-284.

第十三章

慢性疼痛

第一节 概　　述

慢性疼痛是指疼痛持续或间接性持续超过3个月。国际疼痛协会（International Association for the Study of Pain，IASP）将疼痛定义为与实际或潜在组织损伤相关的不愉快的感觉和情绪情感体验或与此相似的经历。2001年世界卫生组织（World Health Organization，WHO）将疼痛列为继体温、呼吸、血压、脉搏以外的"第五大生命体征"。

一、慢性疼痛的流行状况

国家统计局数据显示，截至2020年底，中国65岁及以上老年人口超过1.9亿人，占总人口的13.50%，社区老年人中慢性疼痛的发生率高达41.1%，其中重度疼痛发生率为16.6%。相关研究显示，老年人最常见的疼痛部位是腿、足（53.5%）、头部（23.6%）和腹部、骨盆（21.1%），而常见的老年人慢性疼痛类型为肌肉骨骼疼痛（40%）、外周神经性疼痛（糖尿病或带状疱疹造成的神经痛，约35%）、慢性关节痛（15%～25%）等。随着中国人口老龄化，慢性疼痛患病人数也在逐年增加，严重影响老年人的健康及生活质量。

二、慢性疼痛的危害

慢性疼痛是常见的老年综合征之一，是一种复杂的生理、心理反应，影响着老年人的情绪变化、功能状态及社会交往，常伴随抑郁、睡眠障碍、疲乏，与炎症、损伤、肿瘤、退行性改变等密切相关，严重影响老年人的生活质量。此外，老年人慢性疼痛还会增加社会医疗资源消耗与个人经济成本。老年人的疼痛感受会随着年龄的增长而改变，受影响的老年人通常习惯于慢性疼痛，导致忽视对疼痛的治疗，不主动就医诊治，甚至担心镇痛药会增加成瘾性。因此加强老年人慢性疼痛的管理十分重要。

三、慢性疼痛的分型

2018年6月18日最新国际疾病分类第11次修订（international classification of diseases，ICD-11）将慢性疼痛分为慢性原发痛、慢性癌痛、慢性创伤性疼痛、慢性头痛和颌面痛、慢性神经病理性疼痛、慢性内脏痛及慢性肌肉骨骼痛7个亚型。

四、慢性疼痛的危险因素

疼痛是机体对外界环境的保护与防御反应，也是多种疾病的伴随症状。临床常见的关节炎、脊柱裂或根突疾病等肌肉骨骼疾病都会引起疼痛。恶性肿瘤及肿瘤相关性的治疗、化疗和手术是引起老年人慢性神经性疼痛的原因。心脏衰竭、终末期肾病和慢性阻塞性肺疾病等慢性疾病晚期导致的慢性疼痛也很常见，这些疾病也经常共存，使疼痛的临床表现多样化、复杂化。

疼痛如果不能及时、有效地得到处理，将会从生理、心理等诸多方面影响老年人的健康及康复，导致其功能受限、生活质量下降、负面情绪增加，甚至产生严重的心理问题。

第二节 慢性疼痛风险评估

一、慢性疼痛风险评估的目的

（1）判定疼痛部位、性质、强度，为医师诊断病情提供科学依据。

（2）全面量化评估，制订个体化诊疗方案。

（3）动态评估用药效果，及时调整治疗方案。

二、慢性疼痛风险评估的内容

（一）一般医学评估内容

1.主观评估

（1）基本资料：性别、年龄、职业、社会文化背景、日常对疼痛的耐受程度。

（2）疼痛史：包括疼痛的部位、性质（表13-2-1）、强度、频率、持续时间、影响因素，有无伴随症状，对日常生活的影响。

（3）用药史：是否进行药物、非药物治疗，治疗后疼痛是否缓解或加重，治疗过程中是否有并发症；既往有无服用特殊药物，有无滥用药物、不规律服药等情况。

（4）疾病史：包括手术、外伤、慢性关节疾病、癌症、认知障碍、精神障碍等疾病。

（5）其他：使疼痛加重或缓解的因素，如日常行为、睡眠质量、精神心理状态等。

2.身体评估　按照入院护理评估的程序和内容进行评估，包括意识、言语、表情、皮肤、饮食方式、感官功能等。

3.行为评估　观察患者的面部表情、肌紧张、痛苦程度，有无皱眉、呻吟，有无被动、强迫体位，有无肢体活动受限。

表13-2-1　疼痛性质分类

疼痛类别		特点	临床表现	常见疾病
伤害感受性疼痛	躯体痛	定位明确	局部尖锐痛、酸痛、钝痛、压迫痛	骨关节病、骨折、皮肤及软组织外伤、肿瘤骨转移、手术后疼痛等
	内脏痛	弥散性疼痛、定位不准确	隐痛、绞痛	胸腔、腹盆腔器官炎症、肿瘤压迫、梗阻
神经病理性疼痛		多种痛感	针刺样疼痛、放电样疼痛、麻木痛	恶性肿瘤

（二）心理社会评估内容

慢性疼痛不仅是一种潜在的组织损伤，同时对个体的认知、行为及情绪体验等心理活动都会产生消极作用。老年人慢性疼痛的心理特征主要表现为抑郁、焦虑、疼痛接受度低、疼痛灾难化及各种无效的应对方式等，这不仅影响疼痛治疗效果，而且会降低老年人的生活质量。心理因素能够导致慢性疼痛的发生，同时又是慢性疼痛所导致的结果。因此，早期筛查患者的心理问题，识别疼痛灾难化想法，可以为慢性疼痛的辅助治疗提供帮助。

（1）疼痛的模式：持续存在或间断性发作，何时加重或减轻及疼痛与患者活动的关系。

（2）疼痛的影响：患者是否有顾虑、担忧及对痛苦的想法。

（3）疼痛导致的情绪状态：恐惧、焦虑、抑郁、接受。

（4）个体对疼痛的反应：积极与消极的应对方式。

1）积极应对：试图独立完成日常工作，尽可能地保持正常活动，有应对疼痛的能力。

2）消极应对：回避一切增加疼痛的事件，对镇痛药、他人有依赖情节，等待着疼痛的缓解。

（5）疼痛对社交、生活和其他的重要方面的影响。

（6）个体对疼痛和治疗的期望。

三、慢性疼痛评估的原则

疼痛是一种主观感受，应以老年人的主诉为依据。慢性疼痛的发生发展涉及生物、心理和社会等多种因素，应遵循"常规、量化、全面、动态"的评估原则。

1. **常规评估原则**　疼痛作为"第五大生命体征"，应进行常规评估。患者首次疼痛评估应在入院评估时完成，评估筛查有疼痛症状的老年人，应当按照评分结果列入常规评估与记录。

2. **量化评估原则**　选择适宜老年人的疼痛强度评估工具对疼痛的程度进行量化评估，为诊疗提供科学依据。常用的评估工具有视觉模拟量表、数字评分量表、词语分级量表、Wong-Banker面部表情疼痛分级量表等。

3. **全面评估原则**　慢性疼痛是多因素所致的，需要进行全面的评估，包括疼痛的强度、性质、病因、加重或减轻的因素、对生活的影响、镇痛治疗情况及既往史等。应当在入院8小时内完成首次全面疼痛评估，住院期间如出现疼痛部位、性质及疼痛程度等情况发生变化时，需要再次进行全面疼痛评估。

4. **动态评估原则**　动态评估是指持续、动态地评估患者的疼痛变化情况，包括评估疼痛的病因、部位、性质、程度，暴发性疼痛发作情况，疼痛减轻及加重因素及镇痛治疗的不良反应等。动态评估对于慢性癌痛老年人，使用阿片类药物滴定尤为重要。

四、慢性疼痛的风险评估工具及标准

（一）疼痛部位评估工具

随着年龄的增长，老年人对疼痛的感知能力逐渐下降，经常对疼痛描述不清晰。准确的疼痛部位描述，能够帮助评估者确定疼痛的来源。临床上可采用45区体表面积评分法进行评估（图13-2-1）。该工具将人体分为45个区，每个区都有代表编码，患者可以按照图示标出相应疼痛的部位，标识一个区域"无论大小均"计1分，总分相加可反映疼痛区域的数目。根据表格区域划分可计算出疼痛部位占体表面积的百分比（表13-2-2）。此表操作简单、直观清晰、易于使用，但不适用于老年人头部疼痛的描述。

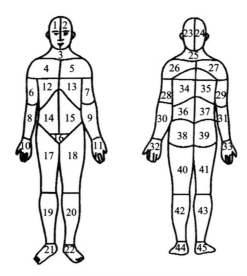

图13-2-1 45区体表面积评分法显示疼痛区占体表面积的百分比

表13-2-2 疼痛部位占体表面积百分比

疼痛区号	各占体表面积百分比（%）
25，26，27	0.50
4，5，16	1.00
3，8，9，10，11，30，31，32，33	1.50
1，2，21，22，23，24，44，45	1.75
6，7，12，13，28，29，36，37	2.00
38，39	2.50
14，15	3.00
19，20，42，43	3.50
34，35	4.00
17，18，40，41	4.75

（二）单维度疼痛评估工具

1.适用范围 单维度疼痛评估工具用于老年人疼痛强度评估，通常采用自评量表，针对老年人的理解和表达能力，选用个体化的评估工具。老年人可以通过数字、文字、图像等客观形式表达自己对疼痛的主观感受。护理人员可以通过老年人的认知程度、社会文化背景选择相应的评估量表，单维度疼痛评估工具在临床上最常用。

2.常用评估工具及标准

（1）视觉模拟评分法（visual analogue scale，VAS）：该量表为临床常用量表，简单易行、可靠性强。使用一条长约10cm的游动标尺，两端分别为"0"和"10"；标尺的背面有0～10的数字刻度（每个数字相当于厘米数），"0"表示无痛，"10"表示难以忍受的最剧烈的疼痛。使用时，将没有刻度的一面朝向老年人，让老年人根据自己疼痛的程度标出相对应的位置。疼痛标准：0分为无痛；≤3分为有轻微的疼痛，能忍受；4～6分为中度疼痛并影响睡眠，尚能忍受；7～10分为有强烈的疼痛，疼痛难忍（图13-2-2）。

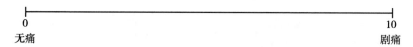

图13-2-2   视觉模拟量表

（2）数字评定量表（numeric rating scale，NRS）：该量表常用于评估疼痛严重程度的主观指标，适用于无意识障碍且语言表达能力正常的老年人。该量表将疼痛程度用0～10共11个数字依次表示，每格代表一个数字，"0"分表示无痛，"10"分表示剧痛。疼痛评分标准：1～3分为轻度疼痛；4～6分为中度疼痛；7～10分为重度疼痛（图13-2-3）。

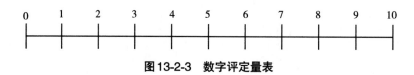

图13-2-3   数字评定量表

（3）词语分级量表（verbal rating scale，VRS）：该量表是加拿大McGill疼痛问卷的一部分，是用于老年人自述疼痛强度和变化的工具。临床上常采用4级评分法、5级评分法和6级评分法。该方法操作简单，不受文化程度和风俗习惯的影响，但精确度不够，不适用于科研，仅适用于临床工作（表13-2-3）。

表13-2-3   词语分级量表

4级分法	5级分法	6级分法	备注
无痛	无痛	无痛	0级：无疼痛
轻度疼痛	轻度疼痛	轻度疼痛	1级：轻微疼痛，可忍受，能正常生活和睡眠
中度疼痛	中度疼痛	中度疼痛	2级：中度疼痛，适当干扰睡眠，需要用镇痛药
剧烈疼痛	重度疼痛	重度疼痛	3级：重度疼痛，干扰睡眠，需要用麻醉镇痛药
	剧烈疼痛	剧烈疼痛	4级：剧烈疼痛，干扰睡眠较严重且伴有其他症状
		难以忍受的疼痛	5级：难以忍受的疼痛，严重干扰睡眠，伴有其他症状或被动体位

（4）Wong-Banker面部表情疼痛分级量表（faces pain rating scale，FPRS）：该量表适用于认知功能正常及轻、中度认知功能受限的老年人，是在视觉模拟评分法的基础上发展起来的，使用疼痛脸谱，利用从快乐到悲伤、哭泣6种不同的面容，让老年人选择一个最能表达其疼痛强度的脸谱。特别适用于文化程度较低、表达能力丧失及认知功能障碍的老年人。此评估方法直观、形象，易于掌握，但易受文化、情绪、环境等因素的影响（图13-2-4）。

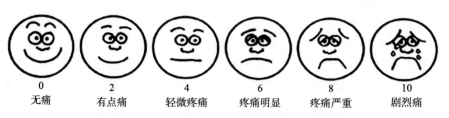

图13-2-4   Wong-Banker面部表情疼痛分级量表

（三）多维度疼痛评估工具

1.适用范围　适用于老年人疼痛的全面评估，在单维度疼痛评估工具的基础上增加了对心理、情绪、睡眠等方面的内容。

2.常用评估工具及标准

（1）简式McGill疼痛问卷（short-form of mcgill pain questionnaire，SF-MPQ）：该量表重点观察疼痛的性质、强度、特点和伴随状态及疼痛治疗后所经历的各种复杂因素及其相互间的关系。由疼痛评级指数（PRI）的10个疼痛性质感觉项和4个情感项及视觉模拟评分法和现时疼痛强度（PPI）组成，总分越高提示带给老年人的不良影响越大。此量表适用于临床科研工作，描述词比较抽象，相对复杂、费时，临床应用于神经病理性疼痛评估具有一定的局限性（表13-2-4）。

表13-2-4　简式McGill疼痛问卷

I.评估过去一周内的疼痛					
疼痛性质		无痛	轻度疼痛	中度疼痛	重度疼痛
感觉项	跳痛	0	1	2	3
	刺痛	0	1	2	3
	刀割痛	0	1	2	3
	锐痛	0	1	2	3
	痉挛痛	0	1	2	3
	绞痛	0	1	2	3
	烧灼痛	0	1	2	3
	酸痛	0	1	2	3
	胀痛	0	1	2	3
	触痛	0	1	2	3
情感项	软弱无力	0	1	2	3
	厌烦	0	1	2	3
	恐惧	0	1	2	3
	受惩罚感	0	1	2	3

II.请评估过去一周中的疼痛

```
0   1   2   3   4   5   6   7   8   9   10
无痛                                    剧痛
```

III.现在的疼痛情况

0：无痛　　　1：轻度疼痛　　　2：中度疼痛　　　3：重度疼痛　　　4.剧烈疼痛　　　5.难以忍受的痛

（2）简明疼痛量表（brief pain inventory，BPI）：是最常用的多维度疼痛评估工具之一。由WHO癌症护理评估合作中心疼痛研究小组为评估癌性疼痛而开发。目前BPI有BPI-17和BPI-9两种版本，临床上常用BPI-9简表。该量表用于评估过去24小时或过去1周内的疼痛情况，将感觉、情感和评价这三个因素分别量化，其中疼痛强度评估包含5个条目，采用0～10评分，0为无痛，10为最痛；疼痛影响评估包含7个条目，包括疼痛对日常生活、情绪状态、行走能力、日常工作、人际关系、睡眠和生活兴趣七个方面的影响，影响程度亦采用0～10评分，数值越大，表明疼痛越剧烈（表13-2-5）。

表13-2-5 简明疼痛量表

1. 大多数人一生中都有过疼痛的经历，如轻微头痛、扭伤后痛、牙痛，除这些常见的疼痛外，现在您是否还感到有别的类似的疼痛？（1）是 （2）否

2. 请您在下图标出您的疼痛部位并在疼痛最剧烈的部位以"×"标出

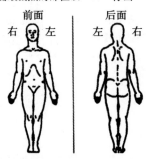

3. 请选择下面的一个数字以表示过去24小时内您的疼痛最剧烈的程度
不痛0□1□2□3□4□5□6□7□8□9□10□最剧烈的痛

4. 请选择下面的一个数字以表示过去24小时内您的疼痛最轻微的程度
不痛0□1□2□3□4□5□6□7□8□9□10□最剧烈的痛

5. 请选择下面的一个数字以表示过去24小时内您的疼痛的平均程度
不痛0□1□2□3□4□5□6□7□8□9□10□最剧烈的痛

6. 请选择下面的一个数字以表示您目前的疼痛程度
不痛0□1□2□3□4□5□6□7□8□9□10□最剧烈的痛

7. 您希望接受何种药物或治疗控制您的疼痛？

8. 在过去的24小时内，由于药物或治疗的作用，您的疼痛缓解了多少？请选择下面的一个百分数以表示您的疼痛缓解的程度
无缓解0□10%□20%□30%□40%□50%□60%□70%□80%□90%□100%□完全缓解

9. 请选择下面的一个数字以表示过去24小时内疼痛对您的影响
（1）对日常生活的影响 无影响0□1□2□3□4□5□6□7□8□9□10□完全影响
（2）对情绪的影响 无影响0□1□2□3□4□5□6□7□8□9□10□完全影响
（3）对行走能力的影响 无影响0□1□2□3□4□5□6□7□8□9□10□完全影响
（4）对日常工作的影响（包括外出工作和家务劳动） 无影响0□1□2□3□4□5□6□7□8□9□10□完全影响
（5）对与他人关系的影响 无影响0□1□2□3□4□5□6□7□8□9□10□完全影响
（6）对睡眠的影响 无影响0□1□2□3□4□5□6□7□8□9□10□完全影响
（7）对生活兴趣的影响 无影响0□1□2□3□4□5□6□7□8□9□10□完全影响

（3）整体疼痛评估量表（global pain scale，GPS）：是一个全面综合性疼痛评估工具，包含20个与疼痛有关的评估条目，分为疼痛、情绪感受、临床表现、日常行为（即疼痛影响）四个部分。其中，疼痛部分是对疼痛的强度进行评估；情绪感受部分是对害怕、沮丧、精疲力竭、焦虑、紧张、睡眠进行评估；临床表现部分包括对睡眠质量、独立工作能力、整体躯体感受等；日常行为部分评估疼痛对日常生活的影响，如对购物、人际关系等进行评估。GPS是临床疼痛护理工作中的一个兼顾全面性和便捷性的疼痛评估工具。一方面，GPS对于测量疼痛具有信度良好、稳定性好、可靠性高，可以进行参数检验（0～10评分）等优点；另一方面，GPS还能够较好地反映慢性疼痛患者近期的心理状态及疼痛对其日常生活的影响等。因此，临床上需要对疼痛进行全面评估时，GPS也非常适用（表13-2-6）。

表 13-2-6　整体疼痛评估量表

	0分代表无痛，10分代表最痛											
A.疼痛	1.我目前的疼痛	0	1	2	3	4	5	6	7	8	9	10
	2.过去一周，我最轻的疼痛	0	1	2	3	4	5	6	7	8	9	10
	3.过去一周，我最严重的疼痛	0	1	2	3	4	5	6	7	8	9	10
	4.过去一周，我感到的平均疼痛	0	1	2	3	4	5	6	7	8	9	10
	5.过去3个月，我感到的疼痛	0	1	2	3	4	5	6	7	8	9	10
	0分代表非常不同意，10分代表非常同意											
B.情绪感受	6.过去一周，我因疼痛感到害怕	0	1	2	3	4	5	6	7	8	9	10
	7.过去一周，我因疼痛感到沮丧	0	1	2	3	4	5	6	7	8	9	10
	8.过去一周，我因疼痛而精疲力竭	0	1	2	3	4	5	6	7	8	9	10
	9.过去一周，我因疼痛感到焦虑	0	1	2	3	4	5	6	7	8	9	10
	10.过去一周，我因疼痛而感到紧张	0	1	2	3	4	5	6	7	8	9	10
	11.过去一周，疼痛影响我睡眠	0	1	2	3	4	5	6	7	8	9	10
C.临床表现	12.使我感觉不舒服	0	1	2	3	4	5	6	7	8	9	10
	13.使我不能独立完成某些事情	0	1	2	3	4	5	6	7	8	9	10
	14.使我无法工作	0	1	2	3	4	5	6	7	8	9	10
	15.我需要服用更多的药物	0	1	2	3	4	5	6	7	8	9	10
D.日常行为	16.使我不能去商场购物	0	1	2	3	4	5	6	7	8	9	10
	17.无法从事家务劳动	0	1	2	3	4	5	6	7	8	9	10
	18.无法和家人、朋友愉快相处	0	1	2	3	4	5	6	7	8	9	10
	19.无法锻炼，包括散步	0	1	2	3	4	5	6	7	8	9	10
	20.无法参加最喜欢的业余爱好活动	0	1	2	3	4	5	6	7	8	9	10

评分标准：整体疼痛评估量表每一条目均为0～10分评分，各条目分数相加后除以2即为总得分，得分越高，提示疼痛及疼痛影响越严重

（四）行为疼痛评估工具

轻、中度认知障碍，表达清楚的老年人可采用常规的疼痛评估工具进行评估，而当疾病进展，老年人无法进行有效的言语描述时，呻吟、表情痛苦、摩擦疼痛部位或者不愿意参与日常及社交活动时都可能提示疼痛，临床上常通过行为疼痛评估工具及家属、照护人员的观察来综合评估疼痛等级。国内常用的有中文版晚期老年痴呆症疼痛评估量表（pain assessment in advanced dementia scale，PAINAD），该量表从呼吸、负面的声音表达、面部表情、身体语言、可安抚程度5个维度进行评估，每项0～2分，总分0～10分。总分越高说明老年人的疼痛程度越强烈（表13-2-7）。

表 13-2-7　中文版晚期老年痴呆症疼痛评估量表

条目	0分	1分	2分	评分
呼吸	正常	偶尔呼吸困难/短时期的换气过度	呼吸困难兼发出吵闹声音/长时期的换气过度/陈-施呼吸	
负面的声音表达	没有	偶尔呻吟/低沉的声音，带有负面的语气	重复性地叫嚷/大声呻吟/哭泣	
面部表情	微笑或无表情	难过/恐惧/皱眉头	愁眉苦脸	

条目	0分	1分	2分	评分
身体语言	轻松	绷紧/紧张步伐/坐立不安	僵硬/紧握拳头/膝盖提起/拉扯或推开/推撞	
可安抚程度	无须安抚	通过分散注意力或触摸、安慰，可安抚患者	通过分散注意力或触摸、安慰，也不可安抚患者	
总分：				

（五）神经病理性疼痛评估工具

ID-pain量表是常用的神经病理性疼痛筛查评估工具，包含5项感觉描述项和1项关节疼痛描述项（用于排查伤害感受性疼痛，反向计分-1分），总分值-1～5分，得分≥3分时，需要考虑神经病理性疼痛相关的治疗。该量表是筛选神经病理性疼痛的工具，而非最终的评判标准（表13-2-8）。

表13-2-8　ID-pain量表

自测题	评分	
	是	否
您是否出现针刺样疼痛？	1	0
您是否出现烧灼样疼痛？	1	0
您是否出现麻木感？	1	0
您是否出现触电般疼痛？	1	0
您的疼痛是否会因为衣服或床单的触碰而加剧？	1	0
您的疼痛是否只出现在关节部位？	-1	0

总分：最高分＝5分，最低分＝-1分

结果分析

总分	-1～0分	1分	2～3分	4～5分
分析	基本排除神经病理性疼痛	不完全排除神经病理性疼痛	考虑神经病理性疼痛	高度考虑神经病理性疼痛

（六）精神心理评估工具

1.心理痛苦筛查工具（distress management screening measure，DMSM）　美国国立综合癌症网络（NCCN）指南推荐使用心理痛苦温度计及问题列表（distress thermometer and problem list，DT & PL），用于快速识别恶性肿瘤患者心理痛苦，可与诊断性工具联合使用，由心理痛苦温度计（DT）及问题列表（PL）两部分组成。DMSM是一种单一条目的痛苦自评工具，用来识别任何来源不仅限于癌症患者的痛苦，具有高度的敏感度和特异度。该问卷简便、操作性强，能及时了解患者的心理痛苦程度，3分钟之内即可完成，一般患者都能接受。得分≥4分的老年人，应结合临床诊断采取个体化的专业心理测评工具或心理治疗（图13-2-5，表13-2-9）。

指导语：请看下边这张图，数字0～10表示痛苦程度，0代表无痛苦，10代表心理极度痛苦。请您选出最能体现您最近心理痛苦程度的数字并在相应的数字上画"√"。

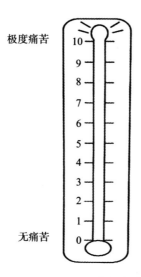

图13-2-5 心理痛苦温度计

表13-2-9 问题列表（PL）

指导语：下面列举了您可能存在的 一些问题，请逐个浏览每个分类下的所有项目，并根据您个人的具体情况，如果存在相应的问题，请在"有"的一栏上画"√"；如果不存在问题，请在"无"的一栏上画"√"。

Ⅰ.实际问题			Ⅴ.躯体问题		
相关因素	有	无	相关因素	有	无
照顾孩子	□	□	外貌	□	□
住房	□	□	沐浴/穿衣	□	□
保险/财务	□	□	呼吸	□	□
交通	□	□	排尿改变	□	□
工作/上学	□	□	便秘	□	□
治疗决策	□	□	腹泻	□	□
Ⅱ.家庭问题			进食	□	□
相关因素	有	无	疲劳	□	□
与孩子相处	□	□	水肿	□	□
与配偶相处	□	□	发热	□	□
生育能力	□	□	出行	□	□
家庭健康问题	□	□	消化不良	□	□
Ⅲ.情感问题			记忆/注意力	□	□
相关因素	有	无	口腔溃疡	□	□
抑郁	□	□	恶心	□	□
害怕	□	□	鼻干/鼻塞	□	□
紧张不安	□	□	疼痛	□	□
悲伤	□	□	性	□	□
担忧	□	□	皮肤干燥/发痒	□	□
对日常活动失去兴趣	□	□	睡眠	□	□
Ⅳ.对精神/宗教方面的问题	□	□	物质使用	□	□
其他问题：			手/足酸麻	□	□

注：指导患者在最符合他近一周所经历的平均痛苦水平的数字上做标记，数值≥4分者，可参考问题列表评估影响因素，患者需要转诊到专业的心理学专家和精神科接受进一步评估和治疗。

2.专业心理测评工具 心理痛苦评分≥4分的老年人，应结合临床采取专业心理测评工具进行评估，常用的心理测评工具包括焦虑自评量表（SAS）、抑郁自评量表（SDS）、症状自评量表（SCL-90）等。

五、慢性疼痛评估的时机

老年人慢性疼痛评估的时机见表13-2-10。

表13-2-10 老年人慢性疼痛评估的时机

项目	评估时机
定时评估	入院或转入2小时内评估
	轻度疼痛（1～3分）每日评估1次
	中、重度疼痛（≥4分）每4小时评一次至＜4分
实时评估	出现暴发痛、疼痛加重时及时评估
	新发疼痛、疼痛性质或镇痛治疗方案更改时，应全面评估
	给予疼痛干预治疗后，追踪评估
动态评估	疼痛控制不稳定或镇痛药物滴定时须进行动态评估

第三节 慢性疼痛的预防

老年人慢性疼痛的病因复杂且隐匿，受传统保守观念影响，老年人对疼痛不敏感，经常"忍痛"，因此有效预防疼痛迁延，及时给予疼痛治疗，能够预防慢性疼痛的发生。

（一）个人预防疼痛的干预措施

慢性疼痛的存在通常会影响老年人的晚年生活，良好的自我管理对于预防疼痛、缓解焦虑抑郁状态、提高生活质量、维持老年人较好身心状态具有非常重要的意义。

（1）积极治疗原发疾病：骨关节炎、骨质疏松、痛风、脊柱骨折、脑卒中、外周血管疾病、外周神经病、带状疱疹后神经痛、风湿性多肌痛、癌症等，应进行早期诊断、治疗，从而做好疼痛预防。

（2）减少或消除引起疼痛的原因

1）老年人体质虚弱，抵抗力下降，日常应加强疾病预防。

2）患有痛风的老年人要避免高嘌呤饮食，以免诱发痛风发作。

3）患有关节炎的老年人要注意保暖防寒，避免负重，少量运动、多休息。

4）患有癌症的老年人须积极治疗肿瘤，酌情使用镇痛药物缓解疼痛。

（3）除积极进行原发疾病的治疗外，更应注重锻炼身体、合理饮食、保证充足的睡眠和休息，也应采取适当的针灸、推拿和理疗等非药物治疗。

（4）积极科学运动干预：慢性疼痛是老年人最常见的病症，严重危害老年人的生活质量，预防疼痛需要从老年人日常生活着手，帮助其养成良好的习惯，科学运动可以帮助老年人远离疼痛，提高生存质量。

1）太极拳：吸收了传统医学的经络、腧穴、气血、导引、藏象等理论，动作轻柔缓慢，有利于调动全身肌肉的参与，又可避免肌肉、关节、韧带等的损伤。

2）慢跑：选择平坦的路面，跑前应先步行一段，做深呼吸，拉伸关节。慢跑时保持均匀的速度，以主观上不觉得难受、不喘粗气、不脸红耳赤，能边跑边说话的轻松气氛为宜。

3）散步：可使全身各系统功能更为协调，是老年疼痛患者最常见的有氧运动方式，大多数有疼痛问题的老年人都可以行走。

4）柔韧性运动：随着年龄的增长，老年人身体的柔韧性将发生十分显著的变化，尤其是颈部、肩部、腰椎、髋部、膝、踝等关节部位的柔韧性会逐渐减退，脆性增加，极易造成老年人关节损伤，给老年人日常生活带来不便和危险。

运动方案：根据老年人自身情况与需求，可做肩部、腰部和下肢的牵伸，如压肩、坐位体前屈、压腿等。每次保持3～5秒，重复5～10次。

5）老年人运动干预的基本原则

a.建立运动的习惯，每周至少进行2～3次，运动时间以不感到疲劳等身体不适为宜。

b.要循序渐进，不要太过用力，牵拉过程中始终保持被牵拉的肌肉有轻微的不适感即可，不要急于求成。

c.牵拉过程中要注意正确的呼吸方式，牵拉动作要缓慢，可采用伸展—放松—再伸展的方法。

d.运动前后要做牵拉练习，有助于预防损伤、放松肌肉、消除疲劳。

（二）家庭预防疼痛的干预措施

1.家庭预防疼痛风险评估　　对于有认知障碍、言语表达困难的老年人，在家庭预防方面可参考中文版晚期老年痴呆症疼痛评估量表。家属、照护者可以通过老年人的呻吟、表情痛苦、摩擦疼痛部位或者不愿意参与日常及社交活动等方面的观察来综合判断老年人的疼痛情况。

2.家庭预防疼痛的干预措施

（1）创造舒适、安静的居家环境，减少声光刺激，保证充足的休息和睡眠。

（2）均衡营养，科学饮食有助于保持老年人健康状态、延缓衰老、减少老年综合征。

（3）关注老年人的情绪变化及异常行为，尽早识别老年人的身体状况。

（4）鼓励老年人做力所能及的事情，如扫地、擦桌子、择菜等。

（5）多陪伴老年人参加户外活动，进行适当的体育锻炼。

（6）支持老年人的兴趣爱好或帮助老年人寻找感兴趣的活动，如书法、绘画、养花养鱼等。

3.抗炎饮食预防疼痛

（1）每一餐都要食用水果和蔬菜：每日饮食中均应含有优质蛋白，肉、鱼、蛋类，应每天和每周更换蔬菜和水果的种类。根据实际情况，每日可食用少量大蒜和洋葱。这两种同科同属的蔬菜可以让血管畅通、增加免疫力，并且具有抗氧化的作用。

（2）限制红肉、谷物食用量：优先选择禽类，推荐食用全谷物、荞麦、苋菜等，这些食物的血糖生成指数相对较低或处在中等水平。

（3）严格控制糖类的摄入量，但是在运动后可以适当补充糖类，因为糖类会很快被运动后的肌肉群消耗和吸收，同时这也有利于肌肉的恢复，重建运动中受损的肌肉纤维组织。

（三）社区预防疼痛的干预措施

1.筛查高危人群，实现分级管理　　对社区内65岁以上老年人建立信息档案，根据疼痛风险评估工具对患有慢性病的老年人进行筛查，重点标记分级管理并进行定期追踪随访。

2.提供信息支持，做好宣传教育　　加强对老年人慢性疼痛预防的健康教育与宣传，可选用宣传海报或手册、集体健康教育讲座及个体化指导等方式，让处在慢性疼痛期的老年人及其照护者认识到迁延性疼痛对身体及生活质量的影响，指导老年人及其照护者掌握老年人发生疼痛时的家庭自我疼痛管理的方法。

3. 鼓励亲情陪伴，指导心理调节　引导老年人的家属及照护者了解老年人的心理状态，理解其情绪变化，多陪伴，促进沟通及心灵抚慰。根据老年人的爱好选择培育绿植、练习书法、下棋、听音乐等方式，以达到修身养性、转移注意力的作用。

4. 组织社区活动，促进健康运动　定期组织集体活动，如八段锦、广场舞、倒走行路运动等，运用同辈效应增加老年人的积极性，改善全身血液循环、松解粘连、缓解或消除原发痛点。

（四）医院预防疼痛的干预措施

1. 临床评估　入院评估，推荐使用单维度疼痛评估工具进行初步筛查，48小时内完成多维度的全面评估，推荐使用简明疼痛量表。

2. 开展健康教育　对老年人及其照护者进行疼痛预防的相关知识宣教，包括安全用药、药物不良反应及干预措施等内容。

3. 多学科团队联合诊疗　根据疼痛风险评估结果，联合多团队共同参与模式，包括原发病科室、营养科、药剂科、康复科、心理科等相关专科，讨论制订个体化诊疗方案，动态评估，集束化护理。

4. 建立全面完善的支持系统　通过医院-社区-家庭三级联动模式，在多学科联合诊疗的基础上，实现连续性防护一体化模式，为老年人提供优质、全方位、全周期的照护服务，共同提高老年人的健康水平及生活质量。

第四节　慢性疼痛的照护

一、慢性疼痛的照护目标

（1）相关人员做好老年人慢性疼痛管理。

（2）老年人和照护者掌握规范服药、有效镇痛的方法。

（3）照护者掌握慢性疼痛心理治疗技术。

二、慢性疼痛的照护措施

（一）疼痛管理

目前为止没有彻底治愈慢性疼痛的方法，药物治疗是慢性非癌性疼痛治疗的常用方法，其治疗目的不是使老年人达到完全无痛的状态，而是通过药物控制疼痛，使老年人的疼痛处于可耐受的合理水平，帮助其恢复正常生活状态。常用的有非甾体抗炎药、对乙酰氨基酚、曲马多、阿片类药物及镇痛辅助药。

1. 镇痛药物治疗与照护

（1）非甾体抗炎药（NSAID）：通过环氧化酶阻断花生四烯酸代谢，抑制前列腺素的合成与聚集，从而达到解热和镇痛、抗炎、抗风湿的作用。代表药物有阿司匹林、布洛芬、吲哚美辛、塞来昔布等，用于治疗骨关节病、类风湿关节炎及轻、中度慢性疼痛。

（2）对乙酰氨基酚：是常用的解热镇痛药物，通过抑制中枢神经系统中前列腺素的合成及阻断痛觉神经末梢的冲动而发挥解热、镇痛的作用，其抗炎作用较弱，单用药对轻、中度疼痛治疗有效。英国国家卫生和临床技术优化研究所（national institute of health and clinical excellence，NICE）发布的指南推荐将对乙酰氨基酚作为腰痛、骨性关节炎的首选治疗药物。老年人患有明确的肝病、营养不良或身体状态不佳时，须酌情减量。

（3）阿片类药物：用于中重度慢性疼痛、躯体功能障碍或其他治疗无效的老年人，癌痛患者可参照WHO三阶梯镇痛指南。老年人对阿片类药品不良反应尤为敏感，应使用低剂量的即释型口服吗啡并监测病情变化及不良反应，如果患者接受度好，可逐渐转换为缓释型的阿片类药物。常用的阿片类药物有吗啡、羟考酮、芬太尼、可待因等，其不良反应有恶心、呕吐、头晕和嗜睡、便秘、呼吸抑制等，除便秘外，其他的不良反应在服用阿片类药物3～7天逐渐缓解，可预防性使用通便药物，以避免便秘的发生。

（4）镇痛辅助药

1）抗抑郁药：常用于治疗神经病理性疼痛，常用的代表药为三环类抗抑郁药（TCA）阿米替林、5-羟色胺（5-HT）度洛西汀、去甲肾上腺素再摄取抑制药（SNRI）。阿米替林具有高度抗胆碱能作用，老年人对其敏感性高，可导致认知功能障碍、镇静和直立性低血压；度洛西汀可用于治疗糖尿病周围神经痛；SNRI有恶心、口干、出汗、乏力、焦虑等不良反应。

2）抗惊厥药：常用于治疗神经病理性疼痛，常用的代表药有钙通道调节剂加巴喷丁、普瑞巴林及钠通道阻滞剂卡马西平、奥卡西平，其中，三叉神经痛可单用卡马西平作为一线治疗。不良反应为嗜睡和头晕，老年人对卡马西平敏感度高，可引起神经错乱、激动不安、焦虑或心动过缓。

3）其他辅助药：局部使用利多卡因贴剂或者NSAID贴剂可用于治疗局部神经痛或者骨关节病；糖皮质激素类药物可用于治疗炎性痛、神经和脊髓受压水肿导致的疼痛。

2.药物不良反应及预防的照护

（1）便秘：是使用阿片类药物镇痛的最常见不良反应，贯穿镇痛治疗始终且不能耐受，缓解便秘有助于减轻老年人的恶心、呕吐症状。因此，在开始使用阿片类镇痛药物时，可预防性使用缓泻剂，如番泻叶、麻仁润肠丸、开塞露等。照护者应鼓励老年人多饮水，多食用含纤维素的食物，养成规律排便的习惯。

（2）呼吸抑制：是使用阿片类药物镇痛过程中潜在的、最严重的不良反应。通常发生于第一次使用阿片类药物且剂量过大的老年人，同时伴有中枢神经系统的抑制。反复用药、机体耐受之后，并发症发生的危险性会逐渐减小。当发生呼吸抑制时，照护者应立即清理呼吸道分泌物，保持呼吸道通畅；当发生严重呼吸抑制时可遵医嘱给予纳洛酮治疗，必要时吸氧，进行人工呼吸，对昏迷老年人进行气管切开。

（3）恶心、呕吐：研究表明，有2/3的老年人使用阿片类镇痛药会伴有不同程度的恶心和呕吐，一般出现在用药初期，4～7天可缓解，以后逐渐减轻并完全消失。可服用止吐药物预防，如甲氧氯普胺片（胃复安），每日3次，餐前30分钟服用。

（4）嗜睡、镇静：在阿片类药物治疗的初期及明显增加药物剂量时，会出现镇静或嗜睡的不良反应，一般数日后自行消失。初次使用应以小剂量开始，照护者应严密观察患者的生命体征、意识状态、镇静程度，镇静过度时可能发生呼吸抑制。

（5）身体依赖和耐药性：在阿片类镇痛药使用过程中可伴发身体依赖和耐药性，这是使用此类药物时正常的药理反应。身体依赖的特点是当治疗突然停止时，会出现戒断综合征。耐药性的特点是随着药物的重复使用，其药效降低，须增加药物剂量或缩短给药间隔时间，才能维持镇痛效果。身体依赖和耐药性并不妨碍阿片类药物的使用。

（二）心理照护

1.减轻老年人的心理压力　照护人员应与老年人建立良好沟通、相互信赖的友好关系。积极主动倾听，鼓励其表达疼痛的感受及对适应疼痛所做的努力，共情其内心感受和处境，使其感受到被尊重、理解和支持，从而缓解内心压力。

2.分散注意力　对疼痛的注意力会增加人体对疼痛的感知程度，分散注意力则能提高疼痛的阈值。照护人员可以将患者的疼痛刺激和伴随的负性情绪转移到其他感兴趣的刺激上，以分散其注意力，可采用的方法如下：

（1）组织老年人参加感兴趣的活动，如折纸、绘画、书法等团体活动能有效地转移其对疼痛的注意力。

（2）选取老年人喜欢的舒缓音乐，优美的旋律对减慢心率、减轻焦虑和抑郁、缓解疼痛、降低血压等都有很好的效果。

（3）指导老年人进行有节律的深呼吸，用鼻吸气，然后缓慢经口呼出，将注意力专注在"一呼一吸"的节律上，反复练习可以放松紧张的肌肉和情绪。

（4）激发老年人战胜疾病的信心，鼓励其积极面对疼痛、消除依赖，提高其对疼痛的耐受能力。

（三）健康教育

（1）老年人规范、正确服药和积极治疗原发病是缓解疼痛的首要措施。

（2）帮助老年人了解慢性疼痛的相关知识，避免讳疾忌医、药物滥用，指导其到正规医院进行检查与治疗。

（3）指导老年人避免引发疼痛，如受凉、跌倒、过度紧张、焦虑等。

（4）指导老年人采用舒缓放松、正念冥想等方法缓解疼痛。

（5）如果疼痛加剧、病情发生变化，应立即就医，避免延误治疗。

三、心理照护技术

心理照护技术通过运用心理学的治疗和方法，帮助老年人解决疼痛所带来的心理困扰，缓解其焦虑、紧张、抑郁等情绪，改善老年人的心理痛苦，促进疾病康复。常见的心理照护技术包括认知疗法、放松疗法、音乐疗法、芳香疗法、正念减压疗法、中医疗法等。

1.认知疗法　由亚伦·贝克（Aaron T.Beck）在20世纪60年代初期创立，通过改变思维或者信念、行为的方法来改变患者的歪曲认知，达到消除不良情绪和行为的目的。临床上有很多老年人因急性疼痛治疗效果不佳、迁延不愈转为慢性疼痛，而延误最佳的疼痛治疗时机。受传统观念的影响，多数老年人认为疼痛是一种症状，"忍一忍就不痛了"，面对医师开具的镇痛药物，通常不痛就不吃，痛了忍一忍再吃，导致了疼痛治疗不规律，从而增加了疾病诊疗难度。认知疗法可以修正老年人不良的想法和行为，通过去概念化、矫正自动思维，消除老年人对于镇痛药的抵触情绪，以达到辅助药物治疗的目的。认知行为疗法在慢性疼痛管理领域应用广泛，在增强患者对疼痛的正确认知及自我效能感、减少因疼痛导致的残疾、改善患者对疼痛的灾难化等消极情绪方面发挥了重要作用。

2.放松疗法　属于行为疗法的范畴，即按照一定的训练程序，学习有意识地控制或调节自身的生理、心理活动，减轻机体应激反应以保护和促进健康，放松疗法可舒缓身心，使身体、心理、精神重新恢复平衡和协调。常用的方法有渐进式肌肉放松术、整体放松训练、横膈膜呼吸放松法。

3.音乐疗法　是以音乐活动为媒介，增进个体身心健康，减少焦虑、紧张等不良情绪以缓解疼痛的一种辅助疗法。音乐疗法应以患者为中心，优先选取患者喜欢的音乐，根据患者的喜好个体化编辑不同类型的"音乐库"。例如，有歌曲、乐曲，古典的、现代的，也有轻松悦耳的音乐。

4.芳香疗法　1937年，法国化学教授R.M.Gattefosse首次提出芳香疗法，这是用于减轻、预防或治疗人体某种疾病的一种辅助疗法，属于补充替代医学（complementary and alternative medicine，CAM），芳香疗法借由芳香植物所萃取的精油作为媒介，制成剂型并以手法按摩、香薰吸入、沐浴、热敷等形式让精油作用于人体的细胞、组织和器官，以调节各个系统的功能，加速新陈代谢、增强抵抗力、调节情绪、舒缓解压、改善睡眠、解除疼痛患者焦虑和抑郁的症状。芳香疗法作为补充替代疗法广泛应用于分娩、术后疼痛、痛经、慢性疼痛等治疗。常用的缓解疼痛的精油有薰衣草、迷迭香、辣薄荷、洋甘菊、百里香，精油须在芳香治疗师的指导下选用。

5.正念减压疗法（mindfulness-based stress reduction，MBSR）　是以正念为核心理念的一种对压力进行系统管理的心理治疗方法，以冥想训练方法为基础，结合正式或非正式的正念练习，加强老年人情绪管理，有效减轻其身心压力。研究显示，MBSR可有效降低老年人慢性疼痛的感受和程度，减轻焦虑和抑郁情绪。

6.中医疗法　通过运用整体观、辨证施护、中医技术，对患者进行全面照护，意在调节机体阴阳、恢复脏腑平衡以缓解疼痛。常用的中医疗法有经穴推拿：适用于头痛、肩颈痛、腰腿痛等；耳穴贴压：适用于疼痛、失眠、焦虑等；悬灸：适用于虚寒、寒湿所致疼痛；中药热熨敷：适用于风寒湿痹关节冷痛、酸胀、麻木、沉重。

参 考 文 献

陈佳佳，童莺歌，柴玲，等，2018. 中文版多维度疼痛评估工具的比较分析［J］. 护理学杂志，33（6）：102-105.

程志祥，2020. 国际疼痛研究协会疼痛定义修订版：概念，挑战和折中［J］. 中华疼痛学杂志，16（5）：341-348.

国务院第七次全国人口普查领导小组办公室编，2021. 2020年第七次全国人口普查主要数据［R］. 北京：中国统计出版社.

华震，张宏业，邱蕾，2019. 中国老年人慢性疼痛评估技术应用共识（草案）［J］. 中国老年保健医学，17（4）：20-23.

克里斯多夫·卡里奥，2019. 没有疼痛的身体［M］. 秦秋林，张卫彤，译. 北京：科学技术文献出版社.

老年慢性非癌痛诊疗共识编写专家组，2016. 老年慢性非癌痛药物治疗中国专家共识［J］. 中国疼痛医学杂志，22（5）：321-325.

李雨昕，杨茜，刘世英，等，2016. 正念减压疗法用于社区老年慢性疼痛患者的效果［J］. 护理学杂志，31（9）：97-100.

刘晓红，陈彪，2020. 老年医学［M］. 3版. 北京：人民卫生出版社.

秦洁，2019. 心理痛苦温度计在癌症患者中的应用进展［J］. 当代护士（中旬刊），26（5）：15-17.

童莺歌，田素明，2017. 疼痛护理学［M］. 杭州：浙江大学出版社.

吴丹，胡雅，李丽君，等，2021. 老年人衰弱与慢性疼痛关系的研究进展［J］. 护理研究，35（15）：2738-2741.

徐薇，吕渊，庞国防，等，2021. 老年综合征和慢性疼痛综述［J］. 中国老年保健医学，19（3）：5-7，11.

杨克勤, 2018. 治疗指南: 疼痛分册 [M]. 北京: 化学工业出版社.

赵珊, 韩叶芬, 李砺, 等, 2019. 芳香疗法对病人疼痛干预作用的研究进展 [J]. 护理研究, 33 (21): 3702-3705.

Gnatta JR, Kurebayashi LF, Turrini RN, et al, 2016. Aromatherapy and nursing: historical and theoretical conception [J]. Rev Esc Enferm USP, 50 (1): 127-133.

Jones MR, Ehrhardt KP, Ripoll JG, et al, 2016. Pain in the elderly [J]. Curr Pain Headache Rep, 20 (4): 23.

Li X, Zhu W, Li J, et al, 2021. Prevalence and characteristics of chronic Pain in the Chinese community-dwelling elderly: a cross-sectional study [J]. BMC Geriatr, 21 (1): 534.

Paladini A, Fusco M, Coaccioli S, et al, 2015. Chronic pain in the elderly: the case for new therapeutic strategies [J]. Pain Physician, 18 (5): E863-E876.

Raja SN, Carr DB, Cohen M, et al, 2020. The revised International Association for the Study of Pain definition of pain: concepts, challenges, and compromises [J]. Pain, 161 (9): 1976-1982.

Tinnirello A, Mazzoleni S, Santi C, 2021. Chronic pain in the elderly: mechanisms and distinctive features [J]. Biomolecules, 11 (8): 1256.

Treede RD, Rief W, Barke A, et al, 2019. Chronic pain as a symptom or a disease: the IASP Classification of Chronic Pain for the International Classification of Diseases (ICD-11) [J]. Pain, 160 (1): 19-27.

第十四章

焦 虑 抑 郁

第一节 概 述

焦虑障碍、抑郁障碍是精神心理疾病中发病率较高的两种类型，而老年人是精神心理疾病的高危人群，患慢性疾病的老年群体的发病率更是明显上升。传统认为，焦虑障碍和抑郁障碍是两个独立的疾病，但老年人群的焦虑症状和抑郁症状经常同时出现，几乎一半的抑郁症患者有明显的焦虑症状，因此逐渐出现混合型焦虑抑郁障碍的概念。

焦虑抑郁指焦虑障碍和抑郁障碍共病，即患者同时存在焦虑障碍和抑郁障碍，且两组症状均符合各自诊断标准。虽然目前对焦虑障碍和抑郁障碍共病的问题仍存在争议，但临床上两组症候群经常同时出现，互相伴随、相互影响。相较而言，焦虑抑郁患者起病晚、发病年龄大、病情症状多且复杂，以思维迟缓、情绪低落和思维内容障碍、躯体不适及睡眠障碍为主要特征，病程迁延，社会功能损害严重，认知功能损害明显，自杀风险更高，所需治疗时间更长且临床治愈率更低。针对焦虑抑郁共病，医者间诊断一致性差，诊疗难度高，现已成为精神心理学界备受关注的问题。

一、焦虑抑郁流行状况

随着人口快速老龄化和慢性疾病罹患率的上升，老年人的心理健康问题越来越凸显，流行病学调查显示，焦虑、抑郁目前已经成为影响老年群体心理健康最常见的问题。国际大数据表明，老年抑郁的患病率为6% ～ 29.39%，老年焦虑的患病率高于11.51%，并且焦虑症状和抑郁症状经常共同出现。

二、焦虑抑郁的危害

焦虑抑郁会增加老年人群患各种疾病的风险，包括认知功能障碍、老年痴呆等，增加老年人群跌倒风险，严重影响老年人生活质量，甚至会导致老年人出现自杀倾向，增加老年人群的死亡率。据调查，目前我国自杀率最高的群体是老年人，其中95%有程度不等的心理疾病。焦虑抑郁导致的各种不良后果都会给家庭和社会带来沉重负担，是一项值得关注的公共卫生问题。然而，焦虑、抑郁等精神心理疾病的危害性并未得到足够的重视，当前老年群体焦虑症和抑郁症的识别率、诊断率均处于较低水平。

三、焦虑抑郁的影响因素

不少研究表明，性别、文化程度、睡眠质量、是否患有慢性病、婚姻状况、经济状况和医疗保障、家庭满意度、人际交往、有无负性生活事件、直系亲属有无心理疾病等是老年人焦虑抑郁的主要影响因素（表14-1-1）。

表 14-1-1　焦虑抑郁的影响因素

评估内容	高危人群
遗传因素	直系亲属有心理疾病的老年人
个体因素	性别：抗压能力较差的老年女性
	文化程度及经济、身体状况：文化程度低且长期承受较重的经济负担和身体负担的老年人
	睡眠质量：睡眠质量差、精神紧张的老年人
	是否患有慢性病：患有慢性病的老年人，随着慢性病种类的增加，焦虑抑郁情绪加重
环境因素	婚姻状况：离异或丧偶的独居老年人
	经济状况和医疗保障：没有稳定的经济来源和医疗保障的老年人
	家庭满意度：家庭关系不和谐的老年人
	社会支持水平：人际交往匮乏、社会支持水平低的老年人。社会支持水平评估推荐使用社会支持评定量表（SSRS）

第二节　焦虑抑郁风险评估

一、焦虑抑郁风险评估的目的

（1）评估老年人一般情况，判断其出现焦虑抑郁的可能性，筛查高危人群。

（2）根据评估结果为高危人群制订干预计划，预防焦虑抑郁发生。

（3）评估焦虑抑郁老年人的焦虑抑郁程度，制订个性化护理计划，降低并发症及不良事件发生率，提高老年人的生活质量。

二、焦虑抑郁评估的内容

（一）一般状况评估

一般状况评估包括遗传因素、个体因素、环境因素三方面内容，可用于筛查老年焦虑抑郁高危人群或用于判断导致焦虑抑郁老年人出现心理问题的相关因素。

（二）"生物-心理-社会"医学模式评估

针对高危人群，进行"生物-心理-社会"医学模式问诊，评估其有无躯体不适症状，若有则询问其加重和缓解的因素；询问是否进行过检查和治疗，若有则评估具体内容及治疗效果；询问近期睡眠情况并逐步评估老年人的情绪状态；询问有无负性生活事件，如工作压力大、人际关系紧张、亲人重病或去世等并分析其性格特点。

（三）焦虑抑郁程度评估

针对高危人群，评估其有无焦虑抑郁情绪及焦虑抑郁严重程度。对焦虑情绪和抑郁情绪的测量可应用焦虑自评量表（self-rating anxiety scale，SAS）、抑郁自评量表（self-rating depression scale，SDS）、汉密尔顿焦虑量表（hamilton anxiety scale，HAMA）、老年抑郁量表（geriatric depression scale，GDS）和医院焦虑抑郁量表（hospital and anxiety depression scale，HADS）等，上述量表均具有较高的信效度。

（四）其他专业性评估

1.临床症状评估

（1）焦虑障碍评估

1）症状学标准：以持续的原发性焦虑症状为主并符合下列2项。①经常或持续的无明确对象和固定内容的自觉难以控制的恐惧或提心吊胆。②自主神经功能紊乱或运动性不安（运动性不安，又称精神运动性不安和精神性不安，是焦虑症的症状之一）。

2）严重标准：患者社会功能受损，因难以忍受又无法解脱而感到痛苦。

3）病程标准：符合以上标准至少6个月。

4）排除标准：排除躯体疾病导致的继发性焦虑；排除药物戒断反应、其他精神疾病的继发性焦虑。

（2）抑郁障碍评估

1）症状学标准：以心境低落为主并至少符合下列4项。①兴趣丧失、无愉快感；②精力减退或有疲乏感；③精神运动性迟滞或激越；④自我评价过低、自责或有内疚感；⑤联想困难或自觉思考能力下降；⑥反复出现想死的念头或有自杀行为；⑦睡眠障碍，如失眠、早醒或睡眠过多；⑧食欲降低或体重明显减轻；⑨性欲减退。

2）严重标准：社会功能受损，给本人造成痛苦或不良后果。

3）排除标准：排除器质性精神障碍；排除药物或药物戒断所致抑郁。

2. 实验室辅助检查

（1）头颅CT：判断脑部有无占位性病变。

（2）MRI检查：判断脑部有无占位性病变。

3. 结构化访谈 由受过专业培训的精神科医生来担任访谈者，使用简明国际神经精神科简式访谈问卷（中文版）（the mini-international neuropsychiatric interview，MINI）对所有筛查结果为阳性的老年人进行结构化访谈，完成抑郁障碍和焦虑障碍的诊断评估。MINI的使用确保了诊断过程的准确性和一致性，并可以发现潜在的精神科共病，有助于焦虑抑郁共病的识别。访谈过程简短、问题简洁，易于被接受，可用在临床实践中，是现阶段国际常用于诊断焦虑障碍和抑郁障碍的定式工具。

三、焦虑抑郁评估工具及标准

（一）社会支持评定量表

社会支持评定量表（SSRS）由肖水源于1987年参照国外社会支持量表编制，包括客观支持（患者所接受到的实际支持）、主观支持（患者所能体验到的或情感上的支持）和对社会支持利用度（反映个体对各种社会支持的主动利用情况，包括倾诉方式、求助方式和参加活动的情况）3个维度10个条目。该量表已在国内得到广泛使用，具有较好的信效度，计分方法：第1～4条、8～10条，每条只选择1项，选择1、2、3、4项分别计1、2、3、4分；第5条分5个项目计总分，每项从"无"到"全力支持"分别计1～4分；第6、7条如实回答"无任何来源"则计0分，回答下列来源者，有几个来源就计几分。总分即10个条目计分之和，客观支持分为第2、6、7条评分之和，主观支持分为第1、3、4、5条评分之和，对社会支持利用度为第8、9、10条评分之和，总分范围为12～66分，总分和各维度得分越高则社会支持度越好（表14-2-1）。

表14-2-1 社会支持评定量表（SSRS）

内容
1.您有多少关系密切、可以得到支持和帮助的朋友

1.您有多少关系密切、可以得到支持和帮助的朋友

A.一个也没有　　　　　　B.1～2个　　　　　　C.3～5个　　　　　　D.6个或6个以上

2.近一年来您

A.远离他人且独居一室　　　　　　B.住处经常变动，多数时间和陌生人住在一起

C.与同学、同事或朋友住在一起　　D.与家人住在一起

3.您与邻居

A.相互之间从不关心，只是点头之交　　B.遇到困难可能稍微关心

C.有些邻居很关心您　　　　　　　　　D.大多数邻居都很关心您

4.您与同事

A.相互之间从不关心，只是点头之交　　B.遇到困难可能稍微关心

C.有些同事很关心您　　　　　　　　　D.大多数同事都很关心您

5.从家庭成员得到的支持和照顾

　　　　　　　　无　　极少　　一般　　全力

夫妻（恋人）

父母

儿女

兄弟姐妹

其他成员（如嫂子）

6.过去，在您遇到急难情况时，曾经得到的经济支持和能够解决实际问题的帮助的来源有（多选题）

A.无任何来源　　　　B.配偶　　　　　C.其他家人　　　　D.亲戚

E.朋友　　　　　　　F.同事　　　　　G.工作单位　　　　H.党团工会等官方或半官方组织

I.宗教、社会团体等非官方组织　　　　J.其他来源

7.过去，在您遇到急难情况时，曾经得到的安慰和关心的来源有（多选题）

A.无任何来源　　　　B.配偶　　　　　C.其他家人　　　　D.亲戚

E.朋友　　　　　　　F.同事　　　　　G.工作单位

H.党团工会等官方或半官方组织　　　　I.宗教、社会团体等非官方组织

J.其他来源

8.您遇到烦恼时的倾诉方式

A.从不向任何人诉述　　　　　　B.只向关系极为密切的1～2人诉述

C.如果朋友主动询问会说出来　　D.主动诉说自己的烦恼以获得支持和理解

9.您遇到烦恼时的求助方式

A.只靠自己，不接受别人帮助　　B.很少请求别人帮助

C.有时请求别人帮助　　　　　　D.有困难时经常向家人、亲友、组织求援

10.对于团体（如党团组织、宗教组织、工会、学生会等）组织活动

A.从不参加　　　B.偶尔参加　　　C.经常参加　　　D.主动参加并积极活动

（二）焦虑抑郁筛查量表

1.个人自评量表

（1）焦虑自评量表（SAS）：由华商教授Zung编制，是分析患者主观症状的相当简便的临床工具，适用于具有焦虑症状的成年人，应用广泛。量表内包括正向评分15题，反向评分5题，共20个条目，其中第5、9、13、17、19题为反向评分题。每条目分4级评分，主要

是对症状出现频率进行评定，用"1""2""3""4"分别表示"没有或很少时间""小部分时间""相当多时间""绝大部分或全部时间"。SAS的主要统计指标为总分，将20个条目的得分相加，即得到粗分，再用粗分乘以1.25以后取整数部分，为标准分。SAS标准分越高，表明个体焦虑程度越重。按照中国常模结果，SAS标准分≥50分，可以考虑筛选为阳性，其中轻度焦虑为50～59分，中度焦虑为60～69分，重度焦虑为70分以上。

SAS量表的20个条目可以概括为4个因子，主要反映焦虑心情、自主神经功能紊乱和运动性紧张3个方面。国外学术界认为，SAS能较精确地反映有焦虑倾向个体的主观感受（表14-2-2）。

表14-2-2　焦虑自评量表（SAS）

内容	没有或很少时间	小部分时间	相当多时间	绝大部分或全部时间
1.我觉得比平时容易紧张和着急	1	2	3	4
2.我无缘无故地感到害怕	1	2	3	4
3.我容易心情烦乱或觉得惊恐	1	2	3	4
4.我觉得我可能将要发疯	1	2	3	4
5.我觉得一切都很好，不会发生什么不幸	4	3	2	1
6.我手足发抖打颤	1	2	3	4
7.我因为头痛、头颈痛和背痛而苦恼	1	2	3	4
8.我感觉容易衰弱和疲乏	1	2	3	4
9.我心平气和且容易安静坐着	4	3	2	1
10.我觉得心搏很快	1	2	3	4
11.我因为一阵阵头晕而苦恼	1	2	3	4
12.我有过晕倒发作或觉得要晕倒	1	2	3	4
13.我呼气、吸气都感觉到很容易	4	3	2	1
14.我手足麻木和刺痛	1	2	3	4
15.我因为胃痛和消化不良而苦恼	1	2	3	4
16.我经常要小便	1	2	3	4
17.我的手足常常是干燥温暖的	4	3	2	1
18.我脸红发热	1	2	3	4
19.我容易入睡且一夜睡得很好	4	3	2	1
20.我做噩梦	1	2	3	4

（2）抑郁自评量表（SDS）：由华裔教授Zung于1965年开发，是一种测量抑郁的自评工具。SDS能够直观反映受试者抑郁的主观感受，在调查和科研活动中广泛应用于受试者情绪状态的评定。该量表含有20个项目，其中10个为正向评分，10个为反向评分，其中，第2、5、6、11、12、14、16、17、18、20题为反向评分题。每个项目按症状出现的频度分为4级评分，分别为"没有或很少时间""小部分时间""相当多时间""绝大部分或全部时间"。SDS的主要统计指标为总分，将20个条目的得分相加，即得到粗分，再用粗分乘以1.25以后取整数部分，为标准分。SDS标准分越高，表明个体抑郁程度越高。按照中国常模结果，SDS标准分≥53分，可以考虑筛选为阳性，其中53～62分为轻度抑郁，63～72分为中度抑郁，≥73分为重度抑郁。

抑郁自评量表可以反映4组特异性症状：精神性情感症状，2个项目；躯体性障碍，8个项目；精神运动性障碍，2个项目；抑郁性心理障碍，8个项目。该量表目前大多应用于医院住院患者，有良好的测量学指标，对中国老年人比较适用（表14-2-3）。

表14-2-3 抑郁自评量表（SDS）

内容	没有或很少时间	小部分时间	相当多时间	绝大部分或全部时间
1.我觉得闷闷不乐、情绪低沉	1	2	3	4
2.我觉得一天中早晨是最好的	4	3	2	1
3.我会忍不住哭泣或想哭	1	2	3	4
4.我晚上睡眠不好	1	2	3	4
5.我吃得跟平常一样多	4	3	2	1
6.我与异性密切接触时和以往一样感到愉快	4	3	2	1
7.我发觉我的体重在下降	1	2	3	4
8.我有便秘的苦恼	1	2	3	4
9.我的心搏比平时快	1	2	3	4
10.我无缘无故地感到疲乏	1	2	3	4
11.我的头脑和平常一样清楚	4	3	2	1
12.我觉得经常做的事情并没有困难	4	3	2	1
13.我觉得不安而平静不下来	1	2	3	4
14.我对未来抱有希望	4	3	2	1
15.我比平常更容易生气和激动	1	2	3	4
16.我觉得做出决定是容易的	4	3	2	1
17.我觉得自己是个有用的人，有人需要我	4	3	2	1
18.我的生活过得很有意思	4	3	2	1
19.我认为如果我死了，别人会生活得更好	1	2	3	4
20.平时感兴趣的事，现在我仍然感兴趣	4	3	2	1

2.社区（养老机构）评定量表

（1）汉密尔顿焦虑量表（HAMA）：由Hamilton于1959年编制，包括焦虑心境、紧张、害怕、失眠、认知功能、抑郁心境、肌肉系统症状、感觉系统症状、心血管系统症状、呼吸系统症状、胃肠道系统症状、生殖泌尿系统症状、自主神经系统症状及会谈时行为表现14个条目。CCMD-3中国精神疾病诊断标准将其列为焦虑症的重要诊断工具，常将其用作焦虑症的诊断及程度划分的依据。HAMA中所有项目采用0～4分的5级评分法，0～4分依次代表无、轻、中、重、极重度症状，各条目得分相加之和即为总分，总分≥29分为重度焦虑，21～28分为中度焦虑，14～20分为轻度焦虑，7～13分表示受试者可能患有焦虑症，如＜7分则表示无焦虑症状（表14-2-4）。

表14-2-4 汉密尔顿焦虑量表（HAMA）

圈出最适合受试者情况的分数		无	轻	中	重	极重
1.焦虑心境	担心、担忧、感到有最坏的事情将要发生、容易激惹	0	1	2	3	4
2.紧张	紧张感、易疲劳、不能放松，情绪反应，易哭、颤抖、感到不安	0	1	2	3	4

续表

圈出最适合受试者情况的分数		无	轻	中	重	极重
3.害怕	害怕黑暗、陌生人、一人独处、动物、乘车或旅行、人多的场合	0	1	2	3	4
4.失眠	难以入睡、易醒、睡得不深、多梦、夜惊、醒后疲倦感	0	1	2	3	4
5.认知功能	注意力不能集中、记忆力差	0	1	2	3	4
6.抑郁心境	丧失兴趣、对以往爱好的事物缺乏快感、抑郁、早醒、昼重夜轻	0	1	2	3	4
7.肌肉系统症状	肌肉酸痛、活动不灵活、肌肉抽动、肢体抽动、牙齿打颤、声音发抖	0	1	2	3	4
8.感觉系统症状	视物模糊、发冷发热、软弱无力感、浑身刺痛	0	1	2	3	4
9.心血管系统症状	心动过速、心悸、胸痛、血管跳动感、昏倒感	0	1	2	3	4
10.呼吸系统症状	胸闷、窒息感、叹息、呼吸困难	0	1	2	3	4
11.胃肠道症状	吞咽困难、嗳气、消化不良、肠鸣、腹泻、体重减轻、便秘	0	1	2	3	4
12.生殖泌尿系统症状	尿意频繁、尿急、停经、性冷淡、早泄、勃起不能、阳痿	0	1	2	3	4
13.自主神经系统症状	口干、潮红、苍白、易出汗、易起"鸡皮疙瘩"、紧张性头痛、毛发竖起	0	1	2	3	4
14.会谈时行为表现	（1）一般表现：紧张、不能松弛、忐忑不安、咬手指、紧握拳头、摆弄手帕、面肌抽动、不停顿足、手发抖、皱眉、表情僵硬、肌张力高、叹息样呼吸、面色苍白 （2）生理表现：吞咽、呃逆、安静时心率快、呼吸加快（20次/分以上）、腱反射亢进、震颤、瞳孔放大、眼睑跳动、易出汗、眼球突出	0	1	2	3	4

（2）老年抑郁量表（GDS）：由Brink TL等于1982年创建，是特别为老年人制作的抑郁筛查量表，已被各国广泛接受和应用，具有良好的信效度。我国精神病学专家从老年抑郁的各种诱发因素方面对GDS进行分析，得出了适合我国的汉语版本。GDS量表包含30个项目，每个项目均为一短句，受试者按照有无该症状做出选择并回答"是"或"否"，其中20个项目采用正向计分，回答"是"表示存在抑郁计1分，回答"否"计0分；10个项目，即第1、5、7、9、15、19、21、27、29、30项采用反向计分，即回答"否"表示存在抑郁计1分，回答"是"计0分。GDS的主要统计指标为总分，其范围为0～30分，总分反映抑郁症状的程度；量表总得分≥11分认为存在抑郁症状，其中，轻度抑郁为11～20分，中、重度抑郁为21～30分。

量表表述了老年抑郁的主要表现，包含生活满意度降低、活动兴趣下降、生活空虚感、厌倦感、对未来失去希望、烦恼感、精力下降等症状。GDS量表有良好的测量学指标，对中国老年人比较实用（表14-2-5）。

表14-2-5 老年抑郁量表（GDS）

内容	结果
1.你对生活基本上满意吗	是□ 否□
2.你是否已经放弃了很多活动和项目	是□ 否□
3.你是否觉得生活空虚	是□ 否□
4.你是否感到厌倦	是□ 否□
5.你觉得未来有希望吗	是□ 否□
6.你是否因为脑子里的一些想法摆脱不掉而烦恼	是□ 否□
7.你是否大部分时间精力充沛	是□ 否□
8.你是否害怕会有不幸的事落到你头上	是□ 否□
9.你是否大部分时间感到幸福	是□ 否□
10.你是否感到孤立无援	是□ 否□
11.你是否经常坐立不安、心烦意乱	是□ 否□
12.你是否希望待在家里而不愿意去做些新鲜事？	是□ 否□
13.你是否经常担心将来	是□ 否□
14.你是否觉得记忆力比以前差	是□ 否□
15.你觉得现在生活很惬意吗	是□ 否□
16.你是否常感到心情沉重、郁闷	是□ 否□
17.你是否觉得像现在这样活着毫无意义	是□ 否□
18.你是否总为过去的事忧愁	是□ 否□
19.你觉得生活很令人兴奋吗	是□ 否□
20.你开始一件新的工作很困难吗	是□ 否□
21.你觉得生活充满活力吗	是□ 否□
22.你是否觉得你的处境已毫无希望	是□ 否□
23.你是否觉得大多数人比你强得多	是□ 否□
24.你是否常为些小事伤心	是□ 否□
25.你是否觉得想哭	是□ 否□
26.你集中精力有困难吗	是□ 否□
27.你早晨起来很快活吗	是□ 否□
28.你希望避开聚会吗	是□ 否□
29.你做决定很容易吗	是□ 否□
30.你的头脑像往常一样清晰吗	是□ 否□

3.医院评定量表 医院焦虑抑郁量表（HADS）是为评估非精神科患者的心理困扰而开发的一种常用的自评量表，它包括HADS-D（抑郁）和HADS-A（焦虑）两个子量表，由14个项目组成，分别为抑郁7项，焦虑7项。HADS-D和HADS-A分别计分时，评分≥8分的即可筛查为阳性，其中8～10分为轻度抑郁/焦虑，11～15分为中度抑郁/焦虑，16～21分为重度抑郁/焦虑。临床上现多将HADS-D和HADS-A分量表合并，并且设定，总评分＞15分考虑合并焦虑抑郁。在国际文献中，HADS是最简单和最广泛使用的焦虑抑郁测评工具（表14-2-6）。

表 14-2-6　医院焦虑抑郁量表（HADS）

HADS-D 评估内容	HADS-A 评估内容
1.我对以往感兴趣的事还是有兴趣	1.我感到紧张（或痛苦）
肯定一样（0分）	根本没有（0分）
不像以前那样多（1分）	有时候（1分）
只有一点（2分）	大多时候（2分）
基本上没有了（3分）	几乎所有时候（3分）
2.我能够哈哈大笑并看到事物好的一面	2.我感到有点害怕好像预感到什么可怕的事情要发生
我经常这样（0分）	根本没有（0分）
现在已经不太这样了（1分）	有一点，但并不使我苦恼（1分）
现在肯定是不太多了（2分）	有，但不太严重（2分）
根本没有（3分）	非常肯定和十分严重（3分）
3.我感到愉快	3.我的心中充满烦恼
大多数时间（0分）	偶然如此（0分）
有时（1分）	时常，但不经常（1分）
并不经常（2分）	经常如此（2分）
根本没有（3分）	大多数时间（3分）
4.我对自己的仪容失去兴趣	4.我能够安闲而轻松地坐着
我仍然像往常一样关心（0分）	肯定（0分）
我可能不是非常关心（1分）	经常（1分）
并不像我应该做的那样关心（2分）	并不经常（2分）
肯定（3分）	根本没有（3分）
5.我对一切都是乐观地向前看	5.我有点坐立不安，好像感到非要活动不可
差不多是这样做（0分）	根本没有（0分）
并不完全是这样做的（1分）	并不很多（1分）
很少这样做（2分）	是不少（2分）
几乎从不这样做（3分）	确实非常多（3分）
6.我好像感到情绪在逐渐低落	6.我突然发现有恐慌感
根本没有（0分）	根本没有（0分）
有时（1分）	并非经常（1分）
很经常（2分）	时常（2分）
几乎所有时间（3分）	确实很经常（3分）
7.我能欣赏一本好书或一套好的广播或电视节目	7.我感到有点害怕，好像某个内脏器官变化了
经常如此（0分）	根本没有（0分）
有时（1分）	有时（1分）
并非经常（2分）	很经常（2分）
很少（3分）	非常经常（3分）

　　4.其他焦虑抑郁专业性评估量表　其他常用的量表还有抑郁症筛查量表、汉密尔顿抑郁量表、患者健康问卷抑郁量表、广泛性焦虑量表等，具体评分等级及对应焦虑、抑郁状态如下（表14-2-7）。

表 14-2-7 焦虑抑郁专业性评估量表及标准

焦虑抑郁评估工具	评分及对应焦虑、抑郁状态				
抑郁症筛查量表	0～4	5～9	10～14	15～19	20～27
	正常	可能轻度抑郁	中度	中重度	重度
汉密尔顿抑郁量表	0～6	7～16	17～23	≥24	
	正常	可能有抑郁症	轻中度	重度	
患者健康问卷抑郁量表	0～4	5～9	10～14	15～19	20～27
	正常	轻度	中度	中重度	重度
广泛性焦虑量表	0～4	5～9	10～14	15～21	
	正常	轻度	中度	重度	

四、焦虑抑郁风险评估流程

评估人员进行统一培训后，向被评估者介绍评估目的、流程，被评估者须签署知情同意书。评估人员根据老年人实际情况进行焦虑抑郁风险评估（图14-2-1）。

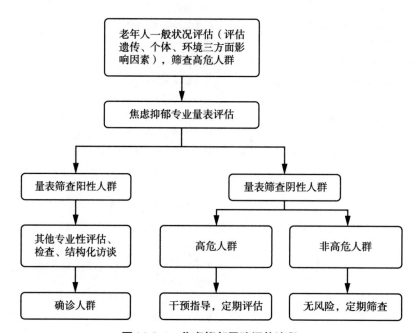

图 14-2-1 焦虑抑郁风险评估流程

五、焦虑抑郁的风险评估实施要求

（一）评估人员要求

（1）评估人员须接受过统一培训，以保证对量表把握的一致性。

（2）结构化访谈须由受过专业培训的精神科医师来担任访谈者。

（二）评估场所要求

（1）环境安静，不受外界干扰。

（2）房间温、湿度适宜，光线合适。

（三）评估时机要求

评估时应确保老年人精神状态良好，情绪处于稳定状态。不同场所老年人的评估时机如下（表14-2-8）。

表14-2-8 焦虑抑郁的风险评估时机

不同场所	评估时机
居家老年人	（1）每月应至少进行一次焦虑抑郁风险评估
	（2）有突发事件发生后应及时评估
	（3）出现情绪变化时及时评估
社区（养老机构）老年人	（1）老年人入住时对其进行评估
	（2）每年至少对老年人进行一次评估
	（3）社区有突发事件发生后应及时评估
住院老年人	（1）入院2小时内进行首次评估
	（2）首次评估后，根据评估结果定时动态评估
	（3）医院有突发事件发生后应及时评估
	（4）发生病情变化时及时评估
	（5）老年人出现情绪变化时及时评估

第三节 焦虑抑郁的预防

一、焦虑抑郁预防的目标

（1）普及焦虑抑郁相关知识，指导老年人及时察觉不良情绪。

（2）多方面综合干预，提升老年人群整体生活水平，减少焦虑抑郁情绪的产生。

（3）定期筛查，对高危人群进行干预，降低老年人焦虑抑郁患病率。

二、焦虑抑郁预防的干预措施

（一）个人预防焦虑抑郁的干预措施

1. 积极学习焦虑抑郁的相关知识 老年人应积极学习焦虑抑郁障碍的相关知识，包括影响因素及预防措施、评估工具及标准、临床症状、治疗措施等多方面内容，全面了解焦虑抑郁。

2. 定时进行焦虑抑郁风险自我评估 针对风险因素，老年人应定期从遗传因素、个体因素、环境因素等多方面进行评估，判断自身有无产生焦虑抑郁的风险，其中，社会支持水平的判定应使用社会支持评定量表（SSRS）。被判定为有较高焦虑抑郁发病率的老年人应定期评估自身有无焦虑抑郁情绪，可使用焦虑自评量表（SAS）、抑郁自评量表（SDS）进行评估（表14-2-2，表14-2-3），并根据评估结果进行自我干预。

3. 科学有效干预焦虑抑郁风险因素 高风险老年人群，应针对风险因素进行干预以预防焦虑抑郁情绪的产生。

（1）遗传因素引起焦虑抑郁风险的老年人：对于直系亲属患有焦虑抑郁障碍的老年人，当不良情绪出现时应积极进行情绪自我管理及调节，尽量减轻不良心理对身体及生活造成的其他影响。

（2）疾病因素引起焦虑抑郁风险的老年人：患有疾病尤其是慢性疾病的老年人，应主动学习疾病相关知识及治疗方法，更多地了解疾病，积极治疗原发病，做到心中有数，避免因猜疑而出现焦虑抑郁症状。

（二）家庭预防焦虑抑郁的干预措施

1.定时焦虑抑郁风险评估　家庭成员应定期与老年人共同进行焦虑抑郁风险评估，以避免老年人因主观判断而造成结果与实际情况的不一致，家庭有突发事件发生后、老年人情绪不稳定时应及时评估。可用于家庭评估的量表有抑郁症筛查量表和广泛性焦虑量表等，这些量表敏感度高，简单、易操作，需要的时间少，大多数老年人及其家庭成员能够在没有任何帮助的情况下完成评估并根据量表评估结果判断老年人有无焦虑抑郁情绪及严重程度，以便进一步地评估、治疗。

2.家庭环境管理　老年人居住环境应安静、舒适，光线、温度、湿度适宜。应根据老年人主观感受调整光线强度，营造安静氛围。

3.家庭支持　是老年人焦虑抑郁障碍的主要影响因素。亲情关怀对老年人的健康可以起到保护的作用，家庭成员要给予老年人精神支持和物质支持，满足老年人的心理诉求，及时发现老年人的不良情绪并予以疏解，让老年人更多地感受到亲情的温暖和家庭的关爱，认识到自身的价值，激发对生活的信心，促使其乐观地面对生活。

（三）社区（养老机构）预防焦虑抑郁的干预措施

1.焦虑抑郁风险评估　对老年人内在、人际关系及社会性压力源进行评估，评估其家庭状况、文化程度、职业、收入、性格特点等，对具有焦虑抑郁潜在隐患的老年人进行预防干预。例如，对经济困难老年人进行资助，确保老年人生活、医疗方面能够得到保障，从而减轻老年人多方面的顾虑，降低焦虑抑郁发生率。定期使用汉密尔顿焦虑量表（HAMA）、老年抑郁量表（GDS）等评估老年人焦虑抑郁状况，并根据评估结果调整干预措施。

2.心理健康教育　社区（养老机构）应通过定期有计划地召开心理健康讲座、印发心理保健宣传材料等多种方式，普及精神卫生常识，使老年人对心理疾病的发生及其影响因素和治疗有更深的认识，做到早预防、早发现、早治疗。

3.疾病相关知识宣教　对患有慢性病的老年人发放疾病知识手册，帮助其认识自我，提高适应能力，减轻无助感，缓解不良情绪。若老年人文化程度较低，则应采用通俗易懂的语言为其实施健康教育，以此将其疾病认知程度提高，更好配合临床干预。

（四）医院预防焦虑抑郁的干预措施

1.焦虑抑郁风险评估　老年人入院2小时内，医务人员对其一般状况进行评估并使用社会支持评定量表、医院焦虑抑郁量表等对其社会支持水平、焦虑抑郁状态进行评估。被诊断为焦虑抑郁的老年人应积极进行治疗；有焦虑抑郁风险的老年人，根据评估结果，确定老年人焦虑抑郁的风险因素，并有针对性地进行预防干预，后期定时进行动态评估并根据结果及时调整干预措施。

2.三级预防干预　对住院老年人进行纽曼健康系统模式下的三级预防干预，以此降低焦虑抑郁发生率。纽曼健康系统模式由美国护理理论家贝蒂·纽曼提出，它强调利用整体性、系统性的护理措施维持个体的健康，在帮助老年人纠正负性心理、调整心态、促进身心恢复、提高自我管理能力、促进康复等方面发挥了十分重要的作用。具体护理干预措施如下：

（1）一级预防干预：主要预防老年人压力源的侵入，从根源上杜绝焦虑抑郁情绪的产生。

1）积极治疗疾病：帮助老年人树立治疗疾病的信心，鼓励其发挥主观能动性，提高对治疗的依从性，增加自我防范意识，改善治疗效果，从而提升老年人的生活质量，预防焦虑抑郁等情绪。

2）减少治疗费用：针对住院老年人，在治疗过程中，医护人员要考虑患者的经济状况，根据患者的病情、经济状况为患者选择合适的治疗药物及方式，减轻患者的经济负担。评估老年人的经济水平，条件允许时对困难老年人进行经济扶持。

（2）二级预防干预：即增强个体内部的抵抗防线来减少已侵入的压力源所产生的不良情绪，主要体现在提前预警、强化抵抗线、减少压力源刺激，以此防止老年人焦虑、抑郁的发生。

1）营造和谐氛围：针对住院老年人，医院要加强对医护人员的培训，医护人员要主动与患者交流，耐心解答疑问，建立良好的医患、护患关系，通过熟练的操作技术减少患者对治疗的疑问，增加患者的安全感，提高遵医行为。

2）环境管理：应保持病区温、湿度合适，根据治疗需求与老年人要求调整光线强度，床位间保证私密性，保持病区内安静，调低呼叫器、电话铃声音量，但对呼叫患者须及时响应。

3）心理支持：掌握老年人内心状况，准确评估其心理状态，当不良情绪出现时应耐心讲解，指导老年人进行情绪自我管理并及时给予心理疏导和安慰。

（3）三级预防干预：即维持老年人良好情绪，使老年人情绪处于较稳定的健康状态。老年人可根据个人意愿培养健康的兴趣爱好，如听音乐、看书等，在生活中找到乐趣，对生活充满希望。当不良情绪出现时，可适度加强行为训练，如渐进性肌肉放松、催眠、生物反馈、冥想等，减轻负面情绪对生活造成的影响。以正念冥想为例，具体操作方法如下：

正念冥想是个体有意识地把注意力维持在当前内部或外部体验之上并对其不做任何判断的一种自我调节方法，其训练目的在于教会训练者运用内在的身心力量，养成正念的思维模式。近年来，正念冥想作为"情绪的调节剂"被广泛应用于改善个体的主观幸福感方面。研究表明，对于普通人群及情感障碍患者，正念冥想训练可以稳定情绪，提高个体感知能力、注意力、记忆力及情绪调节能力，对焦虑抑郁障碍具有明显的预防作用。

正念冥想训练一般是连续的锻炼过程，训练者主要学习正念方法，参与讨论如何将正念运用到生活压力的处理及自身疾病的应对上，并且倡导训练者用正面的态度来进行。

正面的态度主要包括以下几个方面：

1）训练者不对自己的情绪反应、认知、疾病等感受做出价值方面的判断。仅觉察它们，感受它们的存在。

2）训练者对目前的身心状态持有耐心，放松地和目前的状态相处。

3）保持初学者之心，随时以刚开始训练的初心对待每一次身心事件。

4）相信自己，相信自己的一切。

5）不用做出过分努力，不需要强制要求自己得到想要的东西或者达到某种目的，只需要无为而为，发现当下所有身心状态。

6）悦纳：愉快的接受自我及目前的所有状态，平和地觉察当下自己的身心状态。

7）抛弃：丢掉各式各样的好恶，只需要时时刻刻地发现当下身心状态。

正念冥想训练方法有很多，例如：

1）坐禅：感受伴着呼吸运动产生的腹部缓慢起伏的运动，也可以把注意力放到鼻尖，觉察鼻尖和呼吸运动发生联系的感觉。这个过程中，如果有其他想法或者情绪波动出现，训练者只需要对它进行觉察，紧接着把注意力转移到腹部起起伏伏的活动中来，或者是把注意力转回到鼻尖，如果在训练过程中，出现了疼痛等不适感觉，同样引导自身觉察身体的感受，不加任何评判地把注意力转回到训练之中。

2）身体的扫描：通过意识跟随引导语进行全身意识扫描。训练者平卧或是取自己舒服的任意姿势，按照引导者的引导词或引导音乐去觉察身体各个部位的感觉。一般从左侧足趾开始，最终到达头顶。当遇到妄想、各种疼痛等感觉的时候，同坐禅训练处理方法。只是在疼痛感觉出现时，有时可采用观想的技巧，也就是想象疼痛跟随自己的呼吸运动慢慢离开自己，最终完全没有了疼痛的感觉或者与轻微的痛感和平相处。

3）正念瑜伽训练：正念瑜伽，其实就是把"正念修行"与"哈达瑜伽"进行有机的组合，引导训练者在训练"哈达瑜伽"的时候，觉察当下的身心感受并保持正念的处理方式。

第四节　焦虑抑郁的照护

一、轻度焦虑抑郁老年人的照护

（一）定义

轻度焦虑抑郁老年人可表现为情绪紧张不安，莫名担心、慌乱，对事情总往坏处想。老年人经常感到高兴不起来，对很多事情不感兴趣。老年人虽然有上述症状，但是症状较轻，一般不会伴有躯体症状，并且这种负面情绪一般可以被承受，不至于影响正常生活，持续时间也不会过长，此时不需要用药，与家人、朋友聊天就能缓解。

（二）照护目标

（1）老年人了解焦虑抑郁相关知识。

（2）老年人掌握自我情绪调节的方法与技巧。

（3）老年人焦虑抑郁情绪得到缓解甚至消除。

（三）照护措施及照护技能

1.疾病知识指导　对轻度焦虑抑郁老年人，进行疾病相关知识健康教育，主要采取讲座的形式进行。

（1）老年期概念及其生理、心理特征：通过讲座使老年人对自己所处的人生阶段有一个全面的了解，找准定位。

（2）老年期心理健康标准：通过探讨健康心理，促使老年人对自己目前的心理状态有恰当的评判。

（3）老年期常见心理问题：探讨老年期最容易出现的心理问题，如黄昏心理、自卑心理、无价值感、不安全感、老年性精神障碍和焦虑抑郁等，使老年人找到共鸣。向老年人讲解焦虑抑郁是这个阶段特别容易出现的问题，不是个例，减轻老年人的心理负担。

（4）老年焦虑抑郁的概念、发病特点和影响因素：使老年人了解焦虑抑郁的起病原因并熟识疾病特点，做到知己知彼，引导老年人对自己目前存在的主要心理问题进行判断。

（5）如何防治老年焦虑抑郁情绪：从心理治疗方面对防治老年焦虑抑郁情绪进行探讨，深入分析，帮助老年人解读困惑。

（6）健康生活方式指导：对老年人进行心理健康宣传，如保持乐观豁达心态、多结交朋友、重视人际关系和心理交流、丰富晚年的业余生活、劳逸适度、正确认识各种躯体疾病、加强体育锻炼、注意饮食营养等。

2. 支持性心理治疗　心理治疗是治疗老年焦虑抑郁障碍的有效方法，可作为轻中度患者的单独治疗措施，并且适用于各种焦虑抑郁障碍患者。对于轻度焦虑抑郁老年人，可通过建立良好的来访者关系使其保持良好心境，经常与老年人谈心，找出其感兴趣的话题，让其处于一种良好的氛围之中。寻找来访者的优势并尽可能使其亲属朋友参与其中，帮助老年人进行心理重建。

二、中度焦虑抑郁老年人的照护

（一）定义

中度焦虑抑郁症状较重，老年人常表现为持续的紧张难安、莫名担心、情绪低落、消极悲观、做事效率低、无法全身心投入，通常还会伴有一些躯体化的症状，包括心慌、心悸等。中度焦虑抑郁症状持续时间长，不能通过自我调节恢复，一般对个人生活、学习及交际影响比较大，通常需要服药，甚至需住院接受规范治疗。

（二）照护目标

（1）老年人躯体症状得到缓解。

（2）老年人恢复正常生活及社交。

（3）改善焦虑抑郁情绪，控制疾病进展。

（三）照护措施及照护技能

1. 认知行为疗法　对于中度焦虑抑郁障碍老年人、病情反复发作者、存在明显的心理冲突及人际关系困难者、药物治疗依从性差或者单一治疗措施仅部分有效者，心理治疗联合精神类药物更为有效。认知行为治疗是常用的心理治疗方法，是通过积极心理趋向、思维及行为消除不良认知和行为的方法，包括情绪疗法、放松训练两部分。

（1）情绪疗法：由心理治疗师陪同医护人员定期与老年人进行交流，引导老年人建立对焦虑抑郁的正确认知，树立治疗信心，根据老年人不同的心理特征做出指导，进而消除其焦虑、抑郁的负面情绪，从根本上改变其不正确的看法和认知，提高患者的生活质量，缩短治疗时间。

（2）放松训练：采用口头指导法，使用舒缓的语言进行引导，引导老年人进行缓慢的深呼吸，放松肌肉，缓解焦虑、抑郁情绪。

2. 用药护理

（1）起始剂量要低，逐渐缓慢加量：中度焦虑抑郁老年人躯体不适症状突出，身体处于高度敏感状态，对药物不良反应也特别敏感，所以起始剂量要小，逐渐缓慢加量至目标剂量，如从半片甚至从1/4片开始，逐渐加量，加量速度根据患者耐受情况而定。

（2）药物起效慢，须耐心等待：医护人员要耐心讲解，做好用药指导，告知老年人服药时间少于2周疗效并不显著，需要遵医嘱长期服药以保证疗效。

（3）症状好转后仍须坚持服药：焦虑抑郁患者常因好转后自行停药导致病情复发，因此要告诉老年人遵医嘱用药，不可自行停药或减药，即使症状好转也须定期复查。

（4）症状缓解，争取达到临床痊愈：焦虑抑郁障碍达到临床痊愈必须要经过足剂量、足疗程的系统治疗，否则残留症状多，停药复发的风险大。

3. 饮食护理　对焦虑抑郁老年人的饮食和生活习惯进行调节。尽可能使老年人摄入高蛋白、高维生素、高纤维的食物，补充所需能量，叮嘱老年人及其家属在日常生活中多食用海鱼、香蕉、葡萄柚、樱桃、大蒜、南瓜等水果和蔬菜，保持大便通畅，减少疲劳感和焦虑抑郁情绪。多喝水补充身体水分，促进身体有毒物质排出，忌食过量的辛辣、冷冻、烧烤、烟熏类食物。

三、重度焦虑抑郁老年人的照护

（一）定义

重度焦虑抑郁症状严重，老年人不只是会出现持续的紧张难安、莫名担心，还会伴有严重的躯体症状，如长期睡眠质量差、心慌、心悸、游走性头痛、头晕、腹痛、腹泻，对个人影响非常大，老年人无法继续进行正常生活及社交，多处于社会生活功能瘫痪状态，需要接受系统治疗。严重者可表现为生无可恋并有自杀倾向，这类老年人须服用抗焦虑抑郁药，并尽早住院治疗，以免发生严重的后果。

（二）照护目标

（1）提高老年人的治疗依从性。

（2）控制疾病进展，降低不良事件发生率。

（3）提高老年人生活质量。

（三）照护措施及照护技能

1.用药护理　同中度焦虑抑郁老年人用药护理。

2.团体心理治疗　重度焦虑抑郁老年人心理治疗应由专业心理辅导机构、精神心理科介入。目前，团体心理治疗在临床较为常见，与一般心理支持相比，团体治疗可扩大老年人人际交往范围，使老年人在团体中找到归属感，提高自我认知，做到内省及觉察（表14-4-1）。

表14-4-1　团体心理治疗阶段表

阶段	具体内容
准备阶段	治疗师和每位老年人进行单独会谈，建立良好的关系，充分了解老年人的心理状态，评估其存在的心理问题，重点在于帮助老年人对即将进行的治疗做好心理准备
第一阶段：相互介绍，营造氛围	成员之间逐步建立信任关系。治疗师自我介绍并将团体治疗的目标、过程及规则做详细说明，介绍组建此次团体治疗的历程、原因、目的、目标、意义、具体计划等情况，通过破冰游戏调动团体积极性
第二阶段：建立安全信任关系，促进团体凝聚力，领悟和识别非理性认知及不良情感	首先，通过发言、游戏的形式调动气氛，使团体逐渐具有凝聚力，使成员进一步相互了解，进一步建立和巩固信任、安全的关系，营造放松舒适的团体氛围 其次，分享感受，领悟和识别非理性认知和不良情感。治疗师通过"座谈会"的形式，鼓励每个成员说出眼前真实的自己，成员之间通过彼此的反馈，开始对自己过去负面情绪、内心冲突及适应不良的人际交往和非理性的认知有所意识、内省及觉察，同时检测自己不良情绪的程度及症状
第三阶段：认识自我，发现自我；面对疾病，改变认知；树立信心，促进自我成长	首先，对成员反馈的非理性认知和不良情感进行自由讨论，采取座谈会的形式，鼓励成员之间进行角色转变，通过他人的视角来进一步看清自己 其次，面对疾病，改变认知。治疗师和成员之间进行交流，进一步改变老年人不合理的认知。开展行为训练，进一步使成员学会表达积极的感受，认识负性情绪及非理性认知，学会管理情绪、树立信心，促进自我及团体成员的成长。此时，可以进行渐进式肌肉放松训练，通过逐渐先紧张后放松全身各部位的肌肉来改善紧张、焦虑等不良情绪 最后，以成员为中心，采用讨论的形式，要求成员进行相互交流，加深对疾病的感性认识，积极参与和讨论自己面对的问题，激发成员的积极心态，使其勇敢面对自己，面对现实，尽快调节自身不良情绪和不合理认知

续表

阶段	具体内容
第四阶段：分享感悟，总结心得	团体成员互相分享体验和感受，表达情感，共同成长，鼓励成员畅所欲言，学会管理和处理不良情感、不合理认知。治疗师整理归纳，肯定成员们的成长，鼓励成员将在此次团体治疗中学到的知识运用到生活中去，继续改变与成长，充满信心地面对生活

3. 中医治疗 结合患者年龄、身体状况，通过中医体质辨识，对患者进行针灸、艾灸和理疗，对患者大脑神经系统兴奋度进行抑制，降低神经系统活力，改善患者的失眠状况，以达到治疗失眠和调养身体的功能。具体方法如下：

（1）针灸：选择印堂穴、上星穴、百会穴作为针灸主穴位，用体针、耳针、头针、皮肤针每周对患者针灸2～3次，调理患者身体内分泌功能。

（2）艾灸：通过灸火和药力对老年人的气血进行疏导，舒张扩展局部的毛细血管，增强局部的血液流通速度，提高老年人的身体活动欲望和运动功能，缓解其身体不适和焦虑、抑郁情绪，起到安神和镇定的效果。

（3）推拿：采取围剿推拿的方法，选择迎香穴、睛明穴、太阳穴、鱼腰穴、阳白穴、安眠穴、风池穴、哑门穴等作为推拿主要穴位，每次推拿时间为20～30分钟，每周推拿2～3次，以1个月作为1个推拿疗程，共推拿3个月。根据老年焦虑抑郁患者的身体感觉和临床症状对推拿力度进行合理调整，从而有效疏通患者经络、通利患者脉道、畅通患者大脑气血，减轻患者焦虑、抑郁等不良情绪。

（4）理疗：对老年焦虑抑郁患者使用超高频、高频、中低频不同频率的理疗方法，如电疗、温热疗、光疗等手段减轻患者的身体疼痛或者不适感，促进患者的血液循环流通，控制身体内部焦虑、抑郁因子的合成。

4. 体育锻炼 鼓励焦虑抑郁老年人树立主观的体育锻炼意识，适当进行体育锻炼。体育锻炼能够促使个体有效地管理自身的压力和承受能力，对缓解个体焦虑、抑郁等负性情绪有着较为显著的效果。研究表明，太极拳、八段锦、气功可有效缓解焦虑、抑郁，使老年人情绪状态得到明显的改善。究其原因，在太极拳、八段锦、气功的练习过程中，要求练习者能够做到"静心用意"和"心无杂念"的心境状态，通过大脑的主观意识来引导整套功法的练习，既缓解了大脑皮质的兴奋状态也能够使处于紧张的神经系统得到有效的休息，从而达到调整个体情绪的效果，使其身心发展趋于平衡。

参 考 文 献

陈权，2021. 正念冥想对患者脑梗死后焦虑抑郁障碍的预防作用［D］. 重庆：重庆医科大学.

黄海涛，于敬芬，吴震，等，2021. 老年人焦虑与跌倒风险的Meta分析［J］. 现代预防医学，48（14）：2594-2598.

刘婷，王青丽，邱源，等，2019. 宜昌城区老年人群焦虑抑郁调查及影响因素分析［J］. 长江大学学报：自然科学版，16（3）：118-121.

罗夏红，2018. 躯体症状障碍诊断标准可操作性研究［D］. 北京：北京协和医学院.

田银娣，王怡恺，李静，等，2019. 焦虑和抑郁量表在肝硬化患者临床应用中的信效度评价［J］. 实用肝脏病杂志，22（1）：105-108.

童玉芬，2021. 中国人口的最新动态与趋势——结合第七次全国人口普查数据的分析［J］. 中国劳动关系学院学报, 35（4）: 15-25.

肖水源, 1994.《社会支持评定量表》的理论基础与研究应用 [J]. 临床精神医学杂志, 4（2）: 98-100.

于晓娜, 2018. 随迁老人焦虑抑郁现状调查及心理干预对其影响研究 [D]. 青岛: 青岛大学.

周善洁, 张锦, 2021. 焦虑抑郁及其评估与心血管疾病关系研究的进展 [J]. 心血管康复医学杂志, 30（3）: 335-340.

Andover MS, Pepper CM, Ryabchenko KA, et al, 2005. Self-mutilation and symptoms of depression, anxiety, and borderline personality disorder [J]. Suicide Life Threat Behav, 35（5）: 581-591.

Bakkane Bendixen A, Engedal K, Selbaek G, et al, 2019. Anxiety symptom levels are persistent in older adults with a mental disorder: a 33-month follow-up study [J]. Int J Geriatr Psychiatry, 34（4）: 601-608.

Bakkane Bendixen A, Engedal K, Selbaek G, et al, 2018. Anxiety symptoms in older adults with depression are associated with suicidality [J]. Dement Geriatr Cogn Disord, 45（3-4）: 180-189.

Braam AW, Copeland JRM, Delespaul PAEG, et al, 2014. Depression, subthreshold depression and co-morbid anxiety symptoms in older Europeans: results from the EURODEP concerted action [J]. J Affect Disord, 155（1）: 266-272.

Gelder MG, Andreasen N, López-Ibor Jr, et al, 2015. New oxford textbook of psychiatry（2de druk）[J]. Medicine & Health, 1（2779）: 766-767.

Kassem AM, Ganguli M, Yaffe K, et al, 2018. Anxiety symptoms and risk of dementia and mild cognitive impairment in the oldest old women [J]. Aging Ment Health, 22（4）: 474-482.

Rosenstrm T, Jokela M, 2017. Reconsidering the definition of Major Depression based on Collaborative Psychiatric Epidemiology Surveys-ScienceDirect [J]. J Affect Disord: 38-46.

第十五章

晕　厥

第一节　概　述

晕厥是指因脑灌注不足而出现的短暂性意识丧失，以起病快、持续时间短、可自行恢复为特征，涉及心脏病学、神经病学、老年病学及急诊等多个领域。晕厥可能导致非常严重的后果，包括心血管并发症甚至死亡。

一、流行状况

反射性晕厥是目前最常见的晕厥类型，在超过65岁人群中又呈现一个发病高峰。在养老院中的晕厥发生率比家庭中高6%，复发率高达30%。晕厥在医院就诊患者中也占有一定比例，急诊科患者为3%～5%，住院患者为1%～3%。研究发现，社区老年人群晕厥的总发病率在6.2‰～30.0‰，且呈逐年上升趋势，而80岁以上的男性和女性晕厥的发病率分别急剧上升至16.9‰和19.5‰，丹麦的一项研究报道，晕厥的发病率可达81.2‰。一般认为，血管迷走性晕厥（vasovagal syncope，VVS）是导致晕厥的最主要原因。心源性晕厥是导致晕厥的第二位原因，住院的老年患者中心源性晕厥发病率较高。在小于40岁的患者中，直立性低血压所导致的晕厥较为少见。因直立性低血压而导致的晕厥多见于老年人。

二、晕厥的危害

晕厥引起的跌倒是老年人所特有的问题，常为某种疾病发作或恶化的表现，已成为老年人意外伤害所致死亡的首位原因。对于60岁以上的老年人群，心源性晕厥预后较差。老年人晕厥可以是良性过程，也可以是猝死的先兆，大多数预后不良或死亡，取决于基础疾病和并发症的严重程度。39%的老年人在晕厥过程中受伤，重伤比例高于年轻人，5%～7%为骨折，6%严重致残。一旦合并骨折、颅内出血、吸入性肺炎等，比年轻人症状更严重且预后差。老年人晕厥的2年总死亡率为26.9%。晕厥的预后取决于晕厥的病因、所受外伤情况及老龄因素。年龄本身即为预后不良的标志。心源性晕厥的死亡率高于非心源性和不明原因的晕厥，器质性心脏病史是预测死亡危险最重要的指标。预后较好的晕厥通常是：心电图正常、无器质性心脏病、平素健康；神经介导的反射性晕厥综合征；直立性低血压性晕厥；不明原因晕厥。

三、晕厥的危险因素

晕厥的危险因素如表15-1-1所示。

表 15-1-1 晕厥的危险因素

分类	因素
环境因素	密闭空间、强烈情感刺激、剧烈运动等
个体因素	与自主神经的功能失调、机体器官的功能老化、代谢异常、原发疾病的困扰有关
疾病因素	严重的心律失常、直立性低血压、颈部受到挤压、低血糖等

第二节 晕厥风险评估

一、晕厥风险评估的目的

（1）评估患者发生晕厥的风险级别，筛查高危患者。

（2）根据评估结果为患者制订干预计划，预防晕厥的发生。

二、晕厥的风险评估内容

1.**年龄** 老年人的心血管反射、血容量调节、自主神经调节等机制随年龄的增长而减退，心排血量减少，脑灌注血流量减少易诱发晕厥。

2.**慢性疾病** 多种慢性疾病、动脉粥样硬化等使血管病发生率增加，血管舒张、收缩功能减退，对缺氧的耐受性差，从而易诱发晕厥。

3.**体位改变** 因患者长期卧床休息，缺乏锻炼，突然改变体位可引起直立性低血压。贫血患者因体位改变易引起脑供血不足从而导致晕厥。

4.**相关用药** 老年人常服用血管扩张剂、利尿剂等药物，这些药物使心排血量减少，降低了脑灌注血流量。

三、晕厥的风险评估工具及标准

目前国际上应用Calgary评分（Calgary Score）诊断VVS，包括7个有关病史、触发因素、环境、T-LOC的征象和症状的问题，所有问题均回答为"是"或"否"。如果一个问题回答为"是"，则根据对应分值而加分或减分。每个问题的分值相加得到总分（-14 ~ 6分）。如果总分为-2分或大于-2分，则诊断为VVS。Calgary评分诊断VVS的敏感度为87%（95%CI 82% ~ 91%），特异度为32%（95%CI 24% ~ 40%）（表15-2-1）。

表 15-2-1 血管迷走性晕厥的Calgary评分

问题	分值（如果回答"是"）
1.有至少如下1项病史：双束支阻滞、心脏停搏、室上性心动过速、糖尿病	-5
2.偶尔有旁观者注意到您在晕倒期间有青紫吗	-4
3.您的晕厥发作开始于35岁或35岁以后吗	-3
4.您记得任何有关失去意识（知觉）的事吗	-2
5.您长时间坐或站立时有黑矇或晕倒吗	1
6.您在晕倒前有出汗或发热感吗	2
7.您在疼痛时或在治疗时有黑矇或晕倒吗	3

注：如果总分≥-2分，则患者存在VVS。心肌病或心肌梗死的患者不适合评分。

四、晕厥的风险评估流程

对于短暂意识丧失（transient loss of consciousness，T-LOC）疑似晕厥的患者需要初步评估，必要时需要再评估（图15-2-1）。通过初步评估23%～50%的晕厥患者病因可明确，对于原因不明的患者重要的是危险分层。

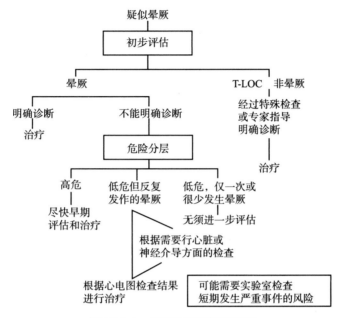

图15-2-1　晕厥的风险评估流程

1.初步评估　包括详细询问病史、体格检查（包括测量不同体位血压）、心电图。在此基础上，可适当增加其他检查以保证诊断准确：①40岁以上患者建议首先进行颈动脉窦按摩；②对于有心脏病病史或怀疑此次晕厥与结构性心脏病或其他心血管疾病有关的患者，建议进行超声心动图检查；③对于怀疑因心律失常而导致晕厥的患者，应给予实时心电监测；④若晕厥与体位变化有关或怀疑反射性晕厥时，则应进行相关检查。如卧立位试验和（或）直立倾斜试验等；⑤仅在怀疑非晕厥原因造成的短暂意识丧失的情况下进行神经科检查或血液检查。初步评估应明确以下3个关键问题：是否为晕厥发作。是否可确定晕厥的病因。是否有证据表明患者为心血管疾病高危者。

2.病因诊断　经过初步评估，23%～50%的晕厥患者的病因可明确。初步评估后对诊断有意义的临床特征（表15-2-2）。

表15-2-2　初步评估后对诊断有意义的临床特征

分类	临床特征
神经介导性 晕厥	1.无心脏病史
	2.长期反复晕厥病史
	3.突发性、猝不及防的不愉快的事物、声音、气味或疼痛之后发生
	4.长时间站立或处于拥挤、闷热的环境
	5.晕厥相关的环境导致的恶心、呕吐

续表

分类	临床特征
	6.进餐时或餐后出现
	7.伴随转头或颈动脉窦受压（如局部肿瘤、衣领过紧）
	8.用力时出现
直立性 低血压性 晕厥	1.发生在直立动作后
	2.应用或改变升压药剂量致低血压而产生的暂时性晕厥
	3.长时间处于拥挤、闷热的环境
	4.自主神经疾病或帕金森病
	5.用力后直立时发生
心源性 晕厥	1.明确的器质性心脏病史
	2.家族性猝死或离子通道病史
	3.劳力或运动试验时发生
	4.心电图异常
	5.突发心悸后发生晕厥
	6.心电图检查提示心律失常性晕厥
	（1）双束支阻滞
	（2）其他室内传导异常（QRS间期≥0.12秒）
	（3）莫氏Ⅰ型二度房室传导阻滞
	（4）无症状性窦性心动过缓（心率＜50次/分），在排除药物影响下的窦房阻滞或窦性停搏≥3秒
	（5）非持续性室性心动过速
	（6）预激综合征
	（7）长QT或短QT综合征
	（8）早复极综合征
	（9）RBBB型伴$V_1 \sim V_3$导联ST段抬高（Brugada综合征）
	（10）右胸导联T波倒置、epsilon波和心室晚电位提示ARVC
	（11）Q波提示心肌梗死

注：RBBB：右束支传导阻滞；ARVC.致心律失常性右心室心肌病。

通过初步评估可获得的诊断：

（1）血管迷走性晕厥：晕厥由突然的精神刺激或直立引起或伴随典型晕厥前兆者。

（2）情景性晕厥：晕厥发生在特殊触发事件或情境时或之后迅速发生。

（3）直立性晕厥：由站立诱发的晕厥且既往有直立性低血压病史。

（4）心律失常相关性晕厥的心电图有如下表现：

1）清醒状态下持续性窦性心动过缓＜40次/分或反复性窦房传导阻滞或窦性停搏≥3秒；

2）莫氏二度Ⅱ型或三度房室传导阻滞；

3）交替性左束支和右束支传导阻滞；

4）室性心动过速或快速型阵发性室上性心动过速；

5）非持续性多形性室性心动过速及长QT或短QT间期综合征；

6）起搏器或ICD功能不良伴心搏骤停。

（5）心脏缺血相关性晕厥：晕厥时有急性心肌缺血的心电图表现，伴或不伴有心肌梗死。

（6）心血管性晕厥：晕厥发生在伴有心房黏液瘤、重度主动脉狭窄、肺动脉高压、肺栓塞或急性主动脉夹层患者。

3.危险分层 当初步评估后尚无法明确晕厥原因时，须立即进行主要心血管事件及心源性猝死风险的评估。近期风险（7～30天）：晕厥后近期内出现危及生命事件风险的患者应住院诊治。

根据加拿大心血管病学会2011年发表的评估晕厥标准方案的学会声明中指出了晕厥的短期危险因素。主要危险因素指多个研究报道的独立危险因素，次要危险因素指一个研究报道的危险因素。具备一个主要危险因素晕厥患者应紧急（2周内）进行心脏评估，具备一个或更多个次要危险因素的患者也应考虑紧急心脏评估（表15-2-3）。

表15-2-3 短期风险危险因素

危险因素	临床特征
主要危险因素（应该接受急诊心脏评价）	
心电图异常	（1）任何心动过缓、心动过速或传导系统疾病
	（2）新发生的心肌缺血或陈旧性心肌梗死
心脏疾病史	缺血、心律失常、心肌梗死、瓣膜性疾病
低血压	收缩压＜90mmHg
心力衰竭	既往史或现病史
次要危险因素（可以接受急诊心脏评价）	
年龄＞60岁	
呼吸困难	
贫血	红细胞比容＜0.30
高血压	
脑血管疾病	
早发猝死家族史	猝死年龄＜50岁
特殊情景	卧位、运动或没有先兆症状的晕厥

2009欧洲心脏病学会（ESC）晕厥诊断与治疗指南列出的短期高危因素，较加拿大心血管病学会提出的高危因素更详细，但两者基本统一，均提示对于具有危险因素的晕厥患者应积极处理，预防发生心血管事件特别是心源性猝死（表15-2-4）。

表15-2-4 欧洲心脏病学会指南的主要高危因素

短期内有高度风险须立即住院和详细评估的指标	临床和心电图表现
严重的结构性心脏病或冠状动脉粥样硬化性心脏病	心力衰竭、左心室射血分数降低或陈旧性心肌梗死
提示心律失常性晕厥的临床和心电图表现	（1）劳力或卧位时发生晕厥
	（2）晕厥之前感觉心悸
	（3）有家族性心源性猝死家族史
	（4）非持续性室性心动过速
	（5）双束支阻滞（LBBB或RBBB合并左前分支或左后分支阻滞）或其他室内传导阻滞QRS时限≥120毫秒
	（6）在没有应用负性变时性药物和体育训练的情况下，发生严重窦性心动过缓（＜50次/分）或窦房阻滞

续表

	（7）预激综合征
	（8）QT间期延长或缩短
	（9）伴 $V_1 \sim V_3$ 导联ST段抬高的RBBB（Brugada综合征）
	（10）右胸导联T波倒置，epsilon波和心室晚电位提示ARVC
严重并发症	（1）严重贫血
	（2）电解质紊乱

五、晕厥患者的风险评估实施要求

1.评估人员要求　须由医务人员进行评估，医务人员必须熟悉晕厥的原因、临床表现及鉴别诊断，这样才能及时识别晕厥的发生，及时采取预防和护理措施。

2.评估场所要求　评估应在医疗机构进行。

3.评估时机　在初步评估［包括详细询问病史、体格检查（包括测量不同体位血压）、心电图］的基础上，可适当增加其他检查以保证诊断准确。

第三节　晕厥的预防

一、晕厥预防的目标

（1）医护人员做好晕厥患者的安全管理。

（2）医院和社区管理者加强完备的安全管理。

（3）护理人员提供全面的护理安全宣教。

（4）老年人和（或）照护者清楚发生晕厥的危险性，能够积极主动地进行自我预防。

二、预防晕厥的干预措施

1.个人预防干预

（1）有晕厥发生的老年人均建议到医院就诊，接受专业评估及指导；有高度可疑心源性、脑源性晕厥的老年人须接受医院检查和治疗。

（2）老年人在家生活时间长，再次或多次发生晕厥的可能性大，且多数高龄患者耳聋、眼花、手脚活动不便，生活自理差，需家属陪护。加强沟通和监督是防止晕厥发生的有效措施，在治疗基础疾病的前提下，提出防范晕厥的具体措施，防止患者疲劳及睡眠休息不佳，提倡缓慢变动体位，加防护栏防止坠床，卫生间安装把手方便坐立，改蹲便盆为坐便盆，嘱患者经常测量血压、脉搏、血糖，督促或帮助患者用药，加强生活护理，一旦发生意外情况，及时与医师联系。

（3）血管迷走性晕厥的老年人要避免长时间站立，避免在拥挤、闷热的环境里长时间停留，衣着要舒适，避免穿硬领衬衣；有呼吸道疾病的患者需要及时就医，避免用力咳嗽。服药患者须了解自己所服用的药物，避免因药物引起直立性低血压。

（4）吞咽性晕厥患者需要进行膳食管理，建议进食清淡、易消化、高纤维食物，少食多餐，避免出现腹胀情况，按时排便，做到大便畅通；对于有慢性腹泻的患者，要及时就医，及时服用通便药物；对糖尿病患者进行定时定量饮食，预防低血糖性昏迷；对于咳晕眩者，宜进行清咽，利嗓，止咳。餐后建议平卧20分钟。

2.家庭预防干预

（1）详细了解晕厥的发病原因、处理措施、预防方法。

（2）全面照顾患者情绪的变化，负性情绪如紧张、焦虑、烦躁、恐惧、抑郁等，生活方面的变化如虚弱消瘦、劳累疲劳过度、饥饿空腹、疼痛等，环境方面的变化如闷热等。

（3）给患者建立随身健康卡，写明患者的姓名、年龄、家庭住址、联系方式、疾病名称、所服药物等，一旦出现意外情况，便于周围人员救治。

3.社区预防干预

（1）人群管理

1）对社区60岁以上老年人进行晕厥风险评估，掌握晕厥风险人群基本信息。

2）定期在社区进行有针对性的晕厥教育，提高公众的防范意识。

3）重视社区、家庭健康呼救系统建设，使社区发生晕厥的老年人能尽快被发现和救治。

（2）对曾发生过晕厥的老年人的管理

1）在老年人健康档案中对发生过晕厥的老年人应有明确标记，并予以重点关注，按照风险评估的级别定期进行相应的追踪管理。

2）对晕厥原因不明确的老年人，应建议在家属陪护下尽快到上级综合医院诊治，查明病因，积极进行病因治疗并进行追踪管理。

（3）社区与综合医院间的联系

1）明确制订出入院及转诊标准。

2）上级医院对社区卫生服务中心进行专业培训、技术指导，并及时追踪，社区卫生服务中心在接受上级医院指导的同时及时反馈患者信息。

4.医院预防干预

（1）入院标准

1）需要明确诊断或住院治疗的患者。

2）病因明确，有预后意义的患者。

（2）无须住院者

1）孤立性或偶发、无器质性心脏病、常规心电图正常，可能为神经介导性晕厥，危险性小者。

2）若患者发作频繁需要治疗的，可在门诊进行检查治疗。

（3）防晕厥复发的方法

根据晕厥的疑似病因不同，预防复发的方法有很大不同。

1）反射性晕厥：血管迷走性晕厥在这类中最常见。对所有疑似反射性晕厥的患者应考虑以下方法：医师应让患者放心，告知反射性晕厥是良性的，但应警告其有可能引起损伤并有意外风险。告知患者：避免潜在的触发因素，如长时间站立、用力大小便、应激环境如献血等；识别警示症状，在出现这些症状时应尽量仰卧并抬高双腿，在感觉自己已稳定之前不应该站起。应指导患者在出现症状时进行身体抗压动作。在一定情况下，永久性心脏起搏对证实有心脏抑制反应的反射性晕厥患者有益。

2）情景性晕厥：顾名思义，是指在特定环境下发生的反射性晕厥。例如，咳嗽性晕厥、排尿性晕厥和吞咽性晕厥，这些诱因都非常明显，但治疗可能存在难度，因为需要尽量减少这些常见情景对易感个体的影响。

3）直立性低血压：识别直立性低血压的病因对确定恰当的预防性治疗很关键。对于伴容量不足证据的直立性低血压，治疗方式包括容量扩张和避免血容量减少的诱发因素（如应用利尿剂）。无容量不足的直立性低血压多是由于使用了血管扩张剂或负性变时性作用药物，还有许多病例是由于自主神经病变。自主神经功能障碍患者中，仰卧位高血压是常见的限制性因素。对所有疑似反射性晕厥的患者应考虑以下方法：首先，应停用任何引起低血压的药物，然后增加盐的摄入以扩充血容量，可试用适量中药甘草泡水当茶饮或口服复方甘草片。嘱患者夜间睡眠时适当抬高头部，从床上或椅子上起立时应缓慢，避免长时间站立，穿弹力袜以增加静脉回流。

对餐后低血压者可少量多餐，避免大量饱餐。较有效的药物是醋酸氟氢可的松0.1～1.0mg/d及增加食盐的摄入。其他可能有效的药物有甲氧胺福林、麻黄碱、盐酸苯福林，同时要加强预防晕厥的指导和教育。

第四节　晕厥的照护

一、晕厥照护的目标

（1）患者对晕厥的恐惧和担心心理得到缓解。
（2）患者和（或）照护者清楚晕厥的类型及引起晕厥的因素。
（3）照护者和（或）患者掌握晕厥的预防方法。
（4）患者能够掌握晕厥的自我保护方法。
（5）照护者掌握晕厥的患者的安全保护措施。
（6）照护者掌握晕厥的初步急救方法。

二、照护干预措施

（一）照护的原则

对所有发生晕厥的老年人建立晕厥患者管理档案，根据晕厥的病因评估及危险分层进行针对性照护（表15-4-1）。

表15-4-1　根据晕厥病因进行针对性照护

血管迷走性晕厥	心理照护
	健康教育
	加强安全防护
	监测血压、脉搏、血糖
	指导用药
	高危患者予以重点防范及照护，必要时去医院就诊，安装心脏起搏器
直立性低血压性晕厥	心理照护
	健康教育
	指导用药
心源性晕厥	心理照护
	生命体征检查
	健康教育
	加强安全防护
	指导用药
	高危患者及时送医

（二）具体照护措施

1.建立晕厥患者管理档案　包括病因、相关检查结果、危险分层、治疗方案等。

2.心理照护

（1）安抚患者及家属焦虑情绪，语言舒缓轻松。

（2）耐心解释，消除患者及其家属的恐惧心理，防止其发生过激行为。

3.健康教育

（1）引导患者遇事不急躁，不要感情冲动。

（2）向患者及家属讲解晕厥的发生原因、处理措施、预防方法，提高患者自我保护能力。

（3）指导患者避免危险因素，起坐及站立等变换体位时动作应缓慢，避免大幅度活动。

（4）告知严重头晕者，外出活动应有人陪同，急性期绝对卧床，预防跌倒坠床的发生。

（5）发生晕厥，意识恢复前，不应经口喂食及服药；体力未恢复前，不应站立。

4.安全防护

（1）防止患者疲劳，保证充足睡眠。

（2）指导患者改变体位应缓慢。

（3）加防护栏防止坠床。

（4）卫生间安装把手方便坐立，使用坐便盆。

5.发作时照护

（1）立即就地查看晕厥老年人，了解患者病情，及时报告相关人员，寻求医疗救助。

（2）摆放好患者体位：家属应使患者平卧，解开其衣服和皮带，不要随意翻动患者。

（3）检查呼吸：将手放在老年人鼻子前，或把脸贴近老年人鼻子，检查其口鼻是否还有呼吸，胸廓有无起伏，如呼吸暂停，要马上对其进行人工呼吸。

（4）检查脉搏：用中指、示指和环指触摸患者的颈动脉或桡动脉，如脉搏停止，要立即对患者进行胸外心脏按压术，以恢复其生命体征。

（5）检查意识：如老年人突然晕倒，应立即询问老年人，与其对话，如老年人对问话没有任何反应，要继续呼唤或轻轻推动老年人身体，如老年人仍然没有反应，表示其神志不清、丧失意识。当发现老年人不仅没有意识且停止呼吸时，应立即拨打120，紧急送医急救，若老年人神志不清，但呼吸仍然继续时，应让老年人保持原有状态，对其进行观察，必要时送医院治疗。

（6）检查瞳孔：正常人的瞳孔是两个大小相等的圆形。当人受到强大的刺激时，会出现瞳孔放大或缩小的现象，短时间内即可恢复。

（7）如发现晕厥老年人面色潮红、呼吸缓慢有鼾声，脉搏低于40次/分或高于180次/分，则提示可能是心脑血管疾病所致，应及时拨打120，以免贻误时机，造成严重后果。

（8）清醒后，如有条件，可饮热咖啡一杯。如果怀疑晕厥与低血糖有关，可适量饮糖水。

（9）晕厥好转后不要急于站起，以免再次晕厥。必要时将老年人缓慢扶起。

6.日常预防

（1）排尿性晕厥多在夜间起床排尿时发生，夜间排尿时采取坐位，如站立小便时，应扶住支撑物，排便切勿用力过大。

（2）咳嗽性晕厥是因为机体在剧烈咳嗽时，胸腔和腹腔内压增高，妨碍了静脉血的回流，使心排血量减少，使脑部缺血缺氧，从而导致晕厥。一旦发生剧烈的咳嗽时身体应尽量放松，可采取坐位，切忌频繁走动，有条件者可以吸氧。

（3）体位性晕厥，多为直立性低血压，发作于卧位或下蹲位突然站起时，多见于老年人或久病卧床者，这类老年人应指导其站立时缓慢或扶物而起，不宜下蹲过久。

（4）血管迷走性晕厥

1）应避免长时间站立、用力大小便，在出现症状时应尽量仰卧并抬高双腿。在感觉自己稳定之前卧床休息。

2）指导患者进行抗压训练。患者背部上方紧靠墙壁，双足离开墙壁约20cm并呈倾斜位，保持约30分钟，每日1～2次，通过反复的倾斜试验可增加外周交感神经活性，从而提高自主神经功能的敏感性，以预防迷走神经性晕厥发生。

3）高危老年人必要时安装心脏起搏器。

（5）心源性晕厥

1）积极治疗基础疾病，使用药物控制病情，不擅自减药、停药，严密监测血压，保持平稳的状态，同时还要监测血糖和血脂，避免其他的诱发因素。

2）定期复查，按时评估心脏功能，还要了解疾病的控制情况，当发现有异常时，及时采取相关的措施干预，减少发病的概率。

3）改善饮食和生活习惯，饮食上做到低盐、低脂、三餐规律，每天按时、按量进餐，不暴饮暴食并严格控制体重，加强营养；生活上做到避免过于劳累，合理安排休息，可以适当运动，增强身体的抵抗力，但运动量不能过大。

4）避免情绪波动、长期焦虑、紧张，保持心情愉悦。

参 考 文 献

《2019美国心脏协会（AHA）心肺复苏及心血管急救指南》中成人心肺复苏及心血管急救更新要点［J］. 实用心脑肺血管病杂志，27（12）：12.

白雪蕾，王晓东，张英丽，等，2021. 心血管急危重症患者晕厥发生情况及影响死亡的危险因素分析［J］. 中华危重病急救医学，33（3）：324-328.

杜娟，张娜娜，2022. 急性老年晕厥患者临床特征和预后危险因素分析［J］. 中国药物与临床，22（3）：212-215.

胡尔林，王成，2013. 晕厥发病率的流行病学研究现况［J］. 临床误诊误治，26（9）：32-35.

黄鑫，张玉萍，龙兴霞，等，2021. 住院患者发生晕厥相关性跌倒的现状及危险因素研究［J］. 中华急危重症护理杂志，2（6）：531-534.

邝云，王坚，李鑫楠，2017. 老年人体位性低血压导致晕厥的原因分析与护理［J］. 护理实践与研究，14（16）：35-37.

李晓斌，曾婷，2019. 老年性晕厥的临床特征及其预后的影响因素［J］. 海南医学，30（14）：1797-1799.

刘文玲，2019. 晕厥诊断与治疗中国专家共识（2018）解读［J］. 中国实用内科杂志，39（11）：949-955.

刘文玲，2019. 中国晕厥中心建设专家建议［J］. 中国循环杂志，34（1）：29-31.

余金波，智宏，马根山，2018. 2018年欧洲心脏病学会晕厥诊断与管理指南解读［J］. 中国介入心脏病学杂志，26（9）：492-496.

翟正芹，2020. 血管迷走性晕厥的诊断和管理［J］. 心电与循环，39（1）：6-10.

Chen LY，Shen WK，Mahoney DW，et al，2006. Prevalence of syncope in a population aged more than 45 years［J］. Am J Med，119（12）：1088，e1-e7.

Ricci F, Sutton R, Palermi S, et al, 2018. Prognostic significance of noncardiac syncope in the general population: A systematic review and meta-analysis [J]. J Cardiovasc Electrophysiol, 29（12）: 1641-1647.

Ruwald MH, Hansen ML, Lamberts M, et al, 2012. The relation between age, sex, comorbidity, and pharmacotherapy and the risk of syncope: a Danish nationwide study [J]. Europace, 14（10）: 1506-1514.

Shen WK, Sheldon RS, Benditt DG, et al, 2017. 2017 ACC/AHA/HRS guideline for the evaluation and management of patients with syncope: A report of the American College of Cardiology/American Heart Association Task Force on clinical practice guidelines, and the Heart Rhythm Society [J]. J Am Coll Cardiol, 70（5）: e39-e110.

Soteriades ES, Evans JC, Larson MG, et al, 2002. Incidence and prognosis of syncope [J]. N Engl J Med, 347（12）: 878-885.

Yasa E, Ricci F, Magnusson M, et al, 2018. Cardiovascular risk after hospitalisation for unexplained syncope and orthostatic hypotension [J]. Heart, 104（6）: 487-493.

第十六章

谵 妄

第一节 概 述

谵妄是常见老年综合征，是一种急性发作的、意识混乱和波动的神经精神综合征，伴有注意力不集中、思维混乱、意识改变、睡眠紊乱等症状，常发生于老年患者。谵妄是一种急性、可逆性神经精神障碍，根据临床症状可分为3个亚型。①安静型谵妄：患者主要表现为警觉和活动减弱、反应迟钝、行为孤僻、语言及动作迟缓等；②躁动型谵妄：患者主要表现为警觉和活动增强，出现逃避或攻击行为；③混合型谵妄：患者以上两种症状交替发生。我国58.6%的老年谵妄患者表现为安静型，易发生漏诊或误诊。国外将年龄≥65岁患者发生的谵妄称为老年谵妄，老年谵妄发生的确切机制尚不清楚，多是病理、生理和环境等因素综合所致。

一、流行病学

谵妄可发生在任何年龄段，发生率在不同群体中的差异较大，为9%～80%。老年人群谵妄发病率高，有学者报道，谵妄在老年人群的发病率是年轻人的4倍，55岁以上的普通人群谵妄的发生率为1.1%，65岁后每增加1岁谵妄的发病风险增加2%。研究数据显示，在不同治疗情景和疾病类型下，老年谵妄的发生率不同，如住院老年谵妄的发生率为25.0%～56.0%，急诊老年谵妄的发生率为17.2%，ICU老年谵妄的发生率高达80%。在美国，每年有260多万例65岁及以上老年人出现谵妄，每年的医疗保健支出估计超过1640亿美元。Tremolizzo等评估居家定期接受全科医师探访的老年患者，发现谵妄患病率高达44.1%。Aline等的研究则表明，谵妄在因新型冠状病毒感染入院的老年患者中普遍存在，其中235例白种人患者中48例（20.4%）出现老年谵妄，41.6%的老年患者表现为活动抑制型谵妄，既往存在认知障碍的患者发生老年谵妄的危险性较认知正常者增加近4倍，且老年谵妄与较高的住院病死率有关。随着人口老龄化，可以预估不久的将来老年谵妄的患病率和发病率都会增加，成为老年人健康和生活的重大威胁。

二、谵妄的危害

谵妄的发生严重影响患者的预后，造成住院时间延长、住院相关并发症（如跌倒、压力性损伤、肺部感染等）增加、住院期间及出院后躯体功能下降或丧失、引起长期认知功能损害、病死率升高及增加入住养老机构的概率。此外，谵妄老年人也会加重照护者的护理负担，加重国家医疗卫生系统的疾病经济负担。

三、谵妄的危险因素

谵妄的危险因素如下（表16-1-1）。

表 16-1-1　谵妄的危险因素

分类	因素
易患因素	是指患者因既往健康状况而存在的因素，通常不能干预或干预后短期内无法减缓其影响，如高龄（≥75岁）、认知功能障碍、痴呆及痴呆病史、感官功能障碍、活动受限、高血压、酗酒等
疾病相关因素	一般与原发疾病相关，如严重感染、休克、创伤等
促发因素	在原发疾病因素基础上，存在促使谵妄发生的因素，包括应激、营养不良、缺氧、脱水、疼痛、感染、睡眠障碍、焦虑、抑郁、多重用药、身体约束、留置导尿管等

第二节　谵妄风险评估

谵妄是由多种因素导致的神经精神综合征，对老年患者可能存在的谵妄发生的风险因素进行评估，是后期采取预防措施的关键。

一、谵妄风险评估的目的

（1）评估患者发生谵妄的风险级别，筛查谵妄的高危老年人。

（2）根据评估结果为老年人制订干预计划，预防谵妄的发生。

二、谵妄风险评估的内容

（一）一般医学评估内容

对老年患者谵妄风险因素的评估中，危险因素评估至关重要，需要重点关注患者既往健康状况、原发疾病及目前的治疗环境和用药情况及患者目前存在的应激源等。

1.年龄　高龄是患者自身存在谵妄的易患因素和独立因素，随年龄增长谵妄发生率增加。

2.相关疾病及生活习惯　焦虑、抑郁、预先存在的认知缺损（认知障碍）、高血压、酗酒等。

3.目前疾病状况　如严重感染、休克、创伤等。

4.促发因素　即在原发疾病因素基础上，存在促使谵妄发生的因素，新的环境和应激也会增加谵妄发生的危险，如缺氧、疼痛、焦虑、抑郁、药物等。

（二）老年环境的评估

医院或家庭应为老年人提供良好的生活照料环境，使其更适合老年人进行交流和从事社会活动，有助于老年人日常生活能力的提高，尽可能减少谵妄的发生，医院或家庭环境评估需要考虑以下因素：

（1）居室的灯光是否合适（避免灯光过亮或过暗）。

（2）房间环境是否有指示，有无引起杂音的物件。

（3）房间是否隔音。

（4）是否保证单间设置。

（5）是否有呼叫系统，尽量使用振铃代替响铃呼叫。

（三）谵妄评估工具及标准

老年谵妄的发生和发展具有波动性、隐匿性。老年患者应激能力下降、症状不典型，谵妄的发生通常较为隐匿，容易导致漏诊或误诊。需要由经验丰富的专科医师通过床旁详细的精神、意识状况评估并结合老年人病史、病情变化及波动情况，才能给出准确判断。在临床实践中，使用合适的谵妄筛查评估量表，有助于早期识别判断老年谵妄的发生和发展进程。

1. 意识模糊评估法（confusion assessment method, CAM）（表16-2-1） 是目前使用最广泛和最有效的谵妄筛查工具，但是该量表使用受到评估者对谵妄评估相关知识和技能掌握程度的影响，CAM使用前的培训非常重要。此外，CAM没有具体的评分标准，项目设置和评分方法过于简单，容易受临床经验和主观因素的影响。

表16-2-1 意识模糊评估法（CAM）

特征	表现	是/否
急性发病和病情 波动性变化	与基础水平相比，是否有证据表明患者存在精神状态的急性变化（1a）	/
	一天中，患者的异常行为是否存在波动性（症状有时无或时重时轻）（1b）	/
注意力不集中	患者注意力是否难以集中，如注意力容易被分散或不能跟上正在谈论的话题（2）	/
思维混乱	患者的思维是否混乱或者不连贯，如谈话主题分散或与谈话内容无关，思维不清晰、不合逻辑或毫无征兆地从一个话题突然转到另一个话题（3）	/
意识水平的改变	患者当前的意识水平是否存在异常，如过度警觉（对环境刺激过度敏感、易惊吓）、嗜睡（瞌睡、易叫醒）或昏迷（不易叫醒）（4）	/

评价标准：1a、1b、2皆为"是"且3或4任何一项为"是"，即为谵妄。

2. 老年谵妄快速筛查工具—3D-CAM（表16-2-2） 通过询问患者问题，评估者进行观察确定测试结果，包括3个定向力项目、4个注意力项目、3个症状项目、10个可观察项目，评估时间约3分钟。中文版3D-CAM具有将老年谵妄中活动抑制型与其他类型谵妄区分开来的潜力，亦能区分老年谵妄的严重程度，但该工具要求患者能口头回答问题并评估患者注意力。可作为普通住院患者老年谵妄预防和护理的可靠评估工具。

表16-2-2 中文版3分钟谵妄诊断量表（中文版3D-CAM）

认知功能（引导语：我要问你一些关于思考和记忆的问题：）	正确	错误	拒绝	无回答
1. 请问今年是哪一年？	1	2	7	8
2. 请问今天是星期几？	1	2	7	8
3. 请问这里是什么地方？（回答"医院"即为正确）	1	2	7	8
以上1～3任意问题回答不是"正确"即为特征3阳性				
4. 我要读一些数字，请按照我读的相反的顺序重复一遍，如我说"6-4"，你说"4-6"，清楚了吗？第一组数"7-5-1"（1-5-7）	1	2	7	8
5. 第二组数"8-2-4-3"（3-4-2-8）	1	2		8
6. 请从冬季开始倒着说出季节，最多可以提示一次，如冬季之前是哪个季节，逐一记录，回答任意一个季节错误。则整个项目错误。	1	2	7	8
冬季	1	2	7	8
秋季	1	2	7	8
夏季	1	2	7	8
春季	1	2	7	8
7. 从20开始，每次减去3，请连续计算，直到我说停止为止。当受试者停止X，提示"X-3等于多少？"只能提示1次	1	2	7	8

续表

认知功能（引导语：我要问你一些关于思考和记忆的问题：）	正确	错误	拒绝	无回答	
20-3	1	2	7	8	
17-3	1	2	7	8	
14-3	1	2	7	8	
11-3	1	2	7	8	
8-3	1	2	7	8	

以上4～7任一问题回答不是"正确"为特征2阳性

患者主诉的症状，如果患者回答"是"，请询问细节并记录答案。	否	是	拒绝	无意义	
（如果受试者回答没有任何意义，编码为8）					
8.最近这一天，有没有感到混乱？	1	2	7	8	9
9.最近这一天，有没有感觉到你不在医院？	1	2	7	8	9
10.最近这一天，有没有看到实际不存在的东西？	1	2	7	8	9

以上8～10任一问题回答不是"否"为特征1阳性

观察者评估（询问患者上面1～10的问题后完成）	否	是
11A.在评估过程中，患者是否出现困倦？（患者实际入睡，但是容易唤醒）（特征4）	1	2
11B.在评估过程中，患者是否昏睡或昏迷？（难以唤醒）（特征4）	1	2
12.患者是否表现为对环境中常规事物过度的敏感亢奋（警觉性增高）（特征4）	1	2
13.患者是否思维不清晰或不合逻辑？例如讲述与谈话内容无关的事情（跑题）。（特征3）	1	2
14.患者，是否谈话漫无边际，例如他有时不合时宜的啰嗦以及回答不切题？（特征3）	1	2
15.患者，语言是否比平常明显减少？（例如只回答是/否？）（特征3）	1	2
16.在评估过程中，患者是否不能跟上正常谈论的话题？（特征2）	1	2
17.患者，是否因为环境刺激出现不适当的走神。（特征2）	1	2
18.在评估过程中，患者是否有意识水平的波动，例如开始时做出适当反应，然后迷糊的睡去。（特征1）	1	2
19.在评估过程中，患者是否有注意力水平的波动，例如患者对谈话的专注度或注意力测试的变化表现很明显？（特征1）	1	2
20.在评估过程中，患者是否有语言表达思维的变化，例如语速时快时慢。（特征1）	1	2

可选问题：仅特征1没有出现，同时特征2及特征3或特征4出现时完成。	否	是	跳过
21.询问对患者情况非常了解的家人、朋友或医护人员："是否有迹象表明：与患者的平时情况相比，患者存在急性精神状态的变化（记忆或思维）（特征1）。	1	2	9
22.如果可获得本次住院或以前的3D-CAM评估结果，请与之比较，根据本次新出现的"阳性"条目，确定患者是否存在急性变化。（特征1）。	1	2	9

总结，检查在上列中是否出现了CAM相应特征

谵妄诊断条件：特征1＋特征2＋特征3或特征4，请在判断结果后打√ 　　谵妄　　非谵妄

3.四项谵妄快速诊断方案（4AT）（表16-2-3） 4AT快速筛查方案可简化谵妄的标准诊断流程，有助于谵妄的早期发现与管理。目前4AT广泛应用于急诊科和老年人群的谵妄筛查。

表16-2-3 四项谵妄快速诊断方案（4AT）

内容	状态	分值
1.警觉性（Alterness）	正常（在评估过程中患者处于完全清醒且不过激）	0
观察患者是否出现明显嗜睡（如难以唤醒、明显困倦）和（或）易激惹状态（如烦躁、多动）的警觉性异常表现。	睡眠状态，言语或轻拍肩膀唤醒后恢复正常所需＜10秒	0
	明显异常（明显嗜睡和或易激惹状态）	4
2.简化心理测试-4（The 4-item Abbreviated Mental Test，AMT-4）	全部答对	0
	答错1题	1
引导语：我要问你4个关于记忆的问题。	答错2题或以上，或无法测试	2
①"你今年多少岁？"		
②"你的出生年月日是什么？"		
③"你知道今年是哪一年吗？"		
④"你知道你现在在哪里吗？"（回答"医院或大楼名称"即为正确答案）。		
3.注意力（Attention）	正确的月份数≥7个	0
引导语：我现在询问你一个关于思考的问题。	正确的月份数＜7个	1
"请将每年的月份从12月开始倒过来告诉我"（可提示患者12月的前一个月是11月）。	无法测试（患者不适、嗜睡、注意力不集中等）	2
4.急性改变或病程波动（Acute Change Or Fluctuating Course）	否	0
	是	4
观察患者是否有过去2周内出现且过去24小时内仍然存在的明显变化或波动的精神状态异常，如：警觉性、认知功能、其他心理功能（如妄想、幻觉）。		

评价标准：总计得分范围为0～12分。0分表示正常，1～3分表示存在一般认知障碍，大于等于4分表示谵妄。

4.老年谵妄测验（CAM-CR）（表16-2-4） CAM-CR为半定式评定量表，包括急性病程、注意障碍、思维混乱、意识障碍、定向障碍、记忆减退、知觉障碍、兴奋、迟滞、病情波动、睡眠-觉醒周期改变共11项。各项的评分根据症状严重程度分为：1分，不存在；2分，轻度；3分，中度；4分，严重。

表16-2-4 老年谵妄测验（CAM-CR）

序号	项目	不存在（1分）	轻度（2分）	中度（3分）	重度（4分）
1	急性起病：（判断从前驱期到疾病发展期的时间）患者的精神状况有无急性变化的证据		3～7天	1～3天	≤1天
2	注意力障碍：读下列数字6、8、5、9、8、3、8、8、4、7，读到数字"8"时，与患者握一下手		1～2个错误	3～4个错误	5个或以上错误

续表

序号	项目	不存在（1分）	轻度（2分）	中度（3分）	重度（4分）
3	思维变化：患者的思维是凌乱或不连贯的吗？例如，谈话主题涣散或不中肯，思维不清晰或不合逻辑，或从一个话题突然转到另一话题？		偶尔短暂的言语模糊或不可理解，但尚能顺利交谈	经常短暂的言语不可理解，对交谈有明显的影响	大多数的时间言语不可理解，难以进行有效的交谈
4	意识水平的改变：总体上看，如何评价该患者的意识水平？	机敏（正常）	警觉（对环境刺激高度警惕、过度敏感）	嗜睡（瞌睡，但易于唤醒）或昏睡（难以唤醒）	昏迷（不能唤醒）
5	定向障碍：患者认为自己是在其他地方，而不是在医院，或者错误地判断一天的时间或空间定向？	不存在	偶尔短暂地存在时间或地点的定向错误（接近正确），但可自行纠正	经常存在时间或地点的定向的错误，但自我感觉定向好	时间、地点及自我定向均差
6	记忆力减退：在面谈时患者表现出记忆方面的问题吗？例如，不能回忆医院里发生的事情，或难以回忆指令？		有一个词不能回忆或回忆错误	有两个词不能回忆或回忆错误	有三个词不能回忆或回忆错误
7	知觉障碍：患者有知觉障碍的证据吗？如幻觉、错觉或对事物的错误判断（如当某一东西未移动，而患者认为它在移动？）		只存在幻听	存在幻视，有或没有幻听	存在幻触、幻嗅或幻味，有或没有幻听
8	精神运动性兴奋：面谈时，患者有行为活动不正常的增加吗？如坐立不安、轻敲手指或突然变换位置？		偶有坐立不安，焦虑、轻敲手指及抖动	反复无目的地走动、激越明显	行为杂乱，需要约束
9	精神运动性迟缓：面谈时，患者有运动行为水平的异常减少吗？例如，懒散、缓慢进入某一空间，停留某一位置时间过长或移动很慢？		偶尔比先前的活动、行为及动作缓慢	经常保持一种姿势	木僵状态
10	波动性：患者的精神状况（注意力、思维、定向、记忆力）在面谈前或面谈中有波动吗？		一天之中偶尔地波动	症状在夜间加重	症状在一天中剧烈波动
11	睡眠-觉醒周期的改变：患者有睡眠-觉醒周期紊乱的证据吗？如日间过度睡眠而夜间失眠？		日间偶有瞌睡，且夜间时睡时醒	日间经常瞌睡且夜间时睡时醒或不能入睡	日间经常昏睡而影响交谈且夜间不能入睡

评价标准：19分以下提示患者没有谵妄；20～22分提示患者可疑有谵妄；22分以上提示患者有谵妄。

三、谵妄风险评估流程

谵妄风险评估流程（图16-2-1）。

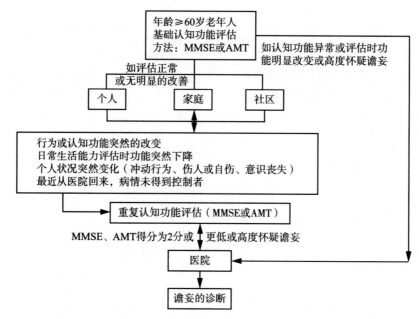

图16-2-1 谵妄患者管理流程图（个人、家庭、社区、医院）

四、谵妄风险评估要求

1.评估人员要求　除一般性评估和环境可由老年人自己或照护者协助完成外，其他评估均由专业人员完成。专业评估人员是指医院老年医学科医护人员及神经内科专业人员。

2.评估场所要求　一般性评估可在老年人家中、社区卫生机构或医院进行，经一般性评估后提示有风险的老年人可以前往具备开展专业性评估条件的专业性机构进行测评。

3.评估时机要求（表16-2-5）

表16-2-5　老年人谵妄风险评估的时机

不同场所	评估时机
医院老年人	入院2小时内评估一次
	完成首次评估，按评估分值定时动态评估
	病情变化时及时评估：如焦虑、抑郁、手术后、镇静、感染、休克、低氧等
养老机构老年人	每年对环境风险因素进行不少于一次的评估
	每年对入住老年人进行不少于一次的谵妄风险评估
	老年人发生病情发生变化、用药调整时，应进行一次谵妄风险评估
居家老年人	对65岁以上老年人每年至少进行一次谵妄风险评估
	老年人病情发生变化、用药调整时，应进行一次谵妄风险评估

第三节　谵妄的预防

随着对谵妄症状研究的深入，研究者发现，采取有效措施可预防30%～50%的谵妄发生，国内外指南也指出谵妄症状的管理以预防为主。

一、谵妄预防的目标

（1）老年人和（或）照护者清楚谵妄的危险因素，能够积极主动地进行自我预防。

（2）老年人及照护者能够掌握预防谵妄的措施。

（3）家庭、社区和医院能够创造更好的照护环境。

（4）医护人员做好老年人和（或）照护者全面的预防照护安全宣教。

二、谵妄预防管理方案

谵妄预防管理应从个人、家庭、社区、医院对患者进行全方位全程管理。

（一）个人管理方案

（1）老年人学会对自身危险因素进行评估，评估内容见表16-1-1谵妄的危险因素，定期进行自我认知水平评估。谵妄危险因素较多的老年人应到医院老年科或者神经科就诊，接受专业的评估与指导。

（2）安排好个人日常生活活动，保持科学规律生活方式，良好的睡眠，科学的饮食方案。

（3）保持愉快的心情，避免孤单，鼓励老年人与家人、朋友交流，表达自己内心想法，防止抑郁的发生。

（4）保持大便通畅，避免便秘，必要时遵医嘱正确使用通便药物。

（5）如有行为的异常或情感的波动时，尽快就诊。

（二）家庭预防管理方案

家庭应为老年人提供良好的生活照料环境，尽可能减少谵妄的发生。

（1）家庭成员或老年人照护者须进行谵妄相关知识的学习。

（2）提高家庭成员对谵妄早期症状的识别能力，对家中老年人进行谵妄风险的初步评估。如果有以下情形须考虑谵妄：①急性情绪变化，有波动性；②不能集中精力；③思维紊乱或不连贯；④意识状态的改变。具备①②③或①②④须考虑谵妄。

（3）创造安静、舒适、和谐的家庭环境：房间要隔音，居室的灯光要适宜，不能过亮或过暗，房间无引起杂音的物品，安装呼叫系统时，尽量使用振铃代替响铃。

（4）为老年人提供营养全面的饮食，预防老年人脱水及营养不良，保证老年人每日充足的睡眠时间。

（5）督促老年人按医嘱规律服药并观察服药后有无副作用。

（6）鼓励老年人独立完成日常生活。

（三）社区预防管理方案

社区对于60岁以上的老年人，尤其是患有慢性病的老年人进行谵妄风险评估，掌握风险人群的基本信息，建议每6个月进行一次认知功能的评估。定期在社区内组织谵妄相关的健康教育，提高公众对谵妄知识的知晓率。社区谵妄管理具体措施如下：

（1）建立健康档案：应用谵妄快速诊断方案（4AT）（表16-2-3）进行评估，标记有谵妄风险及有谵妄病史的老年人并予以重点关注，定期进行追踪管理。

（2）为有谵妄风险的老年人提供医疗照护服务，协助家庭成员及照护者改善老年人的居住环境。

（3）对发生过谵妄的老年人，定期进行家访，给予针对性的预防措施和建议。

（4）与养老机构、各级医院之间建立联系，及时转诊救治谵妄老年人。

（四）医院管理方案

1.**临床评估**　对所有新入院的老年患者进行谵妄危险因素筛查，推荐使用老年谵妄快速筛查工具—3D-CAM（表16-2-2）。对于存在谵妄危险因素的患者，实施个体化针对危险因素的干预措施并每日动态评估谵妄危险因素的改变情况，及时调整干预措施。

2.**医院预防谵妄的具体干预措施**　包含睡眠干预、定向刺激、早期康复锻炼、疼痛管理四方面。

（1）睡眠干预：医院环境和疾病因素会影响老年患者正常的睡眠周期，造成老年人注意力下降、意识水平发生改变，出现焦虑、失眠，进而容易发生谵妄。研究发现，患者在住院期间容易出现睡眠剥夺或干扰，平均睡眠时长比居家睡眠时长少2小时，而睡眠剥夺很可能诱发谵妄的发生。因此，对老年患者采取睡眠干预，帮助其建立规律的睡眠周期对预防谵妄的发生具有较好的作用。常见的睡眠干预措施：保持患者床单干净整洁；调节光线和减少噪声，构建舒适的睡眠环境；建立白天和黑夜的光照节律，借助眼罩、耳塞等辅助工具，促使患者建立睡眠觉醒周期；避免在患者睡眠期间进行诊疗活动，保证患者睡眠质量；白天根据患者病情适当增加活动有助于提高患者睡眠质量；必要时使用药物干预增强睡眠。

（2）定向刺激：老年患者在医疗环境下存在的感知觉障碍、认知障碍和定向障碍等都是患者发生谵妄的风险因素。对老年患者给予必要的定向刺激，有助于提高老年患者定向和感知能力。定向刺激的具体措施：为患者介绍科室环境，减少患者孤独感；提供清楚的钟表或日历，便于患者了解时间；发挥患者家属功能，鼓励家属定期探视；加强患者及其家属、照护者的沟通和互动；护理人员在护理过程中通过交流引导患者回忆和表达，同时传达清晰的信息。同时，在患者病情允许的情况下，遵医嘱撤除不必要的导管、药物或约束带，增加患者的舒适度和安全感。

（3）早期康复训练：在医疗环境下，老年患者的活动能力和范围减小，导致卧床时间延长、机体代谢减慢，疾病恢复能力下降等，加上疾病因素和心理影响，老年患者更容易发生谵妄。尽早开展老年患者的康复训练，不仅有助于患者病情的好转，还能降低谵妄的发生率并缩短其持续时间。研究发现，实施早期活动有助于老年患者的肌力恢复，可改善患者舒适度和睡眠质量，同时还能预防谵妄的发生。老年患者早期康复训练可从如下几个方面开展：调整卧位，增加床上活动；逐渐过渡到下床活动，如散步、功能锻炼和自理能力的训练；鼓励家属陪伴，增强患者的自信心和主动或被动活动的能力。

（4）疼痛管理：疼痛被称为"第五大生命体征"，当疼痛得不到有效控制和管理时，患者机体易出现应激反应，增加谵妄发生的可能性，并且疼痛是多种疾病共同存在的症状，尤其是术后患者。因此，为降低谵妄的发生率，对老年患者进行疼痛管理十分有必要，包括建立良好的护患关系，密切关注患者病情；为患者提供干净舒适的环境，协助患者调整舒服的卧位；定期对患者进行疼痛的评估、诊断和干预；优先选择非药物干预方法，如听音乐、家属陪伴、按摩、呼吸训练等，必要时使用镇痛药物治疗或缓解患者疼痛。

（五）谵妄的综合性预防措施

谵妄的英国国家卫生与临床优化研究所（national institute for health and clinical excellence，NICE）指南是目前最权威的循证医学指南，该指南提出应针对以下10条危险因素进行综合性预防措施（表16-3-1）。

表16-3-1 谵妄的综合性预防措施

危险因素	相应的预防措施
认知功能和定向	（1）提供明亮的环境，提供时钟和挂历，钟表和日期的数字要求大号
	（2）反复介绍环境和人员，如这里是哪里、你是谁、主管医护人员是谁
	（3）鼓励患者进行益智活动，如打牌、下棋、拼图等
	（4）鼓励患者的亲属和朋友探访
脱水和便秘	（1）鼓励患者多饮水，若不能保证饮水量，考虑静脉输液
	（2）如患者需要限制入量，考虑相关专科的会诊意见并保持出入量平衡
	（3）鼓励进食蔬菜、水果等高纤维素食物，定时排便
低氧血症	（1）及时发现和评估低氧血症
	（2）检测患者的血氧浓度，保持氧饱和度＞90%
活动受限	（1）鼓励术后尽早下床活动
	（2）为患者提供步行器
	（3）不能行走的患者，鼓励被动运动
感染	（1）及时发现和治疗感染
	（2）避免不必要的插管（如导尿管、胃管等）
	（3）严格执行院内感染控制措施（如手卫生等）
多药共用	（1）在临床药师的参与下评估药物
	（2）减少患者用药种类
	（3）避免使用会使谵妄症状加重的药物（如哌替啶、抗精神病药物、苯二氮䓬类药物）
疼痛	（1）正确评估患者疼痛水平，对不能言语沟通的患者使用身体特征、表情等进行评估
	（2）对任何怀疑有疼痛的患者都要控制疼痛，避免治疗不足或过度治疗
营养不良	（1）在营养师的参与下改善营养不良
	（2）保证患者义齿正常
听力和视觉障碍	（1）解决可逆的听觉和视觉障碍（如清除耳道耵聍）
	（2）向患者提供助听器或老花眼镜
	（3）检查助听器和眼镜处于正常状态
睡眠障碍	（1）避免在夜间睡眠时间进行医疗活动
	（2）调整夜间给药时间避免打扰患者睡眠
	（3）睡眠时间减少走廊的噪声

第四节　谵妄的照护

　　老年谵妄发病率高、病因复杂、危险因素多，严重影响患者预后，须及时识别老年谵妄，根据谵妄严重程度和谵妄的不同类型采取个性化的干预措施。

一、照护的目标

　　（1）相关人员做好老年人谵妄期间的安全管理。
　　（2）快速、准确识别谵妄的诱发因素并及时处理急性因素。
　　（3）谵妄患者恢复后，及时正确进行认知功能康复训练。
　　（4）老年人和（或）照护者清楚谵妄的类型及引起谵妄的因素。
　　（5）老年人和（或）照顾者清楚谵妄的自我预防及照护，能够主动地进行认知功能康复训练。

二、照护干预措施

（一）分级照护管理流程的运用

谵妄的严重程度可反映老年人病情的变化和治疗的紧迫性。在临床上，常根据评估结果将谵妄分为轻度、中度和重度。建立良好的护理管理体系、根据谵妄严重程度制订分级照护管理流程，对提升老年谵妄患者管理质量有重要意义。目前，Devlin等针对危重症患者制订的ICU谵妄管理流程和Layne等针对老年术后谵妄患者制订的三级谵妄管理流程在国外较为常用。国内研究基于实际医疗情景制订了危重患者的三级谵妄管理流程。

1.危重症患者的三级谵妄管理流程

（1）一级管理：主要为患者营造安全舒适的医疗环境，加强患者及家属或照护者的健康教育。

（2）二级管理：主要针对患者存在的危险因素进行评估、干预和护理。

（3）三级管理：主要对患者病情进行严密监测及记录。

2.护理干预方案的制订　根据老年人所处医疗环境及诊疗特点，制订针对性护理教学及干预方案。

（1）制订医院老年患者生活日程表：制订针对性改善患者发生谵妄的高危因素的生活计划表，由专业护士每日对患者进行约30分钟的健康教育，内容包括持续定向沟通、经口营养支持和早期运动指导等方面。

（2）鼓励患者家属参与的护理方案：Mailhot等提出家庭探视陪伴护理（family caregivers，FC）理念。FC通过鼓励家属参与护理干预，使患者在谵妄发作24小时内得到足够的家庭支持。探视陪伴期间主要通过简单的语言与患者谈论和家庭相关的记忆，如家庭成员的外貌特征，同时患者家属提供生活护理，以此改善患者的紧张焦虑情绪和提升自我效能。

（3）多学科参与的护理方案：老年谵妄护理干预离不开多学科联合，通过组建多学科团队，采用多学科评估、识别和干预模式，鼓励患者及其家属和照护者参与，可以获得最大化支持资源，进而有效预防老年谵妄的发生和发展，改善患者的预后。

（二）不同类型的谵妄应采取个性化的干预措施

谵妄根据临床症状可分为3个亚型：安静型谵妄、躁动型谵妄和混合型谵妄，不同类型的谵妄应采取个性化的干预措施。

1.安静型谵妄

（1）心理护理：安静型谵妄患者以安静、抑郁、绝望和拒绝沟通为主要临床表现，这类患者的心理护理干预较困难，须从了解患者的喜好入手，进行抑郁情绪根源性疏导，调动患者主观能动性。

（2）家属支持护理：没有家属陪伴的医院环境易引起患者的孤独和寂寞感，针对这种情况应给予定时探视，指导家属通过语言交流及身体触摸等方式给予患者安慰，让患者感受到温暖和关心。

（3）早期活动护理：对患者实施呼吸功能训练和关节活动等护理措施，增加患者活动量，有效减少机械通气时间，降低谵妄发生率。

2.躁动型谵妄

（1）睡眠护理：躁动型谵妄患者以出现妄想、兴奋和躁动为主要临床表现，针对这类患者应尽量保证其夜间睡眠，可根据患者情况予以睡眠觉醒周期正常化的夜间睡眠护理。

（2）控制镇静药物使用：大量镇静药物的应用可导致患者谵妄发生率增加，甚至出现拔管等行为，针对此类患者须控制镇静药物日间使用的频次和剂量。

（3）舒适护理：病房环境也可刺激患者使其出现躁动情绪，应尽可能保持病房安静环境，减少各种仪器的噪声。

（4）活动受限护理：躁动患者容易出现自我伤害事件，必要时应给予约束带制动。

（5）心理护理：躁动型患者内心的焦虑情绪较强烈，可根据患者的症状关注其心理变化，予以稳定患者情绪、劝慰开导等心理护理，增强患者安全感。

3.混合型谵妄 是情况较为复杂的谵妄类型，针对这类患者可给予如下措施。

（1）音乐疗法：轻快的音乐能刺激脑垂体分泌使人镇静和具有催眠效果的内吗啡激素，从而放松患者情绪。

（2）认知训练：强化家属探视时与患者沟通交流的内容，护理人员在交接班后主动告知患者人员的变化、姓名和时间，加强患者对所处环境和身边人员的认知。

（3）图像视觉刺激：使用患者牵挂之人的既往照片或视频等图像资料，采用由少到多、由简到繁的方式让患者进行相关场景回忆并进行表述，加强记忆训练。

（4）避免感知剥夺：协助患者尽快熟悉医院环境，帮助其佩戴眼镜、助听器和义齿等辅助装置，提供舒适的病房环境，减少患者对陌生环境的无助感。

（5）心理护理：根据患者躁动型和抑郁型的不断交替变化予以相应的心理干预。

参 考 文 献

曹虹，梅晓凤，王云云，等，2019. 老年髋部骨折患者围手术期谵妄预防及护理的最佳证据总结［J］. 护士进修杂志，34（11）：1032-1039.

陈俊杉，余金甜，赵思雨，等，2019. ICU患者谵妄风险预测模型研究进展［J］. 护理学报，26（5）：15-19.

冯勤，李玲，马望，等，2019. 癌症终末期患者谵妄的发生情况及影响因素分析［J］. 中华护理杂志，54（2）：238-243.

郭慧琦，沈蕴之，蒋红，等，2019. 危重症患者三级谵妄管理流程的制订及应用效果评价［J］. 中华护理杂志，54（3）：332-337.

李立群，王建宁，詹梦梅，等，2019. 急诊科老年患者谵妄评估工具的研究进展［J］. 中华护理杂志，54（5）：776-780.

宋岳涛，2019. 老年综合评估［M］. 2版. 北京：中国协和医科大学出版社.

吴美，程云，周红艳，等，2019. 老年患者术后谵妄非药物预防措施的证据总结［J］. 护理学杂志，34（7）：76-79.

邢焕民，吕冬梅，王晓慧，等，2019. 术后谵妄风险预测模型的构建及应用［J］. 中华护理杂志，54（1）：8-13.

张山，崔薇，吴瑛，2022. 集束化干预方案预防谵妄有效性的Meta分析［J］. 全科护理，20（4）：363-364.

中华医学会老年医学分会，2016. 老年患者术后谵妄防治中国专家共识［J］. 中华老年医学杂志，35（12）：1257-1262.

Mendes A，Herrmann FR，Périvier S，et al，2021. Delirium in older patients with COVID-19：prevalence，risk factors，and clinical relevance［J］. J Gerontol A Biol Sci Med Sci，76（8）：e142-e146.

第十七章

骨质疏松症

第一节 概 述

骨质疏松症（osteoporosis，OP）是最常见的骨骼疾病，是一种以骨量低、骨组织微结构损坏，导致骨脆性增加从而易发生骨折为特征的全身性骨病。骨质疏松症可发生于任何年龄，但多见于绝经后女性和老年男性。骨质疏松症分为原发性和继发性两大类。原发性骨质疏松症包括绝经后骨质疏松症（Ⅰ型）、老年骨质疏松症（Ⅱ型）和特发性骨质疏松症（包括青少年型）。绝经后骨质疏松症一般发生在女性绝经后5～10年；老年骨质疏松症一般是70岁以后发生的骨质疏松；特发性骨质疏松症主要发生在青少年，病因不明。继发性骨质疏松症是指由任何影响骨代谢的疾病和（或）药物及其他明确病因导致的骨质疏松。

一、流行状况

骨质疏松症是一种与增龄相关的骨骼疾病，随着年龄增长发病率增高。随着社会人口老龄化，骨质疏松症和骨质疏松性骨折发病率不断上升。一项涉及多省市或自治区的流行病学调查数据显示，2019年中国65岁以上的老年人骨质疏松症患病率为32%，其中男性为10.7%，女性为51.6%。骨质疏松症最严重的后果是骨质疏松性骨折。根据流行病学调查，2010年我国骨质疏松性骨折患者达233万，其中髋部骨折36万，椎体骨折111万，其他骨质疏松性骨折86万，为此医疗支出达649亿元。据预测，至2050年，我国骨质疏松性骨折患者数将达599万，相应的医疗支出将高达1745亿元。

二、骨质疏松症的危害

骨质疏松症发病隐匿，早期可无任何症状，骨质流失是在人们觉察不到的情况下，像沙漏中的沙子一样，静悄悄地发生。因此，这种觉察不到的可怕疾病又被称为"寂静的杀手"。骨质疏松症最严重的后果是骨质疏松性骨折，即在受轻微创伤或日常活动中即可发生的骨折，也被称为脆性骨折。骨质疏松症的危害巨大，以髋部骨折为例，发生髋部骨折后1年之内，各种合并症发生率高达20%，而生存者中有50%致残。女性一生中发生骨质疏松性骨折的危险性高于乳腺癌、子宫内膜癌和卵巢癌的总和，男性一生中发生骨质疏松性骨折的危险性高于前列腺癌。骨质疏松性骨折不仅严重限制了患者的活动甚至造成畸形，增加患者的痛苦，也加重了家庭和社会的经济负担。

三、骨质疏松症的危险因素

骨质疏松症的危险因素复杂多样，包括遗传因素和环境因素等多方面。骨质疏松症的危险因素分为不可控因素与可控因素，后者包括不健康生活方式、疾病、药物等。须注意识别骨质疏松症及其并发症骨折的危险因素，筛查高危人群，尽早诊断和防治骨质疏松症，减少骨折的发生（表17-1-1）。

表17-1-1 骨质疏松的危险因素

因素类别	内容
不可控因素	种族，年龄，过早停经史（＜45岁），脆性骨折史，家族脆性骨折史
可控因素	1.低体重，过量饮酒或咖啡，低蛋白或高蛋白饮食，高钠饮食，低骨密度，钙和（或）维生素D摄入减少，吸烟，制动，日常活动减少，跌倒等
	2.疾病：包括内分泌系统疾病、风湿免疫性疾病、胃肠道疾病、血液系统疾病、神经肌肉系统疾病、慢性肾脏病及肿瘤等
	3.药物：包括糖皮质激素、质子泵抑制剂、精神疾病用药、促性腺激素受体激动剂、甲状腺激素、免疫抑制剂或抗肿瘤药物等

第二节 骨质疏松症风险评估

一、骨质疏松症风险评估的目的

（1）评估患者发生骨质疏松的风险级别，筛查高危患者。

（2）根据评估结果为患者制订干预计划。

（3）减轻症状，改善生活质量，预防骨折及其导致的伤残和早亡。

二、骨质疏松症风险评估的内容

骨质疏松症及其骨折的发生是遗传因素和非遗传因素交互作用的结果。

1.**遗传因素评估** 遗传因素主要影响骨骼大小、骨量、结构、微结构和内部特性。峰值骨量的60%～80%由遗传因素决定，多种基因的遗传变异被证实与骨量调节相关。

2.**非遗传因素评估** 非遗传因素主要包括环境因素、生活方式、疾病、药物、跌倒相关因素等。骨质疏松症是由多种基因-环境因素等微小作用积累的共同结果。

三、骨质疏松的风险评估工具及标准

（1）骨质疏松症是受多因素影响的复杂疾病，对个体进行骨质疏松症风险评估，能为疾病早期防治提供帮助。临床上评估骨质疏松风险的方法较多，推荐国际骨质疏松基金会（international osteoporosis foundation，IOF）骨质疏松风险一分钟测试题和亚洲人骨质疏松自我筛查工具（osteoporosis self-assessment tool for Asians，OSTA），作为疾病风险的初筛工具。

1）IOF骨质疏松风险一分钟测试题：是根据患者简单病史，从中选择与骨质疏松相关的问题，由患者判断是与否，从而初步筛选出可能具有骨质疏松风险的患者。该测试题简单快速，易于操作，但仅可作为初步筛查疾病风险，不能用于骨质疏松症的诊断（表17-2-1）。

表17-2-1 国际骨质疏松基金会（IOF）骨质疏松症风险一分钟测试题

项目	编号	问题	回答
不可控因素	1	父母曾被诊断患有骨质疏松症或曾在轻摔后骨折？	是□否□
	2	父母中一人有驼背？	是□否□
	3	实际年龄超过60岁？	是□否□
	4	成年后是否因为轻摔而发生骨折？	是□否□
	5	是否经常跌倒（去年超过一次）或因为身体较虚弱而担心跌倒？	是□否□
	6	40岁后的身高是否减少超过3cm？	是□否□
	7	是否体重过轻？（BMI值小于19kg/m²）	是□否□
	8	是否曾服用类固醇激素（如可的松、泼尼松）连续超过3个月？（可的松通常用于治疗哮喘、类风湿关节炎和某些炎性疾病）	是□否□
	9	是否患有类风湿关节炎？	是□否□
	10	是否被诊断出患有甲状腺功能亢进或是甲状旁腺功能亢进、1型糖尿病、克罗恩病或乳糜泻等胃肠疾病或营养不良？	是□否□
生活方式（可控因素）	11	女士回答：是否在45岁或以前就停经？	是□否□
	12	女士回答：除了怀孕、绝经或子宫切除外，是否曾停经超过12个月？	是□否□
	13	女士回答：是否在50岁前切除卵巢又没有服用雌/孕激素补充剂？	是□否□
	14	男性回答：是否出现过阳痿、性欲减退或其他雄激素过低的相关症状？	是□否□
	15	是否经常大量饮酒（每日饮用超过两单位的乙醇，相当于啤酒1斤、葡萄酒3两或烈性酒1两）？	是□否□
	16	目前习惯吸烟或曾经吸烟？	是□否□
	17	是否每日运动量少于30分钟？（包括做家务、走路和跑步等）	是□否□
	18	是否不能食用乳制品又没有服用钙片？	是□否□
	19	每日从事户外活动时间是否少于10分钟，又没有服用维生素D？	是□否□
结果判断		上述问题，只要其中有一题回答结果为"是"，即为阳性，提示存在骨质疏松症的风险并建议进行骨密度检查或FRAX风险评估	

BMI.体重指数；FRAX.骨折风险评估工具。

2）亚洲人骨质疏松自我筛查工具OSTA：一项基于亚洲8个国家和地区绝经后妇女的研究，收集了多项骨质疏松危险因素并进行骨密度测定，从中筛选出11项与骨密度显著相关的危险因素，再经多变量回归模型分析，得出能较好体现敏感度和特异度的两项简易筛查指标，即年龄和体重。

计算方法是：OSTA指数＝［体重（kg）−年龄（岁）］×0.2，结果评定见表17-2-2，也可以通过简图（图17-2-1）根据年龄和体重进行快速查对评估。OSTA主要是根据年龄和体重筛查骨质疏松症的风险，但需要指出，OSTA所选用的指标过少，其特异度不高，须结合其他危险因素进行判断，且仅适用于绝经后妇女。

表17-2-2 OSTA指数评价骨质疏松风险级别

风险级别	OSTA指数
低	＞−1
中	−1～−4
高	＜−4

OSTA.亚洲人骨质疏松自我筛查工具。

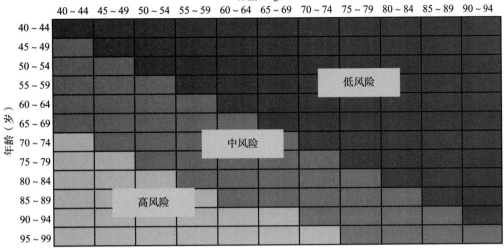

图17-2-1 年龄、体重与骨质疏松风险级别的关系（OSTA）

（2）骨质疏松性骨折的风险预测：具有一个或多个骨质疏松性骨折临床危险因素，未发生骨折且骨量减少者需要FRAX评估风险，可通过FRAX（表17-2-3）计算患者未来10年发生主要骨质疏松性骨折及髋部骨折的概率。对于FRAX评估阈值为骨折高风险者，建议进行骨密度测量并考虑给予治疗。FRAX工具不适用于已接受有效抗骨质疏松药物治疗的人群。

表17-2-3 FRAX 计算依据的主要临床危险因素、骨密度值及结果判断

危险因素	解释
年龄	模型计算的年龄是40～90岁，低于或超过此年龄段，按照40或90岁计算
性别	选择男性或女性
体重	填写单位是"kg"
身高	填写单位是"cm"
既往骨折史	指成年期自然发生或轻微外力下发生的骨折，选择"是"与"否"
父母髋部骨折史	选择"是"与"否"
吸烟	根据患者现在是否吸烟，选择是与否
糖皮质激素	如果患者正在接受糖皮质激素治疗或接受过相当于泼尼松＞5 mg /d治疗超过3个月，选择"是"
类风湿关节炎	选择"是"与"否"
继发性骨质疏松	如果患者具有与骨质疏松症密切关联的疾病，选择"是"。这些疾病包括1 型糖尿病、成骨不全症的成人患者、长期未治疗的甲状腺功能亢进症、性腺功能减退症或女性早绝经（＜45岁）、慢性营养不良或吸收不良、慢性肝病
过量饮酒	乙醇摄入量≥3U/d为过量饮酒。1U相当于8 ～ 10g乙醇，相当于285ml啤酒、120ml葡萄酒、30ml烈性酒
骨密度	先选择测量骨密度的仪器，然后填写股骨颈骨密度的实际测量值（g /cm²），如果患者没有测量骨密度，可以不填此项，系统将根据临床危险因素进行计算
结果判断	FRAX预测的髋部骨折概率≥3%或任何主要骨质疏松性骨折概率≥20%提示为骨质疏松性骨折高危患者，建议给予治疗；FRAX预测的任何主要骨质疏松性骨折概率为10%～ 20%时，为骨质疏松性骨折中风险；FRAX预测的任何主要骨质疏松性骨折概率＜10%，为骨质疏松性骨折低风险

（3）骨密度（BMD）测量：是临床上诊断骨质疏松、预测骨质疏松骨折风险、监测自然进程和评价药物干预疗效的最佳定量指标。双能X线吸收法（DXA）是目前国际学术界公认的诊断骨质疏松症的金标准。骨质疏松诊断标准见表17-2-4。

表17-2-4　骨质疏松诊断标准

诊断	T值
正常	T值≥-1.0
骨量低下	-2.5＜T值＜-1.0
骨质疏松	T值≤-2.5

四、骨质疏松症的风险评估流程

骨质疏松症的风险评估流程如下（图17-2-2）。

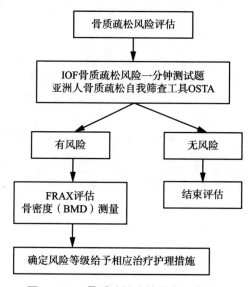

图17-2-2　骨质疏松症的风险评估流程

五、骨质疏松症的风险评估实施要求

1.评估人员要求　可由老年人自评或由医护人员评估。

2.评估场所要求　可在老年人家中、社区卫生机构或医院进行。

3.评估时机要求　所有患者在入院时或居家均可使用IOF骨质疏松风险一分钟测试题和亚洲人骨质疏松自我筛查工具OSTA进行初筛，初筛出有风险者可使用骨质疏松性骨折的风险预测工具（FRAX）预测骨折发生的风险。当IOF骨质疏松风险一分钟测试题结果为阳性或亚洲人骨质疏松自我筛查工具OSTA结果≤-1时建议行骨密度测定。

第三节　骨质疏松症的预防

老年人骨质疏松是受多因素综合影响的结果，发展隐匿，因此要重视早期预防、防治结合的全程管理，实行分层分级管理模式。

一、骨质疏松症的预防目标

（1）老年人和（或）照护者清楚骨质疏松的危险因素，能够积极主动地进行自我预防，降低罹患骨质疏松症的风险，减少或延缓老年人群随增龄出现的骨量丢失进程。

（2）护理人员提供全面的护理安全宣教。

（3）医院和社区管理者加强完备的安全管理。

（4）医院和家庭能够创造安全的适老环境。

二、骨质疏松症的干预措施

1.个人预防干预

（1）加强营养，均衡膳食：建议摄入富含钙，低盐，适量蛋白质、维生素、矿物质的均衡膳食，推荐每日蛋白质摄入量为0.8～1.2g/kg，每日摄入牛奶300ml或相当量的奶制品。

（2）充足日照：建议上午11：00至下午3：00间，尽可能多地暴露皮肤于阳光下晒30分钟以上（取决于日照时间、纬度、季节等因素），以促进体内维生素D的合成，尽量不涂抹防晒霜，以免影响日照效果。但须注意避免强烈阳光照射，以防灼伤皮肤，白内障患者可佩戴墨镜保护眼睛。

（3）规律运动：建议进行有助于骨健康的体育锻炼和康复治疗。运动可改善机体敏捷性、力量、姿势及平衡等，平衡性和协调力的提高能减少跌倒和骨折风险。运动应在综合评估的基础上以安全为前提，符合个体化选择，循序渐进、持之以恒，运动前热身，运动后放松。常见的运动包括有氧运动、负重运动及抗阻运动等。肌肉力量练习包括重量训练，其他抗阻运动，以及行走、慢跑、太极拳、瑜伽、舞蹈和乒乓球等。

（4）控制风险因素：包括戒烟、限酒、避免过量饮用咖啡、浓茶、碳酸饮料等，尽量避免或少用影响骨代谢的药物。老年人穿舒适的平跟防滑鞋，避免裤腿较长；及时应用预防跌倒的辅助用品，如拐杖、移动扶椅等助行器；严禁走路时看手机；去不熟悉的环境找人陪同、减慢行动速度等。

2.家庭预防干预

（1）生活方式干预：针对可能与骨质疏松有关的生活方式因素进行改变，包括饮食、运动、日照时长和其他风险因素等。

（2）帮助老年人进行风险筛查：通过国际骨质疏松基金会（IOF）骨质疏松风险1分钟测试题、亚洲人骨质疏松自我筛查工具OSTA等简单易行的测试，提高老年人对骨质疏松的防范意识，早期发现风险人群。

（3）营造良好环境，预防跌倒：尽量去除与跌倒相关的风险因素，注意家中物品摆放及路障清除。强化安全措施，在卫生间和厨房装感应灯，浴室和卫生间使用防滑砖、安装扶手，保持活动通道通畅，避免地毯和堆放杂物等是避免老年人发生跌倒的有效方法。

（4）家庭成员相关知识学习和培训：家庭及陪护成员参加个人自测评估、日常管理和相关知识及技能的培训和学习。

3.社区预防干预

（1）跌倒风险筛查：社区65岁及以上居民跌倒风险评估流程（图17-3-1）。

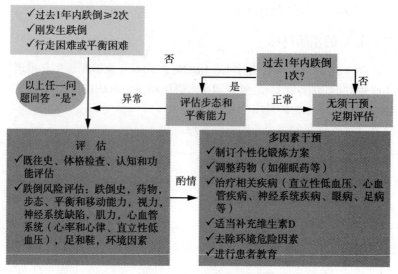

图 17-3-1　社区 65 岁及以上居民跌倒风险评估流程

（2）定期在社区组织健康宣教

1）宣教内容主要包括骨质疏松的定义、危害、危险因素及预防方法。

2）加强培训，给予老年人专业的日常生活习惯指导，对家庭及陪护成员进行骨质疏松症的个人自测评估及相关日常管理的培训。

4.医院预防干预

（1）临床评估：入院患者进行入院评估、院中动态评估和出院评估；入院后 24 小时完成跌倒风险评估，随后根据评估风险级别按时进行评估。跌倒风险筛查可进行"起立-行走"计时测试（表 17-3-1）。

表 17-3-1　计时起立行走测试

测试内容	记录时间	观察步态
（1）受试者穿着常规的鞋子（如果需要可以使用助行器）	□1__秒	观察并记录受试者的姿势稳定
（2）测试开始前，让受试者坐在标准扶手椅上（座高约	□2__秒	性、步态、步幅和摆动情况：
46cm，扶手距座椅面高约 21cm），身体靠在椅背上并在地	□3__秒	□缓慢而踌躇的步伐
板上确定好一条 3m 长的路线。每次测试，受试者双足均	最短用时：__秒	□失去平衡
须过 3m 线		□短步幅
（3）计时开始后，受试者须以最快的速度走到 3m 线处，双		□很少或没有手臂摆动
足均过 3m 线后转身，再以最快的速度回到座椅处，坐下，		□靠墙来稳定自己
身体靠到椅背上，停止计时		□拖着足走
（4）可重复 2～3 次，每次之间可休息 1 分钟，取最好成绩。		□整体转身
时间精确到毫秒		□错误使用辅助设备

注：完成测试的时间超过 10～12 秒，则提示活动能力显著下降。

（2）预防跌倒：跌倒是大多骨折的诱发因素，跌倒并不是偶然事件，须尽量去除与跌倒相关的风险因素；易发生跌倒的人群：高龄、有跌倒史、恐惧跌倒、衰弱、肌少症、平衡力差；有易引发跌倒的疾病史和用药史等。易发生跌倒的时间：夜间如厕，清晨起床，久坐或久蹲后站立过快，接电话，上下车，进餐前后，服用助眠药、降压药和降糖药后等。易发生跌倒的地点：卫生间、浴室、门槛、台阶、不熟悉的环境、滚动电梯等。预防跌倒应保持健康的生活方式，进行负重、平衡和抗阻训练；医务人员应为老年人提供减少跌倒风险的指导，尤其是高龄患者；物理治疗可减少不适，防止跌倒，改善老年人生活质量。

（3）有效开展健康教育：对患者、陪护人员及社区和机构进行健康教育，包括跌倒预防、救治及照护相关内容。保证骨骼健康的原料充足，如足够的维生素D。建议老年人每日钙元素的摄入量为1000～1200mg。

（4）多学科团队整合干预措施：根据评估的风险因素，启动多学科团队管理模式，包括骨科、风湿科、内分泌科、老年科、神经科等；同时制订贯穿住院和出院后，全面、个体化的管理方案并落实。老年骨质疏松症患者经常合并的老年综合征有衰弱、肌肉衰减、认知障碍等。重点关注肌少症的评估和防治。对于骨质疏松性骨折中风险人群可酌情选择一些作用相对温和的干预方式，如摄入活性维生素D、维生素K，中医中药治疗及物理治疗等。

（5）提供全面完善的支持系统：建立医院-社区-家庭老年人跌倒防控三级联动模式，在成立多学科团队的基础上，各部门充分发挥各自优势，实现医院指导、社区延续、家庭落实的患者管理模式，为不同病程的患者提供环环相扣、紧密衔接的全程服务，从而有效改善患者症状，提高生活质量。

第四节　骨质疏松症的照护

一、低骨量的照护

1.定义　低骨量指骨密度减低，是介于正常骨和骨质疏松之间的状态，如果不加以控制，任其发展，有可能会进展为骨质疏松，甚至发生骨折。

2.照护目标

（1）老年人对骨质疏松的恐惧感减弱或消除。

（2）老年人和（或）照护者掌握骨质疏松的干预方式。

3.照护措施及照护技能

（1）日常监测：采取预防性治疗的措施，多晒太阳，促进钙的吸收，以及多食用含钙食物。检测钙和维生素D的摄入是否充足。在药物首次治疗或改变治疗方案后每年、效果稳定后每1～2年重复骨密度测量，以检测疗效。药物治疗会有相应的不良反应，应学会监测不良反应症状，掌握基本应对常识。通过量表进行自我筛查和检测，但量表筛查和检测结果不作为诊断用。

（2）饮食管理：饮食均衡，合理膳食，摄入含钙、铁和维生素D丰富的食物；减少盐的摄入量；适当控制含磷高的食物；增加乳制品和豆制品的摄入。改变不良的生活习惯，如饮酒、喝浓茶及碳酸饮料等。

（3）运动管理：运动原则包括个体原则、评定原则和产生骨效应原则。运动方式以负重运动、抗阻力运动为宜，如快步走、哑铃操、划船、蹬踏运动等。运动频率与强度：建议做负重运动每周4～5次，抗阻力运动每周2～3次。强度以每次运动后肌肉有酸胀感，休息后次日此感觉消失为宜。

（4）健康指导：加强预防跌倒的宣传教育和保护措施。指导患者维持良好姿势，改变体位时动作应缓慢。必要时可指导老年人使用手杖和助步器以增加其活动的稳定性。穿着要合适，大小适中。

（5）心理疏导：建立良好的护患关系，减轻或消除患者不良情绪，积极配合治疗；加强对老年人的宣教，引导患者做好长期治疗的心理准备；介绍疾病康复病例，增强患者治疗信心；协助患者及家属适应其角色与责任，减少不利因素。

二、骨质疏松的照护

1.定义 骨质疏松以骨量减少、骨组织微细结构破坏为主，以骨脆性增加，容易发生骨折为特点，属于全身性代谢性骨骼疾病。

2.照护目标 相关人员提供有效治疗，延缓老年人骨质疏松症的进程，预防骨折。

3.照护措施及照护技能

（1）用药管理：进行规范的抗骨质疏松治疗。应用抗骨质疏松药物和补钙药物治疗。遵医嘱及时正确服药，慎用激素类药物，注意观察药物的疗效及不良反应。钙剂和维生素D是基础用药：老年人应尽可能地通过饮食补钙，空腹服用效果最好，不可与绿叶蔬菜一起服用，鼓励多饮水以减少泌尿系统结石的发生。绝经激素治疗包括雌激素补充疗法和雌、孕激素补充疗法，这是防治绝经后骨质疏松症的有效措施。性激素必须遵医嘱执行，定期检查，定期监测肝功能。服用降钙素应注意观察不良反应，如食欲缺乏、恶心、面色潮红等。服用阿仑膦酸钠应晨起空腹服药，200～300ml温开水送服，服药后30分钟不能平卧，应站立或坐立，以减少药物对消化道的刺激，其间不能进食牛奶、果汁等饮料。首次口服或静脉注射含氮双膦酸盐可出现一过性发热、骨痛和肌痛等类流感样不良反应。

（2）康复治疗：抗骨质疏松药物和康复治疗可以增加骨密度，改善骨质量，降低骨折的发生风险。

1）运动疗法：应坚持个体化、循序渐进、持之以恒的原则；骨折早期在保证骨折断端稳定性的前提下，以被动运动为主，后期以主动运动等为主。

2）物理因子治疗：联合治疗方式与治疗剂量须依据患者病情与自身耐受程度选择。

3）作业疗法：以针对骨质疏松症患者的康复宣教为主，分散患者注意力，减少其对疼痛的关注，缓解由骨质疏松症引起的焦虑、抑郁等不良情绪。

4）康复工程：行动不便者选用拐杖、助行架等辅助器具，居家环境改造，佩戴矫形器。

三、重度骨质疏松症的照护

1.定义 基于双能X线吸收检测法（DXA）测量的骨密度是目前通用的骨质疏松症诊断指标（表17-4-1）。

表17-4-1 基于DXA测定骨密度分类标准

分类	T值
正常	T值≥-1.0
低骨量	-2.5＜T值＜-1.0
骨质疏松	T值≤-2.5
严重骨质疏松	T值≤-2.5＋脆性骨折

注：T值＝（实测值-同种族同性别正常青年人峰值骨密度）/同种族同性别正常青年人峰值骨密度的标准差。

2.照护目标 相关人员做好老年人发生骨质疏松后跌倒或骨折的安全管理。降低骨折及再次骨折的发生率，降低骨折导致的致残率和死亡率。

3.照护措施及照护技能　除了进行规范的抗骨质疏松治疗外，还应该加强护理，避免跌倒，对于骨折进行手术治疗。对于新发脆性骨折患者，由多学科联合共管、综合评估，手术或非手术治疗，有手术指征的尽早开展手术。非手术治疗可采用强效抗骨质疏松药物、康复和心理治疗等多项措施。对于未发生骨折或既往有脆性骨折史者使用防跌倒、强效抗骨质疏松药物。针对骨质疏松性骨折临床危险因素进行仔细梳理和分析，尽可能去除或减少对骨骼代谢不利的因素；严格落实以上预防的各项措施；制订有效的防跌倒预案；规律使用强效抗骨质疏松药物，如地舒单抗、唑来膦酸、特立帕肽；制订严密的随访计划，监测治疗的有效性和安全性；做好康复和心理护理，提高患者生活质量，降低致残率和病死率。

参 考 文 献

"建立中国老年骨质疏松症三级防控体系专家共识"编写组，中国老年保健医学研究会老年骨质疏松分会，中国老年保健医学研究会老年内分泌代谢分会，等，2022. 建立中国老年骨质疏松症三级防控体系专家共识 [J]. 中华内科杂志，61（6）：617-630.

郭立新、李春霖，2021. 老年内分泌代谢病学 [M]. 北京：人民卫生出版社.

马远征，王以朋，刘强，等，2019. 中国老年骨质疏松诊疗指南（2018）[J]. 中国老年学杂志，39（11）：2557-2575.

夏维波，章振林，林华，等，2019. 原发性骨质疏松症诊疗指南（2017）[J]. 中国骨质疏松杂志，25（3）：281-309.

Camacho PM，Petak SM，Binkley N，et al，2020. American association of clinical endocrinologists/American college of endocrinology clinical practice guidelines for the diagnosis and treatment of post-menopausal osteoporosis-2020 update [J]. Endocr Pract，26（Suppl 1）：1-46.

Nayak S，Edwards DL，Saleh AA，et al，2015. Systematic review and meta-analysis of the performance of clinical risk assessment instruments for screening for osteoporosis or low bone density [J]. Osteoporos Int，26（5）：1543-1554.

第十八章

帕金森病

第一节 概 述

　　帕金森病又称震颤麻痹，是一种常见的运动障碍、神经系统变性疾病，也是第二大神经退行性疾病，发病率仅次于阿尔茨海默病。帕金森病最主要的病理改变是中脑黑质多巴胺能神经元的变性死亡，从而引起纹状体多巴胺含量显著减少而致病。震颤、肌强直及运动减少是本病的主要临床特征。以老年人多见，发病年龄为60岁左右，40岁以下起病的青年帕金森病较为少见。导致这一病理改变的确切病因仍不清楚，大部分帕金森病患者为散发病例，仅有不到10%的患者有家族史。环境因素、年龄老化、氧化应激等均可能参与帕金森病多巴胺能神经元的变性死亡过程。

一、流行状况

　　近年在北京、西安、上海、河南、新疆和台湾等地区进行的调查结果提示，我国的实际帕金森病患病率与欧美等发达国家与地区并无明显差异。在目前和今后一段时间内，中国帕金森病患者数将占全球50%左右，2005年中国帕金森病病例数约为1.99×10^6例，全球约4.10×10^6例；2030年预计中国帕金森病病例数约4.94×10^6例，全球约8.67×10^6例。我国正处于帕金森病患者数急剧上升阶段，排除帕金森病患病率的变化，人口老龄化是最重要的原因。1982～2004年的22年间，我国老年人口平均每年增加约3.02×10^6人，年平均增长速度为2.85%，至2010年我国老年人口已突破0.2×10^9大关，达到0.202×10^9人，老龄化水平达到14.8%。据预测，整个21世纪上半叶，我国将一直是世界上老年人口最多的国家。因此，帕金森病作为典型老年性疾病，其患者数在可预见的未来将保持增长并长期维持在高水平状态。

二、帕金森病的危害

　　1.远离社会、造成抑郁　部分患帕金森病老年人因为肢体震颤、行动受限，不愿与外界接触，逐渐封闭自己，远离原来的生活。在病情发展的过程中，老年人心情会变差，进而出现各种不良情绪，如抑郁、焦虑。

　　2.身体功能逐渐丧失　大部分患帕金森病老年人在发病初期都表现为单侧发病，在病情发展的过程中开始向对侧肢体扩散。药物治疗取得的疗效越来越差，但是药物副作用却在加重。疾病发展到中后期会对老年人的睡眠造成严重影响，如无力吞咽、无力翻身。疾病发展到晚期时，老年人可能出现肌肉挛缩、关节强直。

　　3.家庭负担逐渐加重　帕金森病会给家庭带来严重的经济负担。老年人需要有人在身边细心照顾，到后期可能需要两个专门的人来照顾其基本生活。

4.心理障碍　帕金森病的临床表现为肢体震颤、动作笨拙、僵直，面部因缺乏表情而呈面具脸，说话语调单一、含糊不清，流口水，音量降低等。老年人在心理上难免会有自卑感而不喜欢去公共场所，不愿与人交往。在治疗过程中，还可能伴随抑郁、焦虑、痴呆及失眠等。

5.感染　发热、呼吸道感染会加重帕金森病患者的临床症状。帕金森病患者免疫力较差，常发生感冒、支气管炎、胃肠炎、肺炎等；疾病晚期卧床的老年人生活自理能力丧失，不能独立起坐、翻身，同时存在营养不良，常会出现皮肤受压、压疮、吸入性肺炎、心力衰竭。坠积性肺炎是发生率较高的并发症，会对老年人生命安全造成严重威胁。尿频也是帕金森病患者求医的常见原因，尤其是夜间尿频会给老年人带来很多麻烦。败血症、感染是导致晚期帕金森病患者死亡的重要原因。

三、帕金森病的危险因素

帕金森病的危险因素见表18-1-1。

表18-1-1　帕金森病的危险因素

分类	因素
个体因素	基因因素：PD以散发性为主，家族性PD占10%～15%，但基因携带者并不一定会发病，只是发病的风险高于正常人
	人口学因素：年龄也是PD最重要的危险因素。男性患病率要高于女性；白种人发病率最高
	行为及生活方式：饮酒、乳制品摄入过多、吸毒
药物因素	有相当多的药物可能导致帕金森病的症状。其中高风险的药物包括抗精神病药，如氟哌啶醇、利培酮、奥氮平等；降压药，如利血平；非二氢吡啶类钙通道拮抗剂，如氟桂利嗪/桂利嗪
环境因素	职业暴露：大量的研究证据显示，除草剂、百草枯、杀虫剂等农药暴露可显著增加PD的患病风险，MPTP也是除草剂的主要成分之一。工业职业暴露主要集中在重金属上，多数研究认为金属铁会增加PD风险，而金属锰、铜和锌与PD的相关性较小
	共病：感染，创伤性脑外伤，肿瘤，代谢性疾病，其他疾病如麻疹、中枢神经系统感染、幽门螺杆菌感染等可能增加PD的风险；也有报道，自身免疫性疾病会增加PD风险

PD.帕金森病；MPTP.大剂量甲基强的松龙冲击疗法。

第二节　帕金森病风险评估

一、帕金森病风险评估的目的

（1）评估老年人发生帕金森病的风险级别，筛查帕金森病高危者。

（2）根据评估结果为老年人制订干预计划，使老年人的病情得到控制。

（3）进行康复治疗提高帕金森病患者的生活质量。

二、帕金森病风险评估的内容

（一）一般医学评估内容

1.年龄　是帕金森病最重要的危险因素，在65岁以上人群中，帕金森病的患病率为1%～2%，在85岁以上的人群中，患病率可高达4%～5%。帕金森病患者还存在明确的性别差异和种族差异。

2.行为和生活方式　多数研究认为，饮用高剂量的烈性酒会使帕金森病的风险升高，另外，摄入大量牛奶和乳制品，也会增加帕金森病的发病风险，吸毒也能增加帕金森病的发病风险。

3.职业暴露　农药暴露会显著增加帕金森病的患病风险，还有一些药物，如降压药利血平，抗精神病药氟哌啶醇、奥氮平，以及氟桂利嗪，都可以导致帕金森病的症状。

（二）量表评估

患者临床表现主要为肌强直、运动迟缓、静止性震颤、姿势与步态障碍等，须针对帕金森病的症状进行详细量表评估，如帕金森病评分量表，主要目的为排除其他疾病与类似疾病，如帕金森综合征与帕金森叠加综合征。

（三）头部影像学检查

可通过头部CT与MRI排除出血、钙化、肿瘤等病变。除此之外，帕金森病老年人通常还可进行PET/CT检查，多巴胺受体与多巴胺转运体功能改变，与血管相关帕金森综合征、良性原发性震颤进行鉴别。经颅超声显像可探测黑质回声，鉴别继发于其他原因帕金森综合征与非典型帕金森叠加综合征。对于部分存在家族史或者发病年龄较小的帕金森患者，如发病年龄＜50岁，考虑可能存在基因突变，此时建议抽血进行基因检测，明确帕金森病致病基因。

三、帕金森病的风险评估工具及标准

对帕金森病症状轻重程度的常用分级评定量表主要有下面两种。

1.Webster症状的评分标准（表18-2-1）　改良Webster对帕金森病病情的评分法如下：共十大症状，每一症状分为4级，即正常（0分）、轻度不正常（1分）、中度不正常（2分）和重度不正常（3分）。最后把十大症状的分数相加，得分10分以下者为轻症患者，10～20分者属中等程度患者，21～30分则属重症患者。

表18-2-1　Webster症状的评分标准

身体姿态	反应或程度	分值
双手动作减少（包括书写）	无影响	0
	通过观察患者使用工具，扣纽扣，或写字，发现旋前旋后动作稍减慢	1
	一侧或两侧旋前～旋后速率中等减慢，上述手的功能有中等障碍，书写时有明显障碍，及有"写字过小症"	2
	旋前～旋后速率严重变慢，不能书写或扣纽扣，使用工具极度困难	3
强直	无异常发现	0
	颈和肩发现有强直，手臂有轻度静止强直，但活动现象存在	1
	颈和肩中等强直，有明显的静止性强直，但在用药后可逆转	2
	颈、肩严重强直，强直现象不能被药物逆转	3

续表

身体姿态	反应或程度	分值
姿势	正常	0
	开始有僵直姿势，头有轻度俯屈	1
	头有轻度俯屈，站立时有臂肘关节屈曲，但手的部位仍处于腰以下	2
	头有严重俯屈，站立时有臂肘关节屈曲明显，膝关节也亦屈曲，致手已处于腰以上位置，指间关节伸直	3
行走时上肢摆动	行走时两手摆动良好	0
	手臂摆动幅度有肯定的减少	1
	一手臂没有摆动	2
	两手臂没有摆动	3
步态	跨步距离正常，可自然转身	0
	跨步距离轻度缩短（≤45cm），走路时一足拖地，转身缓慢	1
	跨步距离中度缩短（≤30cm），走路时两足底明显拖地	2
	步伐极小（≤7～8cm），拖曳步态，用足趾起步，转身极慢	3
震颤	无震颤	0
	静止或行走时在肢体或头部有轻度震颤	1
	手、头或其他肢体有较严重但不持续的震颤	2
	严重且持续的震颤，无法写字及吃吃饭	3
面容	正常	0
	口闭合，开始出现焦虑或抑郁面容	1
	表情呆板，口唇有时分开，流涎、焦虑或抑郁面容明显	2
	明显假面具面容，平时口张大，有严重流涎	3
坐、起立运动	正常	0
	坐、起立运动能单独完成，但比正常人差，或用一手支撑才能完成	1
	坐、起立运动需用两手支撑才能完成	2
	坐、起立运动需用两手支撑下也不能完成，或仅能勉强完成	3
言语	清晰、易懂	0
	讲话时出现声音降低，走音，无共鸣，但能听懂	1
	讲话音量明显降低，高低音不分，音节不变，有构音障碍，口吃，较难被理解	2
	讲话音量极低，不能被理解。无法交流	3
自我照顾	无障碍	0
	能自我照料及独立生活，各种活动速度减慢，但尚能胜任工作	1
	活动明显减慢，有些动作需要帮忙，如床上翻身、起坐等	2
	不能照料自己，生活不能自理	3

2.帕金森病统一评分量表（unified Parkinson's disease rating scale，UPDRS）（表18-2-2）是目前国际上普遍采用的量表，总共列出6个分量表。第一分量表用于判断帕金森病患者的精神活动、行为和情感障碍程度，第二分量表用于判断帕金森病患者的日常生活能力，第三分量表用于判断帕金森病患者的运动功能，第四分量表用于判断帕金森病患者治疗一周内出现的治疗并发症，第五分量表用于判断帕金森病患者病程中疾病发展程度，第六分量表用于判断帕金森病患者活动程度最佳状态（"开"时期）和活动功能最差状态（"关"时间）在

程度上的差别。通过这些量表的评判，仔细分析后可对帕金森病患者的运动、日常生活能力、疾病发展程度、治疗后的状态、治疗的副作用和并发症等方面做出十分客观的评判。

表18-2-2 帕金森病统一评分量表

（1）和（2）项目每一项目计分值用0、1、2、3、4五个等级。分值越高，帕金森病症状越重。

（1）精神、行为和情绪

精神/情绪	行为	分值
智力损害	无影响	0
	轻度智力损害，持续遗忘，能部分回忆过去的事件，但无其他困难	1
	中等记忆损害，有定向障碍，解决复杂问题有中等程度的困难，在家中生活功能有轻度但肯定的损害，偶尔需要提示	2
	严重记忆损害伴时间及（经常有）地点定向障碍，解决问题有严重困难	3
	严重记忆损害，仅保留人物定向，不能做出判断或解决问题，生活更多需要他人帮助，根本不能一人独处	4
思维障碍（由于痴呆或药物中毒）	无	0
	有生动的梦境	1
	"良性"幻觉，但仍有自知力	2
	偶有或常有的幻觉或妄想，无自知力，可能影响日常生活	3
	持续的幻觉、妄想或明显的精神病，不能自我照顾	4
抑郁	无	0
	悲观或内疚时间比正常多，但持续时间不能超过数日或数周	1
	持续抑郁（1周或更长）	2
	持续抑郁伴自主神经症状（失眠、食欲缺乏、体重下降、兴趣减低）	3
	持续抑郁伴自主神经症状和有自杀念头或意向	4
主动性	无	0
	缺乏自信，比较被动	1
	对选择性（非常规）活动无兴趣或动力	2
	对每天的（常规）活动无兴趣或动力	3
	退缩，完全无主动性	4

（2）日常生活活动

动作	活动	分值
言语	正常	0
	轻度受影响，仍能听懂	1
	中度受影响，有时重复后才听懂	2
	严重受影响，经常重复后才听懂	3
	经常听不懂	4
唾液分泌	正常	0
	口腔内唾液分泌略有增多，可有夜间流涎	1
	中等程度的唾液分泌过多，可能有轻微流涎	2
	明显唾液增多伴流涎	3
	明显流涎，需持续用纸巾或手帕擦拭	4

续表

动作	活动	分值
吞咽	正常	0
	极少呛咳	1
	有时呛咳	2
	需要进软食	3
	需留置胃管或胃造瘘喂食	4
书写和笔迹	正常	0
	轻度缓慢或字体变小	1
	中度缓慢或字体变小，所有字体均清楚	2
	严重影响，部分字迹不清楚	3
	大多数字迹不清楚	4
刀切食物和使用 餐具	正常	0
	稍慢和笨拙，但不需要帮助	1
	慢和笨拙，但能切大多数食物，需要某种程度的帮助	2
	需他人切食物，但还能自己缓慢进食	3
	需要喂食	4
穿衣	正常	0
	略慢，不需要帮助	1
	偶尔需要帮助扣纽扣及将手臂伸进衣袖里	2
	需要相当多的帮助，但还能独立做某些事情	3
	完全需要帮助	4
个人卫生	正常	0
	稍慢，但不需要帮助	1
	淋浴或盆浴需要人帮助，或做个人卫生很慢	2
	洗面、刷牙、梳头及洗澡均需帮助	3
	留置导尿或其他机械帮助	4
翻身和整理床单	正常	0
	稍慢且笨拙，但不需要帮助	1
	能独立翻身或整理床单，但很困难	2
	能开始翻身或整理床单，但不能独自完成	3
	完全需要帮助	4
跌跤（与冻结 "freeing" 无 关者）	无	0
	偶有	1
	有时有，少于每天1次	2
	每天平均1次	3
	多于每天1次	4
行走中冻结	无	0
	少见，可有起、动困难	1
	有时有冻结	2
	经常有，偶有因冻结跌倒	3
	经常因冻结跌倒	4

动作	活动	分值
行走	正常	0
	轻度困难，上臂不摆动或有拖步倾向	1
	中度困难，但稍需或不需要帮助	2
	严重行走困难，需要帮助	3
	有帮助也不能行走	4
震颤	无	0
	轻度，不常有	1
	中度，令患者烦恼	2
	严重，许多活动受影响	3
	更严重，多数活动受影响	4
与帕金森综合征有关的感觉诉述	无	0
	偶尔有麻木、针刺感或轻微疼痛	1
	经常有麻木、针刺感或轻微疼痛，并不难受	2
	经常有疼痛感	3
	极度疼痛感	4

（3）运动检查

下列项目中，每一项目的计分值用 0、0.5、1.0、1.5、2.0、2.5、3.0、3.5、4.0；5 个等级的 4 个等级中有 0.5 的高低之差。得分越高，PD 症状越重。

运动	程度	分值
言语（表达）	正常	0
	轻度表达、措辞困难和（或）语音降低	1
	单音调、含糊但可听懂，中度受损	2
	明显损害，难以听懂	3
	无法听懂	4
面部表情	正常	0
	略呆板，可能是正常的"面部表情"	1
	轻度，但肯定是面部表情呆板	2
	中度，表情呆板，有时双唇张开	3
	面具脸，几乎没有任何表情，双唇张开1/4（0.6cm）或更多	4
静止性震颤（面部、嘴唇、下颌、右上肢、左上肢、右下肢及左下肢分别评定）	无	0
	轻度，不常有	1
	小幅度而持续或中等幅度间断存在	2
	中幅度，多数时间存在	3
	大幅度，多数时间存在	4
手部动作性或姿势性震颤	无	0
	轻度，动作时出现	1
	中等幅度，动作时出现	2
	中等幅度，持物或动作时出现	3
	大幅度，影响进食	4

续表

运动	程度	分值
强直（患者取坐位，放松，以大关节的被动活动来判断，可以忽略"齿轮样感觉"；颈、右上肢、左上肢、右下肢及左下肢分别评定）	无	0
	轻度，或仅在镜像运动及加强试验时可查出	1
	轻到中度	2
	明显，但活动范围不受限	3
	严重，活动范围受限	4
手指拍打试验（拇指示指尽可能大幅度、快速地做连续对掌动作；右手、左手分别评定）	正常（≥15次/5秒）	0
	速度轻度减慢和（或）幅度变小（11～14次/5秒）	1
	中等障碍，有肯定的早期疲劳现象，运动中可有轻尔的停顿（7～10次/5秒）	2
	严重障碍，动作起始困难或运动中有停顿（3~6次/5秒）	3
	几乎不能执行动作（0~2次/5秒）	4
手运动（尽可能大幅度地做快速连续的伸指握拳动作，两手分别做，分别评定）	正常	0
	轻度减慢或幅度变小	1
	中度障碍，肯定有早期疲劳现象，运动中偶有停顿	2
	严重障碍，动作起始时经常犹豫或运动中有停顿	3
	几乎不能执行动作	4
轮替运动（两手垂直或水平作最大幅度的旋前和旋后动作，双手同时做，分别评定）	正常	0
	轻度减慢或幅度变小	1
	中度障碍，肯定有早期疲乏现象，运动中偶有停顿	2
	严重障碍，动作起始时经常犹豫或运动中有停顿	3
	几乎不能执行动作	4
腿部灵活性（连续快速地足后跟踏地，腿完全抬高，幅度约为7.5cm，分别评定）	正常	0
	轻度减慢或幅度减少	1
	中度障碍，肯定有早期疲劳现象，运动中偶有停顿	2
	严重障碍，动作起始时经常犹豫或运动中有停顿	3
	几乎不能执行动作	4
起立（患者双手交叉抱胸从直背木或金属椅子站起）	正常	0
	缓慢，或可能需要试1次	1
	需支撑扶手站起	2
	向后倒的倾向，必须试几次才能站起，但需他人帮助	3
	没有帮助不能站起	4
姿势	正常直立	0
	不很直，轻度前倾，可能是正常老年人的姿势	1
	中度前倾，肯定是不正常，可能有轻度的向一侧倾斜	2
	严重前倾伴脊柱后突，可能有中度的向一侧倾向	3
	显著屈曲，姿势极度异常	4
步态	正常	0
	行走缓慢，可有小步曳行，但无慌张步态或前冲步态	1
	行走困难，但不需要帮助，可有某种程度的慌张步态、小步或前冲	2
	严重异常步态，行走需帮助	3
	即使给予帮助也不能行走	4

续表

运动		程度	分值
姿势的稳定性（突然向后拉双肩时所引起姿势反应，患者应睁眼直立，双足略分开并做好准备）	正常		0
	后倾，无须帮助可自行恢复		1
	无姿势反应，如果不扶可能跌倒		2
	非常不稳，有自发的失去平衡现象		3
	不借助外界帮助不能站立		4
躯体少动（梳头缓慢，手臂摆动减少，幅度减少，整体活动减少）	正常		0
	略慢，似乎是故意的，在某些人可能是正常但幅度可能较少		1
	运动呈轻度缓慢和减少，肯定不正常，或幅度减少		2
	中度缓慢		3
	明显缓慢，运动缺乏或幅度减少		4

（4）治疗的并发症

并发症	症状	评估	分值
异动症	持续时间（异动症持续时间所占1天觉醒状态时间的比例～病史信息）	无	0
		1%～25%	1
		26%～50%	2
		51%～75%	3
		76%～100%	4
	致残（异动症所致残的程度—病史信息可经诊室检查修正）	无致残	0
		轻度致残	1
		中度致残	2
		严重致残	3
		完全致残	4
	痛性异动症所致疼痛的程度	无痛性异动症	0
		轻微	1
		中度	2
		严重	3
		极度	4
	清晨肌张力不全	无	0
		有临床波动	1
	"关"是否能根据服药时间预测	不能	0
		能	1
	"关"是否不能根据服药时间预测	不能	0
		能	1
	"关"是否会突然出现（如持续数秒钟）	不会	0
		会	1
	"关"平均所占每天觉醒状态时间的比例	无	0
		1%～25%	1
		26%～50%	2
		51%～75%	3
		76%～100%	4

续表

并发症	症状	评估	分值
其他并发症	患者有无食欲减退、恶心或呕吐	无	0
		有	1
	患者是否有症状性位置性障碍（记录患者的血压、脉搏和体重）	无	0
		有	1

（5）修订 Hoehn 和 Yahr 分期

0期	无症状
1期	单侧疾病
1.5期	单侧肢体＋躯干受累
2期	双侧疾病，无平衡障碍
2.5期	轻度双侧疾病，后拉试验可恢复
3期	轻-中度双侧疾病，某种姿势不稳，可独立生活
4期	严重致残，仍可独立行走或站立
5期	无外界帮助时只能坐轮椅或卧床

（6）Schwab 和 England 日常生活活动量表

100%	完全独立，能毫无困难、速度不慢地做各种家务，基本上是正常的，没有意识到有什么困难
90%	完全独立，能做各种家务，速度稍慢或感觉稍有困难及障碍，可能需要双倍时间，意识到有困难
80%	能独立完成大部分家务，但需要双倍时间，意识到有困难且速度缓慢
70%	不能完全独立，做某些家务较困难，需要3～4倍的时间，做家务须用1天的大部分时间
60%	某种程度依赖，能做大部分家务，但极为缓慢和费力，易出错误，某种家务不能做
50%	更多地依赖他人，50%需要帮助，更慢，做任何事情均感到困难
40%	极度依赖他人，在他人帮助下做各种家务，但很少独立完成
30%	费力，有时独立做一些家务或开始时独立做，需要更多的帮助
20%	不能独立做家务，均须略加帮助下完成某些日常事务，但也困难，严重者可致残
10%	完全依赖他人，不能自理，完全致残
0%	自主功能障碍，如吞咽困难、大小便失禁、卧床

四、帕金森病的风险评估流程

帕金森病临床诊断目前仍是基于帕金森病的运动症状特点，中华医学会神经病学分会帕金森病及运动障碍学组在英国UK脑库帕金森病临床诊断标准的基础上，结合了2015年MDS的诊断标准，对我国帕金森病诊断标准进行了更新，指南指出诊断帕金森病应首先存在帕金森综合征的表现，即必备运动迟缓和至少存在肌强直或静止性震颤两项中的一项，同时要具备至少两条支持标准，不存在排除标准及警示征象。临床可能的帕金森病也需要不存在排除标准，同时出现两条以下的警示征象须具备相应数目的支持标准，诊断流程见图18-2-1。

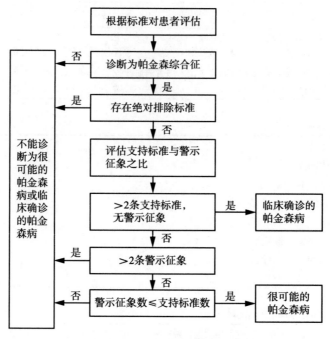

图18-2-1　帕金森病诊断流程

五、帕金森病的风险评估实施要求

1.评估人员要求　除一般性评估可由老年人自己或照护者协助完成外，躯体功能性测试和其他专业性评估需要由护理人员与康复师完成。专业测评人员须通过帕金森病评估相关培训并考核合格。

2.评估场所要求　一般性评估可在老年人家中、社区卫生机构或医院开展。

3.评估时机　当老年人出现动作变缓、迟钝，走路有拖步等情况须及时评估。

第三节　帕金森病的预防

一、帕金森病预防的目标

（1）医护人员做好帕金森病患者的安全管理。

（2）为患者提供全面的健康宣教。

（3）提高患者的生活质量，减轻患者的运动并发症。

二、帕金森病预防的干预措施

1.个人预防干预　首先要让老年人多参与体育锻炼，使其情绪得到放松。注意饮食，注意保健，注意预防和处理各种并发症。坚持服用药物并留意副作用。良好的生活条件对恢复锻炼很有好处。大小便须保持畅通。

（1）保持心情舒畅：气氛应宁静祥和，尽情地感受温馨的气氛，让患者的情绪变得轻松愉快。让患者尽可能多地投入到自己的工作中，与有帕金森病史者沟通，互相帮助、学习、激励、积累经验、探讨问题，还可以参加有意义的团体（如聚会或者课堂）来共同学习帕金森病。

（2）注意饮食和营养：保持身体健康，及时治疗并发症。帕金森病是一种以消化功能障碍为主的常见病症，伴随着肠胃蠕动乏力、痉挛、便秘等症状。有些老年人会有各种类型的痴呆、食欲缺乏等表现，需要对老年人进行合理的饮食管理。糖类可以增加左旋多巴的活力，蛋白可以显著地促进左旋多巴的吸收。饮食应以植物油为主，而非动物脂肪。多食用海鲜，能有效地提高人体内的高品质蛋白及不饱和脂肪酸，有助于预防动脉硬化；多吃新鲜蔬菜和水果，能够提供多种维生素并促进肠蠕动，防止便秘。患者出汗多时，应注意补充水分。

（3）适当的运动：走路时要引导老年人把足跟放下来，想象自己正在跨越地面的障碍，以便更轻松地走路。如果开始或躲避障碍时遇到困难，可以数数，原地踏步，或者单腿往后一步，再往前迈步；在地上做记号也是一种行之有效的方法。当病情加重、老年人自我照顾功能明显下降时，要重视老年人行走时的安全性，使用手杖行走，防止打滑，清除障碍。

对不能自理的老年人给予指导和帮助：帕金森病患者动作减慢，基本活动变得困难，须鼓励老年人不要泄气，即使活动很慢也应继续努力。因为做得越多也越有信心和活力，如果放弃努力或自暴自弃，情况只会更糟。应尽可能多地保持闲暇活动，如看电视、打牌、下棋，但要适度；如果已有的活动不得不放弃，要设法找到新的活动。当老年人动作笨拙、失误较多时，家人应及时帮助。如如厕时下蹲、起立有困难，可置高凳坐位排便。穿脱衣服等有困难时需要家属耐心帮助。晚期给老年人进行肌肉、关节的按摩促进肢体的血液循环，肢体功能被动锻炼，四肢各关节做最大范围的屈伸、旋转等，以预防肢体挛缩、关节僵直。

（4）注意观察病情变化和药物效果、副作用：老年人要了解药物的服用方法。如与进食有关的口服药：左旋多巴类。餐后服药是为了减轻药物对胃部的刺激，避免出现恶心、呕吐、头晕等，逐渐适应复方左旋多巴时，可空腹服用左旋多巴（一般一年后）。另外服药期间注意左旋多巴的"开-关现象"和"剂末现象"，为以后调整药物及剂量提供依据。老年人应坚持长期服药，多与医师沟通交流。如果服药后感觉不舒服，应及时与医师联系，再决定是否停药和调整药物。

（5）保持大便通畅：帕金森病中、晚期，由于疾病的进展，患者自主神经受损加重和活动减少、水分补充不足及抗帕金森病药物副作用等会引起便秘。处理方法：

1）适当活动、养成定时排便的习惯。

2）补充足够的水分，多喝汤和饮料，多吃新鲜水果和蔬菜。

3）多吃富含纤维素的食物（如芹菜、韭菜）；含果胶丰富、有滑润作用的香蕉、芒果或胡萝卜。另外，谷物、麦麸、水果及蔬菜含有丰富纤维素，既有助于减轻便秘，防止肠道其他疾病，也可加速左旋多巴起效。

4）服用缓解便秘的药物，如麻仁润肠丸、通便灵等抑制肠腔内水分吸收、增加水分分泌和促进肠动力。

5）粪便嵌塞或阻滞性便秘者，用开塞露20ml直接注入肛门或用温开水500～1000ml或软肥皂10～15g加温开水1000ml灌肠。

6）粪便停滞时间过长，粪块硬结并滞留在直肠内近肛门口处，口服泻剂、润滑剂无效者，戴手套将干结的粪便抠出，可解除患者痛苦。

2.家庭预防干预　帕金森病是一种慢性疾病，呈进行性加重，家庭支持很重要，有的老年人病情也可以发展得很快，家庭在为帕金森病老年人建立舒适环境方面起着重要作用。特别是老年人功能丧失，影响着生活自理能力，各项活动常需要家庭成员的协助与支持。

（1）服药：长期服用治疗帕金森病的药物会出现疗效减退或副作用，所以家人除要督促老年人按时服药外，还要注意观察老年人的服药效果及药物的副作用，以利于医师及时调整药物剂量与种类。病室保持安静，避免精神刺激以免加重震颤或肌强直。

（2）进餐：由于老年人的身体不好，不能强迫老年人尽快进食和饮水。饮用冷水可以选择有弹性的塑胶吸管，也可以选择有宽把手的轻质的杯子。把橡胶垫片放在老年人的餐盘上防止打滑。在日常的生活中要注意多准备低胆固醇、高蛋白、高维生素、易消化的食品；适量的蔬菜水果和蜂蜜可预防便秘；不要进食辛辣的食物，以及烟、酒等。维生素 B_6 对左旋多巴有拮抗作用，所以在治疗过程中，应对维生素 B_6 的每日摄取量进行控制。

（3）洗浴：在浴盆内或淋浴池板上铺一层止滑的东西，如橡胶垫，还可以在浴盆内放置一把矮凳，以便老年人坐着淋浴。长握把的海绵、洗浴用的手套等有助于其洗浴。刮胡子使用电动刮须刀。使用纸杯或塑料杯刷牙。

（4）鼓励老年人积极进行功能锻炼，尤其是姿势与步态的训练。日常生活尽量让其自己完成，但要注意保护老年人，防止跌倒。震颤增加了身体活动和产热，使其对热天特别敏感，所以热天应停留在室内，户外活动要尽量选择在清晨或傍晚，当天气湿热时要穿着宽松，老年人尤其应注意预防中暑。努力保持工作状态并养成自己的兴趣，家庭成员和照护者要提供必要的帮助，不要事无巨细，以免产生相反的结果。对于脚步匆忙、行动迟缓、无法自理的患者，应避免跌倒或烧伤等意外的发生。

3.社区预防干预

（1）社区医院建立档案：针对患有帕金森病等慢性病的老年人，建立相对应的个体化就医档案，尽可能采用专医承包制、签约医师的方式，使老年人与社区医师建立有效且高效的沟通，精准快速地进行就医。

（2）定期寻访：采取上门寻访或视频回访等不同的方式，定期对老年人的病情进行跟踪，从而对老年人形成动态化的管理。

（3）开展专科讲堂：利用社区医院的平台，加强与各合作单位的沟通，邀请专科医护人员，定期开展相关疾病的讲课，增加社区老年人及家属对疾病的认知。

4.医院预防干预

（1）提高技术和服务工具：现阶段我国在帕金森病等慢性病管理数据平台的构建、监测体系的完善及远程医学服务等方面都有较大的发展，但技术水平的掌握须不断加强，不断探索新技术。

（2）建立区域内的专业化管理团队：管理最关键的就是专业化的医疗管理团队，主要由医师、护士、药师、心理师等与帕金森病防治匹配的专业公共卫生人才构成。可以通过引进高层次专业人才和提高团队专业知识和技能的培训等提高团队整体水平。

（3）加强帕金森病老年人的自我管理：帕金森病病程较长，医护人员协助时间有限，因此须通过健康宣教使老年人熟知相关知识和保健技能，学会自我管理，建立起"医患合作，患者互助，自我管理"的新型管理模式。

（4）加强中医特色：中医养生理念对帕金森病管理有一定的指导作用，其目的在于延缓病程进展。中医技术经过长期实践，可信度高，更适合我国国情。可在现有的帕金森病管理模式基础上加强中医元素的介入，探索具有中国特色的帕金森病管理模式。

第四节　帕金森病的照护

一、照护目标

（1）使帕金森病老年人的不良情绪得以消除，家属心理状态平稳，配合治疗和照护。

（2）使帕金森病老年人能按时进食，有足够的营养，进食过程中无意外发生。

（3）使帕金森病老年人保持排便正常，无便秘发生。

（4）使老年人能维持部分自理能力，生活质量得到提升。

（5）使老年人不发生跌倒或者发生跌倒的次数减少。

（6）使老年人能最大限度地保持运动功能，能自主且安全地移动躯体。

二、照护干预措施

（一）照护原则

对帕金森病老年人进行综合评定，根据帕金森病评定结果的分期进行针对性照护（表18-4-1）。

表18-4-1　帕金森病分期等级照护要点干预表

分期	（高级别照护措施包括低级别照护措施）
0期	建立帕金森病患者管理档案
	心理照护
	鼓励患者参加各种形式的活动
	主动进行四肢关节功能锻炼
Ⅰ～Ⅱ期	心理照护
	指导和鼓励患者自我护理
	运动训练
	指导患者帮助其解决生活中的困难
Ⅲ～Ⅳ期	提供日常生活必要的帮助
	运动治疗
	作业治疗
	言语训练
Ⅴ期	日常生活护理
	运动疗法
	作业疗法
	呼吸训练

（二）具体照护措施

1.建立帕金森病老年人管理档案　包括病因、相关检查结果、分期情况、治疗方案等。

2.心理照护

（1）抑郁是帕金森病老年人主要的情绪障碍，对老年人的预后、依从性、自我照料能力及生活质量等会产生明显的负面影响，同时老年人常对自身的健康和客观情况做出过分严重的估计或急于求成，易产生焦虑情绪，对于长期患病，出现抑郁、焦虑情绪的患者，须进行心理量表测评，分值较高的老年人，应给予适当的抗焦虑、抑郁类精神药物治疗。应积极地鼓励患者，为其创造良好的治疗和休养环境。

（2）老年人出现肢体功能障碍后，生活不能自理，大小便需要别人护理，会产生自卑心理，须指导和鼓励老年人自我护理、主动运动，如吃饭、穿衣、洗漱等，让老年人觉得自己还可以不依赖别人，减轻内心负罪感和愧疚感。

（3）老年人的心理承受力变差，容易敏感、脆弱，家人、朋友须给予其更加充分的关心和爱护，主动与其沟通，为他们建立愉快的工作生活氛围，让老年人感到轻松。认真观察病情变化和老年人的心理活动，掌握其心理特征的形成和心理活动的规律，有的放矢地进行心理护理。

3.日常生活照护　在衣、食、住、行、康复五个方面对老年人进行生活照护。

（1）衣服

1）选择大小合身、纽扣少的衣服，不宜穿套头衫和带腰带的裤子。裤子长度要适宜，以免走路踩到裤脚而跌倒。

2）选择全棉面料，便于吸汗、保护皮肤。

3）根据季节、气候、天气等情况增减衣服。

（2）饮食

1）膳食多样化，包含谷类、蔬菜瓜果类、乳类或豆类、肉类等。

2）蛋白质会影响左旋多巴胺的吸收，在服用药物期间，应以优质蛋白为主，如蛋、鱼、虾、豆制品等，建议安排在晚餐时。

3）水分摄入宜充足。夜间尽量少饮水，防止夜间尿频，影响睡眠。

4）少食多餐，食物不宜过烫，进食不宜过快。

5）遵医嘱用药，不随意增减药物或停药。如果出现病情变化或药物相关副作用，及时去医院就诊。

（3）环境、用具

1）确保房间光线明亮，方便老年人起卧。

2）床不宜太高或太低。居室内物品摆放固定、有序，以防绊倒。

3）在室内应设有把手、扶杆，浴室地面应有防滑设施，以防跌倒。

4）应谨防烧伤、烫伤等，应使用带有大把手且不易打碎的餐具。

（4）行走

1）室内减少台阶，步行要缓慢，走路时要集中精神，以免失去平衡。

2）鞋底须防滑，不要穿拖鞋，易脱落，甚至绊倒自己。

3）行走困难时可用手杖助行等助行器。避免去人员拥挤的场所。

（5）康复训练：对各期患者可进行如下康复训练。

1）Ⅰ～Ⅱ期的治疗：要积极采用心理治疗、运动训练等维持正常运动、平衡、协调功能，防止关节活动范围受限和姿势、步态异常。应尽早开始运动训练，尽力防止关节活动范围受限、姿势和步态异常，使肌挛缩及肌萎缩控制到最小限度。训练方法：①关节活动范围训练，主要部位是颈、肩、肘、腕、指、髋、膝。主运动包括颈颈前屈后伸、左右侧屈、左右回旋，肩内旋、内收、外旋、外展、耸肩、垂肩，站立双手前上举、伸指、伸肘；下蹲手握拳、屈肘、上臂内收。②行走训练，重点是训练平衡、协调功能，防止与纠正起步难、抬腿低、步幅短、转弯慢和上下肢动作不协调的异常步态。训练双足站立时重点向左右前后移动，单足站立，躯干及骨盆旋转、上肢随之摆动，足跟行走。高抬腿原地踏步、走正步，上肢协调大幅度摆动。③增强肌力训练，重点是训练胸肌、腹肌、腰肌和股四头肌。徒手、持棒、哑铃体操，呼吸体操，拉力器、功率自行车，划船器等方法都可采用。因震颤和强直，老年人能量消耗多，容易疲劳，在训练中要特别注意须经常间断休息，以防发生过度疲劳、肌力下降。

2）Ⅲ～Ⅳ期的治疗：采取综合康复措施，使障碍减轻至最小限度，推迟疾病的发展进程。

①运动治疗：要积极进行运动训练，尽量增加关节活动范围、改善平衡、协调功能，尽力纠正姿势和步态异常。训练方法：a.关节活动范围，纠正前倾姿势。b.坐位与立位平衡训练。c.协调功能训练：双足站立墙前用粉笔在墙上画圆圈、波浪、横线、斜线、直线，训练上肢、躯干、下肢协调能力。d.步行训练：两手分开握棒，治疗师同样握棒，行走时与老年人步调一致，前后摆动，原地高抬腿踏步、抬头、挺胸、上肢协调摆动；利用步行线、步行脚印、步幅横线，增加视觉刺激，训练前进、后退、转弯动作，同时训练上下肢协调动作。

②作业治疗：其作用是调动老年人的兴趣、增强其活动能力、运动能力及日常生活能力。同时，老年人要学会穿衣、扣纽扣、穿鞋袜、系鞋带、洗脸、梳头、吃饭、写字等。

③言语训练：帕金森病老年人常说话声音单调和低沉，有时口吃。言语锻炼可教老年人对镜大声反复发［o：］和［e：］音；嘴唇涂以蜂蜜，以舌舔之，以锻炼舌、唇动作；深吸一口气，大声数1～50，反复训练后速度变快，一口气能数的数字也增加。

3）Ⅴ期的治疗：在采用药物联合治疗的同时，运动疗法、作业疗法可改善一些功能障碍与日常生活活动能力，但效果不能持久。

①运动疗法：主要是被动运动各个关节，训练转身、起坐、坐位平衡、起立、步行等能力。特别注意保护患者以防跌倒。

②作业疗法：主要训练手功能和日常生活能力，特别是洗脸、漱口、梳头、进食、穿衣，以及如厕等实用技能。

③呼吸训练：可以提高呼吸肌的肌力和肺活量，从而减轻咳痰困难。这对预防肺部感染有积极作用。

参 考 文 献

陈爱华，2022. 多巴丝肼联合普拉克索治疗帕金森病患者的临床疗效及安全性［J］. 临床合理用药杂志，15（12）：71-74.

陈艳，2022. 帕金森病患者锻炼依从性及其与日常生活活动能力的相关性研究［C］//第五届上海国际护理大会论文摘要汇编（下）. 485.

陈芝君，马建，唐娜，等，2022. 中国帕金森病疾病负担变化趋势分析及预测［J］. 中国慢性病预防与控制，30（9）：649-654.

侯莹，刘丽华，江钟立，2018. 帕金森病运动症状的评估与康复治疗进展［J］. 中国康复医学杂志，33（11）：1356-1360.

胡丹凤，皮莉芳，刘云平，2020. 基层医院老年慢性病的预防管理研究进展［J］. 基层医学论坛，24（35）：5150-5153.

蒋慧娇，陈小芳，2022. 不同饮食模式对帕金森病影响的研究进展［J］. 护理研究，8（3）：454-457.

李琴，宋彩萍，陈雨露，等，2022. 中晚期帕金森病患者社区护理需求量表的制订及信效度检验［J］. 中华护理杂志，57（11）：1351-1358.

宋鲁平，王强，2018. 帕金森病康复中国专家共识［J］. 中国康复理论与实践，24（7）：745-752.

孙静，熊航，姚玉玺，2020. 帕金森病的治疗进展［J］. 医学综述，26（6）：1157-1160，1165.

王刚，崔海伦，刘军，等，2018. 帕金森病发病机制及诊断与治疗转化研究进展［J］. 中国现代神经疾病杂志，18（1）：19-24.

王巧红，乔彩虹，陈一萍，等，2022. 帕金森病病人随访研究进展［J］. 护理研究，36（16）：2949-2953.

尹慧梅，全凤英，2022. 下肢康复训练对帕金森病患者运动功能和步态疗效分析［J］. 中国现代神经疾病杂志，22（6）：527-532.

第十九章

深静脉血栓形成

第一节　概　　述

深静脉血栓形成（DVT）是血液在深静脉内非正常凝结引起的静脉回流障碍性疾病，常发生于下肢。血栓脱落可引起肺动脉栓塞（PE），DVT与PE统称为静脉血栓栓塞症（VTE），是同种疾病在不同阶段的表现形式。DVT的主要不良后果是PE和血栓形成后综合征（PTS），会显著影响老年人的生活质量，甚至导致死亡。

一、流行状况

VTE是第三大常见的心血管疾病，其发病率约为0.1%，其发生风险随年龄增长而逐渐上升，中年患者每年发病率已增加到近1%。年老老年人有更高的静脉血栓发生概率和由其引发的死亡风险。VTE发病率因人群、种族而异，在欧美国家约为100/10万人。一直以来，VTE被认为在亚洲人群罕见，近年来研究证实，VTE在亚洲地区包括中国也属常见病、多发病。通过对2007～2016年国内90家医院的数据进行分析发现，深静脉血栓形成住院率从2.0/10万人增加到10.5/10万人，PE的发生率逐年上升，至2016年约为0.2%。约50%的VTE事件是因手术或急性病入院导致的。深静脉血栓形成发展最严重的临床特征和体征即是肺栓塞，死亡率为9%～50%，绝大多数死亡病例是在几分钟到几小时内死亡的。但是在临床上，只有10%～17%的DVT老年人有明显的症状。

二、危害

深静脉血栓（DVT）好发于下肢深静脉，重者可导致肺栓塞，危及生命。有症状和体征的DVT多见于术后、外伤、肿瘤晚期、昏迷和长期卧床的老年人。老年人，尤其是卧床老年人由于自身的特殊性容易发生深静脉血栓形成，且发生过程较为隐匿，缺乏特异性，多数老年人可无任何症状和体征。严重的下肢深静脉血栓形成，如不及时处理，可发生休克和静脉性坏疽。静脉血栓一旦脱落，可随血流漂移、堵塞肺动脉主干或分支，根据肺循环障碍的不同程度引起相应PE的临床表现。在诊断为下肢深静脉血栓形成的最初两年内，即使经过规范的抗凝治疗，仍有20%～55%的老年人发展为PTS，其中5%～10%的老年人发展为严重的PTS，从而严重影响老年人的生活质量。因此，深静脉血栓形成重在预防，早期识别高危老年人并及时进行干预，可降低医院内VTE的发生率。

三、临床表现

根据发病时间，深静脉血栓形成分为急性期、亚急性期和慢性期。急性期是指发病14天以内；亚急性期是指发病15～30天；发病30天以后进入慢性期。早期深静脉血栓形成包括急性期和亚急性期。

早期下肢深静脉血栓形成主要表现为患肢的突然肿胀、疼痛等，查体患肢呈凹陷性水肿、软组织张力增高、皮肤温度升高，在小腿后侧和（或）大腿内侧、股三角区及患侧腘窝有压痛。发病1～2周后，患肢可出现浅静脉显露或扩张。血栓位于小腿肌肉静脉丛时，Homans征和Neuhof征呈阳性。严重的下肢深静脉血栓形成，老年人可出现股青肿，这是下肢深静脉血栓形成中最严重的情况，由于髂股静脉及其属支血栓阻塞，静脉回流严重受阻，组织张力极高，导致下肢动脉受压和痉挛，肢体缺血。临床表现为下肢极度肿胀、剧痛、皮肤发亮呈青紫色、皮温低伴有水疱、足背动脉搏动消失、全身反应强烈、体温升高。静脉血栓一旦脱落，可随血流漂移、堵塞肺动脉主干或分支，引起肺栓塞。

Homans征：患肢伸直，足被动背屈时，引起小腿后侧肌群疼痛，为阳性。

Neuhof征：压迫小腿后侧肌群，引起局部疼痛，为阳性。

慢性期可发展为PTS，一般是指急性下肢深静脉血栓形成发生6个月后，出现慢性下肢静脉功能不全的临床表现，包括患肢的沉重、胀痛、静脉曲张、皮肤瘙痒、色素沉着、湿疹等，严重者出现下肢的高度肿胀、脂性硬皮病、经久不愈的溃疡。

四、深静脉血栓形成的危险因素

深静脉血栓形成的主要原因是静脉壁损伤、血流缓慢和血液高凝状态。危险因素包括原发性因素和继发性因素（表19-1-1）。

表19-1-1　深静脉血栓形成的危险因素

分类	因素	
原发性因素	抗凝血酶缺乏	蛋白C缺乏
	先天性异常纤维蛋白原血症	凝血因子V Leiden突变
	高同型半胱氨酸血症	（活化蛋白C抵抗）
	抗心磷脂抗体阳性	纤溶酶原缺乏
	纤溶酶原激活物抑制剂过多	异常纤溶酶原血症
	凝血酶原2021 OA基因变异	蛋白S缺乏
	凝血因子VIII、凝血因子IX、凝血因子XI增多	凝血因子VII缺乏
继发性危险因素	髂静脉压迫综合征	血小板异常
	损伤/骨折	手术与制动
	脑卒中、瘫痪或长期卧床	长期使用雌激素
	高龄	恶性肿瘤、化疗老年人
	中心静脉留置导管	肥胖
	下肢静脉功能不全	心力衰竭、肺衰竭
	吸烟	长时间乘坐交通工具
	妊娠/产后	口服避孕药
	克罗恩病	狼疮抗凝物
	肾病综合征	人工血管或血管腔内移植物
	血液高凝状态（红细胞增多症）	
	Waldenstrom巨球蛋白血症	VTE病史
	骨髓增生异常综合征	重症感染

第二节 深静脉血栓形成风险评估

一、深静脉血栓形成风险评估的目的

（1）评估老年人发生深静脉血栓的风险级别，筛查深静脉血栓高危老年人。

（2）根据评估结果为老年人制订干预计划，预防深静脉血栓发生。

（3）研发预防老年深静脉血栓形成的措施和工具，降低深静脉血栓发生率，减少肺栓塞的发生，提高老年人的生命质量。

二、深静脉血栓形成风险评估的内容

（一）一般医学评估内容

1.一般资料　年龄≥70岁；卧床时间大于72小时、久站久坐，肥胖（体重指数＞25）。

2.个人史　吸烟史、深静脉血栓病史、有中心静脉置管。

3.慢性病史　静脉曲张、心肌梗死（心房颤动）、慢性心力衰竭和（或）呼吸衰竭、恶性肿瘤、肠炎、慢性阻塞性肺疾病、瘫痪或脑卒中、起搏器置入、终末期肾病、冠心病、半胱氨酸异常等，都会引起深静脉血栓。

4.相关用药　心血管系统用药、泌尿系统用药、降糖药物、激素、输注刺激性药物。化疗等用药不规范及药物相关副作用。

5.其他病理生理变化　血管的变化（功能及结构方面）等，血小板的变化（数量、黏附性和聚集性等），凝血和抗凝系统的变化（内皮损伤造成微血栓，血浆纤维蛋白原、凝血因子 V、凝血因子 XII、凝血因子 XIII、凝血因子 IX 及凝血因子 X 活化肽水平、凝血酶原活性、AT III 含量及活性等），纤溶系统的改变（纤溶活性、血浆 T-PA 活性）。

（二）手术或急性病评估

1个月内有严重创伤或大手术、下肢或髋关节（骨盆）骨折、髋（膝）关节置换术、急性感染、中心静脉置管、慢性阻塞性肺疾病急性加重等。

（三）体格检查

1.全身情况　体温升高、心率增快。

2.局部肢体检查　有无疼痛、单侧或双侧肢体肿胀、皮肤颜色温度改变、感觉异常、软组织张力升高等；有无肥胖、手术瘢痕、骨骼畸形、外伤等；有无静脉曲张、皮肤瘙痒、色素沉着、湿疹、溃疡等。

3.体征　足背动脉（桡动脉）搏动消失。Homans 征阳性，Neuhof 征阳性。

4.肺栓塞体征　呼吸困难、胸痛、咯血、心搏呼吸骤停。

（四）其他辅助检查内容

1.血液检查　D-二聚体水平升高。

2.超声多普勒　是首选的确诊性检查。

3.CT 静脉造影和肺动脉造影　怀疑肺动脉栓塞时首选此方法。

4.磁共振静脉成像　适用于孕妇，不可用于金属器械置入的老年人。

5.静脉造影　下肢深静脉血栓形成的诊断"金标准"。

三、深静脉血栓形成风险评估工具及标准

（一）一般性评估及标准

1.符合下列情况之一的定为深静脉血栓形成风险

（1）有深静脉血栓形成病史。

（2）1个月内有严重创伤或大手术、近期卧床时间＞3天、瘫痪或近期下肢石膏固定、患有肿瘤的老年人。

（3）沿深静脉走行的局部压痛、全下肢水肿、凹陷性水肿，与健侧相比，小腿周径增大＞3cm、浅静脉侧支循环（非静脉曲张）建立。

2.常用评估工具及标准

（1）下肢深静脉血栓形成诊断的临床特征评分如下（表19-2-1）。下肢深静脉血栓形成诊断的临床可能性评估量表是1995年由Dr.Phil Wells等在文献资料及临床经验基础上提出的一种深静脉血栓形成临床预测方法，经过修正后，被广泛验证并应用至今，是临床上应用最广泛的预测准则。一般用于怀疑有深静脉血栓形成或肺栓塞的老年人，评估其临床可能性。

表19-2-1 下肢深静脉血栓形成诊断的临床特征评分

病史及临床表现评分	评分
肿瘤	1
瘫痪或近期下肢石膏固定	1
近期卧床时间＞3天或近4周内大手术	1
沿深静脉走行的局部压痛	1
全下肢水肿	1
与健侧相比，小腿周径增大＞3cm	1
深静脉血栓形成病史	1
凹陷性水肿（症状侧下肢）	1
浅静脉侧支循环（非静脉曲张）	1
与下肢DVT相近或类似的诊断	-2
高风险：≥3分；中等风险：1～2分；低风险：0分	

（2）Caprini血栓风险评估量表（表19-2-2）：由美国外科博士Joseph A.Caprini基于临床经验和研究结果设计。Caprini评估量表相对较为复杂，其中有些危险因素覆盖的是患有外科疾病的老年人，不太适用于患有内科疾病的老年人。

表19-2-2 Caprini血栓风险评估量表

1分	41～60岁	脓毒症（1个月内）
	小手术	严重肺病，包括肺炎（1个月内）
	BMI＞25kg/m²	肺功能异常
	腿肿胀	急性心肌梗死
	静脉曲张	充血性心力衰竭（1个月内）
	妊娠或产后	肠道炎性疾病史
	口服避孕药或激素替代疗法	须卧床休息的内科老年人
	有不明原因的或者习惯性流产史	

续表

2分	61～74岁		恶性肿瘤
	关节镜手术		卧病在床＞72小时
	大的开放手术（＞45分钟）		石膏固定
	腹腔镜手术（＞45分钟）		中心静脉通路
3分	年龄≥75岁		凝血酶原G20210A突变
	VTE病史		狼疮抗凝物阳性
	VTE家族史		抗心磷脂抗体阳性
	凝血因子V Leiden（FVL）突变		血清同型半胱氨酸升高
	肝素诱导的血小板减少症		
	其他的先天性或获得性血栓疾病		
5分	卒中（1个月内）		髋、骨盆或腿骨折
	择期关节置换术		急性脊髓损伤（1个月内）

高危：≥5分；中危：3～4分；低危：1～2分；极低危：0分

（3）Padua评估量表：Padua评估量表由意大利Padua（帕多瓦）大学心胸血管学、内科、临床和实验部、临床流行病学部等多学科协同完成，更适用于内科老年人，在内科住院老年人静脉血栓栓塞症预防中国专家建议（2015）中，专家推荐使用Padua评估量表进行VTE风险评估和预防。具体见表19-2-3。

表19-2-3　Padua评估量表

危险因素	分数 （Padua预测评分）
年龄≥70岁	1
心力衰竭和（或）呼吸衰竭	1
急性心肌梗死或缺血性卒中	1
急性感染和（或）风湿性疾病	1
肥胖（BMI≥30kg/m²）	1
目前正接受激素治疗	1
近期（1个月内）发生创伤或外科手术	2
活动性恶性肿瘤，老年人有局部扩散或远处转移和（或）在近6个月内接受过放化疗	2
既往VTE病史（排除浅表性静脉血栓）	3
活动减少，老年人本身原因或遵医嘱卧床休息至少3天	3
已知的易栓症倾向	3
合计评分及血栓预防措施：	
评分≥4分，高危；药物预防：低分子肝素或低剂量普通肝素6～14天	
评分＜4分，低危；一般预防措施	

（4）Autar评估量表（表19-2-4）由英格兰护理专家Autar 1996年设计而成，是在Virchow静脉血栓形成的三大因素的基础上创建的，Autar评估量表涵盖7个维度（年龄、体重指数、活动能力、特殊风险、创伤风险、外科手术和高危疾病），评价方便简单、不耗时，条目与深静脉血栓形成风险紧密相关，Autar评估量表多包含与骨科相关的风险因素，对骨

科手术老年人具有较高的针对性。

Autar评估量表除年龄、体重指数、活动能力、特殊风险及高危疾病均须评分外，对于手术前及保守治疗老年人须评估创伤风险项目，对于手术后老年人须评估外科手术项目。

表19-2-4　Autar评估量表

内容		评分	内容		评分
年龄	10~30岁	0	创伤风险（限术前）	头部创伤；胸部创伤	1
	31~40岁	1		脊柱创伤	2
	41~50岁	2		骨盆创伤	3
	51~60岁	3		下肢创伤	4
	61~70岁	4	外科手术（只选择	小手术<30分钟	1
	70岁以上	5	一个合适的手术，	择期大手术	2
体重指数	16~19kg/m²	0	限术后）	急诊大手术、胸部手术、腹部	3
（BMI）	20~25kg/m²	1		手术、泌尿系手术、神经系	
	26~30kg/m²	2		统手术、妇科手术	
	31~40kg/m²	3		骨科腰部以下手术、脊柱手术	4
	41kg/m²及以上	4	高危疾病	溃疡性结肠炎	1
活动能力	自由活动	0		贫血症（包括镰状细胞贫血、	2
	自己使用助行工具	1		红细胞增多症、溶血性贫血）	
	需要他人协助	2		静脉曲张	3
	使用轮椅	3		慢性心脏病	3
	完全卧床	4		急性心肌梗死	4
特殊风险	服用避孕药（20~35岁）	1		恶性肿瘤	5
	服用避孕药（35岁以上或	2		脑血管疾病	6
	激素治疗）			静脉栓塞病史	7
	妊娠或产褥期	3			
	血栓形成	4			

高风险：≥15分；中等风险：11~14分；低风险：≤10分

（5）门诊Khorana评估量表（表19-2-5）：是由Alok Khorana博士和他的同事在2008年共同设计，用于评估化疗相关的门诊老年人VTE风险。目前ASCO和SGO指南推荐对开始化疗时Khorana评分为≥2分的老年人进行血栓预防。该量表主要针对癌症老年人，尤其是门诊癌症的老年人，用于普遍筛查。

表19-2-5　门诊Khorana评估量表

老年人特征	评分
癌症发生的位置	
非常高风险的癌症类型：胃、胰腺、脑	2
高风险的癌症类型：肺、淋巴、消化道、膀胱、睾丸、肾	1
化疗前的血小板计数≥350 000/μl	1
血红蛋白水平<10g/dl，或正在使用红细胞生长因子	1
化疗前白细胞计数>11 000/μl	1
体重指数≥35kg/m²	1
高风险：≥3分；中等风险：1~2分；低风险：0分	

（6）血栓形成危险度评分量表RAPT-DVT评分（表19-2-6）：是由Greenfield等于1997年针对创伤老年人的危险因素提出的静脉血栓形成危险度评分。该量表包含4个方面因素：病史、创伤程度、医源性损伤及年龄，主要用于急性创伤且怀疑存在深静脉血栓形成的老年人。

表19-2-6　血栓形成危险度评分量表

项目		评分
病史	肥胖	2
	恶性肿瘤	2
	凝血异常	2
	VTE病史	3
创伤程度	胸部AIS＞2	2
	腹部AIS＞2	2
	头部AIS＞2	2
	脊柱骨折	3
	GCS＜8分持续4小时以上	3
	下肢复杂骨折	4
	骨盆骨折	4
	脊髓损伤（截瘫、四肢瘫等）	4
医源性损伤	中心静脉导管＞24小时	2
	24小时内输血＞4U	2
	手术时间＞2小时	2
	修复或结扎大血管	3
年龄	40～60岁	2
	60～75岁	3
	＞75岁	4

高风险：＞14分；中等风险：5～14分；低风险：＜5分

（二）辅助测试评估工具及标准

1.**血液检查**　检查D-二聚体、纤维蛋白（原）降解产物、凝血酶-抗凝血酶复合物、纤溶酶-抗纤溶酶复合物、血栓调节蛋白、组织纤溶酶原激活物-纤溶酶原激活物抑制剂-1复合物异常，须警惕出凝血风险，能起到早发现、早预防、早治疗的作用。

2.**超声多普勒**　敏感性、准确性均较高，可准确判断静脉内是否有血栓及血栓累及的范围，是深静脉血栓形成诊断的首选方法，适用于筛查和监测。该检查对股腘静脉血栓诊断的准确率高（＞90%），对周围型小腿静脉丛血栓和中央型髂静脉血栓诊断的准确率较低。

3.**CT静脉造影和肺动脉造影**　可明确下肢深静脉、下腔静脉及肺动脉的情况，是诊断下肢深静脉血栓的重要方法。当怀疑肺动脉栓塞时，首选此方法。

4.**静脉造影**　是有创检查，但可以有效判断有无血栓、血栓部位、范围、形成时间和侧支循环情况，是诊断下肢深静脉血栓形成的"金标准"。

四、深静脉血栓形成风险评估流程

对深静脉血栓形成风险的评估，需要根据老年人实际情况进行综合风险评估，详见深静脉血栓形成风险评估流程（图19-2-1）。

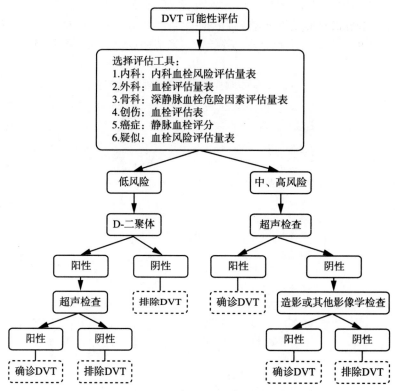

图 19-2-1 深静脉血栓形成风险评估流程

DVT. 深静脉血栓形成

五、深静脉血栓形成风险评估要求

1. 评估人员要求 由老年人自评或由家人、社区医护人员、医院专科医师或静脉治疗康复师进行综合评估。

2. 环境评估 包括对工作性质及环境、家具设备等的评估，可由家人或社区医护人员评估。

3. 临床评估 由社区医师、医院专科医师或静脉治疗康复师完成。

4. 康复评估 由专科医师或静脉治疗康复师完成。

5. 治疗方案 取决于深静脉血栓形成的评估结果，包括部位、程度、可耐受的预防措施等。

第三节 深静脉血栓形成的预防

老年人深静脉血栓形成是受多因素综合影响的结果，因此预防也要从多方位多角度入手，研究报道，对具有不同类别危险因素的老年人进行多元化的干预可以有效预防深静脉血栓形成。

一、深静脉血栓形成预防的目标

（1）减少深静脉血栓形成及其并发症的发生。

（2）老年人和（或）照护者清楚深静脉血栓形成的危险因素，能积极主动地进行自我预防。

（3）老年人及照护者能够掌握深静脉血栓的基础物理预防措施。

（4）医护人员做好老年人的深静脉血栓形成安全管理，提供全面的护理安全宣教。

（5）社区和医院管理者加强完备的预防深静脉血栓形成的机械预防所需环境及设施。

二、深静脉血栓形成预防的干预措施

深静脉血栓形成的预防措施包括基本预防、机械预防和药物预防，其中基本预防是其他预防措施的基础，机械预防是VTE预防必不可少的措施之一，是药物预防的必要补充和特定情况下的替代手段，三者相辅相成，合理应用可以有效预防VTE的发生。

（一）个人预防干预

以基本预防为主，适当机械预防，遵医嘱结合药物预防，掌握药物作用及副作用，提高服药依从性。

1.积极学习深静脉血栓形成的相关知识 老年人应积极学习深静脉血栓形成的相关知识，包括影响因素及预防措施、评估工具及标准、临床症状、治疗措施等多方面内容，全面了深静脉血栓形成。

2.及时治疗相关疾病

（1）相关慢性疾病：血小板异常、血液高凝状态、巨球蛋白血症、骨髓增生异常综合征等，应积极进行诊断和治疗，须特别注意出、凝血情况，尽量找到基本的病因并予以治疗，做好预防工作。

（2）相关外科疾病：损伤或骨折、手术与制动极易引发深静脉血栓形成，应施行早期快速康复治疗，减少卧床时间。

（3）循环系统疾病：心力衰竭、人工血管或血管腔内移植物、VTE病史老年人应遵医嘱服药，掌握药物相关知识，加强依从性。

（4）其他系统疾病：如肺功能衰竭、脑卒中、重症感染、克罗恩病、肾病综合征、下肢静脉功能不全、髂静脉压迫综合征等，应积极治疗和控制疾病进程，定期进行基础预防及必要的机械预防。

3.个人日常管理

（1）保持年轻心态，避免高强度体力运动。

（2）戒烟：香烟烟雾中含有的化学物质会损伤血管；烟雾中的一氧化碳降低了身体内的氧气水平，可导致心率加快；尼古丁收缩血管，血液通过狭窄的动脉和静脉引起高血压；另外，吸烟会增加血液中的胆固醇水平，同时会降低"好"胆固醇的比例；高胆固醇水平导致血管内壁上的脂肪斑块积聚，进一步缩小血管；斑块的堆积会增加血液凝集的风险，斑块可脱落而堵塞血管，这些影响了血液凝固和循环系统，都将增加深静脉血栓形成的风险。戒烟能显著降低深静脉血栓形成，虽然效果不是立竿见影的，但是戒烟后，血液循环将在一年内改善。

（3）控制体重：肥胖是深静脉血栓形成的明确的危险因素，减轻体重能减少下肢深静脉血栓形成。超重会增加骨盆和腿部静脉的压力，有研究表明，肥胖者发生深静脉血栓形成的

危险性是非肥胖者的2.5倍。

（4）良好的饮食习惯：多饮水，水能自然地稀释血液，使血小板更不容易黏在一起并形成凝块；保持清淡、高蛋白质、高纤维素、丰富维生素、低盐低脂肪饮食。

（5）及时就医：遇到突发的单侧肢体肿胀、不明原因疼痛应当及时到医院就诊。

4.积极科学运动干预　在无外伤、环境等制约因素下，预防深静脉血栓形成，可以采用常规的有氧运动，可以在一段时间内极大地促进体内氧气循环速度，改善血液循环，提高心肺功能。有氧运动主要有游泳、步行、慢跑、骑自行车、八段锦等，也可采取其他适老运动，如太极拳、散步等。

5.适当机械预防　逐级加压袜（GCS）。GCS的工作原理是通过从足踝向腿部施加梯度压力，促进血液从浅静脉通过穿支静脉流向深静脉，增加深静脉血流速度和血流量；适当的逐级加压可改善静脉瓣功能，增加骨骼肌的静脉泵作用。下肢运动障碍的老年人由于缺乏肌肉收缩，因此在穿着GCS时应配合被动运动。

（1）GCS的分类：包括膝长型、腿长型及连腰型3种，前两种更常用。腿长型GCS优于膝长型，但是膝长型GCS更舒适，穿着正确率及依从性更高。如果腿长型GCS因某些原因不适用，可用膝长型替代。

（2）GCS的型号：应根据足踝部最小周径、小腿最大周径、腹股沟中央部位向下5cm部位周长选择合适的型号，肥胖者由于腹股沟位置界定偏差大，建议在髌骨上25cm处测量大腿最大周径。测量宜在直立时进行，不能站立者，也可在坐位或平卧位进行测量，测量后参照说明书尺寸范围进行选择。若无合适尺寸，可在专业人员指导下进行定制。

（3）GCS的使用时间：建议日间与夜间均穿着。

（4）使用效果及注意事项：须定期进行肢体的评估和GCS的评估。随着身体恢复，下肢水肿每日会发生变化，建议每日脱下GCS进行肢体评估，包括下肢皮肤的卫生、皮温、血供、足背动脉搏动、肢体感觉等；对于行动能力下降或者皮肤完整性受损者，更应该重点评估，以确定GCS是否合适。除每日测量腿围及评估之外，还需要定时检查GCS表面的平整性及完整性，以保证压力的有效性。

（二）家庭预防干预

以被动基本预防为主。指导、鼓励、督促老年人进行基本预防，为老年人功能锻炼提供安全和场地保障。

1.生活方式干预　针对可能有关的生活方式因素进行改变，包括肥胖、吸烟、体育活动水平和饮食等因素。加强活动和增加液体摄入是常用的策略。

2.提供良好的居住环境　打造适老居住环境，减少跌倒等外伤，降低深静脉血栓形成的风险。居住场所应有固定宽敞的区域可供老年人活动，有条件者，可居家配备适当的机械预防设备。

3.家庭成员相关知识学习和培训　家庭及陪护成员参与评估中的病史阐述、日常管理和相关知识及技能的培训和学习。

（1）饮水照护：多饮水，建议每日饮水2000ml左右，白天足量饮水，晚餐后限制饮水；每次少量饮水，以200～300ml为宜；不饮浓茶、可乐等含咖啡因的饮料；但心力衰竭等特殊情况，应遵医嘱，适当减少饮水量。

（2）饮食照护：给予清淡、高蛋白质、高纤维素（DF）、丰富维生素、低盐低脂肪饮食。高DF饮食，如菌类纤维素含量最高（香菇、银耳、木耳）；主食类：如麦麸、谷物、薯类、豆类，但加工越精细，纤维素含量越少；蔬菜类：笋类、辣椒、蕨菜、菠菜、芹菜、南瓜、白菜、油菜；水果类：樱桃、酸枣、大枣、小枣、石榴、苹果、梨子等。需增加鱼类和家禽的食用量，同时减少牛肉和猪肉等摄入量；尽量避免食用各种类型的加工食品，包括午餐肉、休闲食品和快餐食品，使用新鲜、完整的蔬菜、水果和谷物代替饮食中不健康的加工食品，可用初榨橄榄油代替其他食用油，降低血小板活动，以减少DVT的风险。如有服用特殊药物者，根据具体药物避免食用橘子、柑橘、西柚、猪肝、油炸等，以免影响药物效果。

4.适当行被动功能锻炼　老年人的活动量有限，在活动间期，可为老年人提供被动功能锻炼，若老年人无肢体活动障碍，应以主动锻炼为主，若老年人存在肢体活动障碍，则障碍侧以被动锻炼为主。

（1）双上肢被动锻炼

1）肩关节前屈：照护者一手扶于肘关节，另一手持患腕（中立位），向前向上抬起患侧上肢，注意弛缓期的患者，被动活动至90°即可，肘关节需伸直，且肩关节需中立位。

2）肩关节外展：患者仰卧，照护者一手扶于肘关节，另一手持患腕，在水平方向将患肢向外活动，保持肘关节伸直，前臂旋后位（掌心朝上），弛缓期的患者，被动活动至90°即可。

（2）双下肢被动锻炼

背屈：患者下肢伸展，照护者一手固定踝关节上方，另一手握住足跟，在牵拉跟腱的同时，利用术者的前臂推压足底。

跖屈：患者下肢伸展，照护者将固定踝关节上方的手移动到足背，在下压足背的同时，另一手将足跟上提。

内翻、外翻：患者下肢伸展，一手固定踝关节，另一手进行内、外翻运动。

（三）社区预防干预

社区预防以基本预防与机械预防为主；尽早识别明显的深静脉血栓形成，尽早就医；帮助老年人选择针对性的方法，指导老年人及照护者实施；加强对药物利弊的宣教，指导老年人合理用药，切勿滥用。

1.社区老年人群评估：对社区65岁以上的老年人进行深静脉血栓风险评估，可采用下肢深静脉血栓形成诊断的临床可能性评估量表（Wells临床评分），无外伤者可采用Padua评估量表，如果评估提示中度及以上风险，建议在家属陪护下尽快到上级综合医院就诊，寻找诱发因素，积极病因治疗，接受专业评估及指导并进行追踪管理。

2.建立老年人深静脉血栓形成的基本信息档案，包括人群的分类、数量和比例，便于后期随访和跟踪，同时也可为个性化宣教提供依据。

3.定期在社区组织有针对性的健康宣教，配备专门机械预防设备及区域，安排医师为老年人进行机械预防，解答基本预防的疑问，根据老年人个体情况，制订合理的预防方案。

4.机械预防具体装置

（1）间歇充气加压装置（IPC）（图19-3-1）：IPC的工作原理是通过加压泵装置从远心端到近心端的有序充盈产生的生理性机械引流效应加快血液流动，促进静脉血液和淋巴液的回流。逐级压力治疗可以改善血流淤滞，通过压力诱导的纤维蛋白溶解系统激活改善血液高凝状态，同时，压力本身也可以改善内皮细胞功能紊乱。

IPC套筒按长度可分为膝长型和腿长型，使用时应结合老年人的意愿及社区的条件。IPC有两种充气方式，一种是两支充气套筒交替充气加压泵，另一种是两支同时充气加压泵，二者作用效果无明显差异。由于种类、规格、厂家的不同，IPC在使用的标准、强度、频率上均有一定的差别，应参照产品使用说明书进行使用。IPC使用期间建议每日使用时间

≥18小时，对于完全不能活动的老年人，应尽量延长每日使用时间，但在长时间使用时需要考虑老年人的耐受情况。使用期间老年人需卧床，包裹时应从肢体远端开始，逐渐向上缠绕。在IPC的使用期间同样要进行肢体评估和IPC评估，肢体评估的方法同GCS。IPC评估要求定时检查IPC功能状态，保证套筒放置在正确的位置，压力处于正确的范围。

（2）足底加压泵（VFPs）（图19-3-2）：VFPs与IPC的原理和功效近似，都是通过脉冲气体在短时间内快速冲击足底的方式，使制动或偏瘫肢体的静脉血液获得正常人行走状态下的一种脉冲性加速，进而提高血流速度，改善肢体末端的供血不足，加快肢体水肿的消除。不同之处在于，VFPs主要是使足部受压，不包括其他部分肢体，可在更短时间为足部提供高频率的冲击力。

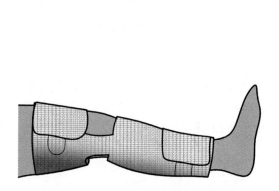

图19-3-1　间歇充气加压装置（IPC）

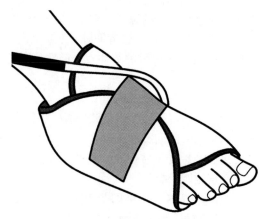

图19-3-2　足底加压泵（VFPs）

（四）医院预防干预措施

医院预防以提供专业评估、深静脉血栓形成的治疗、制订合理的药物预防方案为主。

1.临床评估　建议对深静脉血栓形成的危险因素进行全面评估，同时也要选择合适的量表进行评估。入院老年人应完成入院评估、院中动态评估和出院随访评估。入院后24小时完成风险评估，随后根据评估风险级别按时进行评估，对有风险老年人床头应挂"风险标识"。

2.有效开展健康教育　对老年人、陪护人员及社区和机构进行健康教育，包括深静脉血栓形成预防及照护相关内容。

3.指导科学运动干预　对于一些术后、卧床老年人，可采取适时适地的锻炼方式。

（1）双下肢主动锻炼：踝泵运动（背伸背屈、环转运动）和直腿抬高运动。

（2）床上减压运动

1）上身运动：取平卧位，先呼后吸，由鼻腔吸气至胸部隆起，稍做停顿，再由口呼气，腹式呼吸先呼后吸，由鼻腔吸气至腹部隆起，稍作停顿，再由口呼气放松腹部，二者交替进行；双上肢平举与躯体成垂直角度，双手掌心相对相合、上举并与床面垂直，4×8节拍，如此反复；双手扶于床栏，倾斜一侧身体45°～60°，重心倾斜，放松，4×8节拍，左右交替，重复进行。

2）下身运动：取平卧位，两手掌心向下平放于床上，从腰部两侧插入髋部骶尾处，五指内收握拳，将臀部顶起并收缩臀部肌肉，4×8节拍，如此反复；吸气时用力收缩肛门上提，呼气时放松肛门还原，一提一松为1个节拍，4×8节拍；双腿平放于床面，单腿稍抬起高于床面，将足尖尽量勾起指向自己，然后缓慢放平足尖，4×8节拍，双腿交替，重复进行。

（3）Buerger锻炼法具体步骤：老年人坐在床边，双下肢垂直放在床沿边，双足晃动1分钟；平躺于床上，舒展双下肢，抬高双足至与地面平行的位置，保持1分钟。重复上述两个动作5～10次。

4. 多学科团队整合干预措施　根据评估的风险因素，启动多学科团队管理模式，同时制订贯穿住院和出院后，全面、个体化的管理方案并落实。

5. 提供全面完善的支持系统　通过医院-社区-家庭三方的协作、沟通及信息共享等方式实现老年人全员、全程、全方位的连续性综合防治服务。将医院的多学科团队和社区医护人员与老年人家庭相结合，医疗资源向社区、家庭下沉，提升社区和家庭深静脉血栓预防和照护技术的科学性和系统性，社区发挥基层优势，进一步督促老年人落实深静脉血栓形成防控管理，有利于长期的追踪和随访，提高老年人的生活质量。

第四节　深静脉血栓形成的照护

一、照护目标

（1）老年人和（或）照护者对深静脉血栓形成的恐惧感减轻或消除。

（2）减少老年人深静脉血栓形成并发症的发生。

（3）老年人和（或）照护者清楚抗深静脉血栓形成药物的作用、服用方式及不良反应。

（4）老年人和照护者能够掌握深静脉血栓形成各期的治疗与护理。

（5）老年人和照护者能够掌握肺栓塞的应急处理方式。

二、照护干预措施

（一）照护的原则

根据深静脉血栓形成分期及治疗方案进行针对性照护。

（二）具体照护措施

1. 建立深静脉血栓形成老年人的管理档案　包括病因、相关检查结果、严重程度、治疗方案等。

2. 心理照护

（1）对深静脉血栓的老年人给予理解、尊重，提供必要帮助，消除老年人的焦虑、紧张等情绪，使其树立自信心，积极配合预防和治疗。

（2）获取家庭-社会系统支持：家庭社会关系是影响老年人身心健康的重要支持系统，良好的心理疏导能够有效地改善老年人不良的情绪状态，提高老年人对治疗的依从性，生活指导能够加强老年人在日常生活中的独立能力。

3. 急性期

（1）卧床休息10～14天，避免活动幅度过大，禁止按摩、热敷，根据医嘱活动。

（2）保持患侧肢体抬高，下肢抬高20°～30°或高于心脏水平20～30cm，增加血液回流，减轻水肿、疼痛等不适；局部使用清水清洗，勿使用香皂、沐浴露等刺激性化学剂；勿用力揉搓，以免损伤局部皮肤。

（3）使用气垫床或减压垫，避免膝下垫硬枕，避免过度屈髋及扎过紧的腰带、束袜带和紧身衣。

（4）使用抗凝药物后适当延长穿刺部位按压时间，防止皮下出血；使用软毛牙刷；避免碰撞及跌倒。

（5）保持大便通畅，避免因腹压增高而影响下肢静脉回流。

（6）严密观察病情变化：每日测量双侧肢体周径，观察肿胀消退情况及疼痛情况；若双下肢血供、温度、肿胀程度、皮肤颜色、压痛情况加重，大小便颜色异常或皮肤瘀斑，或出现胸闷、胸痛、呼吸困难及咯血等PE表现，及时就诊。

（7）防止老年人因害怕深静脉血栓脱落而不敢动，引起皮肤压力性损伤。

4.稳定期

（1）保持全身皮肤清洁干燥：密切观察，勤翻身，涂抹润肤露或凡士林保护。

（2）正确使用清洗液及敷料：清洗剂选择含有表面活性剂的，易清除污物和残留物，温和不刺激。皮肤敷料选择透气、干爽、柔软、舒适面料或减压垫等。

（3）肢体锻炼：患肢制动，其他侧肢体保持主动或被动运动等，加快血液回流，避免加重深静脉血栓。

（4）遵医嘱服药，明确药物注意事项并观察药物副作用，定期复查。

5.肺栓塞的应急处理方式　立即平卧，避免做深呼吸、咳嗽、剧烈翻动，报告医务人员，高流量吸氧，居家者拨打120急救电话，有条件者给予高流量吸氧，心搏骤停者行心肺复苏术。

6.注意观察抗深静脉血栓药物副作用及注意事项

（1）出血：是抗凝药物的主要不良反应，抗凝药物可诱导血小板减少症，抑制凝血因子的功能，而使机体出现凝血功能异常，此时可能造成出血，且出血后不易止血。表现为各种黏膜出血（口腔黏膜、鼻腔、皮下出血及粪便隐血、血尿）、关节腔积血、伤口出血及脑出血等，应仔细观察老年人病情变化，控制剂量及监测凝血时间或部分凝血活酶时间，使凝血活酶时间维持在正常值的1.5～2.5倍，以减少这种出血的风险。

（2）过敏反应：如果老年人对抗凝药物中的某些成分过敏，这时候会出现一些皮肤的过敏，如红疹瘙痒或皮炎现象，严重者甚至会导致过敏性休克。出现这种现象，一定要停止服用药物。

（3）胃肠道反应：某些老年人长期服用抗凝药物，对胃肠道黏膜造成损害，导致胃肠道黏膜糜烂、溃疡，伴有恶心、呕吐、腹痛、腹泻等胃肠道反应，因此，如无特殊要求，抗深静脉血栓药物及肠溶片等应在餐后服用。

（4）华法林半衰期长，给药5～7日后疗效才能稳定。治疗剂量范围窄，个体差异大，药效易受多种食物和药物影响，在服用法华林的同时尽量不要吃橘子、柑橘、西柚等食物，尽量避免吃猪肝，同时也要避免吃油炸食物。避免服用丹参、当归及含有香豆素类衍生物的药物，以免影响法华林的效果。

参 考 文 献

《内科住院患者静脉血栓栓塞症预防的中国专家建议》写作组，中华医学老年医学分会，中华医学会呼吸病学分会，等，2015. 内科住院患者静脉血栓栓塞症预防中国专家建议（2015）［J］. 中华老年医学杂志，34（4）：345-352.

曹建芬，董明，2019. 优质护理管理应用于老年脑血栓患者护理中的价值［J］. 血栓与止血学，25（3）：525-526.

崔佳雨，2018. 老年长期卧床患者下肢深静脉血栓的预防及护理进展［J］. 饮食保健，5（11）：289-290.

李海燕，李蓉，植艳茹，等，2020. 中老年患者院内发生静脉血栓栓塞症风险预测模型的研究［J］. 中华护理杂志，55（1）：68-73.

李晓强，王深明，2013. 深静脉血栓形成的诊断和治疗指南（第2版）［J］. 中国医学前沿杂志（电子版），5（3）：53-57.

李晓强，张福先，王深明，2017. 深静脉血栓形成的诊断和治疗指南（第三版）［J］. 中国血管外科杂志（电子版），9（4）：250-257.

罗宜红，方丽芬，罗卓卿，等，2018. 临床护理路径对预防呼吸内科老年卧床患者下肢深静脉血栓形成的影响［J］. 齐鲁护理杂志，24（15）：109-111.

马建林，2002. 老年血栓形成前状态及其防治的研究进展［J］. 心脏杂志，14（2）：170-172.

施惠芳，周佳，2017. Caprini评估表在卒中老年患者深静脉血栓预防护理中的应用［J］. 护理学报，24（4）：59-61.

孙亚萌，张建政，刘智，2020. 老年骨折患者下肢深静脉血栓形成的危险因素及动态D-二聚体对其预测价值的分析［J］. 中国骨与关节杂志，9（6）：419-424.

中国健康促进基金会血栓与血管专项基金专家委员会，2020. 静脉血栓栓塞症机械预防中国专家共识［J］. 中华医学杂志，100（7）：484-492.

中国健康促进基金会血栓与血管专项基金专家委员会，中华医学会呼吸病学分会肺栓塞与肺血管病学组，中国医师协会呼吸医师分会肺栓塞与肺血管病工作委员会，2018. 医院内静脉血栓栓塞症防治与管理建议［J］. 中华医学杂志，98（18）：1383-1388

中华医学会呼吸病学分会肺栓塞与肺血管病学组，中国医师协会呼吸医师分会肺栓塞与肺血管病工作委员会，全国肺栓塞与肺血管病防治协作组，2018. 肺血栓栓塞症诊治与预防指南［J］. 中华医学杂志，98（14）：1060-1087.

中华医学会外科分会血管外科学组，2014. 慢性下肢静脉疾病诊断与治疗中国专家共识［J］. 中国血管外科杂志（电子版），6（3）：143-151.

Arahata M，Asakura H，2018. Antithrombotic therapies for elderly patients：handling problems originating from their comorbidities［J］. Clin Interv Aging，13：1675–1690

Burnett AE，Mahan CE，Vazquez SR，et al，2016. Guidance for the practical management of the direct oral anticoagulants（DOACs）in VTE treatment［J］. J Thromb Thrombolysis，41（1）：206-232.

Caprini JA，Arcelus JI，Hasty JH，et al，1991. Clinical assessment of venous thromboembolic risk in surgical patients［J］. Semin Thromb Hemost，17 Suppl 3：304-312.

Grover SP，Mackman N，2019. Intrinsic pathway of coagulation and thrombosis［J］. Arterioscler，Thromb Vasc Biol，20：331-338.

Herold J，Bauersachs R，2020. How to anticoagulate elderly and fragile patients［J］？ Dtsch Med Wochenschr，145：1562-1568.

Kuliczkowski W，Gierlotka M，Tycińska A，et al，2019. Management of bleeding in patients hospitalized in the intensive cardiac care unit：expert opinion of the Association of Intensive Cardiac Care and Section of Cardiovascular Pharmacotherapy of the Polish Cardiac Society in cooperation with specialists in other fields of medicine［J］. Kardiol Pol，77（12）：1206-1229.

Piazza G，Hohlfelder B，Goldhaber SZ，2015. Advanced therapy for venous thromboembolism：understanding the role of systemic fibrinolysis，catheter-based therapy，and surgery［M］//Handbook for Venous Thromboembolism. Cham：Springer，7：51-65.

Ten Berg J，Sibbing D，Rocca B，et al，2021. Management of antithrombotic therapy in patients undergoing transcatheter aortic valve implantation：a consensus document of the ESC Working Group on

Thrombosis and the European Association of Percutaneous Cardiovascular Interventions（EAPCI），in collaboration with the ESC Council on Valvular Heart Disease［J］．Eur Heart J，42（23）：2265-2269．

Wells PS，Anderson DR，Rodger M，et al，2003．Evaluation of D-dimer in the diagnosis of suspected deep-vein thrombosis［J］．N Engl J Med，349（13）：1227-1235．

Xu YP，Wang W，Zhao J，et al，2019．Knowledge，attitude，and practice of healthcare professionals toward clinically applying graduated compression stockings：results of a Chinese webbased survey［J］．J Thromb Thrombolysis，47（1）：102-108．

Zhai ZG，Kan QC，Li WM，et al，2019．VTE risk profiles and prophylaxis in medical and surgical inpatients：the identification of Chinese hospitalized patients' risk profile for venous thromboembolism（DissolVE2）—a crosssectional study［J］．Chest，155（1）：114-122．

第二十章

多重用药

第一节 概 述

多重用药通常是指老年人服用5种及以上药物。多重用药非常复杂，不仅是指老年人所服用的药物的数量，还涉及药物与药物之间的相互作用及其产生的副作用等。在老龄化进程中，多病共存的情况下，联合用药不可避免，老年人多重用药现象极为普遍。因此为避免老年人多重用药和药物使用不当造成的二次伤害，老年人科学安全用药越来越受到关注。

一、流行状况

随着我国老年人口迅速增长，多病共存已经成为老年人的患病特点，多重用药现象普遍存在。60岁以上老年人平均患有4～6种疾病，每日服药8～10种，据统计，老年人消费的处方药品占23%～40%，非处方药品占40%～50%，是青年人的5倍以上；药物不良反应（adverse drug reaction，ADR）和药源性疾病也随之增加，老年人药物不良反应的发生率比青年人高2～7倍，35%的老年人都经历过药物引起的不良事件。

二、多重用药的危害

1.增高药物中毒或药物的不良反应发生率　随着年龄的增长，老年人生理功能改变较大，对药物的耐受性降低，但对药物的敏感性却越来越强，药物对其作用加强，加之老年人通常合并多种疾病，药物种类和数量的增加，直接导致老年人所服药物之间的相互作用进一步增多，从而加重药物不良反应的发生。

2.易引发老年谵妄　多重用药容易引起老年人意识混乱，进而导致谵妄的发生。

3.降低老年人的生活质量　老年人因药物不良事件导致的住院率是年轻人的4倍。多重用药的ADR导致的住院率、死亡风险增高，从而增加医疗负担，严重影响老年人的生活质量。

三、多重用药的影响因素

1.多病共存与多重用药　在老龄化进程中，越来越多的老年人身患多种疾病，在多病共存的情况下，老年人联合用药不可避免，但老年人器官功能减退，联合用药在体内代谢发生相互作用的情况明显增加。

2.用药依从性与多重用药　药物治疗的依从性就是按医嘱服药，良好的依从性包括：①遵守医师的建议；②老年人自愿用药；③按时、按量服药；④不漏服；⑤健康的生活习惯。国内研究结果显示，老年人多重用药情况下依从率仅为25.8%，可见老年人用药依从性较差，这也进一步致使潜在不适当用药比例较高。在对老年人用药依从性的调查中发现，老年人用药依从性低，多重用药与用药依从性相互影响，互为因果。

3.社会影响与多重用药　随着社会的发展，科学技术的进步，除医院就诊开药之外，老年人用药渠道越来越多。对慢性病老年人用药依从性调查发现，造成负面影响的主要有媒体广告或工作等，上述原因使得老年人很难去遵守既定的治疗方案。一部分老年人过多依赖中药制剂，而中药制剂成分复杂，更容易出现药物间的相互作用；由于老年人特殊心理状态，极易依据自己的想法或感受随意自行更改药物，或者受邻居或朋友影响擅自更改药物，滥用补药（保健品），去尝试所谓的"秘方"。

第二节　多重用药安全风险评估

一、多重用药安全风险评估的目的

（1）评估老年人多重用药的风险级别，筛查多重用药老年人。

（2）评估多重用药老年人潜在的不适当用药情况。

（3）根据评估结果为老年人制订相应计划，保障老年人药物治疗安全、有效、经济、适当。

二、多重用药风险评估的内容

（一）一般医学评估内容

1.年龄　增龄引起的器官老化常导致老年人同时患有多种疾病，须同时服用多种药物，多重用药的问题随之出现。

2.生理功能　肝、肾功能衰退对药物的吸收、代谢和排泄功能不同，身体的药物代谢动力学和药效学也随之改变，老年人由于身体功能下降，会同时出现对药物治疗的有效反应减小而毒副作用增加。

3.慢性疾病　慢性疾病增多，如高血压、糖尿病，相应药物随之增加，多重用药更加显著。

4.服药依从性评估　依从性低易导致误服、漏服或乱服药现象，随意加减药对治疗极其不利。

（二）药物评估内容

1.药物种类　一般服用5种及以上药物即可称为多重用药，多重用药率高，发生药物不良反应的风险也高。

2.药物不良反应　调查显示，35%的门诊和40%的住院老年人发生过药物不良反应。

3.药物间相互作用　服用5～9种药物的住院老年人药物间相互作用的发生率为50%，而应用20种及以上药物的老年人药物间相互作用的发生率为100%。

三、多重用药的风险评估工具及标准

常用的安全用药评估方法大致分为两类。第一类是以主观判断为基础的一种比较模糊的方法，为隐性标准。一般是以已发表文献为依据，结合老年人基本信息判断处方是否合适，评估结果主要依赖于评估者已掌握的临床知识及所获取的最新医学信息，常通过与药物相关的问题结合药物合理指数（MAI）、处方十步审查法、SAIL和TIDE等进行判断。第二类是具有明确客观标准的方法，为显性标准，通常以国内外专家共识、意见和文献为依托，无须进行过多的临床判断，常采用老年人安全用药评估工具（SMA）、副反应量表（TESS）、Beers标准、Phadke标准、老年人潜在不恰当处方筛选工具（STOPP）、Zhan标准和修订版Morisky服药依从性量表等。

（一）隐性标准

1.药物合理指数（MAI）量表（表20-2-1）　MAI是在1992年被Hanlon等专家提出来的，主要是通过对10个项目进行评估，进而考察处方质量和药物的合理性。MAI评估需要研究者运用自己的临床知识对老年人使用药物的合理性进行评分，依据量表对老年人使用的药物做出"合理（1分）""比较合理（2分）"和"不合理（3分）"的判断，最后进行汇总，将各项分值乘以加权值来计算每项用药的适宜性（每项加权值都标在括号里），然后将各项分数相加，得出总分，分数越高，提示用药越不合理。MAI的优点在于适用于各种环境、药物和条件，并且以老年人为中心，可以进行一些具有针对性的个体化评估。缺点在于考虑的配伍问题不具体，对评估者临床知识与医学信息的掌握要求较高，评估比较耗时，结果不是非常精确，所以在临床上还未得到广泛应用，需要继续改进。

表20-2-1　药物合理指数（MAI）

项目（加权值）	评估		
有无药物的适应证？（3）	合理☐	比较合理☐	不合理☐
药物对该疾病是否有效？（3）	合理☐	比较合理☐	不合理☐
剂量是否正确？（2）	合理☐	比较合理☐	不合理☐
用药说明是否正确？（2）	合理☐	比较合理☐	不合理☐
用药说明是否切实可靠？（1）	合理☐	比较合理☐	不合理☐
药物之间是否存在有临床意义的相互作用？（2）	合理☐	比较合理☐	不合理☐
药物和疾病之间是否存在有临床意义的禁忌？（2）	合理☐	比较合理☐	不合理☐
是否有不必要的重复用药？（1）	合理☐	比较合理☐	不合理☐
药物的使用疗程是否可以接受？（1）	合理☐	比较合理☐	不合理☐
在同等效果下，该药物是否最为经济？（1）	合理☐	比较合理☐	不合理☐

2. SAIL和TIDE标准　SAIL要求尽可能简单地用药，同时注意潜在的不良反应，要根据适应证用药，对症治疗，要把用药清单列出来交给老年人。TIDE在就诊中强调要为审查药物安排时间，一定要避免药物之间的相互作用，同时要注意药物作用有个体差异性，做好安全用药健康指导。该评估工具可以依据老年人病情对用药适当性做出比较精准的评估，缺点是评估局限性较大，受评估者知识水平影响较大，不适合于大样本的评价。

3.处方十步审查法　主要内容包括药物的公示；恰当理由用恰当药物，保证正确用药是根本；确保药物类型和通用名；了解药物不良反应事件（ADR）；识别ADR风险；清除无效药物；清除无指征药物；用副作用小的药物替代；避免处方瀑布和采用"一种疾病，一种药物，一天一次"的原则。该方法有利于普及用药知识，应用范围也比较广泛，但是对评估者临床知识依赖性较大，不适合于大样本的评价。

（二）显性标准

1.老年人安全用药评估工具（SMA）　有16个风险评估的项目，共包含3个维度，20个条目，最高评估得分为28分，分值与药物安全管理呈正相关。该量表选项比较灵活，包含"是""否""可能""有时"和"在一定程度上"等选项，并且为被评估者的补充说明提供了空间。SMA主要功能除了对老年人居家安全用药进行评价，还能识别居家用药中药品保管和使用过程中潜在的不安全问题。相关研究发现，使用SMA可以提高老年人的服药依从性，减少用药安全隐患，可明显提高居家老年人用药安全性。部分评估者认为，如果对老年人每日使用SMA进行评估，虽然有必要，但是非常耗时，并且个体化容易被忽视，因此在我国还未得到广泛应用。

2.副反应量表（TESS） TESS量表有34项症状归纳为6组症状，依次为行为的不良反应、实验室检查、神经系统的反应、自主神经系统症状、心血管系统反应及其他。该量表评定时分严重程度及处理两大内容。TESS量表设计灵活、标准明确、比较全面。缺点是对老年人进行评价时需要参照并补充TWIS量表内容，变化性较强，比较耗时，并且对某些药物不良反应描述不够具体，因此还未在临床上得到广泛应用。

3. Beers标准 是由药学、老年医学、护理学及精神药理学等专家在回顾文献的基础上达成共识而建立的。自美国专家提出后，德国、日本、法国等国家均对其进行了修订，使Beers标准本土化并广泛应用。我国刚开始因药物因素等使用较少，但近几年来研究应用逐渐增多。Beers标准经4次修订，更加准确和完善，可信度进一步提高。在识别老年人潜在不安全用药、降低疾病治疗费用和提高服药依从性等方面均有成效。Beers标准的优点体现在对老年人用药评估时无须过多临床判断，有一定的参照标准，涵括全面，内容详细。缺点是标准中缺乏部分药物问题，未涉及药物之间相互作用。判断最终结果时较模糊，不够精确，整个评估过程也较耗时，因此需要不断进行补充改进。

4. Phadke标准 是在评估安全用药方面的一种普适性判断标准。Phadke标准有30分的模板参照，评分标准明确具体，最终结果分为合理用药、不太合理用药和不合理用药。运用Phadke进行评估比较省时，并且其标准明确具体，所以最终结果区分明显，有差别度和比较性，便于客观判断。缺点是在临床实践中，老年人多为多重用药，而标准阐述的多为单种药物，缺乏药物之间的关系，因此在临床中还没有得到广泛应用。

5. Zhan标准和老年人不恰当处方工具（IPET） Zhan标准和IPET均是在Beers标准上修改制订而成。Zhan标准将33种不恰当的用药比较详细地分成三大类：第一类是禁止使用的不恰当药物，第二类是不太恰当的药物，第三类是稍微不恰当的药物。因Zhan标准对药物分类较详细，标准明确具体，所以评估者参照评价比较方便，可操作性较强，结果比较明确，适用于大样本的评估。缺点是药物种类不多，并且对于不安全用药分类的原因未进行解释说明。IPET共对老年人不适合使用的71种药物进行了筛查研究，最终选择了38种作为标准在加拿大发布使用。IPET中有18种药物是老年人禁忌使用的，有4种是药物之间会发生相互作用的，有16种是疾病与药物会发生相互作用的。IPET的优点是以临床药物分类，实用性强，并且针对药物与疾病、药物与药物会发生不良反应的处方提出了代替方案。不足之处则是覆盖的药物比较少，并且未根据最新的循证医学数据进行修订。

6.老年人不适当处方筛查工具（STOPP标准） STOPP标准是由爱尔兰专家制订，在欧洲国家已经得到广泛应用，一度被认为是欧洲的Beers标准。不过STOPP标准比Beers标准与药物不良反应之间的关系更为密切。STOPP标准对老年人用药的不合理剂量和不合理性进行了说明并涵盖了64个老年人不宜使用的药物指标。2014年版STOPP标准在第1版基础上增加、修订和删减了一些标准，最终形成包括81条13大类的潜在不恰当用药新标准，内容更为详细具体，涉及的药物更多，相对于其他标准，更加准确灵敏，与临床结合得更加紧密，因此在多个国家得以发展运用，加之其客观性较强，该标准已被广泛应用于对住院的慢性病老年人和社区居家老年人的评估，有效地避免老年人发生药物不良反应事件。STOPP标准的不足之处是虽然进行了分类，但分类系统有些混乱，不易查询，并且一些药物名称的标注不够具体。STOPP标准中提出的某些禁用情况也不是老年人绝对禁用或绝对不恰当用药，需要进一步进行更新和改进。

7.修订版Morisky服药依从性量表（MMAS-8） 是以MMAS-4为基础修订的，由Morisky等多位专家提出，多用于评估出院老年人的服药依从性。MMAS-8信效度好、敏感度高、实用性强，包含8个条目，运用简单方便。相关研究表明，MMAS-8已被广泛应用于对机械瓣膜置换术后老年人、痛风、肺结核、原发性高血压等慢性疾病老年人服药依从性的评估。但MMAS-8评估比较局限，是评估安全用药方面的一个普适性量表，与老年人使用的某些特定药物及疾病关联性不够紧密。

四、多重用药的风险评估流程

多重用药的风险评估多采用ARMOR阶梯式的方法。临床医师首先应取得老年人在静息与活动时的心率、血压和血氧饱和度，按照以下5个步骤进行评估。

1.A——评估（assess） 评估老年人的所有用药，尤其须注意具有潜在不良后果的药物，如β受体阻滞药、抗精神病药、抗抑郁药、镇痛药、Beers标准中所列的其他药物、维生素和保健品等。

2.R——审查（review） 审查可能存在的问题，包括药物间的相互作用，药物与疾病间的相互作用，药物与机体的相互作用，药物对功能状态的影响，亚临床的ADRS。

3.M——最大限度地减少不必要的药物（minimize） ①停用缺乏适应证的药物；②停用风险大于受益或对机体主要功能具有高潜在不良影响的药物。

4.O——优化治疗方案（optimize） ①去掉重复用药；②通过GFR调整经肾代谢的药物剂量；③调整经肝代谢的药物剂量；④通过监测血糖和糖化血红蛋白调整口服降糖药；⑤考虑逐步减少抗抑郁药的剂量；⑥根据目标心率调整β受体阻滞药；⑦监测起搏心率来调整β受体阻滞药的剂量；⑧根据INR及可能出现的药物相互作用调整抗凝剂；⑨根据游离的苯妥英钠水平调整抗惊厥药剂量。

5.R——再评估（reassess） 除了重新评估老年人在休息和活动时的心率、血压、血氧饱和度，还须再评估老年人的功能状态、认知状态、用药依从性和用药错误。

五、多重用药的风险评估实施要求

1.评估人员要求 评估员须具备医师、护士、药师资格，熟知评估量表理论基础、量表内容及操作方法。

2.评估场所要求 评估场所安全、整洁且评估应在被评估人员舒适、熟悉的场所进行。

3.评估时机要求 按需评估，对多病共存、服用药物品种较多的老年人进行评估。

第三节 多重用药的预防

一、多重用药预防的目标

（1）识别影响老年人不适当多重用药的因素并对其进行干预和处理。

（2）识别老年人用药的安全风险，做到安全有效地使用药物，制订合理的用药方案。

（3）教育和指导老年人、老年家庭照护者和老年医学工作者。

二、多重用药安全管理的干预措施

（一）医院综合管理

1. 医师方面

（1）受益原则：有明确适应证且用药受益大于风险。

（2）精简用药原则：抓住主要矛盾，选择主要药物治疗。

（3）小剂量原则：从小剂量开始逐渐调整到适宜个体的最佳剂量。

（4）择时原则：选择最佳时间服药，提高疗效，减少毒副作用。

（5）及时停药原则：密切观察疗效，病情加重时及时停药或调整用药。

2. 药师方面

（1）治疗团队：推广由药师和临床医师共同参与的临床治疗团队模式。

（2）强化理念：坚持用药安全、共同负责的理念。

（3）加强讲解：向老年人讲解如何发现药物的严重不良反应。

3. 护士方面

（1）理论强化：熟悉药物作用及常见不良反应。

（2）团队合作：严格执行医嘱，有疑问及时提出。

（3）加强观察：观察药物不良反应，及时反馈。

（4）加强宣教：讲解药物知识，讲解注意事项。

4. 加强多学科团队管理 老年人基础疾病多，用药繁杂，药物之间相互作用也会影响药物疗效，甚至出现配伍禁忌，医院应增加多学科团队管理，链接各学科，综合管理老年人多重用药问题，医院也可适当增加多重用药门诊，解决老年人多重用药面临的问题。

（二）社区管理

加强健康教育，提高用药依从性。老年慢性病老年人用药种类多，服药依从性差，易对用药安全性产生影响。对老年人及其家属进行有效的健康教育能提高社区老年慢性病老年人安全用药知-信-行的总体水平，从而有效提高老年人安全用药依从性。健康教育不是单纯的对老年人进行医学知识的灌输，还需要根据老年人的个体情况制订有针对性的教育策略，通过消除老年人对使用药物的抵触情绪，达到提高老年人用药依从性的目的。研究证实，采用健康信念模式的健康教育可有效提高慢性病老年人的用药依从性。医患之间缺乏良好有效的沟通是社区慢病管理的障碍，不利于老年人的康复，广泛开展健康教育、医患之间进行良好沟通能够提高老年人用药依从性。因此在慢性病健康管理基础上，加强医患沟通交流，引入安全用药健康教育，能够提高慢性病防治效果，改善老年慢性病老年人的生活质量。

（三）家庭及个人管理

1. 妥善放置药物，避免发生混淆

（1）药品放置：药品应放在干燥、阴凉、清洁和老年人容易拿取的地方，避免阳光直射，保持整洁，定期检查药品质量，以确保药品安全。

（2）分类放置：药品应按内服、外用、注射等分类放置，放在干燥、阴凉、清洁处，并注意有效期。

（3）标签明显：在药瓶上贴明显标签，如内服药标签为蓝色边、外用药为红色边。标签字迹要清楚，标签上应标明药名、浓度、剂量。

（4）定期检查：药品要定期检查，如有沉淀、浑浊、异味、潮解、霉变等现象或标签脱落、辨认不清，应立即停止使用。

（5）妥善保存：根据药物的性质妥善保存药品。容易挥发、潮解或风化的药物，如碘酊（碘酒）、酒精、复方甘草片、酵母片等应装瓶并盖紧瓶盖；易氧化和遇光易变质的药物，如维生素C、氨茶碱等，应装入有色密封瓶中或放在黑色遮光的纸盒内，放于阴凉处；对栓剂、水剂药物和遇热容易变质的药物，如胎盘球蛋白、金双歧、利福平眼药水、胰岛素、重组人表皮生长因子等，可放入冰箱冷藏室内保存；易过期的药物，如各种抗生素、胰岛素等，应按有效期先后，有计划地使用，避免因药物过期造成浪费。

（6）药品放置位置：药品应固定放在照护师和老年人都知道的地方，每天早晨可将老年人一天的药量分别放在几个药杯或小空瓶内，以防忘记服用或误服。

2.有效区分药物途径，正确实施给药方法　药物的给药途径同临床各类病症的治疗效果有着极为紧密的联系，同一种药物，若给药途径不同，其药效有时存在极为巨大的差别。目前常用的给药途径有口服、舌下含服、吸入、皮肤黏膜用药、注射（皮内、皮下、肌内、静脉）及插入法（直肠、阴道给药）等。除动静脉注射是药液直接进入血液循环外，药物均有一个吸收过程，吸收顺序依次为：吸入＞舌下含服＞直肠＞肌内注射＞皮下注射＞口服＞皮肤。有些药物不同的给药途径可产生不同的药物效应，如硫酸镁口服液可产生导泻与利胆作用，而注射液则产生镇静和降压作用。

（1）口服给药法：最常用，方便、经济、安全、适用范围广，起效慢。对意识不清、呕吐不止、禁食等老年人不宜用此法。

优点：产品性状稳定，剂量准确。

缺点：部分药物会受食物或胃酸作用而影响吸收。

1）口服片剂：是指自口腔服下，经胃肠道吸收而作用于全身或滞留于胃肠道内作用于胃肠局部的片剂，一般用温开水送服。

2）口服溶液：多见于糖浆类药物，如急支糖浆、复方甘草合剂、蜜炼川贝枇杷膏等。此类药物不宜用温开水送服，因服药后药物可在病变部位黏膜表面形成保护膜。

3）口服胶囊：是指将药物填装在空心硬质胶囊中或密封于弹性软质胶囊中制成的药剂，以掩盖药物不良味道及提高药物稳定性；服用时，不能将胶囊破坏，应整粒吞服；同时，服用不能仰头，因胶囊密度低，易浮在水面，仰头会造成胶囊卡在咽部。

4）口含片：多用于口腔及咽喉疾病，有局部消炎、杀菌、收敛、镇痛作用，如西瓜霜润喉片、草珊瑚含片、西地碘含片等。使用时应在口腔内含化，不可咀嚼、吞咽，含服中、含服后不可饮用液体，以延长疗效。

5）舌下含服：通过舌下口腔黏膜丰富的毛细血管吸收，可避免胃肠刺激、吸收不全和首过消除作用，起效快。放在舌下，让药物自然溶解吸收，不可嚼碎或吞服。

注意事项：严格查对；需吞服的药物通常用40℃温开水送下，不要用茶水、咖啡或酒类服药；对牙齿有腐蚀作用的药物，如酸类和铁剂，应用吸管服药后漱口，以保护牙齿；健胃药宜在餐前服，助消化药及对胃黏膜有刺激性的药物宜在餐后服，催眠药宜在睡前服用；服用对呼吸道黏膜起安抚作用的药物如止咳糖浆后，不宜立即饮水；某些磺胺类药物由肾排出，尿少时易析出结晶堵塞肾小管，因此服药后要多饮水；服用强心苷类药物时须加强对心率及节律的监测，心率低于每分钟60次或节律不齐时应暂停服用，及时就诊。

（2）雾化吸入疗法：主要指气溶胶吸入疗法，是指使用专门的雾化装置将药物（溶液或粉末）分散成微小的雾滴或微粒，使其悬浮于气体中，通过吸入的方法进入到呼吸道及肺内并沉积，从而达到迅速、有效的治疗作用。

主要优点：可以将高浓度药物直接输送入气道，起效快、用药剂量小，可减少或避免药物的全身不良反应等。对缓解支气管哮喘效果显著且迅速，优于其他治疗方式，甚至在危急时刻能够挽救老年人的生命。

（3）皮肤给药：遵医嘱，根据药物的剂型采取相应的照护方法。

注意事项：

1）观察用药后局部皮肤反应，有无红肿、瘙痒、皮疹等症状。

2）了解老年人对局部用药部位的主观感觉并有针对性地做好解释工作。

（4）插入法：分为直肠栓剂插入法和阴道栓剂插入法。

1）直肠栓剂插入法：直肠插入甘油栓，软化粪便，以利于排出。栓剂中有效成分被直肠黏膜吸收，而达到全身治疗作用，如解热镇痛栓剂。

操作步骤：携用物至床旁，协助老年人取侧卧位，膝部弯曲，暴露肛门，戴上指套或手套，让老年人尽量放松，将栓剂插入肛门并用示指将栓剂沿直肠壁朝脐部方向送入6～7cm，保持侧卧位15分钟。

注意事项：严格执行查对工作；注意保护老年人隐私部位；指导老年人放松及配合的方法，采取提高用药效果的措施，向老年人说明在置入药物后至少平卧15分钟的目的。

2）阴道栓剂插入法：即自阴道插入栓剂，以起到局部治疗的作用，如插入消炎、抗菌药物治疗阴道炎。

操作步骤：携用物至床旁，核对。协助老年人取屈膝仰卧位，铺治疗巾于会阴下，温水清洗外阴后，一手戴上指套或手套，取出栓剂，嘱老年人尽量放松，利用置入器或戴上手套将栓剂沿阴道下后方轻轻送入5cm，达阴道穹隆，嘱咐老年人至少平卧15分钟，以利于药物扩散至整个阴道组织，利于药物吸收。操作后处理。

注意事项：①严格执行查对工作；②注意保护老年人隐私部位；③准确判断阴道口，必须置入足够深度；④做好提高用药效果的措施；⑤嘱老年人在置入药物后，至少平卧15分钟。

第四节　多重用药的照护

一、多重用药照护的目标

通过对多重用药老年人进行照护，提高多重用药老年人的依从性、改善治疗效果，降低ADR导致的住院率、死亡风险，从而减少医疗负担。

二、多重用药的照护措施

（一）服药时的照护

1.操作步骤

（1）步骤1

物品准备：药杯内盛装药物、温开水，根据需要准备量杯、汤匙、滴管、纸巾（或老年人自己的毛巾）。

环境准备：环境整洁，温、湿度适宜，安静，光线明亮。

照护师准备：照护师穿清洁的工作服，洗净并擦干双手。

老年人准备：老年人取舒适体位。

（2）步骤2：协助服药。

1）将备好的温开水、纸巾和已经配好的药物（放在药杯内）拿至老年人的床边。

2）礼貌称呼老年人并向老年人解释服药的时间、药物、服药的方法等。

3）核对医嘱、药物（若药物在老年人处应与老年人共同核对药物名称、查看有效期及药物的质量）。

4）协助老年人取坐位或站位（坐位：老年人坐正直，上身稍前倾，头略低，下颌微向前；卧位：抬高床头30°～50°，将老年人的头转向一侧或将其后背垫起呈半坐位姿势；卧床老年人需扶其坐起，背后垫软枕）。

5）将温开水递到老年人手中，让老年人先喝一口水，再将药杯递给老年人，协助老年人将药放入口中后喝水约100ml。待老年人完全将药物咽下，放下水杯，协助老年人擦净口周围。①服用片剂时，若有大片药物老年人难以咽下，可将其研成粉状并加水搅拌成糊状再服用；②服用水剂时，先将药液摇匀，一手将量杯上举使其刻度与视线平齐，另一手持药瓶（将标签面放于掌心），倒药液至所需要的刻度处，计量准确后再倒入药杯服用；③服用油剂或按滴数计算的药液时，先将少许凉开水倒入小勺中，再将药液按照应服的剂量滴入凉开水中一起服用；④服用中药大蜜丸时，可根据老年人的具体情况将药丸搓成小丸，以便其服用；⑤服中药冲剂时，将药粉用温开水冲调后再服用。

（3）步骤3：服药后再次查对所服的药物是否正确，确认无误后整理物品，将用物放回原处，将药杯（小勺）洗净。

（4）步骤4：协助老年人取舒适的体位，洗净双手。

2. 注意事项

（1）帮助老年人口服药时，应注意按照医嘱查对药物剂量和药物质量。

（2）协助老年人服药时必须待老年人服下药后才可离开。

（3）如老年人须同时服用几种水剂药，在更换药物品种时，要洗净量杯。倒毕药水后，应将瓶口用清洁的湿巾擦净，放回原处。

（二）药物疗效及不良反应的观察及处理

1. 老年人常见药物不良反应

（1）精神症状：中枢神经系统，尤其大脑最易受药物的影响。老年人中枢神经系统对某些药物的敏感性增高，可导致神经系统的毒性反应，如吩噻嗪类、洋地黄、降压药或吲哚美辛等可引起老年抑郁症；中枢抗胆碱药苯海索，可致精神错乱；阿尔茨海默病老年人使用中枢抗胆碱药、左旋多巴或金刚烷胺，可加重痴呆症状；长期使用咖啡因、氨茶碱等可导致精神不安、焦虑或失眠；长期服用巴比妥类镇静催眠药可致惊厥，产生身体及精神依赖性，停药会出现戒断症状。

（2）直立性低血压：老年人血管运动中枢的调节功能没有年轻人灵敏，压力感受器发生功能障碍，即使没有药物的影响，也会因为体位突然改变而头晕。使用降压药、三环类抗抑郁药、利尿药、血管扩张药时，尤其易发生直立性低血压。

（3）耳毒性：老年人由于内耳毛细胞数目减少，听力有所下降，易受药物的影响发生前庭症状和导致听力下降。前庭损害的主要症状有眩晕、头痛、恶心和共济失调；耳蜗损害的症状有耳鸣、耳聋。由于毛细胞损害后难以再生，故可能发生永久性耳聋。年老体弱者使用氨基糖苷类抗生素和多黏菌素可致听神经损害。

（4）尿潴留：三环类抗抑郁药和抗帕金森病药有副交感神经阻滞作用，老年人，特别是伴有前列腺增生及膀胱颈纤维化病变的老年人使用这类药物可引起尿潴留。所以在使用三环类抗抑郁药时，开始应以小剂量分次服用，然后逐渐加量。患有前列腺增生的老年人，使用呋塞米、依他尼酸等强效利尿药也可引起尿潴留，在使用时应加以注意。

（5）药物中毒：60岁以上老年人的肾排泄毒物的功能比25岁时下降20%，70～80岁时下降40%～50%。60岁以上老年人肝血流量比年轻时下降40%，解毒功能也相对降低。因此，老年人用药容易产生肝毒性反应、神经毒性反应及心脏毒性反应。

2. 严重不良反应处理

（1）出现严重不良反应时，应立即停药，马上报告医师或家属。

（2）协助老年人平卧，头偏向一侧防止呕吐时窒息，保持呼吸道通畅。

（3）如果发生心搏、呼吸骤停，立即进行心肺复苏。

（4）加强病情观察和照护，密切观察老年人呼吸、心搏、意识、尿量。

（5）遵医嘱给药或送往医院。

3. 老年人用药注意事项

（1）遵照医嘱协助老年人服药，不得私自加减药物或停药。

（2）老年人对药品有疑问时，须再次核对无误才能给药，并且要向老年人解释说明。

（3）用药后发现异常，应及时报告医护人员或协助老年人就诊。

（4）对于有吞咽困难的老年人，照护者要咨询医护人员或根据药物的说明书，决定是否可以将药物切割成小块或研碎服用。

（5）协助精神疾病老年人服药并要求其张口，检查药物是否全部咽下。

（6）一般服药的姿势采取站立位、坐位或半卧位，因平卧位服药容易发生误咽呛咳，并且会使药物进入胃内的速度减慢，影响药物的吸收。对卧床老年人尽可能地协助其坐起来服药，服药后10～15分钟再躺下，对不能坐起的老年人，服药后尽可能多喝水，以便将药物冲下。

（7）服药前需先饮一口水以湿润口腔，服药中还须多喝水（不少于100ml），以防药物在胃内浓度高而刺激胃黏膜，尤其是不可将药片干吞咽下，防止药片滞留在食管狭窄处，刺激或腐蚀食管黏膜造成损伤。

4. 老年人用药妙招

（1）一张药品清单（图20-4-1）：①药品清单应该按照医生的服药医嘱制订，建议再经医师确认，如果服药有变化要及时更改清单。就医或外出远行时也要随身携带。②清单内容包括药品名称、药品作用、用药剂量、服用时间、服药方法等。

药品清单

序号	名称	功效	副作用	剂量	时间
1	雷贝拉唑钠肠溶片	抑制胃酸分泌	头痛、腹痛、恶心、呕吐等	10mg	早、晚餐前0.5～1小时
2	乳果糖口服溶液	缓解便秘	腹部不适、胀气或腹痛	5～10ml	早、晚
3	苯磺酸氨氯地平片	治疗高血压	眩晕	5mg	早餐前
4	二甲双胍片	治疗糖尿病	潮热、心悸	0.25g	早、中、晚餐前
5	银杏叶片	活血化瘀	过敏性皮炎	9.6mg/2.4mg	早、中、晚
6	阿仑膦酸钠片	骨质疏松	腹痛	10mg	早

图20-4-1　一张药品清单

（2）一个安全提醒药盒（图20-4-2）

1）药盒内部结构设置为一周7天：周一至周日；一天4顿：早、中、晚、睡前。

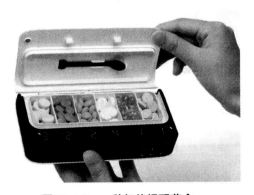

2）按照药品清单将老年人一周的药物摆在药盒内，便于老年人每日按时服用。

3）摆药时建议两人同时完成，一人摆药，另一人查对，确保药物准确。

4）可在市面上自行购买，提前设置好提醒时间，可定时提醒吃药。

图20-4-2 一种智能提醒药盒

（3）两个重要检查

1）第一个检查：按照医师要求定期监测药物疗效和不良反应。

2）第二个检查：定期检查药品有效期，以及有无发霉、变质等情况。

（4）三个不信

1）不信补药的神奇药效：理论上来说，服用补药可以让身体变得更好，但是并不是所有老年人都适合吃补药。因此，老年人不宜随意进补。市面上流行的各种成品补药很多，但大多价格昂贵，老年人可斟酌自身财力，咨询医师后再根据自己身体实际状况适当选用。

2）不信迷信广告宣传：很多老年人祈求健康心切，治病心切，把希望寄托在大肆广告宣传的"新药""特效药"上，甚至是传销的"假药"，结果通常是事与愿违，不仅造成经济损失，甚至还会产生不良反应，贻误病情，严重者危及生命。

3）不信药越贵越好：很多老年人认为药越贵越好，进口药就比国产药好，到了医院就让医师开贵药、开进口药。其实这是一个用药误区，价格便宜的药物不一定药效差，价格昂贵的药物不一定副作用小，药品并非越贵质量就越好，国产药物也并不比进口药物效果差。判断药品好坏，最重要的是看它能否达到良好的治疗效果。

（5）五个坚持

1）坚持听医师的话：老年人患病切不可自行随意服药，一定要及时去医院就医，遵医嘱服药。

2）坚持学习药品说明书：老年人服药前一定要仔细看好说明书，做到明明白白服药。眼神不好、看不清楚说明书的老年人，可以使用放大镜或由儿女或照护者将说明书的内容跟老年人说清楚。对于说明书上"慎用"和"禁用"的标准一定要多加注意。注意说明书中对不良反应的叙述，这样发生不良反应时自己也可以察觉。

3）坚持正确服药途径：老年人使用的药品一般包括口服、舌下含服、外用、吸入性、注射用药物。

4）家人坚持督促检查：老年人记忆力减退，虽然想尽力遵从医嘱，但随着年龄增长，容易遗忘，每日需吃两次药但只记得吃了一次的事情时有发生。为避免这样的情况，老年人的子女和照护者应当负起责任，提醒和检查老年人按时服药。

5）坚持及时就医的原则：老年人在用药过程中，如果出现药效不好或发生不良反应，一定要及时去医院就诊，遵医嘱调整治疗方案。

参 考 文 献

陈峥，2010. 老年综合征管理指南［M］. 北京：中国协和医科大学出版社.

冯策，2019. 老年患者多重用药危害及影响因素［J］. 世界最新医学信息文摘，19（57）：67-68.

国家重点研发项目（2018YFC2002400）课题组，中国老年医学学会医养结合促进委员会，2021. 高龄老年共病患者多重用药安全性管理专家共识［J］. 中华保健医学杂志，23（5）：548-554.

胡世莲，顾朋颖，2018. 加强对老年多重用药的管理［J］. 中国临床保健杂志，21（2）：145-147.

刘志英，金岚，2019. 老年护理知识与技能［M］. 北京：中国科学技术出版社.

倪明月，马梦珂，2021. 居家老年人安全用药评估工具的研究进展［J］. 全科护理，19（9）：1192-1195.

舒冰，方玉婷，李民，等，2021. 老年多重用药患者潜在不适当用药情况及其影响因素研究［J］. 中国全科医学，24（17）：2134-2139，2147.

王晓媛，龚竹云，曹丰，等，2021. 关爱老人照护伴行［M］. 南京：江苏凤凰科学技术出版社.

Doan J，Zakrzewski-Jakubiak H，Roy J，et al，2013. Prevalence and risk of potential cytochrome P450-mediated drug-drug interactions in older hospitalized patients with polypharmacy［J］. Ann Pharmacother，47（3）：324-332.

第三篇

典型照护案例分享

第二十一章

典型照护案例

案例一 一例跌倒高龄老年人的照护案例

一、案例导入

刘奶奶，82岁，独居，1个月前走路时跌倒，右手撑地，右手腕肿胀疼痛，当时顾虑子女担心，未及时告知家人，隔两天后再次跌倒，左臀部着地，2周前出现无明显诱因的双下肢水肿伴无力，以右侧显著，在家人搀扶下勉强可行走，平时只能以轮椅辅助出行，门诊以"糖尿病，走路不稳"收入院。入院后刘奶奶沉默不语，意志消沉，医疗团队给予相关检查，结果回报多处骨折（右腕关节骨折、左侧肋骨骨折、左股骨骨折）。结合病史，考虑跌倒所致，行肺CT检查提示胸腔积液，考虑与血糖控制不佳、低蛋白血症及心力衰竭有关，入院后积极给予对症治疗。

刘奶奶患糖尿病20余年，高血压30余年，其间未规律服用降糖、降压药物，也未按时监测血糖及血压，近一年来未控制饮食及使用药物降糖治疗，间断自测血糖超出血糖仪上限，配偶已故，育有一子一女，均在外地工作，未同住。

二、综合评估

综合评估是从关注与老年人健康和功能状况相关的所有问题入手，从一般医学疾病情况、躯体功能状态、精神心理状态、社会行为能力和环境等多个层面对老年患者进行的全面评估。在确定其医疗、康复和护理目标的基础上，为患者制订综合的治疗、康复和护理或随访计划，以便为患者提供针对性的干预措施，最大限度地提高老年人的生活质量。针对本案例，主要从以下方面展开。

（一）一般情况评估

刘奶奶患有高血压、糖尿病，未规律服药，导致血压、血糖控制不佳，引发心力衰竭、双下肢水肿，活动无耐力，此为导致刘奶奶反复摔倒的主要原因。

（二）躯体功能状态评估

1.衰弱评估　衰弱综合征，老年人的主要表现为肌肉力量下降造成平衡障碍、关节活动障碍引起步态异常，从而引起反复跌倒，致全身多处骨折，无法独立行走。

2.肌力评定　3级，本案例中的刘奶奶坐起、站立及行走都比较困难，双下肢无力，难以抬起，说明她的肢体可以克服地心引力抬离床面，但是不能抵抗轻微的阻力。

3.日常生活活动能力（ADL）评估　40分，主要表现为老年人无法独立完成洗澡、床椅转移、平地行走及上、下楼梯等活动。

4.Berg平衡量表评分　15分，主要表现为老年人平衡功能严重障碍，有反复跌倒史，平时出行与活动只能坐轮椅或由家人搀扶协助。

5.营养状况评估MNA量表评分　8分，提示老年人营养不良。

6.Morse跌倒评估量表　为80分，提示老年人属于跌倒高风险人群。

（三）精神心理状态评估

1.老年抑郁量表（GDS）评分　20分，提示老年人为轻度抑郁。

2.老年焦虑评估（SAS）评分　65分，提示老年人为中度焦虑。

（四）社会行为能力评估

1.照护者负担量表（ZBI）得分69分　提示老年人的照护者负担较重。

2.社会支持量表（SSRS）得分20分　提示老年人在社会支持程度低。

（五）环境评估

老年人高龄、有多项基础疾病，血压、血糖控制不佳且独自居住，根据居家环境危险因素表（HFHA）评估有四项为"否"，因此需要改善居住环境。

（六）综合评估结果

医护团队根据刘奶奶的具体情况，围绕一般医学疾病情况、躯体功能状态、精神心理状态和社会行为能力和居住环境五个方面，展开专业性、综合性的评估，量表评估结果详见表21-1-1。

表21-1-1　治疗前量表评估结果

评估内容	评估量表	分值	结果
衰弱评估	FRAIL	4条	衰弱综合征
肌力评分	肌力分级	3级	肢体能抬起床面，不能对抗阻力
基本日常生活活动能力	Barthel指数量表	40分	重度功能障碍
平衡功能	Berg平衡量表	3分	平衡功能障碍严重，只能坐轮椅
营养状况评估	MNA	8分	营养不良的风险
跌倒评估	Morse跌倒评估量表	80分	高风险人群
抑郁评估	GDS	20分	轻度抑郁
焦虑评估	SAS	65分	中度焦虑
照护者负担评估	ZBI	69分	照护者负担较重
社会支持评估	SSRS	20分	社会支持较低
环境评估	HFHA	4项	居住环境须改善

三、照护实施

（一）照护难点与重点

（1）多种病共存，老年人群通常合并多种慢性病。多病共存在老年群体中极为常见，随着年龄的增长，共病情况会更加明显，经综合评估，刘奶奶存在日常生活不能完全自理、轻度抑郁、重度焦虑等多方面问题，并且对于慢性病的危害了解不全，当测验的指标不正常或控制不好时，缺乏正确的认知，未能足够重视，甚至因疾病原因反复跌倒；随着医学研究的迅速发展，医护人员在医疗管理中要关注老年人的躯体疾病，更要重视健康宣教，做好疾病预防，提高患者生活质量。

（2）随着人口老龄化的增加，大部分老年人群通常独居，由于环境因素造成跌倒的现象时有发生。

（3）老年人生活不能自理，个别方面需要依赖他人，极易发生焦虑抑郁。随着病程延长，病情进行性加重，老年人丧失劳动能力，生活自理能力也逐渐下降，可产生焦虑、恐惧甚至绝望心理。本案例中刘奶奶自发生跌倒后，情绪低落、沉默、拒绝沟通，准确了解老人内心想法比较困难，照护难度大。

（4）老年人躯体功能障碍、存在焦虑抑郁情绪，肢体康复训练和情绪管理是老年人照护的重点。由于反复跌倒导致了多处骨折，患者日常生活不能自理，需要专人照顾，而刘奶奶又是一位自尊心较强的老年人，由于疾病对生活的影响非常严重，令刘奶奶非常苦恼，帮助老年人尽快恢复肢体功能，能有效缓解老年人躯体及精神的痛苦。

（5）如何有效预防跌倒：及时治疗相关疾病，规范调整口服药物。例如，原发性高血压、糖尿病，应进行早期诊断、治疗，特别注意直立性低血压、低血糖，需尽量找到基本的病因并治疗，做好预防工作。

（二）照护措施

1.照护计划　针对刘奶奶的实际情况和综合评估结果，心内科、内分泌科、骨科、护理团队、心理科、营养科等多学科团队的沟通和讨论，共同制订了持续、有针对性的照护计划，使老年人能延缓病情的发展，减轻疾病痛苦，延长寿命。具体照护计划如下：

（1）心内科、内分泌科主诊医师通过系列检查，积极治疗，控制血压、血糖，缓解心力衰竭症状。

（2）骨科指导选用合理的运动功能训练来改善刘奶奶的骨折情况。

（3）护理团队及家属帮助老年人建立自信，找到有效的沟通交流方式。

（4）营养科通过调整膳食结构帮助老年人改善营养不良的状况。

（5）心理科参与共同来缓解刘奶奶焦虑、抑郁的情绪。

2.照护实施

（1）躯体移动障碍：在骨科指导下，护理团队针对刘奶奶的具体情况制订了4个阶段的康复训练计划。

1）卧床阶段

a.目标：保证皮肤完整性；能够完成卧床的被动肢体训练。

b.干预措施：协助患者翻身活动，防止压疮发生；保持床单位干净整洁，本例中，在刘奶奶卧床期间，保证床单位整洁、干净的同时，制订床上被动肢体练习计划，练习抬腿及勾足尖训练，每日3次，每次10分钟。

c.效果评价：刘奶奶卧床期间皮肤完好，下肢肌力正常，可在床边站立。

2）站立阶段

a.目标：可在床边自主站立；自主站立时间由30秒可增加至3分钟。

b.干预措施：协助患者练习起、坐、站30秒，练习奥塔格运动之下肢平衡训练，每日3次，每次10分钟，护理人员须在场协助，防止跌倒发生。

c.效果评价：刘奶奶可在床边站立3分钟，下肢肌力逐渐正常。

3）行走阶段

a.目标：可自主行走无须他人搀扶。

b.干预措施：奥塔格运动之下肢平衡训练及行走训练，每日3次，每次15分钟。

c.效果评价：刘奶奶可自主行走10分钟以上。

4）日常生活需要部分帮助

a.照护人员帮助其完成洗澡等生活护理。

b.照护人员搀扶老年人完成下床、站起等动作。

c.照护人员帮助老年人完成床上被动肢体训练等。

（2）抑郁焦虑

1）目标

a.老年人可以和护理人员有效沟通。

b.指导家人掌握与老年人和谐相处的技巧及方法。

c.减轻老年人抑郁、焦虑的程度。

2）干预措施

a.耐心倾听：多与老年人进行沟通交流，倾听老年人诉说的各种症状和烦恼，充分了解老年人的病情及生活背景。

b.动员家属多给予老年人关心：在耐心沟通、多倾听的基础上建立良好的护患关系，取得患者信任，给予安慰，动员和指导患者家人，尤其是远在外地的子女在各个方面通过不同的方式关心、支持和帮助老年人，让老年人感受到来自家人的支持。

c.通过图片、讲解等方法让老年人了解所患疾病的常见病因、临床表现、治疗康复方法及预后，提高其对于疾病的认识，确保合理用药。

d.使用音乐疗法：根据老年人性格、心理状态、欣赏能力及喜好选择纯钢琴曲，引导老年人逐渐进入音乐意境中，来疏解老年人的心情，每天早晚各一次，每次30分钟。

e.营造宁静、祥和的休养环境及良好的生活条件，保证老年人的心理状态。

（3）跌倒高风险

1）目标：住院期间不发生跌倒事件。

2）干预措施

a.健康教育：加强老年人及照护者的健康教育，说明跌倒发生的原因、危险因素、多发时段、预防措施及应对措施，强化风险安全意识，加强防跌倒知识和技能学习，教会照护者合理的照护方式。

b.环境设置合理：保持地面平坦、清洁、光线适宜；洗漱台、坐便器均安装扶手，浴室放置防滑垫、安全扶手；床、椅高度适宜，对不可移除的障碍物设置醒目警示标识，增加老年人视觉敏感性；将老年人常用的物品摆放至床边随手可用之处。

c.衣着服饰：衣着舒适合体，裤子长度合适，鞋子大小适宜并防滑，避免穿拖鞋或鞋底过于柔软的鞋。

（4）照护者负担较重

1）目标：减轻照护者负担。

2）干预措施

a.联系心理科专业人员为照护者提供心理支持，缓解其心理及精神压力。

b.促进照护者与老年人的有效沟通，减轻照护者负担。

c.对照护者进行专业知识培训及相关知识宣教，培训内容应简单实用、通俗易懂，减轻照护者由于知识缺乏所带来的压力。

（三）效果评价

该案例中，经过医护人员的综合评估，使刘奶奶的身体状况有了很大的进步，护理人员的目标是减轻患者的躯体不适症状、提高生活质量，给予患者全面的评估、规范的指导，同时采取人性化、个体化的干预方法，对患者采取针对性的照护，刘奶奶存在焦虑、抑郁、跌倒高风险等护理问题，护理人员给予刘奶奶制订系列康复训练计划，缓解其焦虑、抑郁情况，进行个性化健康教育、康复锻炼，指导刘奶奶防跌倒练习。住院期间刘奶奶情绪好转，护患配合好。随着刘奶奶积极地配合治疗，一段时间后，其躯体症状明显好转，由卧床状态逐渐到自己走路无须搀扶并已准备出院，再次综合评估，评估结果如下（表21-1-2）。患者下一步计划回归家庭及社区，争取更多的社会支持，使自身的跌倒状况不再发生，从而提升生活质量。

表21-1-2　治疗后综合评估结果

评估内容	评估量表	分值	结果
衰弱评估	FRAIL	3条	衰弱前期
肌力评分	肌力分级	5级	肢体活动正常
基本日常生活活动能力	Barthel指数量表	60分	生活基本能自理
平衡功能	Berg平衡量表	25分	平衡功能轻微障碍
营养状况评估	MNA	19分	存在营养不良风险
跌倒评估	Morse跌倒评估量表	45分	中风险人群
抑郁评估	GDS	8分	正常
焦虑评估	SAS	55分	轻度焦虑
照护者负担评估	ZBI	57分	照护者负担较前减轻
社会支持评估	SSRS	20分	社会支持较低
环境评估	HFHA	1项	居住环境已改善

由客观的评分看出，刘奶奶虽仍存在问题，但可明确体现老年人状态的好转，同时，老年人的家人及照护者也学到了与老年人和谐相处的小技巧，为老年人出院后持续照护打下了良好基础。

四、长期照护

在日常生活照护中，首先对老年人情况详细了解，了解老年人还能做什么，鼓励老年人做自己还能做的事情，发挥老年人功能，同时也能使老年人感到满足。

1.个人改善　规范调整口服药物，检查老年人服用的所有药物，调整用药方案，避免多用、共用导致的药物不良反应，增加跌倒发生风险。使用降压药应观察血压变化，使用降糖药应观察有无低血糖反应，每次使用镇静、催眠药后应立即卧床休息，使用精神药物应观察意识状况和肌力情况。

2.环境支持　应坚持无障碍理念，居住环境进行适老化改善，可有效预防跌倒发生，主要是宽敞明亮、无跌倒安全隐患、便利舒适。例如，洗浴时，在浴盆内或淋浴池板上铺防滑胶垫并可在浴盆内放置一把矮凳，以便老年人坐着淋浴。长握把的海绵、洗浴用的手套等有助于老年人洗浴。刮胡子使用电动刮须刀，刷牙使用纸杯或塑料杯。卫生间马桶安装扶手。

3.饮食　摄入足量的蛋白质，延缓肌肉衰减。补充适量维生素D，预防肌肉减少症。适当增加海鱼、动物肝和蛋黄等维生素D含量较高食物的摄入。

4.科学运动干预　跌倒风险因素中，平衡、步态、功能衰退、慢性病等问题可通过运动干预的方式来进行改善。

5.有效开展健康教育　牢记防跌倒招数要领，如动作要慢，不孤单，随时有家人或照护者陪伴，不潮湿，地面随时保持干燥，不登高，衣服、鞋子大小合适、松紧适当。

五、专家点评

该案例为一例老年有反复跌倒病史患者，护理人员本着改善患者躯体不适症状、提升患者生存质量的目标，给予患者充分的、精准全面的评估及规范的指导，同时给予患者人性化、个体化的康复训练，采取分步训练等方法，使患者的状态得以有效改善，提升了患者的生活质量，该患者的护理方法和经验值得学习借鉴。

案例二　一例尿失禁老年人压力性损伤的照护案例

一、案例导入

张爷爷，93岁，因反复咳嗽、咳痰1个月、气促加重1周入院。入院时双下肢轻度水肿，骶尾部可见大范围皮肤破损，尿失禁。老人既往体健，2015年体检时发现血压升高，血压波动在150～160/80～90mmHg，予改善生活方式及调整饮食结构1年后血压仍未明显改善，自测血压最高为180/100mmHg，偶尔伴有头痛、头晕等不适，给予贝那普利、硝苯地平降血压治疗，后监测血压控制在（130～140）/（70～80）mmHg。目前血压监测尚可，2015年患者出现尿频、尿急、夜尿增多及偶然尿潴留等不适，予保列治片改善前列腺功能，尿频、尿急、夜尿增多等症状未缓解，近1年出现尿失禁，患者家属拒绝留置尿管，日间使用尿不湿，夜间使用尿壶。

老年人有轻度认知功能障碍，在家时生活可部分自理，入院后卧床，老伴儿去世，儿子独自一人照护，照护压力大。

二、综合评估

对张爷爷进行综合评估，主要从老年人的身心状况、沟通能力、日常生活能力、精神行为症状及压力性损伤风险评估等方面综合评估，以了解患者疾病进展程度，最重要的是通过评估发现老年人现存的能力，为其制订合适的照护计划，提升老年人的生活品质，减轻家人及照护者的照护负担。老年人的具体评估结果如下。

（一）一般情况评估

张爷爷尿频、尿急、夜尿增多，用保列治片治疗症状未缓解，出现尿失禁1年余是造成失禁性皮炎主要原因。

（二）躯体功能评估

1. Barthel指数（Barthel index，BI）评估　评分60分，主要表现为如厕时家人必须看护，生活部分自理。

2. 工具性日常生活活动能力（IADL）评估　评分9分，评估显示老年人在家务维持、服用药物等方面需要家人协助。

3. ICI-Q-SF评估　评分13分，中度尿失禁，需要佩戴尿垫。

4. 简易营养状态评估表（MNA）评估　评分13分，营养状况正常。

5. 压力性损伤评分量表（Braden）评估　评分13分，有压力性损伤风险。

（三）精神心理状态评估

1. 简易精神状态检查量表（MMSE）　得分15分，主要表现在回忆能力及计算能力等有所下降。

2. 神经精神症状问卷（neuropsychiatric inventory，NPI）　评分为21分，患者焦虑症状、异常行为出现较多。

（四）综合评估结果

医护团队根据张爷爷的具体情况，展开老年综合评估，评估结果详见表（表21-2-1）。

表21-2-1　综合评估结果

评估工具（量表）	评分（分）	结果判读
BI评估	60	生活部分自理
IADL评估	9	工具性日常生活活动能力保留较好，须家人适当协助
ICI-Q-SF评估	13	中度尿失禁，需要佩戴尿垫
MNA评估	13	营养状况正常
Braden评估	13	压力性损伤风险
MMSE评估	14	存在认知障碍
NPI评估	21	存在一定的精神症状

三、照护实施

（一）照护难点与重点

尿失禁患者的护理难点在于引起失禁和失禁相关性皮炎的原因复杂、表现各异、识别困难，尿失禁继发压力性损伤时不但会给患者带来痛苦，失禁与压力性损伤也会相互影响而增加护理难度。鉴别不同原因、不同程度的失禁相关性皮炎和压力性损伤是护理的首要环节，也是一大难题。

1. 红斑及皮肤损伤　失禁相关性皮炎由轻至重可表现为完整皮肤、受刺激部位表面出现红斑、继而可能发展为小水疱及组织缺失，有摩擦作用的部位明显，要与Ⅰ期、Ⅱ期压力性损伤相鉴别。

2. 组织损伤特点　失禁相关性皮炎组织损伤特点为由表及里且主要为表皮和真皮层损伤，而压力性损伤特点是由里及表，损伤可累及皮下脂肪、肌层和骨骼。

3.损伤部位　失禁相关性皮炎好发于会阴部、腹股沟、臀部等常受尿液刺激的皮肤部位，而压力性损伤好发于骨隆突部位或主要受压部位。

4.主观感觉　失禁相关性皮炎常见的是局部皮肤刺痒或刺痛，而压力性损伤主要是伤口相关性疼痛或无感觉。

（二）照护措施

1.照护计划　尿失禁老年人的压力性损伤照护计划是指以老年人日常生活的具体评估结果为依据，将照护重点聚焦在必要的照护项目上，依据周围环境及老年人生活特点，经过多学科团队合作，讨论建立适合老年人的科学的照护计划，要有持续性，同时又要有弹性。尿失禁老年人的压力性损伤照护中，比较理想的状态是协助老年人尽可能按照自己的意愿，过上高品质生活。在制订照护计划时，参考以下具体目标。

（1）保持老年人身心安定：在尿失禁老年人的压力性损伤照护过程中，保证老年人的安全要放在照护的首要位置，这是进行其他照护活动的前提与保障，应尽可能减少压力性损伤的发生，同时，要积极预防、治疗其他疾病，以减轻患者身体的不适症状，使患者身心状态保持稳定，配合各项照护措施。

（2）尊重老年人个性，体现"以人为中心"照护理念："以人为本"照护理念在尿失禁老年人的压力性损伤照护措施中非常重要，强调在照护中，须充分尊重老年人的个人风格，尊重、延续老年人之前的生活习惯，尽量满足老年人的要求。经过与老年人、家人协商，住院期间，医护人员为老年人制订了个性化的照护计划，聚焦在老年人目前比较明显的问题上——尿失禁导致患者的皮肤护理，压力性损伤的护理，尿失禁的护理。在照护实施过程中，根据实际情况做出相应调整。

2.照护实施

（1）尿失禁老年人皮肤状况差

1）目标：协助清洁尿失禁老年人皮肤，改善老年人体验。

2）干预措施：指导照护者正确清洗尿失禁老年人皮肤：根据评估结果，针对不同原因、频率和伤害程度采取针对性措施清洁和保护皮肤，每次失禁，患者尿液污染皮肤后及时用温水清洗皮肤，用柔软毛巾擦干后涂抹皮肤保护剂，保持床单、衣服平整清洁，及时更换污染潮湿的被服。

（2）尿失禁

1）目标

a.照护者掌握尿失禁的干预措施，能够积极主动地进行训练。

b.照护者掌握尿失禁辅助用具的使用方法。

c.减少尿失禁并发症的发生。

d.提高老年人的生活质量。

2）干预措施

a.骨盆底肌肉训练：双手放于胯部，双腿屈膝，骨盆紧贴于地，腰与地面无缝贴合。此时盆底肌群收紧，腹式呼吸吐气，保持5秒。臀部离地，使胸、臀、膝呈一水平，此时盆底肌群放松，腹式呼吸，保持5秒。重复以上动作，每日3次，每次5分钟。

b.教会照护者使用保鲜膜袋法。优点：保鲜膜透气性好，价格低廉，引起的泌尿系统感染及皮肤改变小。使用方法：将保鲜膜袋口打开，将阴茎全部放入其中，取袋口对折系一活扣，系时注意不要过紧，以留有1指的空隙为佳。每次排尿后及时更换保鲜膜袋。保持皮肤的清洁干燥。

　　c.合并症的治疗。由康复师、药师、护士组成以多学科团队进行讨论，优化相关疾病治疗方案减轻尿路症状的严重程度。

　　d.控制每日饮水量在1500～2000ml，增加膳食纤维的摄入，保持排便通畅；避免摄入对膀胱有刺激性的食物。尽量在日间完成摄入计划，夜间相对限制饮水。

　　（3）焦虑

　　1）目标：焦虑缓解，可积极配合治疗。

　　2）干预措施

　　a.积极治疗原发疾病，为家属进行疾病相关医学知识宣教，并告知失禁相关性皮炎与压力性损伤都可以预防与治愈，做到有效沟通并鼓励患者积极配合。

　　b.给予心理护理，使患者及家属树立对疾病治疗的信心。

　　（4）皮肤完整性受损

　　1）目标

　　a.皮肤受损部位治愈。

　　b.指导家人掌握皮肤护理的要点，避免再次发生压力性损伤。

　　2）干预措施

　　a.缓解压力与移除压力源：皮肤在受到尿液刺激后更容易受到压力性损害而发生压力性损伤，建议在老年人骶尾部贴泡沫敷料进行保护和局部减压，敷料无脱落或未受尿液污染可7～10天更换1次。患者侧卧位时，可采用R形垫使其身体保持30°卧位，增加臀部皮肤组织的受力面积和提高对压力的耐受性。

　　b.避免摩擦力与剪切力：受尿液刺激后，骶尾区皮肤容易受摩擦力与剪切力影响，抬高床头小于30°，膝下垫软枕，可避免身体下滑的剪切力，使用正确的翻身技巧，协助患者在床上移动，避免拖、拉、推动作，使用辅助器具搬运患者等。

　　c.压力性损伤局部处理：不同分期压力性损伤处理方法也不同，对于尿失禁合并压力性损伤时，除了按照压力性损伤分期处理原则和方法处理好压力性损伤外，还要注意保护伤口，避免受尿液污染。

　　d.健康宣教：向老年人、家属解释尿失禁对皮肤的危害，讲解如何清洗和保护皮肤、讲解预防压力性损伤的措施与方法，使患者及家属能理解皮肤护理和预防压力性损伤的重要性，积极配合，支持治疗。

　　（5）营养缺失

　　1）目标：患者住院期间营养状况良好。

　　2）干预措施

　　a.评估营养情况，监测记录进食量。

　　b.制订个体化饮食计划，鼓励适当活动，增加食欲。

　　c.口服肠内营养乳剂或蛋白粉，必要时可给予肠道外营养。

　　d.提供良好的就餐环境。

　　（三）效果评价

　　该案例是尿失禁老年人的压力性损伤护理典型案例，其中老年人出现的很多问题，如尿失禁性皮炎护理、压力性损伤护理等都非常具有代表性，在该案例的照护实施过程中，照护人员集思广益，积极应对，积极预防与治疗失禁性皮炎和压力性损伤，使患者尿失禁症状得到改善，压力性损伤愈合。

四、长期照护

尿失禁老年人的压力性损伤护理目标是维持老年人现存功能。预防和治疗尿失禁性皮炎和压力性损伤是尿失禁导致压力性损伤的老年人照护的目标之一，在日常生活照护中，首先应对老年人情况有详细了解，鼓励老年人做自己还能做的事情，发挥老年人功能，同时也能使老年人感到满足。在照护中，为老年人安排好照护计划，体现愉悦性原则、鼓励性原则、参与性原则、简单性原则。

五、专家点评

尿失禁老年人的压力性损伤护理目标是维持老年人现存功能。预防和治疗尿失禁性皮炎和压力性损伤是尿失禁导致压力性损伤老年人照护的目标之一。在日常生活照护中，首先应对老年人情况有详细了解，了解老年人还能做什么，鼓励老年人做自己还能做的事情。案例中的老年人是高龄并尿失禁导致压力性损伤的患者，如果能够治愈，患者有可能恢复部分自理功能，同时也能使老年人感到满足。在照护过程中，医护人员为老年人制订好了照护计划，体现了愉悦性原则、鼓励性原则、参与性原则、简单性原则。

案例三　一例营养不良合并有跌倒风险老年人的照护案例

一、案例导入

患者，李某，女性，89岁，主因"慢性浅表性胃炎"收入院，入院时神志清、精神差。患者自述10余年前开始出现食欲减退，餐后时有出现腹胀、反酸等症状，2013年胃镜结果示慢性浅表性胃炎，未服药物。饮食种类较为单一，以蔬菜和粥类为主，出现腹胀或反酸症状时经常不吃晚餐。患者粪便燥结，2～3天排便1次且排便困难，有时甚至需要人工辅助通便。患者既往有腰椎间盘突出病史，1个月前走路时不慎跌倒，自行站起时扭伤腰部，未去医院检查，自敷膏药效果较差，因腰痛导致行动困难，遂卧床休息，由家人照顾。既往有高血压、右心衰竭、肾结石等病史。

家庭及社会支持情况：患者久居农村，年轻时务农，文化水平低、经济条件较差，于1年前丧偶，平时由3位女儿轮流照顾。目前患者以卧床休息为主，3位女儿白天需要务农或者上班，照护老年人负担较重。患者时常透露出对自己健康状况的担忧和对死亡的恐惧，不想拖累女儿，情绪比较低落。

二、综合评估

对于多病共患的患者，要从一般情况、躯体功能状态、营养状态、精神心理、社会支持等方面综合评估，以了解患者目前的疾病进展情况，从而制订合理的照护计划，减轻家人的照护负担，提升老年人的生活品质。老年人的具体评估结果如下。

（一）一般情况评估

1.年龄　跌倒和营养不良的发生随着年龄增长而增加。随着年龄的增长，各器官、系统的功能逐渐退化，肢体协调功能减弱，自理能力下降，该患者89岁，容易发生跌倒等老年综合征。

2.婚姻状况　研究显示，老年综合征的发生与婚姻状况有关，无配偶的老年人跌倒及营养不良等老年综合征的发生率高。这是因为，配偶能给予老年人一定的情感关怀和精神支撑，在生活上也可给予适当的照料，而无配偶的老年人缺少相应的身心关怀，生活上缺乏照料。该患者1年前丧偶，我们在照护工作中，应尤其关注孤寡老年人的情感需求，给予他们更多的尊重和关爱，丰富他们的情感支持来源。

3.文化程度　文化水平高，一定程度上可以提高老年人对自身疾病的认知程度，增强其对跌倒和营养不良的预防和康复意识；该老年人久居农村，文化程度较低，限制了其获取科学的健康信息与医疗知识。

4.经济状况和医疗保障情况　经济状况和医疗保障情况好的老年人，早期发现已经出现的疾病或其他老年综合征体征的可能性大，有助于及时就医，同时，减少某些基础疾病的发生率，从而避免跌倒和营养不良的发生。该老年人久居农村，经济条件较差。

5.家庭和谐程度　研究显示，良好的家庭功能是跌倒和营养不良发生的保护因素，家庭和谐对于维持老年人的身心健康具有十分重要的作用。该老年人3位女儿白天需要务农或者上班，照护老年人负担较重。老年人时常透露出对自己健康状况的担忧和对死亡的恐惧，不想拖累女儿，情绪比较低落。因此，对于老年人的家属也应实施同步健康教育，鼓励家属尊重、关爱老年人，共同参与老年综合征的干预和预防。

6.基础疾病　老年人对于疾病的易感性高于年轻人。基础疾病可引起摄食欲望及摄食能力的降低，同时也可能导致消耗增加和吸收代谢障碍，最终造成老年人营养不良。基础疾病还有可能导致功能受限、体质衰弱，从而造成平衡障碍、关节活动障碍，这些都会引起跌倒。

7.服药情况　老年人可能长期服用多种药物，导致药物性营养不良。某些药物如降糖药、降压药、精神睡眠类药物则可能引发跌倒。因此，在老年人的照护过程中，应关注老年人平日服药情况，从而有针对性地进行护理，将药物可能造成的风险降到最低。

（二）躯体功能状态评估

1.日常生活活动能力（ADL）评估　包括基本日常生活活动能力（BADL）和工具性日常生活活动能力（IADL）。其中，BADL的评定方法中最常用的是Barthel指数量表，评估社区老年人的IADL则多采用Lawton IADL指数量表。

（1）Barthel指数量表（Barthel index，BI）评分：满分是100分，评估得分为61～99分，提示轻度残疾，但生活基本自理；评估得分为40～60分，提示中度残疾，生活需要他人帮助；评估得分为20～40分，提示重度残疾，生活需要很大帮助；评估得分小于20分，提示完全残疾，生活完全依赖他人。本案例中的患者主要表现为大小便及下床走动时需家人协助，评估得分为55分，提示有轻度残疾，但生活基本自理。

（2）Lawton IADL指数量表：总分为8分，分数越高，独立性越好。评估结果显示老年人购物、做饭、做家务、洗衣、出行方面均需要家人协助。

2.平衡与步态评估　我国目前最常用的初筛表是TUGT。该量表可评估患者是否存在动态失衡和步态异常，完成时间≥12.3秒提示有跌倒风险。

3.Morse跌倒评估量表　该量表适用于评估住院老年患者的跌倒风险，由跌倒史、超过1个医学诊断、行走辅助、静脉输液治疗或使用肝素、步态和认知状况6个项目组成，＞45分，提示有高度跌倒危险，该患者评分为75分。

（三）营养状态评估

对于患者营养状态的评估目前提倡使用系统评估法，结合多项营养指标评估患者的营养状况。系统评估法包括NRS 2002、MNA等。其中，MNA评估项目繁多，可用MNA-SF作为替代，进行老年人营养不良的初筛，住院患者也可采用NRS 2002进行评估。

（1）MNA-SF：主要适用于对65岁以上老年人的营养风险筛查，6项指标主要围绕近3个月进食量改变、体重下降情况、有无应激或急性疾病、有无精神神经疾病、活动能力有无下降等进行评估，总分14分，评定结果≤7分提示存在营养不良，8～11分提示存在营养不良风险。该患者评分为7分，提示存在营养不良。

（2）NRS 2002：主要有疾病状态、营养状态、年龄三分部内容，总分7分，总分≥3分提示患者有营养不良的风险，需营养支持治疗，总分＜3分则须每周重新评估其营养状况。该患者评分3分，评估显示患者有营养不良的风险。

（四）精神心理状况评估

1.简易精神状态检查量表（MMSE） 总分为30分，有痴呆倾向的标准：文盲＜17分，小学＜20分，初中及中专＜24分，高中以上＜27分。该患者得分为27分，无痴呆倾向，书写和复写能力略差。

2.焦虑自评量表（SAS） 总分的正常上限为50分。患者得分为51分，为轻度焦虑。

（五）社会支持评估

社会支持评定量表（SSRS）适用于神志清楚且认知良好的老年人。该量表有3个维度10个条目，包括客观支持、主观支持和对支持的利用度3个分量表，总得分和各分量表得分越高，表明社会支持程度越好。

（六）综合评估结果

医护团队根据患者的具体情况，展开老年综合评估，评估结果详见表21-3-1。

表21-3-1 综合评估结果

评估内容	评估量表	分值	结果
日常生活活动能力	Barthel指数量表	55分	中度残疾，生活需要帮助
	IADL评分	5分	日常生活需要家人协助
平衡与步态评估	TUGT量表	21秒	有跌倒风险
营养状态评估	MNA-SF	7分	存在营养不良
	NRS 2002	3分	有营养不良的风险
精神心理状态评估	MMSE	27分	无痴呆倾向
	SAS	32分	正常
社会支持评估	SSRS	28分	一般社会支持度

三、照护实施

（一）照护难点与重点

1.老年人对疾病的认知不足，照护者的宣教难度大 老年人受教育水平有限，对疾病的认知不足，对自身疾病的判断和治疗多是根据以往的生活经验，并且因经济因素顾虑较多，难以完全依从科学的治疗和照护方式。因此，照护者除了要对老年人进行系统、通俗易懂的健康宣教以外，还要准确掌握老年人的心理需求，充分考虑到老年人的经济和家庭情况，最终使老年人最大限度地达到身心健康。

2.老年人多病共患，在矛盾中寻找平衡是提高老年人营养水平的关键 患者患有心力衰竭，需要少饮水；同时，又患有便秘、肾结石，需要多饮水。这就需要在两者之间找到平衡，严格将入量控制在科学的范围。在有限的入量中，提升食物所能提供的营养比例是一个难点。老年人因腰部受伤和心力衰竭需要卧床休息，增加了老年人跌倒和营养不良的风险，因此，如何在卧床条件下辅助老年人进行简单的功能锻炼也是照护者需要考虑的问题。

（二）照护措施

1.照护计划　目前老年人所患慢性疾病较多，多病共患，根据老年人的具体评估结果，需要将照护重点聚焦在必要的项目上，分清主次。经过多学科团队讨论，建立了适合老年人的、全面的、具体的照护计划。本案例中的老年人现阶段最突出的护理问题是跌倒和营养不良，目前比较理想的状态是使老年人经过床上锻炼逐渐下床活动，增加食物提供的营养比率，促进老年人自主进食，使其尽量过上较高品质的生活。在制订照护计划时，参考以下具体目标。

（1）提高老年人对疾病的认知：充分取得老年人的信任和配合，才能达到最佳的康复效果。老年人早年受教育程度较低，看待问题多依据既往的个人生活经验，难以完全依从照护者的指导和帮助，这对其疾病的康复非常不利。因此，照护者需要深入浅出地对其宣教疾病相关知识，使老年人对自身疾病状况有一个科学的理解，这样才能最大限度地促进老年人配合各项照护措施，利于老年人康复。

（2）尽可能保持老年人现存的功能，同时促进某些功能的恢复：老年人因腰部受伤需要暂时卧床，而卧床会引发一系列的并发症。首先，活动的减少会加剧便秘，便秘的症状又作用于消化系统，影响老年人的摄食、消化和吸收，从而进一步加重营养不良程度。其次，长期卧床会导致肌力减弱，使老年人跌倒的危险增大。因此，应在老年人可承受的范围内，进行一些功能锻炼，帮助老年人早日下床活动。

（3）发扬人文关怀，给予老年人充分的尊重：在照护过程中，取得老年人的配合对于康复过程有着事半功倍的效果。本案例中的老年人为高龄老年人，渴望受到尊重，照护者应发扬人文关怀的精神，设身处地地去理解老年人的想法，使老年人每日尽量保持愉悦的心情，身心并护，从而达到最佳的照护结果。

2.照护实施

（1）跌倒

1）目标

a.配合医护团队，积极控制血压。

b.进行床上功能锻炼，保持现有功能。

c.对患者和家人进行健康教育，使他们掌握预防跌倒的技巧和注意事项。

2）干预措施

a.指导患者及时就医，将血压控制在正常范围内。高血压是跌倒的独立危险因素，研究显示，30%的65岁以上社区居民1年内至少跌倒1次，其中患有高血压的老年人发生率最高。这是因为老年人的血管壁硬度增加，压力感受器敏感度下降，血压波动变化较中青年群体更大，易随情绪、季节和体位变化，容易出现直立性低血压、直立性高血压、清晨高血压和餐后低血压等。本例中，患者及其家人对疾病的认知较差，照护者应对患者及家人进行充分的健康宣教，深入浅出地阐明控制血压的重要性。督促患者规律服用降压药，我们计划为其制作"一周药盒"，提前按照日期和顿数将药物摆好位置，这样每日要服的药一目了然，一方面老年人自己不容易记混，另一方面也更方便家人提醒老年人及时服药。

b.循序渐进，制订功能锻炼计划。运动方案如下：患者应在家人或者照护者的帮助下完成此套运动方案，如果一次完成不了，可以分多次完成，以心率波动幅度不超过平时的20次/分左右为宜，具体见表21-3-2。

表21-3-2　运动方案

训练部位	步骤次数	具体方法
仰卧核心激活	组数：1组，次数：10次	患者仰卧，双腿屈曲90°，双足着地，两手放在肚脐上。深呼吸并在呼气时轻轻地用手向上拉肚脐。避免在整个运动过程中屏住呼吸
下肢滑动	组数：1组，次数：10次	患者仰卧，单腿屈曲，支撑腿缓慢地在床面进行滑动
踝泵训练	组数：1组，次数：20次	患者仰卧，足尖背伸维持5秒，然后放下，足尖绷直维持5秒
仰卧抬脚	组数：2组，次数：每组12次	患者躺在床上，将一只足抬起，维持在空中，做踝关节的背屈、跖屈、内翻、外翻动作。对侧足重复进行
仰卧单腿外展-内收	组数：2组，次数：每组12次	患者仰卧，两臂自然放在身体两侧，两腿伸直。随后左腿在伸直的情况下向外平摆45°。右腿做同样运动
臀桥	组数：2组，次数：每组12次	患者躺在床上，双手放在身体两侧。双足着地，双膝弯曲90°，间距为一拳距离。此时臀部在发力收紧的同时向上抬起，至肩、髋、膝处于一条直线。注意腰部放松，不要憋气。保持3秒后，慢慢回到起始位置
休息：1～2分钟		全身充分放松
俯卧跖屈背屈曲腿	组数：2组，次数：每组12次	患者趴在床上，取俯卧姿势。双臂交叉，前额靠在手背上，保持呼吸。然后弯曲膝盖，让小腿靠近臀部，再远离，反复做3次。第1次跖屈，第2次背屈，第3次跖屈。然后把腿放回地面，换另一侧重复
坐姿单腿屈伸	组数：2组，次数：每组12次	患者坐在椅子上，背部挺直。尽可能伸直右膝，保持3秒然后放松

此套运动方案总用时14～16分钟，患者可每日根据自身情况练习1～2遍，两周后重新对其评估运动功能，根据结果判定是否进入下一阶段训练方案。患者可根据自身身体实际情况对活动项目和频率进行减量。

c.进行健康宣教。应告知家属和老年人每日3次测量血压并记录，建议时间为早7时左右（起床前）、中午午睡后、晚上睡觉前，测量血压时应注意使用固定的血压计。遵医嘱调整血压用药；日常活动时动作应缓慢，居家时尽量用墙壁、柜子、桌子、凳子等固定家具辅助行走，防止跌倒；遵循起床"三部曲"（即"完全清醒后再坐起，坐起头不晕再站立，站起头不晕、腿不软再行走"），避免跌倒的再次发生；若出现头晕、黑矇、肢体无力等低血压症状，应就近坐下或蹲下，避免跌倒。

（2）营养不良

1）目标

a.帮助老年人健康饮食，改善营养状况，指导老年人适当运动。

b.指导老年人和家属改变错误的饮食习惯和观念。

2）干预措施

a.为老年人制订健康合理的一周食谱：食谱包含的食物种类宜多样化，应保证每天至少摄入12种食物，增加营养丰富、易于消化吸收的食物。注意荤素搭配，保证肉、蛋、奶类的摄入，同时也应适当摄入一些新鲜的水果，为机体提供全面、丰富的营养素。食谱的设置应注意少量多餐，每天可进餐4～6次。烹调方法应充分尊重老年人的口味，但要限制食盐的用量。老年人因牙齿松动，咀嚼能力差，在不破坏食物营养成分的前提下，食物应尽量软烂，可将食物切成段或剪碎，肉类可制成肉糜。若摄入的热量不足每日需求量的80%，应考虑使用一些肠内营养制剂来帮助补充营养，具体营养物质的配比及补充量，应在医师指导下进行调整。

b.指导老年人适当运动，延缓肌肉衰减。运动可以改善食欲和消化功能，延缓肌肉衰减，降低肌少症的发生率，但老年人活动时一定要注意量力而行、动作舒缓，避免运动损伤和跌倒的发生。

c.提高老年人和照护者对营养相关知识的了解：老年人对营养相关的知识了解越多，营养态度和行为就会越好；照护者对营养相关知识的了解越多，老年人才能吃得更"好"、更"有用"。营养不良的照护是一个长期的过程，只有每一餐都吃好了、吃对了，老年人的营养水平才会实现质的提升。本案例中的老年人饮食结构单一，以蔬菜和米粥为主，蛋白质的摄入量严重不足，因此亟须改变老年人的营养观念，调整老年人的饮食结构，增加肉、蛋、奶类的比例。在调整饮食结构和饮食量的过程中，应注意循序渐进、逐步过度饮食，逐渐增加食量。

（3）便秘

1）目标

a.帮助老年人建立健康的排便习惯。

b.缓解老年人的焦虑心理，指导其合理运动，促进排便。

2）干预措施

a.调整饮食结构，必要时使用润滑性药物：老年人饮食量、饮水量均不足，应逐渐增加老年人的食量，同时将饮水量控制在科学范围内。食物中应当有足够的膳食纤维。新鲜的蔬菜、瓜果含有丰富的膳食纤维，对缓解老年人的便秘症状有一定作用。

合理运动对于缓解便秘也非常重要，运动可以促进胃肠蠕动，从而帮助老年人排出大便。老年人目前已卧床休息1月余且拒绝下床活动，在指导家人与老年人充分沟通、讲解疾病成因后，逐渐开始床上运动，再根据老年人的实际情况，逐渐指导其练习坐起、在床边站立、家人协助行走等，须注意以不感觉劳累为原则。

若通过调整饮食结构、合理运动后，便秘仍得不到缓解，可使用润滑性药物，如乳果糖口服、开塞露纳肛等。这类药物有软化大便和润滑肠壁的功效，适用于粪便干结的老年患者，安全有效。

照护者应帮助老年人记录排便次数和时间，掌握老年人的排便规律，帮助其养成定时排便的习惯，建立健康的排便生物钟。

b.老年人因存在焦虑心理，不敢下床活动，家属和照护者应多与老年人沟通，向老年人解释疾病的成因，劝导老年人积极配合治疗和康复训练。

（4）焦虑和抑郁

1）目标

a.指导家人正确看待老年人出现焦虑、抑郁症状的原因，理解老年人。

b.指导家人开解老年人、改变老年人精神状态的方法。

2）干预措施

a.为家人进行焦虑和抑郁相关知识的宣教，指导家人接纳、理解老年人出现的各种症状。

b.教会家人与老年人沟通的技巧，向老年人解释疾病成因，告诉老年人目前所患的疾病是可以治疗的，积极配合治疗可以加速疾病康复，给老年人充分的康复信心。

（5）衰弱

1）目标：协助老年人早日下床活动，减缓老年人功能退化，争取逆转至健康状态，提高老年人的活动耐力。

2）干预措施

a.运动干预：早期可协助老年人进行床上活动，以上、下肢训练为主，包括屈臂、肩外展-屈曲、屈髋伸膝-屈膝、外展髋等；床上活动一段时间后，根据老年人的情况，可尝试坐起并逐渐延长坐起时间；老年人可坐起后，可尝试扶着床边站立、走动并逐渐延长站立时间，站立过程中可尝试抗阻运动。老年人可下床活动后，可结合平衡训练和抗阻运动交替进行，需注意以老年人不感到劳累为前提，老年人的活动耐力提升后，可逐渐尝试室内散步。

b.营养干预：加强营养，保证蛋白质的摄入量。老年人蛋白质的摄入量应维持在1.0～1.5g/（kg·d），优质蛋白的比例应达到50%。

（三）效果评价

该案例是多病共患案例，老年人因长期卧床引发了跌倒风险、营养不良等一系列的病症。在该案例的照护过程中，多学科团队充分考虑到老年人文化水平低的情况，强调对老年人进行全面系统的疾病介绍，同时也尊重了老年人的心理需求，逐渐减轻了老年人的焦虑抑郁情绪，使老年人愿意配合完成康复训练。其间，老年人情绪的稳定极大促进了机体的康复进程。老年人的多种疾病的好转之间相互作用，营养水平的改善和便秘的缓解同时发生，病情的好转又在很大程度上缓解了老年人的焦虑抑郁情绪，使得老年人积极主动配合运动康复，衰弱综合征也获得逆转。老年人能够重新下床活动，生活质量显著提高，同时也给了家人一个学习与老年人沟通交流技巧的机会，为老年人出院后持续照护打下了基础。两个月后再次对老年人进行评估，评估结果见表21-3-3。

表21-3-3　干预后综合评估结果

评估内容	评估量表	分值	结果
日常生活活动能力	Barthel指数量表	65分	轻度残疾，生活基本自理
	IADL评分	6分	日常生活需要家人协助
平衡与步态评估	TUGT量表	16秒	有跌倒风险
营养状态评估	MNA-SF	9分	存在营养不良风险
	NRS2002	2	每周复查营养评定
精神心理状况评估	MMSE	27分	无痴呆倾向
	SAS	40分	正常
社会支持评估	SSRS	32分	较满意的社会支持度

四、长期照护

长期照护（long term care，LTC）是指在较长的时期内，持续为患有慢性疾病或是处于伤残状态下（即功能性损伤）的人提供的照顾和护理服务。服务的类型包括家庭、社区和机构提供的从饮食起居照料到急诊或康复治疗等一系列长期服务。长期照护不同于通常意义上的家庭照料，是在特定的政治、经济、文化、社会背景下，由多个部门构成的一种制度性安排，而不是简单的生活照料，正规化和专业性是长期照护的显著特征。除此之外，长期照护需要照料、康复和保健相结合，体现了对需求人员照护的连续性。老年人多病共患是照护的难题，维持老年人现存功能是照护的原则之一，在治疗现有疾病的基础上，加强营养，辅以运动干预，鼓励老年人进行功能锻炼，保持心情愉悦，同时也能提高老年人的生活质量。

五、专家点评

本案例中的老年人多病共患，难以达到痊愈程度，照护者需要充分把握老年人目前的健康状况，找到照护的重点，分清主次，鼓励老年人改变生活习惯，建立健康的饮食习惯和运动习惯并鼓励老年人从康复训练中找到生活的乐趣，缓解焦虑抑郁情绪。在照护过程中，稳定的情绪可促进机体康复，对老年人的疾病治疗有着非常重大的意义。

案例四　一例衰弱老年人营养不良的照护案例

一、案例导入

王爷爷，72岁，主因"肌肉减少症"收治入院。入院时神志清、精神差，7年前出现上腹部胀痛症状，疼痛位于中上腹部，进餐后疼痛更加明显，伴反酸及嗳气。当时医院诊断胃溃疡（A2期），本人拒绝住院，仅口服药物治疗，间断性自主停药。5年前疼痛加重，出现两次糊状黑便，入院检查多次，便常规提示隐血阳性，给予雷贝拉唑钠及胸腺蛋白口服溶液后复查便常规无异常。两年前老伴儿去世后，以居家保姆照顾为主，子女因工作忙，每月来看望一次王爷爷，王爷爷经常觉得自己失去了生活的主心骨，体力一点点下降，经常觉得很乏力。近一年以来，王爷爷一直闷在家里，人没力气、没精神，不想做任何事情，吃饭也只能吃上几口，胃部再次隐隐作痛，晚上睡眠质量也不好，体重莫名其妙下降了8斤，难得出门一趟还走路不稳，摔了一跤，跌倒事件发生了两次。家人遂带王爷爷做了全套体检，除了轻度的消化不良，肿瘤、内分泌代谢等所有指标都正常。后来通过专业的综合评估，确诊王爷爷患上了一种疾病——"肌肉衰减综合征"。既往史：胃溃疡、抑郁症。

家庭及社会支持情况：公费医疗；月收入1万以上；患者两年前丧偶，育有两女一儿，每月来看望一次；以居家保姆照顾为主。患者平日沉默寡言，不主动与人交流。

二、综合评估

综合评估是从关注与老年人健康和功能状况相关的所有问题入手的，从一般医学疾病情况、躯体功能、精神心理、社会和环境等多个层面对老年患者进行全面评估。在确定其医疗、康复和护理目标的基础上，医疗团队为患者制订出综合的治疗、康复和护理或随访计划，以便为患者提供针对性的干预措施，最大限度地提高老年人的生活质量。针对此案患者的具体情况，将从"肌少症专项""衰弱""跌倒""营养""自理能力"等几方面进行综合评估。评估结果详见表21-4-1。

表21-4-1　老年综合评估结果

评估内容	评估工具	分值	结果
肌少症专项	SARC-F筛检表	7分	肌少症
	骨骼肌肌力评估（握力）	握力19.22kg	降低
	骨骼肌肌量评估（BIA、小腿围）	BIA 6.4kg/m²	降低
		小腿围29.36cm	
	身体活动功能评估（步速、简易体能状况量表SPPB）	步速0.66m/s	身体表现不佳
		SPPB 5分	
衰弱	Fried衰弱量表	4条	衰弱综合征
跌倒	老年人跌倒风险评估量表FRASE	9分	中危
营养	食物频数问卷FFQ、MNA-SF	16分	营养不良
自理能力	Barthel指数量表	50分	生活需要帮助
心理状况	汉密尔顿焦虑量表、老年抑郁量表	汉密尔顿焦虑量表19分	肯定有焦虑；
		老年抑郁量表18分	轻度抑郁

三、照护实施

（一）照护难点与重点

1.疾病迁延发展，加重患者不良心理和情绪　肌少症是由于骨骼肌量持续流失，导致骨骼肌功能与强度不断降低而引起的综合征，伴随乏力、内分泌代谢紊乱、易劳累和骨折等症状。随着肌肉的萎缩与老化，骨骼肌质量减少和肌力下降，老年人会出现步履缓慢、站立困难、易摔伤等症状，加上消化性溃疡具有慢性迁延、周期性发作、节律性疼痛的临床特点，愈合后常复发，故患者腹痛、嗳气、反酸、恶心等症状长期存在。近一两年以来，患者因走路不稳，发生两次跌倒事件，胃部又隐隐作痛，容易加重患者的紧张、焦虑情绪。

2.患者知识缺乏，饮食、服药、运动锻炼依从性差　患者得病后，因为缺乏相关医学知识，认为药物的作用不大，对于药物可吃可不吃，擅自控制服药的次数及药量，又认为食物对疾病进展没有太大影响，还认为自己年龄太大，本身已经很虚弱，不再适合做任何活动，自制力不强。

年龄增长是肌少症和衰弱共同的危险因素。研究发现，握力低、体重下降、身体活动量低是老年人衰弱的主要表现。在人类的衰老过程中，机体各项生理功能逐渐下降，以运动系统的进行性退化最为明显，特别是骨骼肌纤维减少，导致肌肉力量的降低，从而限制个体的日常活动能力，而日常活动能力的减退是老年人衰弱的一个重要临床表现，这些势必又会加重肌肉萎缩、失能的速度，由此而形成一个恶性循环。预防和减缓疾病进展是行之有效的方案，才能降低跌倒事件的发生率。

3.社会支持缺乏，心理照护需求迫切　在诊疗过程中，患者的家庭保姆为主要照护者，全程陪伴参与治疗，性格温柔谨慎，日常沟通内容仅限于饮食、起居等。两年前老伴儿去世，两女一儿工作忙时几乎无电话交流，每月看望一次老年人。患者严重缺乏社会支持，焦虑抑郁，迫切需要全面心理照护。

（二）照护措施

1.照护计划　针对王爷爷的具体情况，医护团队进行多学科联合会诊，共同讨论、制订科学的照护计划，为王爷爷创建了一个良好的、具有支持性的治疗环境，制订个性化营养食谱，全方位、多层次地采取科学性的运动措施，为王爷爷进行相关健康教育，提供心理支持，以促进其身心恢复，达到治疗的预期目标。

2.照护实施

（1）目标

1）能够配合医护团队，积极主动接受治疗。

2）能够按照制订的个性化营养食谱进行饮食。

3）能够按照制订的科学性运动模式进行运动锻炼。

（2）干预措施

1）采取系列心理放松方法进行心理支持治疗：轻度焦虑抑郁老年患者主要依靠心理治疗，心理干预进行得越早，治疗效果越好，可以使患者更加积极主动地配合治疗躯体疾病。

a.良好沟通，取得信任：照护人员应热情有礼，语言温和，面带微笑，与患者建立良好的关系。在日常诊疗中，采取认知行为疗法，选择合适的教育时机，运用通俗易懂的语言向患者介绍疾病的相关知识，对于采取的检查、治疗和照护措施事先进行解释，对患者认知中的非理性和自我否定部分进行干预，通过认知疗法降低患者的焦虑、抑郁等负性情绪，帮助患者树立战胜疾病的信心和对生活的乐观态度。

b.了解需求，转移注意力：对患者采取心理支持疗法，了解患者生活中的矛盾冲突、情绪反应、性格爱好等，及时发现患者的心理问题并根据其性格特点给予个性化心理指导。本例患者在住院治疗以前情绪焦虑、紧张，并且负性生活事件较多，老伴儿去世对其造成一定打击，社交范围的改变导致其负性情绪加重，影响了日常生活质量。因此，在患者身体状况允许的情况下，鼓励患者积极参加各项文体活动，如"消化操"、手工折纸等，帮助其培养兴趣爱好，鼓励其与朋友、家人分享心情，交流生活，抒发情感。

c.放松训练，有效减压：在安静舒适、轻松愉悦的环境中，教会患者渐进式躯体放松、意念放松与呼吸训练，指导患者在情绪烦躁时，进行自然端坐，闭目敛神，均匀平缓地呼吸3～4分钟，放松肌肉并将此感觉扩散到全身，缓慢睁开双眼。让患者静下心来，与自己的内心进行交流，以调节情绪。

d.指导睡眠：让患者平躺于床上，以舒适为宜，闭上双眼，指导患者做腹式呼吸数次，使其身心宁静。要求患者将注意力集中于一点，用平和的言语引导或暗示患者的感受和体验，如"放轻松""你现在感觉身体非常舒适"等，使患者缓慢进入睡眠状态。治疗过程中，保证患者午间1小时及晚间22：00至早上06：00的充分睡眠。

e.帮助患者获取社会支持：患者育有两女一儿，工作忙时几乎没有联系，每月仅看望一次老年人。照护者与其子女进行充分沟通，鼓励子女对患者多陪伴，提醒子女对患者的情绪要包容、体谅，遇事主动与老年人商量，多听教诲。

结束治疗后，对患者再次进行评估，评估结果与开始治疗前对比，患者对疾病的相关知识有了一定程度的了解，焦虑、抑郁评分降低，不良的心理状态得以改变，生活质量也得到了改善。

2）制订个性化营养食谱：目前国际公认的膳食模式有4种，即地中海膳食模式、日本膳食模式、西方膳食模式和东方膳食模式。针对本案例患者，最适合的是目前国际指南认为适用于衰弱老年患者的地中海膳食模式。这种特殊的饮食结构强调患者要多吃蔬菜、水果、鱼、海鲜、豆类、坚果类食物，其次才是谷类，并且烹饪时提倡用橄榄油。橄榄油的摄入可以使机体产生较低水平的炎症介质，如肿瘤坏死因子α和白细胞介素6，可以降低衰弱的风险。

调查发现，老年人衰老的过程以食欲缺乏为特征。长期的营养不良，也就是能量和蛋白质摄入不足及微量营养素缺乏等是衰弱的主要诱因。研究发现，与营养不良关联性较高的是卡路里、蛋白质、维生素D和钙的摄入。因此，基于科学研究，医护团队联合营养科对王爷爷进行针对性营养支持。

第一，需要明确的是针对王爷爷的情况，需要补充蛋白质阻止肌肉量的流失，才能干预其肌少症及衰弱的进展。老年人因食欲缺乏，不能摄入足够为他们提供推荐量的蛋白质，从而导致肌肉萎缩。因此，王爷爷每天早餐、午餐、晚餐都要摄入等量的蛋白质。另外，氨基酸尤其是亮氨酸对肌肉蛋白质合成具有积极作用。一般要求亮氨酸摄入至少3g/d，当摄入25～30g 高质量蛋白质时，就可满足3g/d的阈值，富含必需氨基酸较高的物质有瘦肉、大豆、花生、扁豆等。

第二，钙和维生素D_3对老年人的骨骼健康有重要的作用。在衰老过程中，骨密度损失最大，常见的是导致严重骨质疏松并会限制老年人的行动能力。老年人骨转换的增加也是由于维生素D_3缺乏，而维生素D_3缺乏又会减少肠道钙吸收影响钙稳态。老年人维生素D_3缺乏是由于皮肤合成能力下降，此外，暴露在阳光下的时间减少也加剧了维生素D_3的缺乏。以及肾无法将25-OH-D_3转化为1,25-（OH）$_2$-D_3，肠道吸收维生素D_3的能力下降，进一步加剧了维生素D_3的缺乏。血清25-OH-D_3水平低于50nmol/L与老年人的肌无力加重和身体功能下降有关，而低于25～30nmol/L则会增加跌倒和骨折的易感性。据报道，在西方国家，老年人的平均钙摄入量为700～900g/d，而亚洲和非洲人的钙摄入量则较低，约为600mg/d，因此更容易发生骨质疏松性骨折和跌倒。为了获得最佳的骨骼健康，王爷爷需要每天摄入钙1000～1200mg，20～25μg（即800～1000U）维生素D_3，这对于维持血清25-OH-D_3水平非常重要，也有助于降低跌倒和骨折的风险。

第三，锌是一种人体必需的微量营养素。据报道，老年人的血清锌浓度较低，会削弱免疫系统功能，使其易受感染，从而增加发病风险。随着年龄的增长，尤其是由于缺锌，T细胞介导的功能受损。对于老年人来说，食物咀嚼不良、口腔问题等都可导致锌营养不良。60岁以上的老年人锌摄入量低于系统功能正常人群摄入量的50%。研究发现，对于老年人，锌的推荐膳食摄入量为男性11mg/d，女性8mg/d。因此，王爷爷需要多吃海鲜、家禽、红肉、豆类、全谷物、坚果和乳制品等富含锌的食物。此外，缺铁在老年人中也很常见。随着年龄增长，身体无法维持铁储存和铁供应之间的平衡，就会导致贫血的发生，并且低水平的铁会导致疲劳、肌肉丧失，造成老年人衰弱，还可能会引起抑郁、认知功能受损等，所以，王爷爷还需要每日摄入铁8mg/d，最高为45mg/d。

3）运动模式：大量研究表明，长期卧床和久坐等身体活动减少状态会引起老年人肌量减少、肌力和运动能力下降及致残等不良结局的增加。运动干预对抵抗肌肉衰减具有显著的积极作用，单纯快走或与承重背心等负重练习相结合的快走模式可能是一些防止骨质流失、增加肌肉量的保护措施，但可能会导致跌倒和骨折发生的风险增加。因此，医护团队为王爷爷构建了渐进性的抗阻训练联合平衡能力训练的运动模式来提高其生活质量。

a.抗阻训练：渐进性的抗阻训练被看作是一种改善中老年人的肌肉质量、力量的安全有效的运动模式。抗阻运动可以促进肌纤维蛋白的代谢合成。中国营养学会老年营养分会专家共识中推荐，老年人可以通过每次40～60分钟快走或慢跑的中高强度运动、20～30分钟抗阻运动，每周≥3天来维持健康的身体状态。因此，在有专人在身旁陪伴及身体允许的情况下，王爷爷可以从每周进行5天（30～60分钟）的中等强度运动渐进至每周进行3天

（20～30分钟）的高强度运动（其间连续休息日不超过2天），同时，每周进行2次或更多次的非连续性的抗阻训练（如坐位抬腿、静力靠墙蹲、拉弹力带等，8～10次），锻炼主要肌肉群。在锻炼后期，运动的渐进强度可重复8～12次。几种肌肉训练方法如下。

髋关节外展训练：用于锻炼髋关节外展肌如臀中肌、臀小肌等。患者面向前方，两足与肩同宽，直立站在桌子或墙边。左手扶在桌子或墙上，右手叉腰（对于单侧动作，以右侧为例，下同）。以右侧髋关节为中心，右侧下肢为一个整体，右侧髋关节外侧臀中肌用力将右侧下肢向外侧拉，随后将右侧下肢收回至准备姿势状态。在完成该动作过程中，注意维持直立的身体姿态，用力点为髋关节外侧。

膝关节伸展训练：用于锻炼膝关节伸展肌群如股四头肌等。患者双足与肩同宽坐在椅子上，椅子的高度与膝关节平行或稍低于膝关节高度，双手扶住椅子扶手。右侧膝关节前侧肌肉用力完成伸膝动作，然后弯曲右侧膝关节至准备姿势，用力点为膝关节前侧。

弯曲小腿训练：用于锻炼膝关节屈肌群如腘绳肌、腓肠肌等。患者双足与肩同宽站立，双手扶着墙壁和桌子。右侧膝关节后侧肌肉用力弯曲膝关节直至右侧小腿与地面平行位置，然后缓慢伸展右侧膝关节直至右侧足与地面完全接触，准备下一次动作。在完成该动作过程中，注意维持直立的身体姿态，用力点为膝关节后侧。

以上3种训练皆重复10次左右。当右侧完成10次重复后，开始左侧训练，同样完成10次重复。左、右侧均完成10次重复为一组，共完成3组。随着患者肌肉力量水平的提高还可以通过完全不依靠其他物体提供支撑或小腿负重（如小沙包）、肩负重物等方式来增加训练的难度。

b.平衡能力训练：与渐进性抗阻训练相配合的平衡能力训练有利于维持、增强骨质量和强度，改善肌肉功能，从而降低跌倒、骨折发生的风险。几种平衡能力训练方法如下。

勾足尖训练：用于锻炼踝关节前侧肌群如胫骨前肌等。患者双足与肩同宽，整个足掌与地面接触，单手扶着墙壁和桌子，另一只手自然下垂。左右侧踝关节前侧肌肉用力的同时，将足尖提起离开地面，仅足后跟接触地面，然后缓慢降低足尖直至与地面完全接触，准备下一次动作。每组动作重复10次左右，共完成3组，用力点为踝关节。

双足一字站立：患者双足与肩同宽，单手扶着墙壁或桌子等固定物体，另一只手自然下垂。缓慢将右足移动到左足足尖前方，使左右足保持在同一条直线上，维持15～20秒，然后将右足恢复到准备姿势，缓慢将左足移动到右足足尖前方，使左右足保持在同一条直线上，维持15～20秒。左右侧均完成15～20秒的双腿一字站立为一组，共完成两组。

单腿站立动作：患者双足与肩同宽，单手扶着墙壁或桌子等固定物体，另一只手自然下垂。提起右足离开地面直至右侧小腿与地面平行，左足与地面接触，维持15～20秒；随后将右足恢复到准备姿势，提起左足离开地面直至左侧小腿与地面平行，右足与地面接触，维持15～20秒。左右侧均完成15～20秒的单腿站立动作为一组，共完成两组。

"坐"到"站"：患者双足与肩同宽坐在椅子上，左手扶住椅子的扶手，右手放在胸前。目视前方，膝关节位于踝关节前方。身体适当前倾以超过膝关节，双足蹬地从而让身体离开椅子，完成站立动作，然后弯曲膝关节再次坐在椅子上，以准备开始下一次练习。每组动作重复10次左右，共完成两组。

踮足尖走：患者双足与肩同宽，双手位于身体两侧、自然下垂。提起足后跟利用足前掌支撑地面以正常的步行速度向前步行5m，然后转身以同样的速度行走返回起点位置。每往返5m为一组，共完成3组。

在完成以上5种训练过程中，患者须注意维持直立的身体姿态。随着肌肉力量水平的提高，可以通过完全不依靠其他物体提供支撑或在站立过程中闭上眼睛的方式来增加训练的难度，从而产生更大的训练刺激。

（三）效果评价

患者住院期间，照护人员采取人性化、共情的心理照护方案减轻患者的焦虑、抑郁症状，使其积极主动地配合治疗，并且多次进行多学科联合会诊，对患者进行全方位、多层次的专业评估，制订科学性、专业化、规范化、个性化的干预方案，使得患者身心状况都有了较大改善。3个月后患者的评估结果详见表21-4-2。下一步计划是使患者回归家庭及社区后，保持现有的运动模式及营养方式，进一步提高患者的生活质量。

表21-4-2 干预后评估结果

评估表			
床号：8床 姓名：×× 年龄：72岁 诊断：肌肉减少症		主治医师：××	责任护士：××
评估内容	评估工具	分值	结果
肌少症专项	SARC-F筛检表	6分	肌少症
	骨骼肌肌力评估（握力）	握力20kg	较前增加
	骨骼肌肌量评估（BIA、小腿围）	BIA 6.6kg/m²	较前增加
		小腿围29.56cm	
	身体活动功能评估（步速、简易体能状况量表SPPB）	步速0.7m/s	较前改善
		SPPB 4分	
衰弱	Fried衰弱量表	3条	较前减少
跌倒	老年人跌倒风险评估量表FRASE	8分	较前减少
营养	MNA-SF	17分	较前改善
心理状况	汉密尔顿焦虑量表、老年抑郁量表	汉密尔顿焦虑量表 17分	较前改善
		老年抑郁量表16分	

四、长期照护

跌倒和衰弱是全球老年人面临的主要重大健康问题。随着病情进展，老年患者的平衡及日常活动将会受到很大影响，极大地降低其生活质量，使其失去自我独立性。虽然目前无一线推荐药物，但运动康复和营养支持仍可作为优选。因此，为衰弱患者尽早筛查和诊断刻不容缓，肌少症的临床研究也需要持续进行。

五、专家点评

该案例为一名有跌倒史的老年肌少症患者，照护人员本着共情的心理采取人性化照护方案减轻了患者的焦虑、抑郁症状，给予患者足够的尊重，使其积极主动地配合治疗。多次进行多学科联合会诊，对患者进行精准全面的评估、规范的指导，制订了专业化营养支持方案、渐进性抗阻训练和平衡能力训练相结合的运动模式等，改善了患者的身心状况，提升了患者的生活质量。该患者的心理照护方法和经验值得学习借鉴。

案例五 一例精神行为异常认知障碍老年人的照护案例

一、案例导入

现病史：患者朱某，76岁，主因"行为、性格改变13年，记忆力下降1年"收住入院。具体表现为每日三餐后坚持骑自行车外出游玩，而且不论天气状况，即使雨雪天气也不听劝阻，坚持外出骑自行车，并且多次丢失自行车。家人反映老年人喜食冰糖，每月吃3～4斤冰糖，家人发现后限制其对于糖的进食，但是老年人会把冰糖藏在被子里、床头柜里，让家人感到苦恼，近一年老年人有走失现象。入院时神志清楚，言语流利，时间、地点及人物定向力均正常，远记忆力正常，延迟回忆测试时，三个词语能够正确回忆起两个，计算力正常、理解力正常。

既往史：原发性高血压、冠心病、陈旧性脑外伤、慢性过敏性皮炎。

家庭及社会支持情况：公费医疗；月收1万以上；平时与老伴儿居住在一起，老伴退休前是儿科医师，工作地点在南京，两人长期两地分居，退休后定居在北京；一儿一女在外地工作；患者主动言语少，与老伴平时交流。

二、综合评估

医护团队主要从老年人身心状况、沟通能力、日常生活能力、精神行为症状等方面综合评估认知障碍老年人的整体状态，以了解老年人疾病进展程度，更重要的是通过综合评估发现老年人尚存的能力，为其制订合适的照护计划，以帮助老年人自主生活，提升老年人生活品质，减轻家人及照护者照护负担。该老年人具体评估结果如下。

（一）躯体功能状态评估

1.Barthel指数量表（BI）评估　评分95分，生活基本自理，主要表现为洗澡时家人必须陪护。

2.工具性日常生活活动能力（IADL）评估　评分16分，显示老年人在上街购物、食物烹调、处理财务方面需要家人适当协助。

3.简易营养状态评估表（MNA）　评分为13分，营养状况正常。

（二）精神心理状态评估

1.简易精神状态检查量表（MMSE）　得分为20分，主要表现为延迟回忆及计算能力有所下降。

2.神经精神症状问卷（NPI）　评分为17分，患者欣快、易激惹症状出现较多。

（三）综合评估结果

患者综合评估结果见表21-5-1。评估结果显示，老年人目前日常生活基本自理，主要是精神行为症状给照护工作带来了一定的困难，鉴于此，对于该患者的照护，除进行常规药物治疗外，照护者与家属须采取满足倾听、肯定、鼓励和认可等一系列照护措施，目标是帮助患者稳定情绪，减少精神行为症状出现频率，降低精神行为症状的发生率，缓解家人照护负担。

表21-5-1　综合评估结果

评估工具（量表）	评分	结果判读
BI评估	95分	生活基本自理
IADL	16分	工具性日常生活活动能力保留较好，需家人适当协助
MNA	13分	营养状况正常
MMSE	20分	存在认知障碍，延迟回忆、计算能力受损
NPI	17分	存在一定的精神症状

三、照护实施

（一）照护难点与重点

1.认知障碍老年人主观表达能力受限，准确评估老年人需求难度大　认知障碍老年人的语言表达能力会受到限制，有时无法准确表达自己内心的想法，并且，老年综合征很多评估量表需要由患者本人进行作答，认知障碍老年人评估结果的准确性有待考证。疾病早期，尚能通过言语沟通了解老年人的内心想法和要求，疾病中晚期，想要了解老年人的内在想法变得更加困难，此时，照护者要掌握一些非语言沟通的技巧，捕捉老年人在沟通中透露出的小细节推测老年人内心的真实想法，满足老年人的需求，边照护、边确认。

本案例中老年人在交流时存在掩饰现象，很多内心想法不愿意流露出来，有时会拒绝回答某些问题，准确了解老年人内心想法比较困难，照护难度大。

2.认知障碍老年人症状多变，了解问题出现的原因是重点　认知障碍老年人的性格、症状表现受既往生活经历的影响，包括成长环境、工作性质，与家人、朋友的关系等，认知障碍老年人会有性格改变，但是老年人对事物的原有的看法、生活习惯等不会判若两人。尊重理解每位老年人的个性，了解老年人过往的生活经历，对于了解老年人出现的问题的真正原因有很大的帮助。

本案例中老年人年轻时与爱人、孩子长期两地分居，独自生活，不受拘束，爱人退休后才到患者所在地与其生活在一起，子女不同住。在住院期间，患者曾经多次表达对爱人年轻时放弃可以在一起工作机会的不满，并且喜食冰糖习惯导致老年人口腔有异味，舌面滋生真菌。老年人平时生活我行我素，不听老伴儿劝说，照护难度大。在该案例照护过程中，了解老年人的需求，帮助家人理解老年人出现的各种症状，满足患者的内心需求，是提升老年人及家人生活质量的重要途径。

3.认知障碍照护者照护水平参差不一，实施科学优质照护是提升老年人生活质量的根本　大多认知障碍老年人接受居家照护，其照护者以自己的家人居多，爱人、子女、保姆均承担老年人的照护工作，照护者对于认知障碍老年人的照护水平会对老年人的身心状况产生影响。在认知障碍老年人的照护中，提倡"以人为本"的科学优质的照护。"以人为本"的优质照护指的是"协助患者维持健康、安全且精神安定，使其能发挥原有个性能力，维持日常生活的独立性"，提倡照护工作有尊重性、延续性、参与性。照护中应该考虑老年人的意见，让老年人参与决策中，并体会到自己的价值，感受到尊重与理解，老年人心态的稳定也会避免各种精神行为症状的产生。

本案例中老年人的老伴儿承担老年人的主要照护工作，家中子女常年在外地工作，无法负担，该患者的爱人退休前是一名医师，对个人卫生有较高的要求，但是老年人由于年轻时长期独自生活，不拘小节，两人常会因为一些琐事争吵，严重的会引发老年人产生过激的言行。在该案例照护中，须给予该患者的爱人一定的支持，帮助其疏导照护压力，了解认知障碍老年人的特点，指导其掌握认知障碍老年人照护技巧，使其以轻松愉悦的状态投入到照护工作中，这是提升老年人、家属生活质量的根本措施。

（二）照护措施

1. 照护计划　针对患者的实际情况和综合评估结果，经过神经内科、心理科、口腔科等多学科团队的沟通和讨论，共同制订了持续、弹性照护计划，使老年人延缓病情的发展，减轻照护者照料负担。具体照护计划如下。

（1）保持老年人身心安定：在认知障碍老年人照护过程中，保证老年人的安全要放在照护的首要位置，安全是进行其他照护活动的前提与保障，要减少跌倒、误吸、误服、走失等意外事件的发生，同时，要积极预防、治疗其他疾病，以减轻患者身体的不舒适症状，使患者身心状态保持稳定，配合各项照护措施。

（2）尽可能发挥老年人现存功能：认知障碍目前尚且无法治愈，老年人的状态难免会越来越差，但是，无论疾病严重到何种程度，老年人总有一些尚存的功能。照护计划执行过程中，要适当协助老年人日常生活独立，以此延缓老年人功能退化。照护计划须建立在充分了解老年人能力的基础上，配合老年人的步调，充分激发老年人功能，在认知功能障碍老年人照护过程中，能够将老年人现状维持很长一段时间，延缓老年人功能退化，已经算是一种非常大的成功。

（3）尊重老年人个性，体现"以人为中心"照护理念："以人为本"照护理念在认知障碍老年人照护措施中非常重要，这一理念强调在照护中，应充分尊重老年人的个人风格，尊重、延续老年人之前的生活习惯，即便是存在认知障碍，老年人依然有做自己想做的事情的权力，在照护过程中，要特别注意这一点。

经过与老年人、家属协商后，住院期间，医护团队为患者制订了个性的照护计划，聚焦在老年人目前比较明显的问题上——嗜糖问题及情绪焦躁，爱与老伴儿争吵。在照护实施过程中，根据实际情况做出相应调整，其间患者配合各项诊疗活动，暴躁易怒的现象有所改善。

2. 照护实施

（1）口腔卫生状态差

1）目标

a.协助老年人清洁口腔，改善老年人舒适体验。

b.健康饮食，逐步控制冰糖进食量。

2）干预措施

a.指导老年人正确刷牙：选择三餐后时间，指导老年人正确刷牙，将牙刷毛面轻放于牙齿及牙龈沟上，刷毛与牙面成45°，上下颤动刷牙。每次只刷2～3颗牙，刷完一处再刷邻近部位牙齿，牙齿的内、外、咬合面均要进行清洁。

b."限量供应"冰糖，控制冰糖摄入量：对于老年人嗜糖问题，与老年人充分沟通，向老年人讲解进食过多冰糖的危害，与家属商榷后采取"限量供应"方法，逐步控制冰糖摄入量，一周内，老年人的嗜糖问题得到极大改善。之前老年人一周约进食1斤冰糖，现在老年人每日只进食6颗冰糖，减少了因冰糖摄入过多引发的其他问题。

（2）情绪易怒

1）目标

a.指导家人正确认识老年人出现的各种症状，理解、接纳老年人。

b.指导家人掌握与认知障碍老年人和谐相处的技巧及方法。

2）干预措施

a.为家属进行认知障碍相关医学知识宣教，指导老年人家属接纳、理解老年人出现的各种症状。

b.教会家属与认知障碍老年人交流的技巧，了解患者内心需求。

（3）认知功能减弱

1）目标

a.指导家人正确认识老年人出现的各种症状，理解、接纳老年人。

b.指导家人掌握与认知障碍老年人和谐相处的技巧及方法。

2）干预措施

a.思维和视空间感训练：照护者与老年人一起下象棋、打扑克牌和玩麻将。让老年人按照图例或自己的创意搭积木（图21-5-1），或者玩简单的拼图、七巧板、魔方等。准备一些大小不同的几何图形，与老年人一起玩"大小匹配"的游戏（图21-5-2），即每次拿出5个大小不同的几何图形，然后给定一个目标，让老年人从5个图形中找出与它大小相同的那一个。

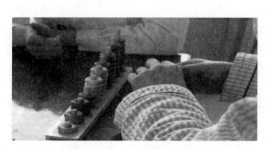 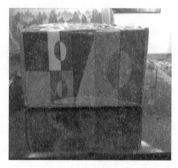

图21-5-1　创意搭积木　　　　　图21-5-2　"大小匹配"游戏

b.识别物体和归类的能力训练：让患者将图片、词组或者实物等，按照不同的属性进行归类（图21-5-3）。在生活中，也可以结合老年人的特长和喜好进行"分类"游戏，例如，在参与家务活动的时候，对日用品、蔬菜、水果等进行识别和归类练习。准备老年人、家庭成员、陌生人照片若干，让老年人将家人的照片挑出来。

c.数字和计算能力的训练：与老年人一起玩扑克牌比大小或麻将比大小的游戏。将数字和计算能力的训练（图21-5-4）融入生活中，例如，请老年人帮忙算账或是和老年人一起上街买菜。

d.感官刺激训练：与老年人一起玩"身同心受"的游戏，准备不同质地的物品，如丝巾、棉花、牙刷等，请老年人从中取出一样物品，照护者利用老年人取出的物品轻擦老年人的手掌或手臂，也可以让老年人触摸，鼓励老年人说出感受（感受提示：舒服或不舒服，软或硬，光滑或粗糙）。准备一些简单的打击乐器，如铃鼓、木鱼、沙槌、响板、三角铁等，鼓励老年人选择其中一种乐器，邀请老年人运用该乐器跟随照护者的节拍敲打，或者跟随音乐的节拍敲打。与老年人一起玩"闻出味道来"的游戏：准备文字卡及气味浓烈的物品，如花露水、风油精、醋等，让老年人闻一闻瓶内的东西，在文字卡的协助下，猜一猜闻到的是什么。在游戏过程中，注意安全，警惕老年人饮用或进食游戏中所用的

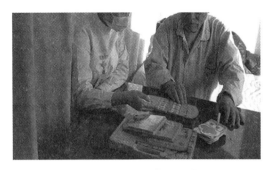

图21-5-3　"分类"游戏

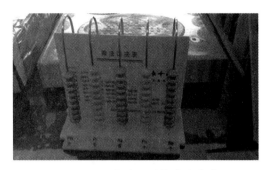

图21-5-4　数字和计算能力游戏

物品。

　　e.注意力训练：猜测游戏：取一个玻璃球和两个透明玻璃杯，在老年人的注视下将一个杯子扣在玻璃球上，让老年人指出有球的杯子，反复进行无误后，改用不透明的杯子重复上述过程。删除游戏：在纸上写一行大写的英文字母，如A、C、G、H、U、I，让老年人指出特定的字母，如C，成功之后删除指出的字母改变字母的顺序，再删除规定的字母，老年人顺利完成后，增加游戏难度，将字母写得小些或增加字母的行数及字数再进行删除。

　　f.时间感训练：让老年人启动秒表并于10秒时主动停止秒表，然后将时间逐步延长至1分钟，当误差小于1～2秒时，让老年人不看表，用心算计算时间，以后逐渐延长时间。

　　g.教会家属与老年人沟通交流的技巧：良好的沟通是与老年人建立信任关系，使老年人配合各项照护工作的前提，受到认知障碍的影响，老年人准确表达自己内心需求的能力下降，有的老年人甚至会因为对方不能理解自己的意愿而引发抑郁、暴躁等一系列情绪问题。该案例中老年人与其老伴儿经常吵架，觉得对方不能理解自己的意愿，经常打断自己的话语，很是气愤，针对该现象，我们教会家属与认知障碍老年人交流的一些小技巧：创造安静的环境，减少外部刺激对老年人注意力的分散。帮老年人准备好眼镜、助听器、纸、笔等。与老年人面对面交流，目光正视老年人的眼睛，交流过程中与老年人有目光的交汇。一次只说一件事，用简短的语句、放慢语速、言语清晰地与老年人交流。耐心等待：老年人回答问题需要集中精神理解、思考，即使是沉默，这段时间也很重要。适当重复：如果老年人没有回应您的问题，可以再次重复问题，或者换用更简单的词语。不纠正：您不必太在意老年人出现的错误，鼓励老年人说出自己的想法。不打断：若老年人重复说一个词语或词穷时，适时给予协助，但不要轻易打断老年人或是转换话题。重视非语言沟通的作用，如轻轻地触摸、善意的微笑等。交流时间控制在15分钟左右，老年人表现出拒绝时，及时停止，避免争执。

　　（三）效果评价

　　该案例是认知障碍典型案例，案例中老年人出现的很多问题如脾气性格的改变、饮食习惯的改变等都非常具有代表性，在该案例的照护过程中，医护人员充分尊重老年人的心理需求，鼓励老年人说出自己的想法。在照护实施过程中，照护者集思广益，积极应对，采取益智小游戏的方式转移老年人的注意力，使其嗜糖问题得到极大缓解。其间，老年人的情绪稳定，在减轻照护者压力的同时，老年人的生活质量也有所提升。同时，患者的家人也学到了与老年人和谐相处的小技巧，为患者出院后的持续照护打下良好基础。

四、长期照护

认知障碍目前无法治愈，维持老年人现存功能是认知障碍老年人照护的目标之一，在日常生活照护中，鼓励老年人做自己还能做的事情，发挥老年人功能，同时也能使老年人感到满足。在照护中，为老年人安排的照护计划应充分体现愉悦性原则、鼓励性原则、参与性原则、简单性原则。

五、专家点评

认知障碍目前无法治愈，维持老年人现存功能是认知障碍老年人照护的目标之一，在日常生活照护中，首先对老年人情况有详细了解，了解老年人还能做什么，鼓励老年人做自己还能做的事情，提倡为老年人提供"以人为本"的照护，以人为本的照护不仅是一种护理方法，也是一种理念，使我们专注于需要被挽救与关怀的处于疾病折磨之中的人，彼此尊重、彼此关注、彼此爱护。

该案例中的老年人是一个热爱工作的人，可以使其继续从事一些老年人喜欢的与工作相关的事情，在照护中，为老年人安排好照护计划，充分体现愉悦性原则、鼓励性原则、参与性原则、简单性原则。

案例六 一例脑卒中伴吞咽功能障碍的高龄老年人的照护案例

一、案例导入

陈爷爷，86岁，主因发现口齿不清楚，声音低沉，伴肢体乏力、步态不稳5小时后入院。患者于3月12日中午吃完午饭后卧床休息，醒后起床如厕，解小便，自觉四肢乏力，步态不稳，家中保姆立即协助患者扶墙缓慢走回沙发坐下。下午3时左右，其女儿回到家中探望父亲，发现父亲精神欠佳，随即询问情况，发现患者口齿不清楚，声音低沉，女儿立即将患者送往医院门诊就诊，急诊CT示右侧基底节脑梗死。MRI示两侧基底节多发性腔隙性脑梗死、两侧枕叶脑梗死（右侧明显）、脑干腔隙性脑梗死、左侧小脑半球梗死，诊断为"多发性脑梗死"，入科后，患者神志清醒，精神差，声音嘶哑，饮水呛咳，吞咽困难，测体温37.6℃，少量黄痰，睡眠欠佳，体重无明显变化，小便正常，粪便干燥，靠通便药物维持。

既往史：高血压、高脂血症、糖尿病、冠心病、冠脉支架置入术后、前列腺增生病史。

家庭及社会支持情况：公费医疗；月收入万元以上，丧偶后再婚，因双方性格不合，经常与老伴儿出现争吵，因此两人长期分居。与前妻育有一个女儿，女儿工作繁忙，无暇照顾，偶尔会来看望患者，目前患者由保姆照护。一般健康状况良好，退休前是一位大学教授，学历较高，但性格执拗，很有自己的主见。

二、综合评估

老年人综合评估是指采用多学科方法评估老年人的躯体情况、功能状态、心理健康和社会环境状况等并据此制订以维持和改善老年人健康及功能状态为目的的治疗计划，最大限度地提高老年人的生活质量。针对本案例主要从以下几个方面展开。

（一）一般情况评估

生理功能：高龄所致身体各器官功能减退，生理功能下降；慢性疾病：多种疾病共存。

（二）精神心理评估

简易精神状态检查量表（MMSE）得分为23分，属于轻度认知功能障碍，主要表现为语言的复述及计算能力有所下降。

（三）进食及营养评估内容

1. V-VST（容积黏度吞咽测试）　安全性受损伴有相关有效性受损，患者有口咽性吞咽障碍。吞咽过程的安全性下降提示该患者可能已经发生误吸，具体表现为进食有呛咳，声音低沉，分次吞咽，口咽有食物残留，因误吸发生肺炎。

2. 洼田饮水试验　4级，主要表现为分两次喝完，有明显呛咳。

3. 简易营养状态评估表得分为10分　说明老年人存在营养不良的风险，主要表现为吞咽困难，饮水呛咳。

（四）躯体功能评估

1. 日常生活活动能力（ADL）评估　75分，生活需要他人照顾。

2. Berg平衡量表　得分为14分，说明老人平衡能力差，主要表现为不能行走，只能坐轮椅，有跌倒/坠床的风险。

（五）社会行为能力评估

1. 照护者负担量表（ZBI）得分76分　提示老年人的照护者的负担较重。

2. 社会支持量表（SSRS）得分18分　说明老年人社会支持程度较低。

（六）综合评估结果

通过该老年人躯体功能评估、精神心理状态评估和社会行为能力评估三方面评估，综合评估结果见表21-6-1。

表21-6-1　综合评估结果

评估工具（量表）	分值	结果判读
肌力评定	3级	肢体可以克服地心引力抬离床面，但是不能抵抗轻微的阻力
日常生活活动能力（ADL）	55分	中度功能障碍，须家人协助
Berg平衡量表	14分	老年人平衡能力差，只能坐轮椅，有跌倒/坠床的风险
洼田饮水试验	4级	饮水有明显呛咳
MNA	10分	存在营养不良的风险
SDS	64分	中度抑郁
SAS	62分	中度焦虑
MMSE	23分	存在轻度认知障碍
ZBI	76分	照护者的负担较重
SSRS	18分	社会支持程度较低

三、照护实施

（一）照护难点与重点

（1）患者出现吞咽障碍，生活需要照顾，但是老年人性格执拗，拒绝插胃管，保姆文化水平低，对于吞咽障碍的护理知识缺乏，与老年人及家属沟通难度大。随着年龄及疾病的影响，老年人的身体功能及生活自理能力下降，需要照护者的精心照料，倘若照护者在照护老年人进食的过程中缺乏常识、技巧和必要的方法，就可能增加老年人发生误吸的概率，因此在老年人的护理过程中要做好照护者的健康宣教工作。

本案例中的老年人性格执拗，保姆文化水平低，准确了解老年人内心想法比较困难，在沟通及宣教方面难度大。

（2）老年人吞咽障碍可持续进展，防止误吸是重点：吞咽障碍又称吞咽功能低下、吞咽异常或吞咽紊乱，是由于下颌、舌、软腭、咽喉、食管括约肌或食管功能受损，导致进食困难，机体不能安全、有效地把食物由口送到胃内，以取得足够营养和水分。人类的吞咽是一个非常复杂而紧密协调的过程，吞咽障碍可影响摄食及营养吸收，还可导致食物误吸入气管引发吸入性肺炎，严重者可危及生命。在该案例照护过程中，须了解老年人发病的过程及疾病进展的速度，指导照护者正确地防止误吸的方法，提高老年人的生活质量。

（二）照护措施

1.照护计划　以陈爷爷具体评估结果为依据，通过多学科团队，包括神经科、营养科、心理科、康复科等讨论并与老年人及其女儿协商后，制订了可行性强，又兼顾老年人个性化特点的照护计划。

（1）在康复科的指导下，聚焦防止误吸导致的吸入性肺炎等并发症的发生。

（2）营养科协助，保持老年人足够的营养摄入。

（3）取得心理科支持，使老年人保持最佳的社会活动水平，与周围人群建立良好的沟通和信任关系，配合各项照护工作。

（4）尽可能恢复脑卒中伴吞咽障碍的老年人的吞咽功能，让老年人自主进食，过上高质量的生活。

2.照护实施

（1）误吸的风险

1）目标

a.进食时不发生呛咳，体温正常。

b.老年人及照护者掌握预防误吸的技巧。

2）干预措施

a.指导家人在老年人进餐后进行认真细致的口腔护理，及时清洁老年人口腔内的食物残渣，防止口腔内残留食物在患者变换体位时发生误吸。维持清洁的口腔卫生可预防脑卒中相关肺炎的发生。照护者要协助或指导吞咽障碍老年人保持口腔卫生。对于不能经口进食的患者，要协助其每日进行口腔护理两次；可经口进食老年人，在餐前、餐后都要进行口腔护理。

b.指导家人为老年人采取正确的进食姿势：在进食时，若发现老年人有吞咽中或吞咽后食物残留，可以为老年人采取颈部前倾半坐位、进餐姿势；若脑卒中患者遗留有肢体瘫痪，可以采用健侧侧卧伴床头抬高的半坐位（即健侧在下，患侧在上）；若老年人患有反流性疾病，如反流性食管炎等，进餐时建议选择端坐位，进餐后不宜立即平卧，可使老年人保持坐位或半卧位（30°～45°）30分钟，促进胃排空，减少反流。

c.在食物的选择上，要降低固体食品的咀嚼难度，使吞咽障碍的老年人可以经过少量咀嚼或无须咀嚼即可吞咽食物，或者改变固体食品的质构，调整液体食品的黏度以利于患者的膳食安全，保证患者能够充分地摄取食物和水分。

d.进食速度的控制：观察或触摸到老年人已完成前一口吞咽后，再进食下一口，避免两次食物重叠入口的现象，做到缓慢进食，给予充足的进食时间。

e.进食量的选择：使用"一口量"的方法，即将少量食物或液体放入口中，保证食物不至于过多而造成误吸，以3～4ml逐渐增加到一汤匙。

f.进食时机的选择：进食时保证老年人有足够的精神状态，不要在老年人着急和疲倦的情况下进食，不合作时勿喂食。

g.进食工具的选择：可以选择杯子、勺子、吸管、缺口杯或运动水杯等，对于存在咀嚼功能障碍的患者，建议选择金属勺子作为进食工具。

h.照护者要求：当患者需要照护者辅助喂食时，照护者建议选择坐位喂食，视线尽量与老年人的视线平视，不急不躁，态度要和蔼亲切。进食期间应嘱咐家属全程陪伴，一旦发生误咽或呛咳，应立即停止进食，指导及协助患者咳出误咽的食物，防止吸入性肺炎。

i.若患者呛咳严重，可以留置胃管，给予鼻饲饮食。

（2）吞咽障碍

1）目标：两个月后对患者进行洼田饮水试验，由4级提高至3级，能一次咽下，但有呛咳。

2）干预措施

a.应尽早进行吞咽功能康复训练：吞咽功能康复训练可以防止咽下肌群发生失用性萎缩，加强舌和咀嚼肌的按摩和运动，如伸舌、吹气、屏气动作的训练，提高咽下反射的灵活性，帮助老年人改善吞咽能力，减少误吸的发生，主要包括咽部冷刺激、舌的运动、冰块刺激、按摩软腭、吞咽康复训练操、吞咽言语治疗仪。

咽部冷刺激：用干棉签蘸少许冰水，轻轻刺激患者软腭、舌根及咽后壁，然后嘱患者做吞咽动作，寒冷刺激能有效强化吞咽反射。

舌的运动：用清洁的纱布包住患者舌头，用力向前、后、左、右、上、下各个方向做被动运动，指导患者主动运动并自行伸舌训练。

冰块刺激：采用头部30°～45°前屈仰卧位，先用较小的冰块刺激口腔两侧黏膜-舌根-咽部，然后咽下。

按摩软腭：用拇指由硬腭后缘向腭垂方向轻轻按摩，注意勿按摩到患处，长期按摩刺激有助于吞咽功能的康复。

吞咽康复训练操，具体方法见图10-3-2。

吞咽言语治疗仪：通过电刺激方式促进受损神经复苏，加强吞咽肌群的运动，提高患者吞咽能力，从而达到治疗目的。适用于咽部非机械原因损伤引起的吞咽及构音障碍的评估、治疗及训练。电刺激方式是康复治疗师用来解决吞咽障碍的一种重要方法，其过程简单易操作、疗效即时明显。

b.营造良好进食环境：去除一切不良气味和不良视觉印象，如餐前半小时开窗通风，保证空气新鲜并清除周围的污染物等，老年人单独进餐会影响食欲，如果和家属们一起就餐则会促进食欲，增加进食量。确保进食时最佳照明，老年人的进食环境要相对安静，减少干扰。

c.进食时尽可能地细嚼慢咽，不与周围人说笑打闹，保持注意力集中。

d.保持良好的心情，倘若老年人的情绪状态不稳定，有生气、烦闷的情绪，应当立即停止进食。

e.学会评估吞咽障碍的程度，严重者给予留置胃管。

本案例中的老年人经过吞咽功能训练，其吞咽功能得到很大的改善，洼田饮水试验由原来的4级提高到3级。

（3）营养缺乏

1）目标

a.保证老年人有足够的营养摄入，体重有所增长。

b.指导家人掌握正确的喂食方法，营养搭配均衡。

2）干预措施

a.为吞咽障碍的患者进行营养搭配的时候，尽量保证三大营养物质的齐全，以及微量元素合理地摄入，避免营养的缺乏。

b.尽量保证食物的色香味俱全，这样能够刺激吞咽障碍患者的食欲，使患者有意识地想吃东西。

c.避免摄入易引起患者吞咽障碍的食物，注意食物的形态，建议患者多食用稀粥、面条、馄饨、饺子之类，尽量少食用馒头、花卷或者比较硬的大米饭，这样会增加患者吞咽的难度。

d.保证足够的进水量：研究表明，吞咽障碍与脱水相关，吞咽障碍患者由于摄水不足导致脱水，其中高渗性脱水最常见。脱水导致口干、唾液分泌减少、脑功能下降，会进一步加重吞咽障碍，同时对原发病，如脑卒中、意识障碍产生不利影响。因此照护者除了应给予吞咽障碍的老年人足够的饮食之外，还应及时补充水分，仔细观察老年人是否有口渴、尿少、乏力、唇舌干燥、皮肤弹性差、眼窝凹陷、烦躁等情况，若存在以上症状，说明老年人可能存在缺水，应及时给予补充。

（4）照护者知识缺乏

1）目标

a.指导老年人的照护者学会正确的喂食方法。

b.指导老年人的照护者学会间歇性经口-食管管饲法。

2）干预措施：老年人的照护者文化水平多偏低，要给予安全吞咽知识宣教，在宣教方法上，对不同的照护者给予有针对性的指导，对文化程度高的照护者可给予一些书籍、光盘；对文化程度低、照护时间短的照护者要重点进行指导，必要时单独进行指导，指导时尽量用通俗易懂的语言，由浅入深、由易到难，直至他们接受，也可让其他照护者向他们传授护理技巧或利用社区宣传窗以文字的形式或图文并茂的形式，宣传预防误吸的内容。同时也要做好老年患者的误吸宣教，确保准确掌握喂食的方法，避免老年人误吸的发生。

a.给老年人喂食前准备：进餐时咳嗽、饮水等出现呛咳、痰多、口腔中食物残留、咽喉部有异物感、声音发生变化、食欲低下、饮食嗜好发生变化，就餐时间及饮食方法发生变化，出现消瘦及营养不良等情况，提示老年人可能存在吞咽障碍，应停止进餐，及时向医生咨询，治疗相关疾病并调整老年人的饮食。

环境准备：调整环境，包括桌椅、室温、气氛，房间内要有一定的照明，温度适宜，给老年人创造愉悦、安稳的就餐氛围，患者有认知障碍等情况时，注意分隔或调整座位的方向，消除噪声，以便集中注意力。

体位准备：这是最容易出现问题的地方，不是任何一种体位都适合进餐。例如，仰卧位时，食物特别容易进入气道，因此不能以这种体位进食，如果老年人能保持坐位，建议是坐位直立或身体稍前倾，如果无法完全坐直，可床头抬高30°～45°，颈部稍前倾，利用枕头、垫子等物体支撑老年人保持体位稳定、颈部前倾和腹部松弛。这种体位利于食物流入食管，偏瘫患者可采取健侧卧位（健侧在下）侧卧45°的体位，因为患侧多有运动和感觉障碍，咽反射迟钝容易引发误吸。

b.协助喂食方法：配餐时注意食物摆放的位置、角度、距离。向老年人说明饮食内容，特别是对有视觉障碍的患者。对有认知障碍的患者，要提醒开餐。进餐中保持安静，避免电视、噪声引起的注意力分散。避免过度帮助，不必介意速度、吃相、是否漏菜，鼓励患者自己动手就餐，患者无法自行完成时再提供帮助。

与老年人视线平齐，注意自己使用的左右手和老年人的视线，偏瘫患者一般在健侧辅助进餐。先从汤汁类开始，湿润口腔和刺激味觉器官。选择大小适宜的餐勺，根据开口程度、吞咽能力、饭菜种类选择，一顿饭可使用多种大小和形状的餐勺。喂饭时，要先让老年人看到要吃的饭菜，餐勺递过来是先从眼前经过，让其确认之后，再将餐勺置于舌中央，可以用勺子背面轻压一下舌面，然后取出勺子，使其闭口咀嚼，小口进食，待其完全吞咽后稍有间歇再进行下一口。督促老年人增加咀嚼次数，咀嚼有磨碎、搅拌、感觉食物、刺激消化腺等多种作用。观察老年人的吞咽动作，对于衰弱的老年人，边确认吞咽动作边示范，鼓励其夸张一些吞咽动作，以利于食团成型和吞咽。有条件者可在康复医师的指导下，采取颈部辅助动作协助：曲颈吞咽、颈部侧旋/侧曲吞咽、交互吞咽、间隔空咽。

c.喂食后注意事项：保持口腔清洁，用温水漱口，必要时使用牙线等清洁齿缝。对于胃切除等胃肠手术后、反流性食管炎的老年人进餐后30分钟内不宜平卧，以防食物反流。

d.学会间歇性经口－食管管饲法：是指在进食期间插入，注食结束后拔出胃管的方法，此方法可保障患者充足水分及营养代谢，进食时间更符合人体生理节律，可减少胃食管反流物在咽部滞留的机会，降低胃肠道感染或吸入性肺炎的发生率，并且每次插入患者均可做吞咽练习，对患者舌根部、咽喉壁或食管上括约肌基本不会造成损伤。临床研究表明，间歇性经口－食管管饲法有利于保持鼻腔、口腔和咽部的卫生，在保证充分的营养供给的同时可促进吞咽功能恢复。教会照护者该方法，有利于吞咽障碍者的长期照护，且老年人的舒适度提高，容易接受，在一定程度上可缓解老年人心理压力及心理排斥感，提高其生活质量。

（三）效果评价

患者在住院期间，护理人员为患者制订个性化的护理措施，通过给予肢体康复锻炼的方法来增加患者的肌力，改善老年人肢体活动症状。通过吞咽功能康复锻炼，增强其面部及口咽喉部肌肉力量。通过吞咽功能训练及加强语言沟通能力，提高老年人的生活质量，同时与患者女儿进行沟通，制订人性化、个体化的干预方法，给予全面的评估、规范的指导，在照护实施过程中，因老年人及女儿不同意留置胃管进食，认为老年人一旦使用胃管，将不能脱离。经医护人员集思广益，积极应对，对该患者采用了常规的吞咽功能训练加间歇性经口－食管管饲法，解决老年人进食问题。在保证老年人营养的同时，未发生误吸等并发症。在老年人住院1个月后，再次对其进行躯体功能状态、精神心理状态评估：患者肌力评定为4级，可以在他人帮助下在床旁站立5分钟；日常生活活动能力（ADL）评估为65分；Berg平衡量表得分为21分，平衡能力有很大改善；洼田饮水试验3级，患者能一次咽下，但仍有呛咳；患者的营养状态有很大的提高，体重有所增加，简易营养状态评估表得分为12分；目前患者情绪稳定，焦虑、抑郁程度下降，SDS得分为59分，SAS得分为58分，由这些客观的评分可体现老年人的状态有明显的好转，同时，老年人的照护者已经熟练掌握了间歇经口－经胃管进食法，减轻了照护者压力，也为老年人出院后持续照护打下了良好的基础。

四、长期照护

急性缺血性脑卒中后患者吞咽障碍发生率较高，神经功能缺损、年龄增长是危险因素，而较好的肌力和较好的生活自理能力是保护因素。吞咽障碍会延长住院时间、临床预后差及增加病死率，加之老年人自身功能随着年龄的增长而自然减退，所以在日常生活照护中，需首先对老年人的情况进行全面地评估，了解老年人目前现存功能，观察并判断哪些步骤老年人能够独立完成，哪些步骤需要提示或者示范，哪些步骤不能独立完成需要他人协助，避免"过度照顾"，鼓励老年人完成自己力所能及的事情，提高其自我照护的能力。

个体功能改善：医生、护士、康复师等共同制订系统的康复训练并督促老年人落实，同时教会照护者基本的康复锻炼方法，尤其是肌力的康复、姿势与步态的训练使其可以陪伴老年人一起进行练习，提高老年人自我锻炼的积极性。洗脸、刷牙等日常生活项目尽量让老年人独立完成，照护者在旁协助，注意保护老年人，防止老年人出现意外。

家庭支持方面：家庭支持系统在长期照护方面起着重要作用。特别是老年脑卒中患者伴有功能障碍，影响其生活自理能力，各项活动常需要家庭成员的协助与支持。

1.环境　注意生活环境的安全，家具物品摆放固定，不要随意挪动，地面铺弹性地胶，床的高度适宜，照明设施放在随手可及处，防止老年人跌倒。

2.进餐　保证食品安全，水分充足，营养全面。为老年人选择适宜的饮食，以防呛咳，大颗粒药物可碾碎服用，防止窒息。若老年人不想进食，不要强迫，先分析原因，判断是否口腔有疾病，胃部有无不适或食物是否不合口味等情况。

3.行走　老年人肌力逐渐恢复时，选择合适的助行工具并确保有人24小时陪伴，防止在无人陪伴的瞬间发生意外事件。

4.穿衣　为老年人选择适宜松软的衣物，尽量让老年人自己练习穿、脱衣服，提高其自理能力。

5.洗浴　浴室池板上铺防滑胶垫，浴室内放置一把矮凳，以便老年人坐着淋浴。洗浴结束，保证地面干燥后，再让老年人行走。

6.陪伴　与老年人的女儿进行沟通，保证其尽量抽出时间多陪伴老年人，多与老年人沟通交流，减少老年人的孤独感。

五、专家点评

脑卒中俗称"中风"，又称脑血管意外，包括缺血性脑卒中和出血性脑卒中，是由于脑的供血动脉突然堵塞或破裂所致，具有发病率高，致残、致死率高，复发率高的特点。目前，脑卒中已经成为诱发老年人死亡的第三大原因，同时，也深度影响老年人的自理功能，但是脑卒中患者经过积极治疗原发病，以及积极进行康复锻炼是可以恢复自主功能的。因此应加强脑卒中老年人的康复锻炼，包括肢体功能，吞咽功能，呼吸功能，心脏功能等各系统的康复训练。本案例中的老年人存在站立及行走困难，吞咽困难并伴有呛咳，言语含糊不清，喉中有痰等问题，所以目前主要照护目标是肢体康复、吞咽康复及情绪管理。对于此问题，护理团队以整体护理为理念，结合老年人的实际情况，不断地探索尝试，帮助老年人克服各种问题并教会照护者使用新技术改善吞咽功能，避免了老年人留置胃管，降低了误吸的发生，使临床效果达到最大化，最大限度地减轻了患者的痛苦，提高了其生活质量，增加了患者及家属的满意度。但是随着年龄的增长，老年人身体各方面的功能减退，这是不可控的因素。因此在日常生活照护中，照护者首先应积极鼓励老年人做自己力所能及的事情，鼓励老年人自主进食，发挥其现存的功能，提升老年人的幸福感，帮助其早日回归社会。

案例七 一例慢性癌痛老年人的照护案例

一、案例导入

李奶奶，68岁，退休职工，1年前无明显诱因出现咳嗽、咳白痰、呼吸困难、背部疼痛，未进行治疗。近1个月咳嗽症状加重，伴活动后喘憋，间断痰中带血，自服"止咳丸"治疗，未见好转。以喘憋、咯血进行性加重伴背部疼痛收入院，查体可见胸前5.1cm×8.1cm×7.8cm包块，边界不清，无压痛，咳嗽、咳痰伴咯血、疲乏，疼痛评分为6分，影响睡眠。行PET/CT检查及穿刺活检结果诊断为肺癌。医嘱给予抗肿瘤药物化疗，胸前肿块逐渐缩小；静脉输入止咳、平喘药物，憋气症状缓解；口服阿片类药物镇痛治疗，效果不佳，究其原因是李奶奶担心阿片类药物会产生成瘾性和依赖性，在疼痛缓解间歇未按时服药。

家庭及社会支持情况：李奶奶离异，育有一女，退休后独自居住。住院期间常静默不语、暗自抹泪，很少主动与医护人员交流，女儿是其主要照护者，母女间的交流也仅限于一问一答的封闭式沟通。

二、综合评估

综合评估是从关注与老年人健康和功能状况相关的所有问题入手，从一般医学疾病情况、躯体功能、精神心理、社会和环境等多个层面对老年患者进行的全面评估。在确定其医疗、康复和护理目标的基础上，为患者制订出综合的治疗、康复、护理及随访计划，以便为患者提供针对性的干预措施，最大限度地提高老年人的生活质量。针对本案例，主要从以下方面展开：

（一）一般医学疾病情况评估

1.疼痛评估

（1）疼痛的部位及范围：通过询问李奶奶疼痛发生的部位及范围，在45区人体体表面积评分图式的评估分值为4分，无放射痛及牵涉痛。

（2）疼痛的性质：主要表现为针刺样、神经病理性疼痛。

（3）疼痛的强度：采用单维度的数字评定量表，评估结果为6分，中度疼痛。

（4）疼痛发生的时间及频率：主要表现为日间间断性的疼痛，伴有夜间疼痛加剧，影响睡眠。

（5）疼痛发作的相关因素：肿瘤所致的全身不适，癌因性疲劳、失眠、焦虑。

（6）疼痛对生活质量的影响：当出现中度癌痛时，会干扰或严重影响睡眠质量并伴有被动体位，影响患者食欲、体力，使其丧失对生活的乐趣，出现焦虑、抑郁、恐惧、注意力不集中等问题；精神方面的影响包括情绪状态、内心痛苦程度。

2.肿瘤病史 李奶奶1年前无明显诱因出现咳嗽、咳白痰、呼吸困难、背部疼痛，未进行治疗。近1个月咳嗽症状加重，伴活动后喘憋，间断痰中带血，自服"止咳丸"治疗，未见好转。

3.既往史 李奶奶既往无患病史及合并疾病、过敏史及药物滥用史。

4.体格检查 慢性病容，查体可见胸前5.1cm×8.1cm×7.8cm包块，边界不清，无压痛，咳嗽、咳痰伴咯血、疲乏，背部疼痛评分为6分，影响睡眠。

（二）综合评估结果

护理人员根据李奶奶的具体情况，展开专业的评估，患者量表评估结果详见表21-7-1。

表21-7-1 治疗干预前量表评估结果

评估内容	评估量表	分值	结果
疼痛部位评估	45区全身体表面积评分图	4（35，36，37，38）	—
疼痛强度评估	数字评定量表（NRS）	6分	中度疼痛
癌痛全面评估	简明疼痛量表（BPI）	2～6	轻度-中度疼痛
心理痛苦评估	心理痛苦温度计（DL）	6	中度痛苦
老年焦虑评估	SAS	61	中度焦虑
老年抑郁评估	SDS	60	中度抑郁
社会支持评估	SSRS	22	社会支持程度一般

三、照护实施

（一）照护难点与重点

1.**认知偏差致使服药依从性差** 受传统观念中对疼痛的错误认知，李奶奶在服用镇痛药物治疗期间，担心阿片类药物具有成瘾性，认为不痛就不用药，痛的时候忍一忍再服药，擅自控制服药次数，使疼痛控制未达到预期效果。

2.**疼痛控制不佳影响生活质量** 李奶奶在服用阿片类镇静药物期间，多次忍痛，擅自延长服药时间，致使镇痛效果不佳，疼痛难控，疲乏无力，无心参与社交活动，严重影响了其日常生活及睡眠质量。

3.**疾病初期未予重视，无法接受患癌事实** 李奶奶1年前无明显诱因出现咳嗽、咳白痰、呼吸困难、背部疼痛，未进行治疗。近1个月症状加重，间断痰中带血，仍未予以重视，自行服药。直至喘憋、咯血进行性加重才意识到疾病的严重性，来院就医确诊为肺癌。突如其来的坏消息，使李奶奶难以接受现实，常静默不语、暗自抹泪，对生活丧失信心，增加了诊疗和护理难度。

4.**社会支持缺乏，心理照护需求迫切** 住院期间，女儿是李奶奶的主要照护者，全程陪伴参与诊疗，母女间的交流也仅限于一问一答的封闭式沟通，社会支持缺乏，迫切需要全面的心理照护。

（二）照护措施

1. **照护计划** 针对李奶奶的疼痛综合评估及专业的心理测评结果，组织召开家庭会议，结合多学科团队讨论结果，共同制订了诊疗、照护计划，以疼痛管理为基础，为李奶奶制订了个体化的心理干预措施，使其能够正确对待患病事实，舒缓身心，减轻痛苦，从而缓解疼痛。

2.**照护实施** 癌性疼痛。

（1）针对患者的综合评估结果制订了如下目标：

1）能够改变歪曲认知，实现疼痛管理科学化。

2）能够合理规范用药，实现不良反应最小化。

3）能够参与心理照护，实现舒缓解压一体化。

4）能够坚持放松练习，实现情绪调整最优化。

（2）干预措施

1）癌痛用药的照护措施

a.制订药物滴定方案，动态评估用药疗效：药物治疗是目前老年癌痛治疗的主要方法。须遵循WHO三阶梯镇痛的原则，即口服给药、按阶梯给药、按时给药、个体化给药、注意细节。对于初次使用阿片类镇痛药物及镇痛效果不佳的患者，需要通过阿片类药物滴定来确定最佳给药剂量。本案例中李奶奶在诊疗过程中未按时服药，致使疼痛反复，镇痛效果不佳。此次重新制订诊疗方案，采用口服给药滴定的方式，给药前疼痛评估，用药后60分钟疼痛评估并观察用药疗效及不良反应，即通过"首次评估-用药-用药后评估-增加/重复剂量-再评估"的方式，为医疗提供及时准确的诊疗依据。

b.密切观察药物不良反应，积极预防并发症：NSAID类药物较阿片类药物不良反应少，常见的不良反应有肾、消化道或心脏毒性、血小板功能障碍或出血性风险，而服用阿片类镇痛药，除便秘外，恶心、呕吐、头晕和嗜睡、呼吸抑制等不良反应在用药3～7天均可得到缓解。本案例中李奶奶在镇痛治疗过程中，出现了恶心、呕吐、便秘，遵医嘱给予止吐、保胃药物及缓泻剂。照护者应密切观察并告知李奶奶恶心、呕吐是药物常见的不良反应，通常3～7天可缓解，降低其紧张情绪，同时指导李奶奶多饮水，多食水果、蔬菜及粗纤维、易消化的食物，避免油腻、辛辣刺激性的食物，养成定时排便的习惯。

c.加强癌痛治疗宣教，指导正确规范用药：服用阿片类镇痛药物时，照护者应告知李奶奶羟考酮缓释片、硫酸吗啡缓释片这类缓释剂型药物，在服用时不能掰开、嚼碎或研碎，须整片服用；不能擅自增减药量，不能突然停药，以免引起戒断效应；治疗期间应按时服药，有助于维持有效、稳定的血药浓度。贴剂给药时须整贴贴于躯干、上臂、胸前、腹部等平整皮肤表面；使用前用清水洗净皮肤，去除油脂、毛发，不能使用肥皂、油剂等刺激皮肤类的用品；初次起效时间为4～6小时，12～24小时达到稳定血液浓度；贴剂部位不能接触热源，持续高热时需要根据医嘱更换给药途径。

2）癌痛心理照护措施

a.主动沟通，建立良好护患关系：李奶奶住院期间常静卧不语、暗自抹泪，很少主动与医护人员交流，女儿是其主要照护者，母女间的交流也仅限于一问一答的封闭式沟通。照护者与李奶奶的女儿沟通，了解到李奶奶喜欢拍照，手机里有很多植物、动物照片，据此，照护者与李奶奶通过拍照技术、构图等相关内容进行交流，建立了良好的沟通与信任。

b.认知疗法，纠正自我负性思维：认知行为疗法（cognitive behavioral therapy，CBT）是通过帮助来访者识别他们自己的歪曲信念和负性自动思维并用他们自己或他人的实际行为来挑战这些歪曲信念和负性自动思维，以改善情绪并减少抑郁症状的心理治疗方法。本案例中李奶奶口服阿片类药物镇痛治疗，效果不佳，照护人员与李奶奶沟通后得知，李奶奶担心长期服用阿片类药物会产生成瘾性和依赖性，认为镇痛药是用于缓解疼痛的，在疼痛缓解间歇期，不痛就可以不用服药。照护人员运用认知疗法，使李奶奶认识到按时服用镇痛药物是为了维持血药浓度，忍痛会引起一系列不良情绪反应，如焦虑、烦躁、睡眠紊乱等，持续疼痛还会引起中枢敏化，使疼痛强度和持续时间增加，从而加大诊疗难度。合理规范服用阿片类镇痛药用于缓解疼痛，极少发生成瘾，其成瘾率低于4‰，即使是慢性疼痛长期服用阿片类药物也罕有成瘾。

c.支持性心理干预，建立沟通与信任：支持性心理干预是一种间断的或持续进行的治疗性干预，旨在帮助患者处理情绪，强化自身已存在的优势，促进患者对疾病的适应性应对。研究显示，支持性心理干预能够有效处理恶性肿瘤患者的心理问题，缓解其焦虑、抑郁情绪。针对李奶奶的痛苦温度计的评分及问题列表中痛苦对个人的影响，照护人员在与李奶奶建立良好的沟通与信任中，耐心倾听李奶奶的主诉，理解、尊重其内心担忧及情绪，在李奶奶哭泣时递上一张纸巾，一个温暖的拥抱，适时给予肯定与鼓励。同时指导女儿多与李奶奶沟通，运用家庭的力量给予李奶奶精神情感支持与抚慰，让李奶奶感受到被理解、关爱与支持。

d.通过三个阶段的舒缓活动，整合自我内心情绪。

第一阶段：曼陀罗彩绘活动。

曼陀罗绘画疗法是由心理分析学派创始人卡尔荣格研发的一种艺术治疗方法。研究显示，曼陀罗彩绘的过程中有助于使人体进入冥想状态，通过象征的方法展现出绘画者的非意识状态并借助曼陀罗的保护、整合与转化等功能，帮助缓解癌痛，减少焦虑，疗愈抑郁，使患者获得良好的情绪与内在（表21-7-2）。

表21-7-2 曼陀罗绘画程序

项目	具体内容
静	缓慢调整自己的心境，深呼气，将注意力集中在自己的呼吸上，在呼吸的感受中，让自己沉静下来，可以采用静坐或听喜欢的音乐的方式，让浮躁的意识平静下来。此刻，你的心如明镜，一切静待呈现
思	彩绘前，请先完成曼陀罗一侧的"绘前思考"，然后观看曼陀罗的模板并把手放在模板上，闭上双眼，体会画面的意义及所带来的感受。如果模板给你感受是一朵盛开的莲花，那么请体会莲花带给你的心情
画	选择适合的颜色，任凭自己的记忆或感觉涌现，带着这样的心境尽情绘制自己独一无二的曼陀罗，这种专注的意识状态将带着你走进奇妙的心灵之旅
写	完成曼陀罗绘画，可以尝试从不同的角度欣赏自己的作品，体会它所带来的联想与心情并完成"绘后思考"，写出所想表达的内容和记忆

本案例中李奶奶由于疾病迁延未予以重视，来院就医确诊为肺癌，一时间不能接受现实，对生活失去信心，静默不语，暗自抹泪。照护人员在李奶奶治疗间歇，鼓励李奶奶参与曼陀罗图案彩绘，用绘画的形式，让李奶奶感受自己的内心世界，同时选取李奶奶最喜欢的音乐《神秘园之歌》。音乐响起，李奶奶沉浸在色彩的描绘与音乐的熏陶中，绘画结束，李奶奶为填色图画取名"万花筒"。照护者问及李奶奶的作品让她联想到什么？李奶奶写道："世界是五彩缤纷的，我们的内心也应该是五彩缤纷的，世界是美好的，我们的内心也应该是美好的，让我们用生命的全部热情去拥抱这个美好吧！"

第二阶段：渐进式放松与呼吸训练（1～4周）

渐进式放松训练（表21-7-3）与呼吸训练属于行为疗法范畴，是训练患者在调整呼吸的基础上，依次放松单个肌群，以达到缓解患者的焦虑情绪、辅助镇痛的作用。照护者教会李奶奶渐进式放松与呼吸相结合的训练方法，通过刻意练习有意识地调节与控制身心活动，以达到自我与本我的联结，从而缓解李奶奶的疼痛感受及焦虑、紧张情绪。

表21-7-3 渐进式放松训练

项目	实施内容及步骤
环境准备	整洁安静、光线柔和、温湿度适宜，避免外界干扰
照护对象准备	着宽松的衣物，进餐后30分钟，排空大小便
实施步骤	（1）取舒适的体位（坐位或平卧位），轻闭双眼
	（2）在照护者的引导下将注意力放在每一次呼吸运动，调整呼吸的节奏
	（3）进行收缩-放松交替训练，每次收缩时长5～10秒，放松时长20～30秒
	（4）做一次深而长的吸气，保持吸气末3秒，慢慢地呼气，默数3秒
	（5）重复深而长的吸气，同时足趾向上翘，收缩腿部的肌肉，体会紧张的感觉；慢慢地呼气，放松紧张的肌肉
	（6）随着呼吸动作，依次收缩和放松面部、手臂、腹部、颈部、臀部及全身肌肉

第三阶段：练习反馈、内心整合。

此阶段属于反馈阶段，经过4个周期的放松训练，照护者引导李奶奶将练习的所思所感呈现在曼陀罗绘画中，通过与内心感受整合，用绘画的形式刻画出脑海中对生活美好的向往。

（三）效果评价

李奶奶住院期间，照护者的目标是以患者为中心，帮助患者缓解疼痛及疼痛相关的负性情绪，提高生活质量，给予全面的综合评估、规范的用药指导，同时制订个体化的心理干预措施。该案例中，经过医护人员的综合评估，对李奶奶采取了个性化的照护，使其身心状况得到了缓解，1个月后量表评估结果详见表21-7-4。患者出院后计划回归家庭，遵医嘱规范用药，接受带瘤生存，提升生活质量。

表21-7-4 治疗干预后量表评估结果

评估内容	评估量表	分值（分）	结果
疼痛部位评估	45区全身体表面积评分图	4（35，36，37，38）	—
疼痛强度评估	数字评定量表（NRS）	2分	轻度疼痛
癌痛全面评估	简明疼痛量表（BPI）	2～4	轻度疼痛
心理痛苦评估	心理痛苦温度计（DL）	3	轻度痛苦
老年焦虑评估	SAS	42	轻度焦虑
老年抑郁评估	SDS	46	轻度抑郁
社会支持评估	SSRS	32	社会支持程度较好

四、长期照护

长期照护是指为失能、半失能及生活自理能力低下的老年人提供生活、医疗、精神等方面一系列照护服务。癌痛患者的长期照护者在保障老年人有尊严地生活，给予其充分的关爱与共情，帮助其重塑生命的意义及价值感，帮助其减轻疼痛、缓解内心压力，从而提高生活质量。

相关数据显示，全世界每天至少有500万癌痛患者遭受着疼痛的折磨。疼痛不仅会造成老年人躯体方面的不适，并且会给老年人带来强大的心理压力，在疼痛剧烈时会使其产生抑郁、焦虑甚至自杀倾向，这些不良后果都会给家庭及社会带来沉重负担，疼痛患者的照护已成为一项值得关注的公共卫生问题。因此，为癌痛老年人提供科学、有效的长期照护，提高老年人的生存质量显得尤为重要。

（一）加强用药安全意识

患有肿瘤的老年人的疼痛来源不仅限于肿瘤本身，还有可能同时伴有其他疾病导致的疼痛，如关节炎、骨质疏松、腰背部疼痛等，因此，老年人癌痛用药时要注意区分癌痛与非癌痛，了解疼痛的原因，采取正确的镇痛药物。老年人多病共患、多重用药现象普遍，研究显示，50%以上慢性病老年人日常服药≥5种，《国家药品不良反应监测年度报告（2022年）》显示，年龄≥65岁老年人药物不良反应发生率高达32.3%与2021年相比仍保持升高趋势，老年人代谢缓慢，为防止药物在体内蓄积，应着重关注老年人药物不良反应，尤其是肝、肾功能衰退的老年人。及时纠正老年人歪曲认知，按时定量服药，避免漏服药、滥用药，达到疼痛管理理想化效果。

（二）注重心理社会支持

癌痛是一种严重影响人的生理-心理-社会平衡的应激因素，除了良好的治疗和照护外，心理社会支持对癌痛老年人来说也是不可忽视的。心理社会支持涉及的范围较广，仅针对老年人癌痛的照护而言，包括家庭、亲属、朋友、医务工作者、志愿者及社会服务机构等，所有的支持方式，都是为了让癌痛老年人在患病的同时能够被尊重、被关爱、被理解。受中国传统观念的影响，家庭支持是社会支持当中长期照护最基本、最重要的形式之一。良好的家庭支持可以增加老年人的自尊与安全感，能够改善老年人因疼痛及相关因素所带来的痛苦感受。另一方面，家庭支持薄弱的家庭，如空巢、丧偶式家庭，可以通过照护人员、志愿者、社会工作者、养老机构等人员为老年人提供支持性照护，帮助老年人度过疾病痛苦时期，摆脱不良情绪，重新树立生命的价值。

五、专家点评

该案例为一例老年癌痛患者，护理人员本着缓解患者的疼痛、提升患者生存质量的目标，通过综合评估为患者进行了全面、详细的疼痛评估，运用认知疗法，改变李奶奶传统观念的错误认知，使其规范用药、遵医服药，树立起战胜疾病的信心。同时，以李奶奶的接受度为基准，制订了个体化的心理照护措施，应用支持疗法、绘画疗法、放松技术，给予患者充分的理解与共情，缓解患者的疼痛感受，改善其生活质量。该患者的疼痛照护方法和经验值得学习借鉴。

案例八　一例焦虑抑郁老年人的照护案例

一、案例导入

张爷爷，75岁，主因"焦虑抑郁"综合性情感疾病收治入院。性格内向，不够自信，但身体状况一直很好。因着凉患上肺炎，患病之后情绪一直欠佳，住院检查也未发现严重问题。近半年来持续失眠，总想不开心的事，担心身体有问题。近几天嗓子又不舒服并伴随足肿，张爷爷十分着急。虽然已经做过身体及神经系统检查，未见明显异常，但张爷爷仍担心得肺癌或其他一些老年人易患的疾病，又担心妻子的舌癌复发，经常烦恼、忧虑。张爷爷在朋友的建议下去看了心理门诊，心理医生了解张爷爷的情况后，对张爷爷进行了心理问卷测试。经医生分析，焦虑、失眠、情绪不好、近半年总想不愉快的事是张爷爷目前存在的主要问题。

既往史：原发性高血压史5年，血压控制稳定。

家庭及社会支持情况：张爷爷20岁结婚，婚后育有3个孩子，两儿一女，妻子在8年前曾患舌癌。张爷爷年轻时参加工作后就一直在部队，50多岁退休，有固定经济收入。

二、综合评估

老年综合健康功能评估是从躯体功能状态、精神心理状态、社会行为能力、自理能力等多个维度评估老年人整体功能水平的一种方法，以此鉴定老年人的自理能力丧失等问题。针对本案例，主要从以下方面展开：

（一）一般情况评估

研究表明，患者是否患慢性病、直系亲属是否有心理疾病、睡眠质量等是影响老年人焦虑、抑郁的主要因素。为全面了解患者一般情况，应分别从以下方面展开具体评估。

1.**是否患慢性病**　通常情况下，患有慢性病的老年人较未患慢性病的老年人而言，焦虑抑郁情况更严重，医护人员为老年慢性病患者进行健康管理时，要关注心理健康知识宣教，必要时应请心理科会诊，向患者提供心理辅导。张爷爷去年因着凉患上肺炎，虽然不算慢性病，但患病之后情绪一直欠佳，需要引起注意。

2.**直系亲属是否有心理疾病**　遗传因素对老年人健康水平有较大影响，直系亲属有心理疾病的老年人，焦虑抑郁发生率更高。这要求我们仔细评估患者及家属相关心理健康问题，定期进行测评，对直系亲属有心理疾病的老年人予以重点关注。我们通过询问患者家属后发现，张爷爷家族无心理疾病病史。

3.**睡眠质量**　睡眠质量差的老年人更容易发生焦虑抑郁。睡眠时间缩短，深度睡眠时间减少、浅睡眠时间增长，以及咽喉部肌肉松弛造成呼吸不畅诱发短暂觉醒，这些都会引起老年人精神紧张，进而诱发焦虑抑郁。入院时应评估患者睡眠质量，根据个体情况进行睡眠相关知识宣教。张爷爷睡眠质量较差，匹兹堡睡眠质量指数（pittsburgh sleep quality index，PSQI）得分12分，睡眠质量较差。

（二）躯体功能状态评估

1.**日常生活活动能力（ADL）评估**　100分，张爷爷具备日常生活活动能力，基本可以生活自理。

2.**肌力评定**　4级。本案例中的张爷爷，他的坐起、站立及行走都正常，肢体能够克服重力和一部分阻力完成关节屈伸。

3.**Morse跌倒评估量表**　35分，属于跌倒低风险人群。

（三）精神心理状态评估

当前对焦虑情绪和抑郁情绪的测量有多个专业量表。焦虑自评量表（SAS）和抑郁自评量表（SDS）在当前的临床研究中运用广泛，操作简便，可用于焦虑、抑郁情绪的主观感受自评，也可在治疗前后重复测量，通过分值的变化情况分析焦虑抑郁情绪的改善情况，信效度较高。五因素正念量表（FFMQ）用于评估患者正念水平，对各种心理症状有较好的预测作用，可为实施正念减压疗法提供依据。

1.**焦虑自评量表（SAS）**　张爷爷得分60分，中度焦虑。

2.**抑郁自评量表（SDS）**　张爷爷得分65分，中度抑郁。

3.**五因素正念量表（FFMQ）**　得分99分，张爷爷觉知度较低。

（四）社会行为能力评估

社会支持量表（SSRS）得分20分，老年人社会支持程度低。

（五）综合评估结果

医护团队根据张爷爷的具体情况，展开专业的评估，量表评估结果详见表21-8-1：

表21-8-1 治疗前量表评估结果

评估内容	评估量表	分值	结果
睡眠质量评估	PSQI	12分	睡眠质量较差
基本日常生活活动能力评估	BADL	100分	日常生活活动能力正常
肌力评分	肌力评分量表	4级	坐起、站立、行走正常
跌倒风险评估	Morse跌倒评估量表	35分	跌倒低风险人群
老年焦虑评估	SAS	60分	中度焦虑
老年抑郁评估	SDS	65分	中度抑郁
正念水平评估	FFMQ	99分	觉知度较低
社会支持评估	SSRS	20分	社会支持程度低

三、照护实施

（一）照护难点与重点

1.焦虑抑郁识别率低，治疗率更低　老年人群常合并多种慢性病，对于慢性病的危害已经非常了解，当测验的指标不正常或控制得不满意时就会产生焦虑抑郁情绪，而随着人口老龄化的进程，老年人群通常独居，缺少家人的关心、关爱，另外由于基层卫生医疗水平有限，对于焦虑抑郁的认知不足，常不能明确诊断，延误治疗。

随着医学研究的迅速发展，医学模式已逐渐向生物-心理-社会医学模式迈进，医护人员在医疗管理中不仅要关注老年人的躯体疾病，更要重视其心理健康问题，并且应在早期开展针对性的包括健康生活方式、心理指导在内的干预措施，必要时给予药物治疗，减少严重精神心理问题的发生，提高患者生活质量。

2.区分焦虑性抑郁与非焦虑性抑郁　由于精神疾病之间存在广泛而复杂的交织现象，基于患者临床症状定义和分类的新版诊断标准仍具有明显的局限性。但焦虑性抑郁患病率高，通常具有比非焦虑性抑郁更加复杂的临床表现和更差的治疗结局，并且具有独特的神经生物学特征。焦虑性抑郁以女性居多，通常年龄更大、抑郁程度更高、生活质量和受教育程度更低，更可能产生过激想法或行为，出现忧郁或非典型症状特征。此外，研究发现，焦虑性抑郁患者通常具有更好的精神运动功能和认知功能、更明显的疼痛和功能障碍及更差的工作和社交适应能力。病程方面，焦虑性抑郁患者起病时间和抑郁发作次数与非焦虑性抑郁患者相似，但抑郁发作的持续时间更长。研究表明，焦虑性抑郁患者的精神运动功能更好，抑郁症状、角色损害、伤害回避和自杀想法更严重，工作记忆、认知灵活性和信息处理速度更差，其双亲通常患有更加广泛的情感障碍。

（二）照护措施

1.照护计划　针对张爷爷的具体情况，多学科团队通过沟通讨论，共同制订了照护计划，为张爷爷创建了一个友好、具有支持性的治疗、生活环境。同时，加强沟通，与家属共同尝试改变沟通方式并为张爷爷安排了一些适合的和其感兴趣的活动，进行个性化心理健康教育及心理支持，促进张爷爷的恢复。

2.照护实施

（1）睡眠质量差

1）目标

a.养成良好的作息习惯。

b.睡眠质量明显提升。

2）干预措施

a.睡眠行为干预：睡眠是维持人体生命极其重要的生理功能，对人体必不可少。老年人长期睡眠障碍会导致大脑功能紊乱，对身体造成危害，严重影响健康。因此，睡眠障碍必须引起足够的重视。非药物性治疗适用于各种类型的失眠，本案例中，从以下方面展开了干预。

养成规律作息：建议患者晚间不要太早入睡，晚9：30～10：30为宜。老年人睡眠浅、睡眠时间短，如果早睡，可能会出现凌晨3：00～4：00即醒来的情况，易造成身体疲惫。因此，需要帮助患者减少与睡眠无关的行为和建立规律性睡眠模式。在有睡意时才上床，床及卧室只用于睡眠，不在床上看书和电视，无论夜间睡多久，清晨准时起床。

保证病房舒适：早上起床时帮助患者开窗通风，使房间空气流通，营造一个清洁、舒适的环境；选择光线柔和的灯具，以免因灯光刺眼干扰其正常睡眠；房间应保持一定的湿度，天气干燥时可在房间内放一盆水。

做好睡前准备：老年人在睡觉前避免体育娱乐活动，避免兴奋性的情感活动，睡前不看情节性强的电视节目，避免生理性干扰夜眠的因素，如饥饿、过饱等；在睡觉前可以帮助或提醒患者泡足，促进血液循环，起到助眠目的。

坚持日常锻炼：患者可自主选择有兴趣的运动方式，如散步、太极拳等，以此来增强体质，改善失眠。

b.药物干预：失眠的治疗须服用催眠药，应遵从按需用药的原则，即根据患者的睡眠需求，只在出现失眠的夜间用药。掌握相关用药知识，遵医嘱给药，针对不同的失眠类型选择合适的药物：对入睡困难的患者可以选用短半衰期镇静催眠药，如唑吡坦、三唑仑及水合氯醛；对维持睡眠困难的患者，应该选用延长非快速动眼睡眠第3、4期和快速动眼睡眠期的药物，上半夜易醒者可选用咪达唑仑、三唑仑、阿普唑仑等，下半夜易醒者可选用艾司唑仑、氯硝西泮和氯西泮等，晨间易醒者可以选用长或中半衰期的镇静催眠药，如地西泮、艾司唑仑、氯硝西泮和氯西泮等。应注意个体化用药，使用最小剂量，注意药物的适应证、禁忌证和毒副作用。阿普唑仑、艾司唑仑等药物作用较为温和、安全性好，广泛用于老年患者。氯硝西泮由于较强的肌肉松弛作用，服用时容易诱发跌倒，应慎用于老年患者。睡眠障碍可使患者频繁起床增加发生跌倒的风险，即使使用半衰期短的苯二氮䓬类药物，也可能引起摔伤。

（2）焦虑抑郁

1）目标

a.能够配合医护团队，敞开心扉接受治疗。

b.能够按照"同辈支持活动表"参与活动。

c.能够按照"正念减压阶段表"参与治疗。

2）干预措施

a.早期支持性心理治疗：轻度焦虑抑郁老年人主要依靠心理治疗，并且心理干预进行得越早治疗效果越好。早期进行支持性心理护理，能够帮助患者通过交流沟通获得社会支持、减轻患者心理压力，使其正确认识自身情况，改善预后。

本案例中，在无外界干扰的环境下对张爷爷进行了支持性心理治疗，治疗持续8周，每周2次，每次40分钟左右，主要措施包括倾听、疏泄、解释、鼓励、指导和建议等。

建立和谐护患关系：该患者初入院时，护理人员始终态度和蔼，第一时间与患者建立起了良好的护患关系并赢得了患者的信任。同时，护理人员积极与张爷爷沟通，以倾听为主，了解其心理状况并感知其主观心理感受，包括对疾病诊断和治疗的理解程度、预后期望及治疗信心，鼓励患者遇到任何问题及时进行求助。

个体化心理健康教育：依据老年人的生理、心理与行为变化特点，结合患者自身焦虑抑郁情绪，对其进行健康教育。教会患者如何感知焦虑抑郁情绪并告知患者焦虑抑郁情绪对疾病康复和健康的危害性，以及积极的应对方式能减轻焦虑和抑郁情绪。此外，帮助该患者的家属掌握相关情绪的危害和表现，使家属能够及时了解患者情绪状况并进行积极干预，排解其不良情绪，保持积极状态，增强治疗自信。

个体化放松训练：根据患者的个人喜好、职业、文化程度及焦虑抑郁程度，分别采取不同的放松疗法。由于本例中患者文化程度较高，焦虑抑郁程度较重，因此教授其全身肌肉渐进式放松训练方法，同时，播放令人平静、放松或欢快的音乐。每日进行1次放松训练，每次30分钟。

个体化心理支持：根据患者病情，可针对性地指导并帮助其提高管理负面情绪的能力。本案例中，护理人员注重观察患者的心理特点，从细化住院环境讲解、规范家属探视时间、丰富住院活动项目等多个方面消除了患者的不良情绪，使其心情保持愉悦，最终积极主动配合医师完成治疗，成功改善了其生活质量。

b.同辈支持活动：同辈群体是指由年龄相仿，兴趣、爱好、价值观相近，家庭背景差异较小，有相似的思维方式和行为方式组成的个体，日常生活中经常进行交往、沟通和互动，为实现共同利益而组织形成的非正式社会群体。同辈支持是指同辈群体所提供的帮助和鼓励，主要包括物质支持和精神支持。老年人因退休而开始老年生活，社会交往网络、社会支持逐渐减弱，个体负面情绪难以得到缓解。在这一时期，为焦虑抑郁老年人重新建立起同辈支持互助网络，发挥同辈群体间的支持作用，更有利于个体发生改变，缓解焦虑抑郁情绪。

本案例中的张爷爷为焦虑抑郁老年人，"同辈"主要是指由年龄相似、存在焦虑抑郁情绪的老年人所组成的非正式群体；"支持"主要指非物质性支持，包括情感支持、陪伴支持和信息支持。同辈支持的主要表现形式：小组活动过程中，同辈群体之间通过互动，互相提供支持与陪伴，共同交流、分享自身对于焦虑抑郁情绪的控制技巧（表21-8-2）。

表21-8-2　同辈支持活动表

阶段	具体内容
成立同辈支持小组	（1）评估患者一般情况
	（2）根据患者特征进行分组
初步认识，建立信任关系，确定小组目标，制订规范	（1）责任护士介绍小组活动主题和活动内容
	（2）通过破冰游戏，组员依次进行自我介绍
	（3）共同制订小组规范，明确目标，预告下一阶段活动内容

续表

阶段	具体内容
加强组员之间了解，增加熟悉度，共同培养兴趣爱好，初步建立同辈支持网络。	（1）"手指操"锻炼 （2）组员分别介绍自己日常生活中的兴趣爱好，分享这些兴趣爱好给个体和生活带来的变化 （3）分小组进行多肉植物移栽 （4）组员分享活动感受和收获 （5）预告下一阶段活动内容
加强组员对于焦虑抑郁成因和管理等知识的了解，改善对焦虑抑郁的认知，正确看待疾病	（1）"头脑拍拍操"锻炼 （2）养生知识竞赛 （3）组员分享自己日常出现焦虑抑郁情绪的经历和自我管理方式 （4）责任护士介绍焦虑抑郁成因及日常自我健康管理技巧 （5）组员分享活动感受和收获 （6）预告下一阶段活动内容
激发组员团队协作意识，形成团体内聚力；培养组员互助意识，增强团体归属感；促进形成同辈支持网络	（1）"八段锦"锻炼（上期） （2）"你比我猜"分组竞赛 （3）组员各自分享目前焦虑及烦恼的事情，其他成员共同聆听并提出建议 （4）组员分享同辈支持活动感受和收获 （5）预告下一阶段活动内容
了解有效沟通的重要性，学习有效沟通方式；团体内建立良好的沟通体系，促进组员关系进一步深化，加强团体内聚力	（1）"八段锦"锻炼（下期） （2）"三五成群"小游戏 （3）组员分享沟通交流的重要因素及有效沟通的注意事项 （4）组员互相赠送鼓励贺卡 （5）组员分享活动感受和收获 （6）预告下一阶段活动内容
巩固同辈支持网络；鼓励组员正确看待疾病，积极面对生活，保持成员间的联系；总结反思	（1）回顾各阶段小组活动内容和成员表现 （2）组员依次分享参加活动的感受和收获 （3）责任护士进行总结并合影留念

c.正念减压疗法（mindfulness based stress reduction，MBSR）：是指通过有意识地、不带评判地去觉察当下、感知当下，对当下进行清晰而温柔的觉知，以缓解压力、减轻病痛、调节情绪为主的一种心理治疗方法，目前在临床上得以广泛运用并取得了较好的效果。

本案例中患者接受了正念减压疗法，心理治疗师带领患者进行了正念呼吸训练、身体扫描、正念静坐及正念立姿伸展等，使患者能够时刻关注当下的心理体验，提高自我控制情绪的能力，从而促进了患者对焦虑抑郁状态的了解，帮助其建立起对疾病的正确认识，最终提升了治疗的效果。

研究表明，进行8周训练能够全面提高各个正念维度，从掌握正念技术角度来讲此时长是最佳的。实际操作中医护人员循序渐进地对张爷爷进行了干预并分阶段进行，治疗每周1次，每次1～2小时，不同阶段的措施详见表21-8-3。

表21-8-3 "正念减压疗法"阶段表

阶段	具体内容
分析评估结果, 制订治疗方案	分析患者SAS、SDS、FFMQ评估结果及一般资料, 主管医师、护士长及心理治疗师共同制订MBSR方案
建立信任关系	护士长、治疗师与患者及家属热情、真诚沟通, 介绍MBSR的相关知识, 取得患者的信任与配合, 及时了解并满足患者的需求, 建立良好的护患关系, 增加患者及家属的信任
MBSR	(1) 呼吸冥想: 引导患者进入放松状态, 保持身心合一, 做一次正念觉察呼吸的练习, 只观察和感受呼吸, 约持续15分钟
	(2) 躯体扫描: 患者进入状态后, 通过引导语引导患者做一次身体扫描, 慢慢感受身体的感觉, 约持续20分钟
	(3) 伸展练习: 引导患者做正念立姿伸展, 感受身体移动的感觉, 约持续20分钟
	(4) 静坐冥想: 指导患者对抑郁情绪不进行评判, 接受并观察自己对此类情绪的反应, 约持续30分钟
	(5) 沟通交流: 邀请患者交流整个练习过程中的感受、想法, 鼓励患者说出焦虑抑郁等消极情绪, 加强人际交流
融入生活、处理自我消极情绪	指导患者将正念疗法融入生活, 通过正念训练教会患者面对和处理生活中的负面情绪和躯体疾病, 减轻心理压力, 调动其正面情绪。通过团体训练, 加深患者的积极感受和信念

(三)效果评价

住院期间, 照护人员的目标是提高患者睡眠质量、减轻患者的焦虑抑郁症状, 给予患者充分的理解、专业的共情、全面的评估、规范的指导, 同时, 采取人性化、个体化的心理干预方法对其予以治疗。该案例中, 医护人员经过综合评估, 对患者采取了针对性的照护, 使其身体状况有了很大的进步, 1个月后量表评估结果见表21-8-4。患者下一步计划回归家庭及社区, 争取更多的社会支持, 使自身的焦虑抑郁症状得到持续控制, 从而提升生活质量。

表21-8-4 治疗后量表评估结果

评估内容	评估量表	分值	结果
睡眠质量评估	PSQI	3	睡眠质量较好
基本日常生活活动能力评估	ADL	100	日常生活活动能力正常
肌力评分	肌力评分量表	4级	坐起、站立、行走正常
跌倒风险评估	Morse跌倒评估量表	35	跌倒低风险人群
老年焦虑评估	SAS	55	轻度焦虑
老年抑郁评估	SDS	55	轻度抑郁
正念水平评估	FFMQ	110	觉知度一般
社会支持评估	SSRS	22	社会支持程度一般

四、长期照护

长期照护(long term care, LTC)是指在较长的时期内, 持续为患有慢性病或处于伤残状态下(即功能性损伤)的人提供的照顾和护理服务, 包括家庭、社区和机构提供的从饮食起居照料到急诊或康复治疗等一系列长期服务。

慢性病的长期性、多病共存性容易使老年人产生更多的负性情绪反应, 出现严重的心理问题。老年人最为普遍的心理问题是焦虑抑郁。研究发现，27%的老年人有明显的焦虑抑郁等心理问题或具有更高的焦虑抑郁发生率。焦虑抑郁严重影响老年人的生活质量，降低了其生活自理能力，甚至会导致其出现过激行为。各种不良后果都会给家庭和社会带来沉重负担，这已经成为一项值得关注的公共卫生问题。因此，为焦虑抑郁老年人提供科学的长期照护，提高老年人的心理健康水平显得尤为重要。

（一）增加社会支持

加强对家属的宣传教育，获取患者家属的支持和理解。家属应当根据患者的实际情况和生活习惯，给予患者关心和鼓励，但须保持在合理的范围，不可毫不在意，也不可过度关注，要避免患者过度紧张和担心。

家属要鼓励患者多做自己感兴趣的事情，转移患者的注意力。部分老年人焦虑抑郁时感觉不适，有时可能会有极端的想法，所以家人需保管好药物，督促患者按时、按量服药。同时，家属还需了解患者的症状，尝试了解患者身体紧张、持续性担忧、自主神经系统反应等症状，理解老年焦虑抑郁患者的苦恼，知道焦虑抑郁症状常严重影响患者的生活质量及与家人间的沟通。医护人员应指导家属与患者互动交流，了解患者所关心担忧的事情，满足患者的心理需求，使患者感受到自己是被家庭、社会关爱和尊重的。

（二）长期亲情相伴

家庭成员对患者的关心理解，可使患者感受到来自亲情的温暖，增加心理力量。因此要充分发挥患者家属的亲情作用，帮助家属与患者经常进行沟通交流，引导家属带着爱对患者进行亲情照护，把温暖的亲情带给患者，使患者焦虑抑郁感得以缓解，康复信心得以提高。这种家庭亲情，有助于加强与患者之间的良性沟通，改善患者的躯体症状和心理状态，提高生活质量。

五、专家点评

该案例为一例老年焦虑抑郁患者，住院期间，护理人员以改善患者焦虑抑郁情绪、提升患者生存质量为目标，通过综合评估，给予张爷爷支持性心理治疗，进行个性化心理健康教育、心理支持，对患者予以充分的尊重、理性的共情、精准全面的评估、规范的指导，同时，给予患者人性化、个体化的支持性心理护理，采取睡眠行为干预、正念减压疗法并定期开展"同辈支持活动"，使患者的症状得到有效控制，提升了患者的生活质量，该患者的心理照护方法和经验值得学习借鉴。

案例九　一例晕厥老年人的照护案例

一、案例导入

顾爷爷，76岁，以"晕厥"收治入院。入院当日早上7时，在公园进行晨间锻炼的过程中突然倒下，被旁人扶起，神志清醒、主诉头晕无力，家人赶到后马上送去医院，入院后发现血压200/100mmHg，心电图示窦性心动过缓。常规服用硝苯地平控释片和拜阿司匹林等药物，但是时常忘记吃药或者服药过量，导致血压忽高忽低，怀疑其当天晕厥的原因是重复服用降压药物引起。住院期间，顾爷爷一直害怕晕厥的再次发生，导致夜晚入睡困难，告知医生后予酒石酸唑吡坦片口服治疗。护理人员通过综合评估，给予顾爷爷个性化的健康教育，随着顾爷爷积极地配合治疗，一段时间后，情况好转。

既往史：原发性高血压10余年，2年前曾发生过腔隙性脑梗死，住院治疗后病情平稳，无明显肢体功能障碍，同时有尿频、尿急、夜尿增多等前列腺问题，口服非那雄胺片对症治疗。

家庭及社会支持情况：患者曾在部队工作，55岁退休，1年前丧偶，自尊心较强、脾气较为固执，不肯请保姆，目前独自一人居住。育有一女，女儿是某私企高管，收入可观，但平日工作繁忙，较少关心患者。

二、综合评估

老年综合评估是指从多个方面对老年患者进行全面评估，通过评估发现老年人现存的能力，制订合适的照护计划，以便为患者提供针对性的干预措施，最大限度地提高老年人的生活质量。针对本案例，从以下方面展开。

（一）躯体功能评估

1. Barthel指数量表（BI）评估　评分95分，主要表现为爬楼梯需要他人提供部分帮助，生活基本自理。

2. 工具性日常生活活动能力评估（IADL）评估　评分16分，主要表现为老年人在上街购物、食物烹调、处理财务问题方面需要家人适当协助。

3. 简易营养状态评估表（MNA）评估　评分13分，营养状况正常。

4. Morse跌倒评估量表　评分80分，属于跌倒高风险人群，主要表现为老年人睡眠障碍后日间常感乏力。

（二）精神心理状况评估

1. 简易精神状态检查量表（MMSE）　得分为20分，主要表现为延迟回忆及计算能力有所下降。

2. 神经精神症状问卷（NPI）评分　17分，主要表现为患者欣快、易激惹症状出现较多。

3. 抑郁自评量表（SDS）评分　45分，无抑郁情况。

4. 焦虑自评量表（SAS）评分　55分，轻度焦虑，主要表现为较前容易紧张，害怕晕厥再次发生。

（三）家庭与社会功能评估

社会支持评定量表（SSRS）得分25分，提示患者社会支持度一般。

（四）综合评估结果

对该患者躯体功能状态、精神心理状态和社会行为能力三方面进行评估，综合评估结果如表21-9-1所示。

表21-9-1　综合评估结果

评估工具（量表）	评分	结果判读
Barthel指数量表	95分	生活基本自理
工具性日常生活活动能力评估（IADL）	16分	工具性日常生活活动能力保留较好，需家人适当协助
Morse跌倒评估量表	80分	高危人群
MNA	13分	营养状况正常
MMSE	20分	存在认知障碍
NPI	17分	存在一定的精神症状

续表

评估工具（量表）	评分	结果判读
SDS	45分	无焦虑
SAS	55分	轻度焦虑
SSRS	25分	社会支持程度一般

三、照护实施

（一）照护难点与重点

1.晕厥再次发生，了解问题出现的原因是重点　引起老年患者晕厥的原因有很多种，如严重的心律失常、直立性低血压、颈部受到挤压、低血糖等，本案例中的顾爷爷，入院后，医生怀疑其当天晕厥的原因可能是降压药物，不排除低血糖的可能。所以照护者要对老年人做好药物的健康宣教，让老年人知晓高血压服药的重要性，不可自行停服、多服。

2.知识缺乏、服药依从性差　顾爷爷有高血压、腔隙性脑梗死病史，长期服用硝苯地平控释片、拜阿司匹林对症治疗，但对疾病相关知识不清楚，不知道这类药物使用注意事项，没有做到长期无间断服用，对相关药物知识了解甚少，平日里还觉得降压药少吃一顿没关系，若不舒服，就多吃一颗等。因此，需要护理人员对老年人进行有效的知识宣教。

3.老年人存在固执心理，交流沟通困难　患者为老年男性，个性固执，依从性较差，不合作治疗、护理。开始治疗时，护理人员曾多次进行沟通，均未取得效果。根据这位老年人的心理护理特点，照护者须进行多次专业的宣教、耐心地讲解、贴心的服务，取得患者的信赖。

（二）照护措施

1.照护计划（多学科团队讨论）　老年人的照护计划是以老年人日常生活的具体评估结果为依据，将照护重点聚焦在必要的照护项目上，依据周围环境及老年人的生活特点，经过多学科团队合作，讨论制订适合老年人的科学的照护计划，确保有持续性，同时又有弹性。经过与老年人及其家属协商，住院期间，医务人员为老年人制订了个性化的照护计划，聚焦在老年人目前比较明显的问题上——老年人属于跌倒高风险人群，再次晕厥易发生跌倒的可能。在照护实施过程中，根据老年人的实际情况做出相应调整。具体照护计划如下。

（1）神经内科主诊：针对老年人晕厥的临床表现，对其进行基础辅助检查，包括静脉血结果、心电图、脑电图。通过直立倾斜试验，排除血管迷走性晕厥，通过头颅CT及MRI等影像检查，排除颅脑系统缺血性疾病。

（2）心内科会诊：测量卧、立位血压并每日4次监测老年人血压，调整老年人控制血压药物并由心内科主任与老年人沟通服用降压药物的注意事项。

（3）内分泌科会诊：监测老人三餐前后及睡前血糖，监测患者是否出现血糖升高及低血糖。

（4）心理科参与：顾爷爷有轻度焦虑的情况，且因突发晕厥，出现恐惧心理，夜间难以入睡。对其进行心理疏导，缓解其焦虑情绪，使用助眠药物辅助其入睡，保证睡眠时间。给患者做好疾病的健康教育，减轻患者对疾病的恐惧。

（5）护理团队及家属在晕厥老年人照护过程中，要将保证老年人的安全放在照护的首要位置，这是进行其他照护活动的前提与保障。同时，要多听老年人的主诉，老年人出现身体不适，及时处理。预防跌倒等问题的发生，培养老年人的安全意识。

（6）营养科调整老年人的饮食结构，从多方面进行干预治疗：顾爷爷有心血管疾病，如高血压等。膳食营养是影响心血管病的主要因素之一，医学营养治疗也是心血管疾病综合防治的重要措施之一。①心血管疾病营养治疗的目的是控制血脂、血压、血糖和体重，降低心血管疾病危险因素，同时增加保护因素。老年人应在药物治疗开始前，进行饮食治疗干预措施并在整个用药期间持续进行膳食营养干预，以便提高疗效。②营养治疗的总原则包括食物多样化、粗细搭配、平衡膳食等。科学合理的膳食有助于降低疾病的发病风险。

2. 照护实施

（1）晕厥高风险

1）目标：①预防晕厥的发生。②发生晕厥后家人可以知晓如何及时处理。

2）干预措施

a. 进行各项检查后，经评估本案例患者疑似血压变化引起的晕厥，需要在医院内进行血压监测及后续治疗。

b. 头晕症状发作时，取卧床，防止跌倒的发生。

c. 耐心解答老年人及家属所提出的问题，采取图片及视频的方式进行健康教育。

d. 根据患者饮食习惯制订营养饮食方案，注意饮食清淡，确保蛋白质、维生素的摄入。

e. 药物治疗：遵医嘱给予药物，注意观察患者是否发生不良反应，如皮疹、瘙痒等。

（2）相关知识缺乏

1）目标

a. 增加老年人对晕厥的相关认识和危险性。

b. 能配合照护者进行有效康复护理。

2）干预措施

a. 采用多种形式的健康宣教，提高治疗护理依从性：告知老年患者擅自停药或不规律服药的危害，提高患者的依从性。服用降压药过量，可引起低血压。顾爷爷喜欢看电视，在治疗过程中，照护者想出对策，给顾爷爷表演了关于晕厥的小品，告知其发生晕厥后可能造成的危害，让患者加深对疾病的认识，从而达到配合医务人员治疗的效果。

b. 进行康复运动治疗：选择中低强度有氧训练作为主要锻炼方式，如快走、慢跑、骑车、游泳、慢节奏的交谊舞、气功、太极拳和放松疗法等。高负荷和大强度抗阻训练能够对老年人高血压前兆值产生良性影响，使之在48小时后恢复至正常范围。国内研究发现，抗阻训练可使老年人收缩压下降，在一定程度上降低心血管疾病、脑卒中和死亡的发生。因此，可以把一定强度的抗阻训练作为辅助手段列入训练方案，用于预防和控制高血压，如克服自身重力的引体向上、仰卧起坐、俯卧撑等，自由重量器械训练（哑铃、杠铃等），瑞士球训练，弹力绳训练，也可以依据运动处方进行康复治疗（表21-9-2）。

表21-9-2　高血压有氧运动和抗阻运动处方

	有氧运动	抗阻运动
运动形式	运动形式拍打"八虚"健身法、八部金刚功、坐式八段锦、步行、慢跑、广场舞、游泳等	弹力绳训练，自由重量器械训练，瑞士球训练等
运动强度	运动强度：1级高血压运动时控制心率，以心率增加不超过运动前的50%或运动后在102～125次/分	40%～50%最大一次收缩（1RM）
	2级高血压运动后心率不应超过运动前的30%	40%～50%最大一次收缩（1RM）

续表

	有氧运动	抗阻运动
持续时间	持续时间45～60分钟（含10～20分钟热身活动，20～30分钟有氧运动，5～10分钟整理放松，逐渐恢复至平静水平）	50～60分钟（含10～15分钟热身活动，30～35分钟抗阻训练，10分钟整理放松）
运动频率	3～5次/周	1～2次/周
注意事项	（1）时间：每天下午4:00～5:00，避开早晨至中午时间段，天热时热身时间可缩短，天冷则应稍延长 （2）衣着：寒冷季节注意保暖 （3）动作：放松心情，放缓节奏，保持速度，避免屏气、突然发力和大幅度动作；血压得到控制前避免弯腰低头 （4）特别提示：出现头晕、恶心或者呕吐等不适状况时，应停止运动，安静休息或及时就医	

c.针对性心理疏导，改变患者心理状态，康复护理见成效：顾爷爷从一开始对治疗、护理不配合，思想固执，护理人员多次做沟通未见成效，经过73天的规范治疗，以及护理人员多种形式的耐心宣教、周到精心的服务，缓解了患者焦虑、恐惧的情绪。通过有效的沟通，护理人员最终赢得了患者的信任，提高了患者积极配合治疗、护理的自觉性。在患者出院时，护理人员对其进行了全面的出院指导并提供书面材料，告知患者出院后要坚持服用降压药，不能随意改变剂量，避免剧烈活动和情绪激动，定期复查。

（3）恐惧

1）目标

a.减轻老年人恐惧心理，使其夜晚能安睡。

b.减轻家人的恐惧心理，使其能更好地照护老年人。

2）干预措施

a.在了解与共情的基础上，支持鼓励顾爷爷去接受、克服不必要的恐惧心理，耐心开导、安慰老年人，理解老年人的痛苦，稳定老年人的情绪，耐心倾听其诉说，尊重和关心老年人。

b.在老年人存在恐惧引起的睡眠障碍时，适量服用睡眠药物，帮助其入睡，保证睡眠时间，但不能过度依赖药物。

c.以通俗易懂的语言编排氛围轻松的小品节目，为老年人讲解疾病的发生、发展、治疗、护理等内容，使其消除不良情绪，树立战胜疾病的信心。

d.密切观察老年人的心理变化，有抑郁和焦虑的老年人，采取音乐疗法和冥想法，顾爷爷喜爱轻音乐，在傍晚播放他喜欢的音乐，使其联想音乐中所传达的美好意境，身心放松。

e.鼓励老年人多参与社会活动，多联系退休前的老战友，保持正常社交，增加生活乐趣，避免产生轻生情绪。

f.指导家庭成员主动参与改善老年人睡眠的工作，睡前与老年人进行视频通话，帮助老年人妥善处理各种引起不良心理刺激的事件。指导家属常回家给老年人按摩，表明关心，使老年人感觉到温暖。

（三）效果评价

该案例中老年人的主要问题是脾气固执、依从性差，在该案例的照护过程中，我们对患者进行了针对性的健康宣教和安全指导。在照护实施过程中，照护者集思广益，积极应对，采取小品表演的方法，让顾爷爷能更加全面地了解疾病的危害，更好地配合照护者的护理和照护工作。出院前夕，对老年人再次进行躯体功能状态、精神心理状态评估，Morse跌倒评估量表为70分、SAS得分51分，NPI评分为13分，SSRS得分27分，Barthel指数评分95分，MNA评分13分，IADL评分16分，MMSE评分20分，SDS评分45分，由客观的评分可明确体现老年人状态的好转，同时，老年人的家人也学到了与老年人和谐相处的小技巧，为老年人出院后的持续照护打下了良好的基础。

四、长期照护

WHO于2000年发布的建立老年人长期照护政策的国际共识中给出了"长期照护"的定义：是由非正式照护者［家人、朋友和（或）邻居］和（或）专业人员（卫生、社会和其他）开展的活动体系，以确保不能完全自理的人能够根据其个人偏好，保持尽可能高的生活质量，拥有最大程度的独立、自主、参与、个人满足和人格尊严。对于晕厥的老年人而言，让老年人及照护者、家属知道晕厥的诱发因素及应急处理措施是关键，如果没有妥善处理，会给老年人造成更大的伤害。因此，为晕厥老年人提供科学的长期照护，提高老年人对疾病相关知识的知晓率尤为重要。

（一）个人改善

（1）告知老年人进行深低头、起坐及站立等变换体位动作时应缓慢，避免参与登高、游泳等旋转幅度大的活动。

（2）告知老年人穿舒适的衣服，避免穿高领及硬领衬衣。

（3）合理膳食，保持排便通畅，避免用力排尿、排便。

（4）体力未恢复前，不应站立。

（5）避免强光、强声、紧张及焦虑等刺激。

（6）按医嘱服药，不能多吃、少吃、不吃。

（二）家庭支持

（1）避免让有晕厥病史的老年人独处，应有家属或照护者陪伴。

（2）指导居家老年患者家庭准备低脂、低盐及高蛋白易消化食物，避免食用油炸、生冷、辛辣等刺激性食物。

（3）给予老年人适度的关注，适时排解老年人心中的不良情绪。

（4）从家庭角度多鼓励老年人参加社会活动并保证老年人参加活动时的安全。

（5）帮助老年人完成每日药品的正确、按时服用。

（三）养老机构服务

（1）社区医疗机构按时通过电话或上门等方式回访老年人就诊情况及身体状况，建立相关档案。

（2）定期开展相关疾病的讲座，通知老年人参加。

（3）建立微信平台，定期进行健康宣教并建立老年人相互沟通的平台，相互沟通、学习、激励。

五、专家点评

引起老年人晕厥的原因有很多，预防老年人晕厥再发生是晕厥老年人的照护目标之一，在日常生活中，要多听老年人的主观描述，观察老年人的情况变化。严密细致的病情观察，可为随时有可能出现的急剧的病情变化赢得救治时间。在整个诊治过程中，护理团队制订了详细的个性化护理方案并在实施过程中不断修正改进。及时发现并报告患者的不适，准确、细致地进行护理观察和指导，对晕厥的预防起到了非常重要的作用。

案例十　一例高龄谵妄老年人的照护案例

一、案例导入

李爷爷，85岁，主因"尿道膀胱肿瘤、肾衰竭"收入院，近几日患者出现情绪稳定性差，兴奋躁动，大喊大叫，有时淡漠、有时愤怒，晨轻夜重，睡眠-觉醒周期紊乱，白天打盹、夜间不眠。1个月前因重度癌痛，给予阿片类药物治疗后出现意识障碍，呈嗜睡状态，双手抖动，间断予以艾司唑仑镇静治疗，躁动表现无改善，认知功能受损，不能辨认环境、时间，注意力涣散，出现幻觉、错觉。

既往史：慢性肾衰竭，认知障碍，精神障碍。

家庭及社会支持情况：异地医保；与配偶居住，配偶虽高龄但尚体健，育有一子两女，儿子在外地，女儿工作繁忙，无人陪护，偶尔有电话联系，但频次非常少，子女间隔1～2个月看望一次，约1小时。家中有一保姆负责长期照护。患者平日情绪不稳、沉默不语、不愿与他人交流。

二、综合评估

老年综合评估从关注与老年人健康和功能状况相关的所有问题入手，从一般医学疾病情况、躯体功能、营养、共病、多重耐药、行为认知、精神心理、社会和环境等多个维度对老年患者进行全面评估。在确定其医疗、康复和护理目标的基础上，为患者制订综合的治疗、康复、护理和随访计划，以便为患者提供有针对性的干预措施，最大限度地提高老年人的生活质量，延长老年人的生存时间。针对本案例，主要从以下几方面展开。

（一）一般情况评估

1.基本资料　患者为男性，高龄老年人，病情发展，极易出现认知功能改变，重者谵妄。

2.疼痛史　患者常有腹部、盆腔及会阴疼痛，弥散性疼痛定位不准确，疼痛评分5～6分，对日常生活影响大，尤其是睡眠质量。有研究提出，剥夺2～5天睡眠后，会出现焦虑、多疑、谵妄等精神症状。

3.用药史　多重用药史、肾毒素蓄积、心理情绪不稳定出现中枢病变。

4.疾病史　慢性肾衰竭，患有认知障碍、精神障碍等疾病。

（二）专业量表评估

1.老年谵妄评估-CAM-CR　用于老年谵妄的临床辅助诊断，具有比较好的信度和效度，是适合临床使用的老年谵妄评定工具。老人评分为37分，提示有谵妄，表现为注意力涣散、定向障碍、精神运动性兴奋、日间经常昏睡、夜间不能入睡。

2.4AT测试　可行性和临床实用性较高，优势为条目数量最少、计分方式最简单、谵妄指标较全面，从警觉性、定向力、注意力、急性改变和波动性病程5个方面进行评估。老年人评分为12分，为谵妄合并认知损害，表现为无法准确描述年龄、出生日期，无法背诵月份等。

3. Wong-Banker面部表情疼痛分级量表（faces pain rating scales，FPRS）　该量表用于认

知功能正常及轻、中度认知功能受限的老年人，是在视觉模拟评分法的基础上发展起来的，通过从快乐到悲伤、哭泣等6种不同面容的疼痛脸谱，让老年人选择一个最能表达其疼痛强度的脸谱。患者评分5～6分，为中度疼痛。

4.基本日常生活活动能力（BADL）评估　评分10分，主要表现为老年人无法独立完成洗澡、穿衣、如厕、平底行走及上下楼梯等活动。

5. Morse跌倒评估量表　评分55分，属于跌倒高风险人群，表现为步态平衡不稳、伴有意识障碍、睡眠障碍等。

6.简易精神状态检查量表（MMSE）　得分7分，为认知重度受损。

7.睡眠评分　24分，表现为入睡困难，夜间苏醒后无法入睡，白天思睡，情绪低落。

8.洼田饮水试验判定　2级，表现为饮水分为两次咽下，时间需要5秒以上，疑似吞咽障碍。

9.肌力评定　3级。本案例中李爷爷的站立及行走都比较困难，又因恶性肿瘤长期消耗，多周期化疗、靶向治疗及长期血液透析，导致长期卧床，乏力，活动无耐力等。

10.老年抑郁量表（GDS）　得分25分，提示老年人为中重度抑郁。

11.老年焦虑评估（SAS）　得分70分，提示老年人为重度焦虑。

12.照护者负担量表（ZBI）　得分69分，提示老年人的照护者负担较重。

13.社会支持量表（SSRS）　得分18分，老年人社会支持程度低。

（三）综合评估

该患者的综合评估结果见表21-10-1。

表21-10-1　综合评估结果

评估工具（量表）	评分（分）	结果判读
老年谵妄评估CAM-CR	37分	有谵妄
4AT测试	12分	谵妄合并认知损害
Wong-Banker面部表情疼痛分级	5～6分	中度疼痛
BADL	10分	无法独立完成洗澡、行走等活动
Morse跌倒评估量表	55分	属跌倒高危人群
MMSE	7分	重度认知受损
睡眠评分	6分	睡眠严重受损
肌力评分	3级	肢体能抬离桌面，但不能抵抗阻力
洼田饮水试验判断	2级	可疑吞咽功能有异常
GDS	25分	中重度抑郁
SAS	70分	重度焦虑
ZBI	65分	照护者负担较重
SSRS	18分	社会支持度较低

三、照护实施

（一）照护重点与难点

患者73岁高龄，本就属于特殊和复杂的群体，在衰老的基础上合并多种慢性病及不同程度的功能障碍，并且接受多种药物治疗，复杂的心理、社会问题影响着老年人的健康与生活质量，显著增加了临床诊疗护理的难度。谵妄的出现，以觉醒水平和认知功能紊乱为主要特点，患者意识清晰度下降，可伴有定向和记忆障碍，思维睡眠紊乱，幻觉，情绪稳定性差，兴奋躁动，大喊大叫，有时淡漠、有时愤怒，晨轻夜重，睡眠-觉醒周期紊乱，白天打盹、夜间不眠，症状呈波动性。随着病程延长，病情进行性加重，老年人丧失基本日常生活能力，生活自理能力也逐渐下降，可产生焦虑、恐惧甚至绝望心理，准确了解老年人内心想法比较困难，照护难度大。

（二）照护措施

1.照护计划 针对李爷爷的实际情况，对其按照入院护理评估的程序和内容进行评估，初步评估患者定向识别能力、意识状态、行为、睡眠形态及自理能力，针对性制订个体化护理措施。经过神经内科、康复科、护理团队、心理科、营养科等多学科团队的沟通和讨论，共同制订持续、有针对性的照护计划，使老年人病情的发展得以延缓，减轻其疾病痛苦，延长寿命。

（1）肿瘤科会诊：通过专业评估，进行合理、有效的抗癌及镇痛治疗，消除或减轻患者的疼痛及躯体不适感，减少不良刺激及交感神经的过度兴奋，帮助改善患者的睡眠，降低代谢率，减少耗氧量，降低脑细胞损害。

（2）神经内科会诊：通过脑部 MRI、CT、脑功能影像学检查等诊疗手段监测患者定向力、计算力、神经系统功能胺等指标变化，通过对肌力、肌张力、平衡力等查体动态变化监测发病进程，制订有效、适用的治疗手段。

（3）康复指导：选用合理的物理治疗和运动功能训练来改善李爷爷的吞咽、灵活性及肌力，从而使其能延缓疾病所带来的躯体功能障碍。

（4）护理团队及家属帮助老年人建立自信，找到有效的沟通交流方式。

（5）心理科参与共同来缓解患者焦虑、抑郁的情绪。

（6）营养科结合老年人的身体情况及生活习惯，制订适宜餐食及食谱，保障老年人疾病要求及日常生活所需。

2.照护实施

（1）疼痛

1）目标

a.能够配合医护团队积极接受治疗。

b.为患者解除疼痛症状，维持正常生理功能。

2）干预措施

强化疼痛护理：持续疼痛可引起焦虑、紧张等情绪反应，最明显、最直接的影响是睡眠的时间和质量。已有研究显示，疼痛会引起神经内分泌功能异常，增加患者焦虑、恐惧、躁动等情绪，影响患者睡眠-觉醒周期。因此，护理人员作为最直接的患者疼痛评估与管理者，应及早识别患者疼痛情况并根据患者疼痛程度及病情采取个体化镇痛方案。首先全面准确评估患者的疼痛情况，疼痛评分1～3分，为轻度疼痛，应每日评估；4～6分，为中度疼痛，要告知医师对症处理，应每班评估；7～10分，为重度疼痛，要告知医师对症处理，及时评估，尽早缓解患者痛苦。

（2）睡眠质量差

1）目标：重塑睡眠周期，改善严重睡眠障碍。

2）措施

a.谵妄患者睡眠呈朝轻暮重，应减少白天睡眠时间，鼓励患者白天多参加锻炼及娱乐活动，设法尽量减少卧床时间，睡前泡足，营造入睡环境，减少人员流动及噪声以利于睡眠。

b.尽量减少患者日间睡眠时间，避免机体交感神经兴奋过度，影响神经递质的释放。医务人员应当为其创造宁静、舒适的环境，减少夜间护理次数。

c.老年患者要保证正常的睡眠-觉醒周期，首先营造舒适的休养环境，包括床上用品、空气质量、温湿度、光照、噪声等，每日两次进行90分钟的音乐放松疗法，夜间要控制病房灯光亮度和噪声水平，采取适宜卧位，做到既可以满足病情控制，又可以满足舒适睡眠的需求，指导其自然放松身心，进一步缓解不良心理，帮助患者快速进入睡眠状态。

d.可将文化娱乐等活动适当安排在白天，集中进行治疗和护理，睡眠期间尽可能地减少巡视和医疗操作，减少睡眠干扰，以保证睡眠质量。

（3）谵妄

1）目标：解除谵妄的同时，提高患者认知功能。

2）措施

a.严密观察患者意识情况，出现行为紊乱时，应专人看护，防止自伤、伤人等意外发生，可握住患者的手让其有安全感，护士和医生可坐在或蹲在患者身边，目光平视、柔和，态度和蔼，轻声细语，讲述让患者感到愉快的事情，以同理心安慰鼓励患者稳定情绪，尽量避免采用保护性约束措施，以免增加恐惧进而诱发谵妄。

b.加强基础护理，防止并发症的发生，保持床单位整洁及患者自身清洁。提供舒适的环境，保证病室安静、光线柔和、温度适宜。保证夜间照明，协助患者进行活动。

c.医护人员夜间巡视时必须密切观察患者的病情，治疗和护理操作过程要轻柔尽量集中完成，减少对患者的刺激。要保持病房适宜的温湿度和良好的光线，可以在病房摆放患者喜爱的私人物品，通过营造熟悉的环境来缓解患者焦虑、恐惧等不良情绪。

d.用药安全护理：当降阶梯方法处理无效，并且患者出现激越行为威胁到自身或他人安全时才考虑使用药物。最常使用的药物是氟哌啶醇和奥氮平。使用药物治疗时要注意：应短期使用（使用时间少于1周）、从最低有效剂量开始使用、充分评估药物禁忌人群等。老年谵妄患者用药要严格进行药物评估和病情监测，防止发生不良反应。口服药物须由护士按顿在床旁协助服药到口，保证杜绝药物漏服、错服、过服等问题。抗精神病药物广泛地应用于谵妄的患者中，使用率高达66%～77%。也有研究显示，抗精神病药，包括氟哌啶醇、利培酮、奥氮平及喹硫平等，均可显著缩短谵妄的持续时间，但是抗精神病药治疗谵妄还存在广泛的争议。相关领域的专家及指南仅推荐在存在严重的行为或情绪症状，并且非药物治疗方法效果不好的时候才使用小剂量的抗精神病药物，提倡多方面的综合支持治疗。强调除药物治疗外，还应重视去除诱发因素、避免不必要的束缚、加强护理及注意昼夜节律、给予定向支持等。

e.非药物治疗策略：在管理老年谵妄患者时也可根据其谵妄分型予以干预。活动抑制型谵妄以嗜睡增加为主，可通过增加老年患者"刺激"（与家庭、照护者持续互动、鼓励活动、避免早上睡觉和允许自然的阳光照射等）进行护理干预。活动亢进型谵妄以躁动为主。这部分老年患者则可通过"去刺激"（避免对抗、舒缓的音乐、调暗灯光和暂时重新安排非紧急的实验室检查和护理治疗等）为其提供针对性的护理干预。研究表明，1/3 的谵妄是可以通过有效策略进行预防的。没有一种药物干预策略被证明能可靠预防老年谵妄，非药物干预是预防和治疗老年谵妄的关键。

f.安全护理：严格落实护理等级制度，治疗操作动作轻柔，尽量集中完成。为患者创造安全环境，加床挡以防患者坠床而受到伤害。密切观察病情，要严密观察生命体征及精神症状，如出现多语、幻觉、妄想、有过激行为或极度安静、嗜睡等时要警惕谵妄的发生。一旦发现患者发生谵妄表现为兴奋不能自控、意识障碍，第一时间通知医生，立即给予镇静药物，纠正水、电解质紊乱和补充血容量。护士应守护在患者身旁，加强护理，防止坠床，保持病房安静，减少周围环境对患者的刺激并寻求家属配合。

g.认知训练护理：训练方向为记忆力、计算力、注意力及定向力。起初为手指功能训练为主，2次/天，10分钟/次，坚持4周。熟练之后，进阶手指操，2次/天，20分钟/次，坚持4周。训练患者对图片、数字、照片等重复记忆等思维训练，1次/天，30分钟/次，坚持4周。同时，通过指导患者读报和与患者一同回忆往事和讨论时事等防止或延缓患者认知功能的减退。如果病情允许，可以指导患者进行日常生活能力训练，如穿衣、变换体位、进食、持物等，也可以鼓励患者进行下棋、拼图等益智活动。鼓励患者增强下肢功能锻炼，适当减少卧床时间，尽早下床活动，可在床边短时间站立，逐步调整为床边行走。每天陪同患者散步和锻炼。肢体功能障碍者或卧床患者，由专业康复医生或物理治疗师根据患者的病情和活动能力进行每日指导和功能锻炼。认知行为治疗采用各种针对性的技术来促使患者思维、情绪和行为改变，从而使患者得到发展，提高心理水平层次，进而通过科学有效的措施纠正患者的生活方式和社会行为，用正确的行为引导患者重新树立生活信心。通过对患者进行有针对性、科学性的认知行为治疗，可以提升临床治疗效果，改善患者生存质量。

h.低氧血症护理：中枢神经递质对缺氧十分敏感，即使轻到中度缺氧时中枢神经递质释放亦减少，特别是胆碱能神经系统功能下降，导致脑功能受损。低氧血症是导致老年患者发生谵妄的又一重要原因，会使脑细胞功能减退、代谢紊乱，引起定向障碍、幻觉及烦躁等症状。给予患者鼻导管吸氧2～4L/min，吸氧期间随时清除呼吸道分泌物，密切监测血氧饱和度，使血氧饱和度维持在95%以上。

（4）焦虑、抑郁

1）目标

a.减轻焦虑、抑郁症状。

b.进行康复锻炼，增强肌力，促进运动，提高患者基本生活能力。

2）措施

a.人文护理：患者常因为陌生的环境、各种监护仪器设备、穿刺治疗、放置管道、睡眠紊乱及知识匮乏造成心理失衡，从而导致焦虑抑郁。患者对于熟悉的人或事物有较强的记忆，对于患者疾病恢复有明显帮助。患者自身非常期盼家属，尤其是伴侣来院看望、陪伴，探视陪伴期间家属通过简单的语言与患者谈论和家庭相关的记忆，如家庭成员的外貌特征，同时为患者提供生活护理，以此改善患者的紧张焦虑情绪和自我效能。本案例中，因患者老伴同样高龄，无法床旁陪护，可以请家中常住保姆在患者身边陪护，积极发挥心理支持作用，促进患者及早恢复。这样的人文关怀不仅是为了建立医患良好关系，更是为了增强患者面对病魔的信心，从而取得更好的治疗效果。

b.营养护理：少食多餐，协助和陪伴患者进餐，如帮忙打开餐具和包装、倒液体食物，协助喂饭等。患者经口用餐困难时，请营养科会诊，给予肠内或肠外营养，保证机体营养。进食时间，减慢进食速度，可使用保温碗碟，以确保食物温度。

c.吞咽康复：进行吞咽康复训练，每日训练三组，在三餐前进行，督促老年人坚持每日自觉进行吞咽功能训练。采取正确的进食吞咽体位：颈部稍前倾，增高舌部肌肉的张力，喉上抬，使食物容易进入食管。当老年人进食或饮水时，切勿催促，在安全承受的范围内，做到最大的限度。护理人员进行吞咽相关的护理知识宣教，告知患者及照护者适合吞咽的液体及饮食，耐心解决患者吞咽相关的问题。

（三）效果评价

目前情况：精神较好，可回答简单问题，对答切题。虽然客观评分提示李爷爷仍存在问题，但可显著体现老年人状态趋向好转，同时，老年人的家人及照护者也学到了与老年人和谐相处的小技巧。治疗后量表评估见表21-10-2。

表21-10-2　治疗后量表评估结果

评估工具（量表）	评分（分）	结果判读
老年谵妄评估CAM-CR	21分	可疑有谵妄
4AT测试	3分	认知损害
Wong-Banker面部表情疼痛分级	2分	轻度疼痛
BADL	20分	无法独立完成行走、二便可控
Morse跌倒评估量表	40分	属跌倒中危人群
MMSE	10分	中度认知受损
睡眠评分	4分	睡眠障碍
肌力评分	4级	肢体能抬离桌面，可以抵抗阻力
洼田饮水试验判断	1级	可疑吞咽功能正常
GDS	19分	轻度抑郁
SAS	60分	中度焦虑
ZBI	56分	照护者负担较重
SSRS	25分	社会支持较低

四、专家点评

谵妄是一种常见的急性认知功能障碍，常见于老年住院患者，以觉醒水平和认知功能紊乱为主要特点，表现为意识清晰度下降，可伴有定向和记忆障碍、思维睡眠紊乱，常伴有幻觉，患者情绪稳定性差，兴奋躁动晨轻夜重，睡眠-觉醒周期紊乱。谵妄患者要尽早诊断治疗，否则可能会使病情逐渐加重以致死亡。通过去除诱因、控制感染、纠正电解质紊乱、加强护理等进行综合治疗，无效时考虑使用药物控制谵妄。老年多学科护理团队研究表明，多学科团队管理可以降低老年谵妄的发生率和减少认知的下降水平，多学科团队的成员除了老年科护士之外，还应该包括医生、康复医生、药剂师和营养师、患者照护者等。为患者提供全面治疗方案。

护理团队在多学科指导下制订以认知重塑和情绪管理为照护目标的照护计划，以躯体功能、肌力、营养、认知训练和康复指导、疼痛管理为主要照护内容。护理团队以规范化护理为理念，结合老年人的实际情况，不断摸索，帮助老年人克服了不良的情绪，降低了其焦虑、抑郁程度，最大限度地减轻了患者的痛苦，提高了老年人的生活质量，护理经验值得临床推广应用。

案例十一　一例帕金森病老年人的照护案例

一、案例导入

李奶奶，73岁，主因"帕金森病，右下肢无力伴行走困难加重"收入院，患者1年前出现面部表情呆板，目光呆滞，动作缓慢、笨拙，身体僵硬，走路时呈"慌张"步态，转弯时常跌倒，经诊断为帕金森病。近几日，老年人症状加重，坐起、站立及行走困难，右足无力抬起，走动时左右摇晃，吃饭时碗勺碰撞，经常呛咳，言语含糊不清。老年人神志清楚，精神差，睡眠欠佳，体重无明显变化，二便正常。

既往史：高血压、糖尿病病史。

家庭及社会支持情况：李奶奶丧偶，居住养老机构，所需费用由儿女每月邮寄。李奶奶退休前是一名机关干部，自尊心较强，自发病后经常暗自流泪，少语，不愿与人交流。育有两个女儿和一个儿子，女儿和女婿工作繁忙，无暇照顾，只会在节假日来看望老人，儿子定居在国外，主要通过电话联系，但次数较少，并且很少回来见面探视。

二、综合评估

综合评估是从关注与老年人健康和功能状况相关的所有问题入手，从一般医学疾病情况、躯体功能状态、精神心理状态、社会行为能力和环境等多个层面对老年患者进行的全面评估。在确定其医疗、康复和护理目标的基础上，为患者制订综合的治疗、康复、护理及随访计划，以便为患者提供有针对性的干预措施，最大限度地提高老年人的生活质量。针对本案例，主要从以下方面展开。

（一）躯体功能状态评估

1. Yahr分期法评分　三期，老年人的主要表现为轻-中度双侧疾病，转动身体时出现站立不稳，能独立生活。

2. 韦氏帕金森评定法评分　19分，主要表现为老年人手部动作中度减慢，书写受明显影响；颈、肩部中度强直，不吃药的时候也会有静止性强直等情况。

3. 肌力评定　3级。本案例中的李奶奶坐起、站立及行走都比较困难，并且右腿难以抬起，说明她的肢体可以克服地心引力抬离床面，但是不能抵抗轻微的阻力。

4. 改良Ashworth分级法评分　2级，主要表现为老年人肌张力较明显地增加。

5. 日常生活活动能力（ADL）评估　45分，主要表现为老年人无法独立完成洗澡、床椅转移、平底行走及上下楼梯等活动。

6. Berg平衡量表　得分为15分，主要表现为老年人平衡功能障碍严重，只能坐轮椅，有跌倒的风险。

7. Hoffer步行能力分级量表　为非功能性步行，表现为老年人可以借助膝-踝-足矫形器、手杖等在室内行走。

8. 洼田饮水试验判定　4级，表现为老年人饮水分为两次以上咽下，并且有呛咳发生，存在吞咽功能异常。

9. Morse跌倒评估量表　80分，属于跌倒高风险人群。

（二）精神心理状态评估

1. 老年抑郁量表（GDS）　得分20分，提示老年人为轻度抑郁。

2. 老年焦虑评估（SAS）　得分65分，提示老年人为中度焦虑。

3. 简易精神状态检查量表（MMSE）　得分15分，提示老年人疑似失智症。

（三）社会行为能力评估

1. 照护者负担量表（ZBI）　得分69分，提示老年人的照护者负担较重。

2. 社会支持量表（SSRS）　得分20分，老年人社会支持程度低。

（四）综合评估结果

通过该患者躯体功能状态、精神心理状态和社会行为能力三方面评估，综合评估结果见表21-11-1。

表21-11-1　综合评估结果

评估工具（量表）	评分	结果判读
Yahr分期法	3期	轻-中度双侧疾病，转动身体时出现站立不稳，能独立生活
韦氏帕金森评定法	19分	属于严重进展阶段
肌力评分	3级	肢体能抬离桌面，但不能抵抗阻力
改良Ashworth分级法	2级	老年人肌张力较明显地增加
ADL	45分	无法独立完成部分日常活动
Berg平衡量表	3分	平衡功能障碍严重，只能坐轮椅
Hoffer步行能力分级	2级	非功能性步行
饮水试验判断	4级	吞咽功能有异常
Morse跌倒评估量表	80分	高风险人群
GDS	20分	轻度抑郁
SAS	65分	中度焦虑
MMSE	15分	失智症
ZBI	69分	照护者负担较重
SSRS	20分	社会支持度较低

三、照护实施

（一）照护难点与重点

1.多病共存，综合评估多个方面存在问题和异常　经综合评估，李奶奶存在日常生活不能完全自理、轻度抑郁、重度焦虑等多方面问题。多病共存在老年人群体中极为常见，随着年龄的延长，老年人共病情况会更加突出，而多病共存又会导致患者生存率明显下降、医疗决策更加复杂和困难、临床干预效果减弱等一系列照护困难。

2.生活自理，个别方面需要依赖他人，极易发生焦虑抑郁　早期老年人的动作迟缓笨拙、表情淡漠、语言断续、流涎，老年人通常会产生自卑忧郁心理，回避人际交往，拒绝社交活动，整日沉默寡言，闷闷不乐。随着病程进展，病情进行性加重，老年人丧失劳动能力，生活自理能力也逐渐下降，可产生焦虑、恐惧甚至绝望心理。本案例中李奶奶自发病后情绪低落，经常独自流泪，准确了解老年人内心想法比较困难，照护难度大。

3.老年人活动能力受限，实施康复治疗的依从性差　帕金森病常见的功能障碍和康复问题主要有静止性震颤、肌强直、运动障碍、姿势和步态异常、协调平衡功能障碍、吞咽功能障碍、自主神经功能障碍、言语障碍、认知功能障碍、神经心理障碍、活动和参与受限等。本案例中李奶奶已经出现四肢肌肉僵硬、活动受限、起步困难等症状，回避人际交往，拒绝社交活动，同时老年人活动能力受限，实施康复治疗的依从性差。

4.老年人躯体功能障碍、存在焦虑抑郁情绪　肢体康复训练和情绪管理是老年人照护的重点。帕金森病患者由于肌肉震颤等症状导致日常生活不能自理，需要专人照顾，而李奶奶又是一位自尊心较强的老年人，由于所患疾病对生活的影响非常严重，李奶奶非常苦恼。延缓躯体障碍的发展速度，能有效缓解老年人躯体及精神的痛苦。

（二）照护措施

1.照护计划　针对李奶奶的实际情况和综合评估结果，经过神经内科、康复科、护理团队、心理科、营养科等多学科团队的沟通和讨论，共同制订持续、有针对性的照护计划，使老年人能延缓病情的发展，减轻疾病痛苦，延长寿命。具体照护计划如下所述。

（1）神经内科主诊：通过对肌力、肌张力、平衡力等查体动态变化监测发病进程，通过脑部MRI、PET/CT等诊疗手段监测体内多巴胺等指标变化，针对李奶奶的病情发展制订有效、适用的治疗手段。

（2）在康复科的指导下，选用合理物理治疗和运动功能训练来改善李奶奶的平衡性、灵活性及肌力，从而延缓疾病所带来的躯体功能障碍。

（3）护理团队及家属帮助老年人建立自信，找到有效的沟通交流方式。

（4）心理科参与共同来缓解李奶奶焦虑、抑郁的情绪。

（5）营养科结合老年人的身体情况及生活习惯，制订适宜餐食及食谱，保障老年人疾病要求及日常生活所需。

2.照护实施

（1）躯体移动障碍

1）目标

a.老年人能最大限度地保持运动功能。

b.老年人能自主且安全地移动躯体。

2）干预措施：护理人员根据Yahr分期法对李奶奶进行综合评估，结果为三级，日常生活需要部分帮助，需要积极采用心理治疗、运动训练等维持正常运动、平衡、协调功能，防止关节活动范围受限和姿势、步态异常。研究显示，老年人使用合适的物理治疗能帮助帕金森病患者控制或减轻症状，重建自信。

a.日常生活需要部分帮助：照护者帮助其洗澡等生活护理。照护者搀扶老年人完成下床、站起等动作。照护者帮助老年人完成精确动作，如扣纽扣、系鞋带等。

b.运动治疗：要积极进行运动训练，尽量增加关节活动范围，改善平衡、协调功能，尽力纠正姿势和步态异常。

纠正前倾姿势：指导老年人进行臀桥、侧桥等运动。每日3～5次，每次5～10组，纠正锻炼过程中的问题。

坐位与立位平衡训练：指导老年人进行单足站立平衡训练、平衡力量训练等。每天1次，提高老年人的静态平衡、动态平衡和综合平衡能力。

协调功能训练：指导老年人双足站立墙前用粉笔在墙上画圆圈、波浪、横线、斜线、直线，训练上肢、躯干、下肢协调能力。

步行训练：老年人两手分开握棒，治疗师同样握棒，行走时与老年人步调一致前后摆动，原地高抬腿踏步、抬头、挺胸、上肢协调摆动；利用步行线、步行足印、步幅横线，增加视觉刺激，训练前进、后退、横行、转弯动作，同时训练上下肢协调动作。

进行18周的易筋经锻炼：在指导人员的带领及护理人员的陪同下练习中国国家体育总局2003年颁布的"健身气功·新编易筋经"的十二式功法，每周3次，每次25分钟。要求老年人的动作尽量规范，追求意念与呼吸相和。在第6周和第18周的时候发现老年人步态障碍的症状得到有效缓解。

c.作业治疗：有选择性和目的性地应用与日常生活、工作、学习和休闲等有关的各种活动来治疗老年人躯体、心理等方面的功能障碍。调动患者的兴趣、增强患者的活动能力、运动能力、日常生活能力。指导患者学习穿衣、扣纽扣、穿鞋袜、系鞋带、洗脸、梳头、吃饭、写字等。

d.物理因子治疗：水中康复，即老年人通过温水浸浴和漩涡浴的方法进行治疗，缓解肌肉强直症状。热疗：通过红外线理疗仪、短波透热、蜡疗等方法，可缓解肌肉强直症状。神经肌肉电刺激，即利用两组电流交替刺激痉挛肌及拮抗肌，可帮助老年人松弛痉挛肌，促进肢体血液循环，帮助肌力和功能恢复。肌肉生物反馈，即将表面电极放在张力过高的肌皮表面上，检测其肌电位，以音量数字大小或仪表表示其高低，反馈听、视感觉，训练老年人控制音量数字大小、仪表指示高度，设法使之下降，以达到使肌肉松弛的目的。

（2）语言沟通障碍

1）目标

a.老年人能表达自己的需要。

b.建立有效的交流方式。

2）干预措施

a.有效沟通，心理支持对语言功能的改善有明显的影响。家属、亲友及医护人员对待老年人治疗的积极支持是治疗中可贵的助力，反之，则会成为康复训练中的阻力。护理人员与老年人家属经过沟通宣教，老年人大女儿到养老机构探望次数由每月一次增加为每周一次，通过非言语的方式如手势、动作等方式对老年人每一个微小的进步都给予肯定，小女儿与小儿子因在外地，每周通过视频通话的方式，鼓励老年人积极并自愿进行言语康复训练。

b.根据老年人的情况，制订个性化的言语康复方案。在进行构音障碍训练之前，首先根据老年人的病史、构音障碍的类型等情况制订训练计划。训练方法不恰当，会打击老年人的训练欲望及信心。经过护理人员不懈努力，积极寻找合适的训练方法，使老年人由开始的抵触到主动要求进行训练。

构音障碍的康复训练方法需要进行下颌、舌、唇软腭等发音器官的运动训练、发音训练和言语的清晰度及节奏的训练，包括呼吸训练、唇舌运动训练、发音训练、语音训练、言语节奏训练。

语言失用的康复训练在发音的顺序上遵循由易到难的原则。训练老年人用喉部发"啊"声或用咳嗽、吹蜡烛诱导发音。让老年人听常用句的前半句，让其说后半句，可对着镜子发音，随时矫正口形变化。

与老年人进行交流时，语速应相仿。

老年人喜欢看手机，医护人员专门为其在手机上安装了言语训练软件，练习、娱乐两不误。

在老年人嘴唇涂上蜂蜜，让其用舌去舔，以锻炼舌、唇动作。

使用吞咽言语诊治仪治疗，10次为一疗程，既可以进行言语康复训练，又可进行吞咽康复训练。

（3）抑郁焦虑

1）目标

a.老年人可以和护理人员有效沟通。

b.指导家人掌握与患帕金森病老年人和谐相处的技巧及方法。

c.减轻患者抑郁焦虑的程度。

2）干预措施

a.耐心倾听：多与老年人进行沟通交流，倾听患者诉说的各种症状和烦恼，充分了解老年人的病情及生活背景。

b.动员家属多给予老年人关心：在耐心沟通、多倾听的基础上建立良好的护患关系，取得患者信任，给予安慰，动员和指导家人，尤其是远在外地的子女在各个方面通过不同的方式关心、支持和帮助老年人，让老年人感受到来自家人的支持。

c.通过图片、讲解等方法让老年人了解所患疾病的常见病因、临床表现、治疗康复方法及预后，提高认识，消除顾虑，多举成功案例，提高其自信心，克服自卑心理。

d.使用音乐疗法：根据患者性格、心理状态、欣赏能力及喜好选择钢琴曲，引导患者逐渐进入音乐意境中，来疏解其心情，每天早晚各一次，每次30分钟。

e.营造宁静祥和的休养环境，良好的生活条件，保证老年人良好的心理状态。

（4）吞咽功能障碍

1）目标

a.老年人能坚持每日自觉地进行吞咽功能训练。

b.吞咽功能2～3个月有改善。

2）干预措施

a.采取正确的进食吞咽体位：颈部稍前倾，增高舌部肌肉的张力，喉上抬，使食物更容易进入食管。

b.确保进食时间：当老年人进食或饮水等时，切勿催促，给予老年人充足的进食时间，减慢进食速度，可使用保温碗碟，以确保食物温度。

c.吞咽技能康复：进行吞咽康复训练，每天训练3组，每组在三餐前进行，每个动作3～5次，在老年人可安全承受的范围内，做到最大的限度。具体方法见案例六　一例脑卒中伴吞咽功能障碍的高龄老年人的照护案例。

d.吞咽知识宣教：护理人员进行吞咽相关的护理知识宣教，告知患者及照护者适合吞咽的液体及饮食，耐心解决患者吞咽相关的问题。

（5）跌倒高风险

1）目标：住院期间不发生跌倒不良事件。

2）干预措施

a.健康教育：加强老年人及照护者的健康教育，说明跌倒发生的原因、危险因素、多发时段、预防措施及应对措施，强化风险安全意识，加强防跌倒知识和技能学习，教会照护者合理的照护方式。

b.环境设置合理：保持地面平坦、清洁、光线适宜；洗漱台、坐便器均安装扶手，浴室放置防滑垫、安全扶手；床椅高度适宜，对不可移除的障碍物设置醒目警示标识，增加患者视觉敏感性；将患者常用的物品摆放至床边随手可及之处。

c.衣着服饰：衣着舒适合体，裤子长度合适，鞋子大小适宜并具有防滑功能，避免穿拖鞋或鞋底过于柔软的鞋。

（6）照护者负担较重

1）目标：减轻照护者负担。

2）干预措施

a.联系心理科专业人员为照护者提供心理支持，缓解其心理及精神压力。

b.促进照护者与老年人的有效沟通，减轻照护负担。

c.对照护者进行专业知识培训及相关知识宣教,培训内容应简单实用、通俗易懂,减轻照护者由于知识缺乏所带来的压力。

d.建立照护者沟通微信群,充分合理地运用同事、志愿者等渠道提供支持,指导照护者积极正向地处理照护问题。

(三)效果评价

李奶奶住院期间,通过综合评估,发现老年人在多个方面存在问题和异常,由多学科团队共同制订照护计划。护理人员按照计划在康复和沟通上予以重点照护,一是应用康复锻炼等方法来减轻老年人的躯体活动、语言沟通障碍的症状,从而提高老年人的生活质量,二是在沟通上给予其充分的理解、专业的共情、全面的评估、规范的指导。在照护实施过程中,照护人员集思广益,因老年人喜欢玩手机,在其手机上下载可锻炼语言功能的App。在住院期间,老年人的情绪稳定,在减轻照护者压力的同时,老年人的生活质量也有所提升。出院前,对老年人再次进行躯体功能状态、精神心理状态评估:Berg平衡量表得分为19分、Morse跌倒评估量表为65分、GDS得分12分、SAS得分52分、洼田试验判断3级、Morse跌倒评估量表得分80分,ZBI得分57分,由客观的评分看出李奶奶虽仍存在问题,但可明确体现老年人状态的好转,同时,老年人的家属及照护者也学到了与老年人和谐相处的小技巧,为老年人出院后的持续照护打下了良好的基础。

四、长期照护

帕金森病目前无法治愈,维持老年人现存功能是帕金森病老年人照护的目标之一,在日常生活照护中,首先应对老年人情况有详细了解,了解老年人还能做什么,鼓励老年人做自己还能做的事情,发挥老年人功能,同时也能使老年人感到满足。

(一)个人改善

康复师连同护理人员给老年人制订系统的康复训练计划,照护者陪伴老年人进行练习,培养老年人自我练习主动性,积极进行功能锻炼,尤其是姿势与步态的训练,日常生活尽量让老年人自己完成,不要事无巨细,以免产生相反的结果,但要注意保护老年人,防止其跌倒。

(二)家庭支持

家庭在建立良好的康复环境方面起着重要作用。特别是帕金森病患者功能丧失,影响着生活自理能力,患者各项活动常需要家庭成员的协助与支持。

1.注意观察服用药物的疗效和副作用　治疗帕金森病的药物长期服用会出现疗效减退或副作用。

2.饮食及进餐　宜选择低胆固醇、高蛋白、高维生素、易消化的食品,在食物的选择上,可参考吞咽障碍食品策略,忌辛辣的食物、烟、酒等,因维生素B_6对左旋多巴有拮抗作用,应对维生素B_6的每日摄取进行控制。不能强迫患者尽快进食和饮水。饮用低温水时可以选择有弹性的塑胶吸管,也可以选择有宽把手的轻质杯子。把橡胶垫片放在患者的餐盘上防止打滑。

3.洗浴　在浴盆内或淋浴池板上铺防滑胶垫,可在浴盆内放置一把矮凳,以便老年人坐着淋浴。长握把的海绵、洗浴用的手套等有助于老年人洗浴。使用电动刮须刀刮胡子,使用纸杯或塑料杯刷牙。

4.防中暑　预防过热,震颤增加了身体的活动和产热,使老年人对炎热天气特别敏感,所以炎热天气户外活动要尽量选择在清晨或傍晚,当天气湿热时宜穿着宽松,老年人尤其应注意预防中暑。

（三）养老机构服务

护理人员通过与老年人所在养老机构沟通、指导，制订了每周3次的室外集体健身气功的活动并全程由专业康复志愿者陪同。建立了养老机构老年人微信群，对老年人参与锻炼的行为在群中进行激励性表扬并提倡各位老年人向李奶奶学习，由此进一步激发李奶奶自觉锻炼的积极性，同时也为李奶奶提供了与周围老年人交流沟通学习的网上平台。

五、专家点评

帕金森病是一种常见的运动障碍、神经系统变性疾病，目前无法治愈。维持老年人现存功能、减轻病痛是帕金森病患者治疗照护的目标。该病例中老年人存在坐起、站立及行走困难，右足无力抬起，走动时左右摇晃，用餐时碗勺碰撞，经常呛咳，言语含糊不清及少语，不愿与人交流等问题，护理团队在多学科指导下制订以肢体康复和情绪管理为照护目标的照护计划。帮助老年人走出疾病的阴影，重塑健康生活方式是这位老年人康复的第一步，同时进行躯体功能、肌力、平衡力、呼吸康复和肌张力松弛训练也是照护的主要内容。护理团队以规范化护理为理念，结合老年人的实际情况，不断摸索，帮助老年人克服了不良情绪，降低了其焦虑、抑郁程度，规范个性化的康复训练动作，使康复训练有计划并持久地坚持下来，效果达到最大化，使该患者在短时间内肢体功能障碍得到较大改善，最大限度地减轻了患者的痛苦，提高了老年人的生活质量，护理经验值得临床推广应用。

案例十二　一例多重用药老年人的照护案例

一、案例导入

王爷爷，78岁，三年前因冠心病在医院做了心脏支架手术，出院以后需要服用多种药物控制病情，但当配好的药物吃完后，自觉来医院复诊麻烦，就在附近药店自行购买药物服用。随着年龄增高，慢性病增多，尤其是高血压、高血糖、高血脂等疾病。每天吃几种管理慢性病的药物，有时再受广告影响，以及周边熟人好友推荐的药，一不小心，服药品种就容易过量，出现服用药物达9个种类的多重用药的情况。

近日，他又来到医院就诊，自述自己心脏不舒服，喘不过气，还常想不起最近做过什么事，医生仔细询问王爷爷用药情况以后发现，王爷爷用药不规范，存在多重用药和重复用药的问题。于是，医生及时纠正了他错误的用药方法，他的用药又重新得以规范。

家庭及社会支持情况：王爷爷丧偶，婚后有一女，远嫁外地，平时以电话联系居多。50多岁退休，有固定经济收入。

二、综合评估

对该例多重用药老年人从一般情况（年龄、躯体功能、精神心理）及服用药物的作用、副作用、药物安全性、服药依从性等多方面评估用药安全，以了解患者的疾病进展情况，从而制订合理的照护计划，减少多重用药潜在的风险，对保障老年人用药安全，提升老年人的生活质量意义重大。

（一）一般情况评估

1.年龄　王爷爷78岁，器官老化导致患有多种疾病，肝、肾功能衰退对药物的吸收、代谢和排泄功能不同，身体的药物代谢动力学和药效学也随之改变，老年人由于身体功能下降，会同时出现对药物治疗的有效反应减少而毒副作用增加，多重用药后带来的不良问题随之出现。

2.躯体功能

（1）日常生活活动能力（ADL）评估为100分，王爷爷基本可以做到日常生活自理。

（2）肌力评定为5级。王爷爷的坐起、站立及行走都正常。

（3）Morse跌倒评估量表评分为35分，属于跌倒低风险人群。

3.精神心理　王爷爷慢性病多，患有冠心病、高血压、糖尿病、高血脂等，对疾病相关知识不了解，精神负担较重，又长期独居，与人沟通较少，加之随着年龄的增长，各种慢性病增多，因此常有心理不适现象。经焦虑自评量表（SAS）评估王爷爷为中度焦虑，得分40分。经抑郁自评量表（SDS）评估王爷爷为中度抑郁，得分62分。

（二）药物作用、副作用、合理性等安全性评估

常用的安全用药评估方法大致分为两类。第一类是以主观判断为基础的一种比较模糊的方法，为隐性标准。一般是以已发表文献为依据，结合患者基本信息判断处方是否合适，评估结果主要依赖于评估者已掌握的临床知识及所获取的最新医学信息。第二类具有明确客观标准的方法，为显性标准，通常是以国内外专家共识、意见和文献为依托，无须进行过多的临床判断，经评估王爷爷存在不安全用药的现象。

（三）服药依从性评估

依从性低易导致误服、漏服或乱服药现象，随意加减药物对治疗极其不利。修订版Morisky服药依从性量表（MMAS-8）是以MMAS-4为基础，由Morisky等多位专家提出的，多用于评估出院患者的服药依从性。MMAS-8信效度好、敏感度高、实用性强，包含8个条目，运用简单方便。相关研究表示，MMAS-8已被广泛应用于对机械瓣膜置换术后患者、痛风、肺结核、原发性高血压等慢性病患者服药依从性的评估，但MMAS-8评估比较局限，是评估安全用药方面的一个普适性量表，与患者使用的某些特定药物及疾病关联性不够紧密。该患者经评估服药依从性差。

（四）综合评估结果

医护团队根据王爷爷的具体情况，展开专业的评估，量表综合评估结果见表21-12-1。

表21-12-1　量表综合评估结果

评估内容	评估量表	分值（分）	结果
日常生活活动能力评估	ADL	100	能够自理基本生活
跌倒评估	Morse	35	低风险
焦虑自评	SAS	40	中度焦虑
抑郁自评	SDS	62	中度抑郁
安全用药	SMA	12	不安全
服药依从性	MMAS-8	50	依从性差

三、照护实施

（一）照护难点与重点

1.老年人用药种类过多，容易漏服或错服　随着我国老年人口迅速增长，多病共存已经成为老年人的患病特点，多重用药现象普遍存在。60岁以上老年人平均患有4～6种疾病，每日服药8～10种，据统计，老年人消费的处方药品占23%～40%，非处方药品占40%～50%，是青年人的5倍以上。过多的服药种类，易造成漏服或错服的现象，影响疗效甚至造成伤害。

2. 多重用药会增加药物不良反应发生率　随着年龄的增长，老年人生理功能改变较大，对药物的耐受性降低，但对药物的敏感性越来越强，药物对其作用加强，加之老年人通常合并多种疾病，因此，药物种类和数量的增加，直接导致患者所服药物之间的相互作用进一步增多，从而加重药物不良反应的发生。多重用药增加药物不良反应发生率，药物不良反应是造成潜在可避免伤害的常见原因，显著降低了老年人的生活质量。

（二）照护措施

1. 照护计划　针对王爷爷的具体情况，多学科团队通过沟通讨论，为王爷爷量身制订了照护计划，同时和王爷爷的家人和所在的社区进行了沟通，尝试共同提高王爷爷的服药依从性并为王爷爷安排了合适的服药单和药盒，进行个性化的心理健康教育及心理支持，促进王爷爷的康复。

2. 照护实施　在慢性病健康管理基础上，加强医、药、护的队伍建设，加强医患沟通交流，引入安全用药健康教育，能够提高慢性病防治效果，改善老龄慢性病患者的生活质量。

（1）焦虑抑郁

1）目标：积极配合护士和社区人员，增加与人沟通次数，不随意增减所服用药物。

2）干预措施

a. 介绍同房间的病友：增加与人沟通次数，多和朋友进行交往，多交一些朋友。

b. 增加休息：在住院期间加强休息，必要时服用短效催眠药。

c. 适度锻炼：增加运动和户外活动，增强体质。

d. 与护士谈心：正确认识自己的病情，正确对待服药，遵医嘱服药，不随意增减药物。

e. 医护人员要时刻关心患者，鼓励家人和社区探望患者，帮助患者做一些力所能及的事情，建立良好的护患关系。

（2）多重用药增加不良反应等不安全性

1）目标：简化和减少不合理用药，保证用药安全。

2）干预措施

a. 医护团队依据服药安全性评估内容（表21-12-2）对王爷爷现在服用的九种药物一一进行服药安全性评估并筛查不合理用药。经筛查，原有的中药与西药有重复用药问题建议停用，剩余抗血小板类、降脂、降糖、降血压和保护胃黏膜制剂五种药物继续服用。

b. 尽可能简单地用药：简化服药时间，要把用药清单列出来交给患者。

表21-12-2　服药安全性评估内容

项目	评估
有无药物的适应证？（3）	合理□ 比较合理□ 不合理□
药物对该疾病是否有效？（3）	合理□ 比较合理□ 不合理□
剂量是否正确？（2）	合理□ 比较合理□ 不合理□
用药说明是否正确？（2）	合理□ 比较合理□ 不合理□
用药说明是否切实可靠？（1）	合理□ 比较合理□ 不合理□

项目	评估
药物之间是否存在有临床意义的相互作用？（2）	合理□ 比较合理□ 不合理□
药物和疾病之间是否存在有临床意义的禁忌？（2）	合理□ 比较合理□ 不合理□
是否有不必要的重复用药？（1）	合理□ 比较合理□ 不合理□
药物的使用疗程是否可以接受？（1）	合理□ 比较合理□ 不合理□
在同等效果下，该药物是否最为经济？（1）	合理□ 比较合理□ 不合理□

（3）服药依从性差

1）目标：针对王爷爷的情况，增加健康宣教和沟通，简化服药种类和方法，指导其改变认知和掌握服药知识，要在住院期间提高王爷爷对服药的依从性。

2）干预措施

a.妥善放置药物，避免发生混淆。

药品放置：药品应放在干燥、阴凉、清洁和老年人容易拿取的地方，避免阳光直射，保持整洁，定期检查药品质量，以确保药品安全。

分类放置：药品应按抗血小板类、降脂、降糖、降血压和保护胃黏膜制剂等分类放置，放在干燥、阴凉、清洁处并注意有效期。

标签明显：在药瓶上贴明显标签，标签要字迹清楚，标签上应标明药名、浓度、剂量。

定期检查：药品要定期检查，如有异味、潮解、霉变等现象或标签脱落、辨认不清，应立即停止使用。

药品放置位置：药品应固定放在照护者和老年人都知道的地方。

发放服药盒，定期摆放药物：服药盒可以摆放一周的药物，药盒内部结构设置为一周7天：周一至周日，一天4顿：早、中、晚、睡前。依据王爷爷的服药清单，每周一将一周的药物放置在服药盒内，服药情况一目了然，防止漏服或误服。

b.护士方面：加强宣教和沟通，及时讲解药物知识，讲解注意事项，向患者讲解如何发现药物的严重不良反应等，使王爷爷重视服药，增强王爷爷的服药依从性。

（三）效果评价

医护人员在住院期间为患者进行全面的评估、规范的指导，同时采取人性化、个体化的心理干预方法。该案例中，经过医护人员的综合评估，对王爷爷进行了专业的用药规范，1个月后量表评估结果见表21-12-3。患者出院后回归家庭，逐渐养成的用药习惯也会提高其用药安全性。

表21-12-3　治疗后量表评估结果

评估内容	评估量表	分值（分）	结果
日常生活活动能力评估	ADL	100	基本能够生活自理
跌倒评估	Morse	25	低风险
焦虑自评	SAS	28	轻度焦虑
抑郁自评	SDS	53	轻度抑郁
安全用药	SMA	20	比较安全
服药依从性	MMAS-8	82	依从性尚可

四、长期照护

由于老年人长期用药，且用药种类、数量多，像王爷爷这样用药随意的老年人不在少数，为了提高老年人用药的安全性，我们需要协助老年人养成良好的长期用药习惯，具体方法如下。

1.一张药品清单和一个安全提醒药盒

（1）就医或外出远行时要随身携带药品清单。清单内容包括药品名称、药品作用、用药剂量、服用时间、服药方法等。

（2）按照药品清单将老年人一周的药物摆在药盒内，便于老年人每天按时服用。

（3）摆药时建议两人同时完成，一人摆药，另一人查对，确保药物准确。

2.两项重要检查

（1）第一项检查：按照医生要求定期监测药物疗效和不良反应。

（2）第二项检查：定期检查药品有效期及有无发霉、变质等情况。

3.三个不信

（1）不信补药的神奇药效：理论上来说，服用补药可以让身体变得更好，但并不是所有老年人都适合吃补药。因此，老年人不宜随意进补。市面上流行的各种成品补药很多，但多价格昂贵，老年人可斟酌自身财力，咨询医生后再根据自己实际身体状况适当选用。

（2）不信迷信广告宣传：很多老年人祈求健康心切，治病心切，把希望寄托在大肆进行广告宣传的"新药""特效药"上，甚至是传销的"假药"，结果通常是事与愿违，不仅造成经济损失，甚至还会产生不良反应，贻误病情，严重者危及生命。

（3）不信药越贵越好：很多老年人认为药越贵越好，进口药就比国产药好，到了医院就让医生开价格昂贵的药、开进口药。其实这是一个用药误区，价格便宜的药不一定药效差，价格昂贵的药不一定副作用小，药品并非越贵质量就越好，国产药也并不比进口药效果差。判断药品好坏，最重要的是看它能否达到良好的治疗效果。

4.四个坚持

（1）坚持听医生的话：老年人有病切不可自行随意服药，一定要及时去医院就医，遵医嘱服药。

（2）坚持学习药品说明书：吃药前一定要仔细阅读药品说明书，做到明明白白服药。视力较差、看不清楚说明书的老年人，可以使用放大镜或由儿女或照护者将说明书的内容讲解清楚。对于说明书上"慎用"和"禁用"的字眼一定要多加留意。注意说明书中对不良反应的叙述，这样发生不良反应时自己能够有所察觉。

（3）坚持接受家人督促检查：老年人记忆力减退，虽然想尽力遵从医嘱，但随着年龄增长记忆力减退，每日须服用两次药只吃了一次的事情时有发生。为避免此类情况，老年人的子女和照护者须负起责任，提醒和检查老年人按时服药。

（4）坚持及时就医的原则：老年人在用药过程中，如果出现药效不好或发生不良反应，一定要及时去医院作用，遵医嘱调整治疗方案。

5.做好社区管理　对患者及其家属进行有效的健康教育能提高社区老年慢性病患者安全用药知-信-行的总体水平，从而有效提高患者安全用药依从性。对患者进行健康教育需要根据其个体情况制订有针对性的教育策略，通过消除患者对使用药物的抵触情绪，达到提高患者用药依从性的目的。研究证实，采用健康信念模式的健康教育可有效提高慢性病患者的用药依从性。医患缺乏良好有效的沟通是社区慢性病管理的障碍，不利于患者的康复，广泛开展健康教育及医患之间建立良好沟通能够提高患者用药依从性。

五、专家点评

该案例为一例老年多重用药患者，通过对患者进行综合评估及照护，提高多重用药老年患者的依从性、改善治疗效果，降低多重用药导致的住院率、死亡风险，从而减轻医疗负担。我国社会老龄化严重，老年人多病共存、多科就诊、未及时停药、自行购买非处方药和处方瀑布等是导致多重用药的原因；同时，老年患者机体代谢能力不足，药物治疗安全问题对患者预后产生不良影响，增加其失能的发生率和病死率，这已成为全球严重的公共卫生问题。因而更全面地评估老年多重用药患者潜在的不适当用药情况，综合管理老年人多重用药问题，解决老年人多重用药面临的问题，保障药物治疗安全、有效、经济、适当，对保障老年人用药安全，提升老年人的生活质量意义重大。

参 考 文 献

白雪蕾，王栋，王晓东，等，2020. 直立倾斜试验检测血管迷走性晕厥患者自主神经活动特点分析 [J]. 国际医药卫生导报，26（1）：47-50.

白雪蕾，王晓东，张英丽，等，2021. 心血管急危重症患者晕厥发生情况及影响死亡的危险因素分析 [J]. 中华危重病急救医学，33（3）：324-328.

白玉蓉，王佳楠，白洁，等，2017. 住院高龄老年患者的老年综合征特点分析 [J]. 中华保健医学杂志，19（4）：343-344.

鲍萍萍，郑林林，韩卫星，等，2019. 直立倾斜试验诊断晕厥的探讨 [J]. 临床心电学杂志，28（5）：343-346.

蔡伦，林岑，周萧，等，2018. 老年人跌倒的公共卫生研究进展 [J]. 中国老年学杂志，38（9）：2265-2268.

曹杏玲，吴金球，孙丽萍，等，2022. 老年跌倒骨折患者跌倒恐惧体验的纵向质性研究 [J]. 护理学杂志，37（15）：80-83.

陈灿锐，高艳红，2014. 心灵之路：曼陀罗成长自愈绘本 [M]. 广州：暨南大学出版社.

陈海莲，陈曦，华海平，等，2020. 老年住院患者跌倒伤害的危险因素研究 [J]. 护理与康复，19（9）：15-18.

陈旭娇，严静，王建业，等，2017. 老年综合评估技术应用中国专家共识 [J]. 中华老年医学杂志，36（5）：471-477.

陈峥，2010. 老年综合征管理指南 [M]. 北京：中国协和医科大学出版社.

董星娜，邬真力，2022. 老年人晕厥的临床特点及诊疗进展 [J]. 实用老年医学，36（8）：759-761.

都文渊，苏书贞，赵玉斌，等，2018. 八段锦改善老年人平衡功能及步态的临床观察 [J]. 河北中医，40（7）：987-990.

杜娟，张娜娜，2022. 急性老年晕厥患者临床特征和预后危险因素分析 [J]. 中国药物与临床，22（3）：212-215.

方向红，鲁刚，王金菊，等，2010. 老年病人术后谵妄相关因素分析及其护理 [J]. 全科护理，8（9）：753-755.

冯策，2019. 老年患者多重用药危害及影响因素 [J]. 世界最新医学信息文摘，19（57）：67-68.

郭起浩，王刚，武力勇，2019. 痴呆及相关认知障碍的神经心理诊断流程 [J]. 重庆医科大学学报，44（4）：393-396.

郭轩彤，2022. 电针刺激合谷穴对帕金森病模型小鼠的影响及其潜在机制的研究 [D]. 武汉：湖北中医药大学.

国家中医药局办公室，国家卫生健康委办公厅，2019．癌症疼痛诊疗规范（2018年版）［J］．全科医学临床与教育，17（1）：4-8.

国家重点研发项目（2018YFC2002400）课题组，中国老年医学学会医养结合促进委员会，《高龄老年共病患者重用药安全性管理专家共识》编写组，2021．高龄老年共病患者多重用药安全性管理专家共识［J］．中华保健医学杂志，23（5）：548-554.

韩成超，2022．脑血管疾病危险因素与帕金森病相关性分析［D］．云南：大理大学.

韩欣欣，孙京文，曹英娟，等，2018．住院患者跌倒预防及成本效益分析［J］．护理实践与研究，15（15）：103-106.

郝丹，李浩，李田，2022．老年帕金森病病人心理弹性水平和负性情绪的相关性研究［J］．全科护理，20（7）：995-998.

郝秋奎，李峻，董碧蓉，等，2017．老年患者衰弱评估与干预中国专家共识［J］．中华老年医学杂志，36（3）：251-256.

郝童童，2021．易筋经锻炼对帕金森病患者步态及抑郁情况的影响［C］//．第三届"全民健身 科学运动"学术交流大会论文集.

胡世莲，顾朋颖，2018．加强对老年多重用药的管理［J］．中国临床保健杂志，21（2）：145-147.

黄漫容，彭利芬，李敏宜，等，2011．肛周粘贴造口袋收集粪水技术的改良［J］．中华现代护理杂志，17（36）：4507-4510.

黄佩玲，方伯言，公维军，2021．欧洲帕金森病康复指南介绍［J］．中华物理医学与康复杂志，43（10）：936-938.

蒋琪霞，2018．压力性损伤护理学［M］．北京：人民卫生出版社.

康丰娟，2018．痴痴地守护呆呆的你——浅谈如何实施人本照护［J］．养生大世界，（10）：41-43.

康丰娟，王炜，周波，等，2020．新型冠状病毒肺炎疫情期间痴呆患者居家照护的建议［J］．中华老年多器官疾病杂志，19（3）：217-220.

李芳，李伟，李莉，等，2015．增龄性肌肉衰减症和骨质疏松的运动处方研究进展［J］．中国康复理论与实践，21（1）：58-61.

李小梅，袁文茜，曹伯旭，等，2021．慢性癌症相关性疼痛［J］．中国疼痛医学杂志，27（3）：161-165.

李秀云，孟玲，2021．吞咽障碍康复护理专家共识［J］．护理学杂志，36（15）：1-4

廖明珍，兰柳华，李鑫，等，2017．针灸结合间歇口腔胃管法治疗吞咽障碍的疗效分析［J］广西医科大学学报，34（8）：1256-1258.

林沛，2022．中医治疗帕金森病抑郁的研究进展［J］．大众科技，24（7）：106-108，91.

刘晨菲，郝永慈，董慈，等，2022．帕金森病患者直立性低血压检测及其相关危险因素分析［J］．中国现代神经疾病杂志，22（4）：270-277.

刘泓，钱会杰，乔玉凤，等，2016．家庭肺康复在老年COPD稳定期 衰弱患者中的应用效果研究［J］．中华护理杂志，51（10）：1250-1255.

刘平姝，2021．家庭康复护理在脑卒中后遗症患者中的应用效果［J］．中国实用医药，16（20）：197-199.

刘婷，王青丽，邱源，等，2019．宜昌城区老年人群焦虑抑郁调查及影响因素分析［J］．长江大学学报（自然科学版），16（3）：118-121.

刘文玲，2019．晕厥诊断与治疗中国专家共识（2018）解读［J］．中国实用内科杂志，39（11）：949-955.

刘文玲，2019．中国晕厥中心建设专家建议［J］．中国循环杂志，34（1）：29-31.

刘燕，2020．弹力带柔性抗阻训练对改善衰弱前期老年人平衡能力的作用［J］．系统医学，5（19）：176-178.

刘志英，金岚，2019．老年护理知识与技能［M］．北京：中国科学技术出版社.

刘志政，2020．太极拳对增龄性肌肉减少症的干预效果研究［D］．曲阜：曲阜师范大学.

倪明月，马梦珂，2021. 居家老年人安全用药评估工具的研究进展［J］. 全科护理，19（9）：1192-1195.

聂邱蕊，申煜，赖珩莉，2022. 血管迷走性晕厥的研究进展［J］. 中风与神经疾病杂志，39（7）：665-668.

彭轲，雷林，冯浓萍，等，2016. 深圳市老年人跌倒流行情况及直接疾病负担研究［J］. 中国慢性病预防与控制，24（2）：122-124.

彭天忠，朱满华，林星镇，等，2022. 新编易筋经锻炼对老年肌少症患者下肢运动功能和平衡功能的影响［J］. 按摩与康复医学，13（17）：21-26.

戚龙，董碧蓉，2014. 老年多病共存临床治疗决策新视角［J］. 现代临床医学，40（2）：150-153，156.

任汝静，殷鹏，王志会，等，2021. 中国阿尔茨海默病报告2021［J］. 诊断学理论与实践，20（4）：317-337.

石婧，姚慧卿，陶永康，等，2016. 北京市社区老年人跌倒的发生率及相关因素的随访研究［J］. 中华老年医学杂志，35（5）：551-555.

舒冰，方玉婷，李民，等，2021. 老年多重用药患者潜在不适当用药情况及其影响因素研究［J］. 中国全科医学，24（17）：2134-2139.

宋岳涛，2019. 老年综合评估［M］. 2版. 北京：中国协和医科大学出版社.

孙国勤，2000. 老年人麻醉后认知障碍的研究进展［J］. 国外医学：麻醉学与复苏分册，21（5）：301-303.

孙建琴，叶梦瑶，2020. 老年肌肉衰减症的筛查、评估与干预［J］. 外科理论与实践，25（2）：114-119.

孙建琴，张坚，常翠青，等，2015. 肌肉衰减综合征营养与运动干预中国专家共识（节录）［J］. 营养学报，37（4）：320-324.

孙丽丽，张云梅，顿忻捷，等，2021. 曼陀罗绘画疗法对肿瘤患者负性情绪的影响［J］. 解放军护理杂志，38（9）：71-74.

田敏，刘艺鸣，2022. 帕金森病相关呼吸功能障碍研究进展［J］. 中国现代神经疾病杂志，22（4）：229-236.

童莺歌，田素明，2017. 疼痛护理学［M］. 杭州：浙江大学出版社.

王刚，2021. 痴呆及认知障碍神经心理测评量表手册［M］. 2版. 北京：科学出版社.

王晋华，王菲，2022. 老年人群晕厥病因探讨［J］. 实用心电学杂志，31（3）：168-171.

王晋丽，石亚君，郭军，等，2022. 心血管疾病相关晕厥的研究进展［J］. 实用心电学杂志，31（3）：157-162.

王群，钱晨光，袁琦，2017. 北京市社区老年人抑郁及焦虑的影响因素与心脑血管患病关系的调查［J］. 心肺脑血管病杂志，36（3）：198-201，206.

王婷，杨亚飞，刘婷婷，等，2021. 帕金森病患者病耻感现状及其影响因素研究［J］. 华南预防医学，47（12）：1555-1557.

王晓媛，龚竹云，曹丰，2021. 关爱老人照护伴行：老年人居家照护常见问题及应对策略［M］. 南京：江苏凤凰科学技术出版社.

王筱筱，李呈，方红，等，2019. 平衡训练对老年人跌倒发生及平衡功能影响的Meta分析［J］. 护理研究，33（5）：775-780.

吴琼，石林，夏志鹏，等，2013. 不同时长和内容的正念训练对抑郁的干预效果［J］. 中国临床心理学杂志，21（4）：685-689，684.

吴芸杨，陈晓宏，季晶俊，等，2020. 肌肉衰减综合征的诊断和治疗进展［J］. 医学综述，26（22）：4499-4503.

武力，郑燕蓉，柴源，2020. 老年住院患者衰弱程度与肌肉减少症严重程度的相关性分析［J］. 现代医学，48（5）：647-651.

薛艳华，2022. 老年高血压的临床特征及药物治疗现状［J］. 药品评价，19（2）：126-128.

杨凯悦，侯慧卿，底佳倩，等，2022. 老年高血压肾损害早期识别及治疗的研究进展［J］. 河北医药，44（7）：1088-1092.

杨丽君，吴永华，张俐，2017. 肌少症、骨质疏松症的关系及研究进展［J］. 中国骨质疏松杂志，23（8）：1112-1116.

杨敏，钱英，2012. 城市社区老年人养老方式选择及其影响因素研究［J］. 护理研究，26（1）：37-39.

杨宁，刘卫国，宁厚旭，等，2021. 帕金森病抑郁中西医结合诊断与治疗专家共识（2021年版）［J］. 中国现代神经疾病杂志，21（12）：1027-1035.

杨希，张河川，2020. 老年人长期照护用药安全研究现状［J］. 护理研究，34（11）：1993-1996.

杨雪，赵秋艳，万正红，等，2017. 社区老年人家庭功能与健康状况的关系研究［J］. 护理研究，31（13）：1632-1634.

尹佳慧，曾雁冰，周嚞，等，2018. 中国老年人衰弱状况及其影响因素分析［J］. 中华流行病学杂志，39（9）：1244-1248.

于博芮，2008. 最新伤口护理学［M］. 北京：人民军医出版社.

于晓娜，2018. 随迁老人焦虑抑郁现状调查及心理干预对其影响研究［D］. 青岛：青岛大学.

张琼，2016. 胸腔镜辅助下右腋下直切口二尖瓣置换术后谵妄发生情况、危险因素及机制研究［D］. 合肥：安徽医科大学.

张秀淋，郑璇燕，邓艳红，等，2017. 经口间歇管饲对脑卒中后吞咽障碍患者的营养状态及生活质量的影响［J］. 山西医药杂志，46（12）：1415-1418.

张艳玲，刘晓英，2018. 需求导向理念用于老年脑卒中后吞咽困难患者康复护理的临床价值［J］. 现代消化及介入诊疗，23（1）：95-97.

章碧琼，任达华，阮棉芳，等，2021. 抗阻运动与肌肉减少症的防治［J］. 浙江体育科学，43（1）：87-94，107.

赵乐妍，芦娟，李小娇，2022. 北京地区老年综合征影响因素及Barthel ADL评分与生活质量的关系［J］. 公共卫生与预防医学，33（1）：95-99.

赵丽，2019. 急诊患者晕厥的临床观察及护理思考研究［J］. 临床医药文献电子杂志，6（38）：128.

赵雅宜，丁亚萍，崔焱，等，2017. 不同养老方式老年人能力状况及养老方式选择的影响因素研究［J］. 护理管理杂志，17（3）：163-166.

郑艺，2018. 运动干预支持在老年肌肉减少症病人中应用的研究进展［J］. 全科护理，18（30）：4100-4103.

中国保健老年协会阿尔兹海默病分会，2020. 2019中国阿尔兹海默病患者家庭生存状况调研报告［R］. 人民日报社.

中国抗癌协会肿瘤心理学专业委员会，2016. 中国肿瘤心理治疗指南［M］. 北京：人民卫生出版社.

中华医学会神经病学分会神经心理与行为神经病学学组，2019. 常用神经心理认知评估量表临床应用专家共识［J］. 中华神经科杂志，52（3）：166-176.

朱婵，韩栩珂，姚承佼，等，2022. 针刺治疗帕金森病：动物实验显示的作用机制［J］. 中国组织工程研究，26（8）：1330-1335.

朱读伟，严谨，2017. 国外老年谵妄护理管理现状［J］. 中国护理管理，17（6）：796-799.

Boettger S，Jenewein J，Breitbart W，2015. Haloperidol，risperidone，olanzapine and aripiprazole in the management of delirium：A comparison of efficacy，safety，and side effects［J］. Palliat Support Care，13（4）：1079-1085.

Braund TA，Tillman G，Palmer DM，et al，2020. Verbal memory predicts treatment outcome in syndromal anxious depression：an iSPOT-D report［J］. J Affect Disord，260：245-253.

Briskman I，Dubinski R，Barak Y，2010. Treating delirium in a general hospital：a descriptive study of prescribing patterns and outcomes［J］. Int Psychogeriatr，22（2）：328-331.

Burgos R，Bretón I，Cereda E，et al，2018．ESPEN guideline clinical nutrition in neurology［J］．Clin Nutr，37（1）：354-396.

Center for Disease Control and Prevention．STEADI Old adult fall prevention［EB/OL］．［2017-03-24］（2018-03-27）．https：//www.cdc.gov/steadi/materials.html.

Cruz-Jentoft AJ，Bahat G，Bauer J，et al，2019．Sarcopenia：revised European consensus on definition and diagnosis［J］．Age Ageing，48（1）：16-31.

David G．Benditt，高洁，2019．晕厥的诊断与治疗策略［J］．实用心电学杂志，28（4）：238-247.

Deschodt M，Braes T，Flamaing J，et al，2012．Preventing delirium in older adults with recent hip fracture through multidisciplinary geriatric consultation［J］．J Am Geriatr Soc，60（4）：733-739.

Doan J，Zakrzewski-Jakubiak H，Roy J，et al，2013．Prevalence and risk of potential cytochrome P450-mediated drug-drug interactions in older hospitalized patients with polypharmacy［J］．Ann Pharmacother，47（3）：324-332.

Dolan R，Huh J，Tiwari N，et al，2016．A prospective analysis of sleep deprivation and disturbance in surgical patients［J］．Ann Med Surg，6：1-5

Faught DD，2014．Delirium：the nurse's role in prevention，diagnosis，and treatment［J］．Medsurg Nurs，23（5）：301-305.

Fava M，Rush AJ，Alpert JE，et al，2006．What clinical and symptom features and comorbid disorders characterize outpatients with anxious major depressive disorder：a replication and extension［J］．Can J Psychiatry，51（13）：823-835.

Malagelada JR，Bazzoli F，Boeckxstaens G，et al，2015．World Gastroenterology Organisation Global Guidelines Dysphagia：dysphagia-global guidelines and cascade update september 2014［J］．J Clin Gastroenterol，49（5）：370-378.

Powers WJ，Rabinstein AA，Ackerson T，et al，2018．Guidelines for the early management of patients with acute ischemic stroke：a guideline for healthcare professionals from the American Heart Association/American Stroke Association［J］．Stroke，50（12）：e344-e418.

Rieck KM，Pagali S，Miller DM，2020．Delirium in hospitalized older adults［J］．Hosp Pract（1995），48（sup1）：3-16.